Dr. sc. med. Siegfried Wiesner
FA f. Innere Medizin
Karl-Marx-Str. 12 a
19406 Sternberg
Tel.: 0 38 47 / 22 33

Stadtlaender (Hrsg.)
Lehrbuch der Hämatogenen
Oxydationstherapie
— HOT —

Stadtlaender zeigt in diesem Lehrbuch nicht nur, was er gefunden hat, sondern auch, was er nicht gefunden hat, obwohl er andere auch schon gesucht hatten.

 Dr. S. Wiesner

Lehrbuch der Hämatogenen Oxydationstherapie
– HOT –

Herausgegeben von Dr. med. Hans Stadtlaender

Autoren: Dr. med. Klaus Lippmann
Dr. med. Gerhard Ohlenschläger
Dr. med. Hans Stadtlaender

Mit 167 Abbildungen, davon 28 vierfarbig, und 10 Tabellen

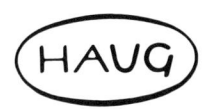

Karl F. Haug Verlag · Heidelberg

CIP-Titelaufnahme der Deutschen Bibliothek

Lippmann, Klaus:
Lehrbuch der Hämatogenen Oxydationstherapie — HOT /
Autoren: Klaus Lippmann ; Gerhard Ohlenschläger ; Hans
Stadtlaender. Hrsg. von Hans Stadtlaender. — Heidelberg :
Haug, 1991
 ISBN 3-7760-0708-7
NE: Ohlenschläger, Gerhard:; Stadtlaender, Hans:

© 1991 Karl F. Haug Verlag GmbH & Co., Heidelberg

Alle Rechte, insbesondere die der Übersetzung in fremde Sprachen, vorbehalten. Kein Teil dieses Buches darf ohne schriftliche Genehmigung des Verlages in irgendeiner Form — durch Photokopie, Mikrofilm oder irgendein anderes Verfahren — reproduziert oder in eine von Maschinen, insbesondere von Datenverarbeitungsmaschinen, verwendbare Sprache übertragen oder übersetzt werden.
All rights reserved (including of translation into foreign languages). No part of this book may be reproduced in any form — by photoprint, microfilm, or any other means — nor transmitted or translated into a machine language without written permission from the publishers.

Titel-Nr. 1708 · ISBN 3-7760-0708-7

Produkthaftungsausschluß:
Alle in diesem Buch enthaltenen Angaben, Daten, Ergebnisse usw. wurden von den Autoren nach bestem Wissen erstellt und von ihnen und dem Verlag mit größtmöglicher Sorgfalt überprüft. Gleichwohl sind inhaltliche Fehler nicht vollständig auszuschließen. Daher erfolgen die Angaben usw. ohne jegliche Verpflichtung oder Garantie des Verlages oder der Autoren. Alle üben deshalb keinerlei Verantwortung oder Haftung für etwaige inhaltliche Unrichtigkeiten aus.

Gesamtherstellung: Druckhaus Darmstadt GmbH, 6100 Darmstadt

Inhalt

I. Teil

I.A)	Einleitung der Autoren	17
	Hämatogene Oxydationstherapie — HOT — nach Prof. *F. Wehrli* (fotobiologische Oxydationstherapie)	
	Ein modernes biologisches Therapieverfahren	21
I.B)	Allgemeine Vorbemerkungen zu biologischen Therapieverfahren	21
I.B.1	Parameter eines modernen biologischen Therapieverfahrens	22
I.B.2	Therapieverfahren, die häufig mit der HOT verwechselt oder mit ihr verglichen werden	23
I.B.2. a)	Einleitung	23
I.B.2. a1)	Sauerstoffinhalationen	23
I.B.2. a2)	Hyperbaric Oxygen Therapy	23
I.B.2. a3)	UVB-Methode	24
I.B.2. a4)	Sonstige Verfahren und Methoden	24
I.C)	Technisch/therapeutische Darstellung der klassischen HOT	25
I.C.1	Definition der HOT nach Prof. *Wehrli*	25
I.D)	Einwirkungsfaktoren und ihre physikalische, biophysikalische Bedeutung für die klinische Wirkung der HOT	27
I.D.1	Einwirkungsfaktoren/Grundlagen	27
I.D.2	Faktor I	
	UV-Strahlung/Photonen	28
I.D.3	Faktor II	
	a) Physikalisch im Blutplasma gelöster Sauerstoff	28
	b) Am Hämoglobinmolekül gebundener Sauerstoff	28
I.D.4	Faktor III	
	Singulett-Sauerstoff ($^1O_2$)	28
I.D.5	Faktor IV	
	Das zu behandelnde Blut	28
I.D.6	Darstellung der wechselseitigen Beeinflussung der Faktoren I — IV	29
I.D.7	Erläuterungen zu Faktor I:	
	UV-Strahlung/Photonen, physikalische Grundlagen, UV-Spezialbrenner	30
I.D.7. a)	Physikalische Grundlagen der HOT und der bei ihr verwendeten UV-Strahlungsquelle	30
I.D.7. b)	Energie	30
I.D.7. c)	Ionisation	31
I.D.7. d)	Einteilung der elektromagnetischen Wellenlängen	32
I.D.7. e)	Reaktionsmöglichkeiten von optischer Strahlung	33
I.D.7. f)	Energie von Photonen/Absorption	33
I.D.7. g)	Durch Photonen eingeleitete fotochemische Reaktionen	34
I.D.7. h)	Dauer des Schluckaktes der Photonen	34
I.D.7. i)	Die fotochemisch umgesetzte Stoffmenge	35
I.D.7. j)	Eindringtiefe von UV-Strahlung in das Blut	36
I.D.7. k)	Technische Erzeugung von UV-Strahlen	36
I.D.7. l)	Anwendungstechnische Lebensdauer der HOT-Brenner	37
I.D.7. m)	Strahlungsphysikalische Grundlagen der UV-Wellenlängen und des UV-Brenners bei der HOT, Frequenz-Spektrum	37

	• Hauptwellenspektrum bei der HOT	37
	• Bereiche der UV-Strahlung	37
	• Bereiche des sichtbaren Lichtes	38
	• UV-A- + UV-B-Bereiche und ihre möglichen biologischen Wirkungen	38
	• UV-C-Bereich; Absorption der Photonenenergie bei 253,7 nm	39
I.D.8	Erläuterungen zu Faktor II — O_2-Gas, **R**elations**b**estrahlungs**f**lächenfaktoren — „RBF" —	42
I.D.9	Erläuterungen zu Faktor III — Singulett-Sauerstoff ($^1O_2$)	44
I.D.10	Erläuterungen zu Faktor IV — das zu behandelnde Blut mit seinen Komponenten	45
II.	Allgemeine, grundsätzliche Bemerkungen zur derzeitigen HOT-Geräte-Technik	47
III.	Die historische Entwicklung der HOT	49
III.A.1	Die Heliotherapie	49
III.A.2	Licht, UV-Strahlung, ihre allgemeinen und speziellen Auswirkungen auf Haut, Stoffwechsel, Gesamtorganismus und Krankheiten	50
III.A.3	Ergebnisse und Beobachtungen bei der direkten Bestrahlung von Blut mit verschiedenen Techniken der Reinjektion vor der *Wehrli*schen Methode	55
III.B)	Die historische — apparative — medizintechnische Entwicklung der HOT	58
III.C)	Indikationen der HOT	63
III.D)	Kontraindikationen für die HOT	65
III.E)	Ursachen, die den Therapieerfolg in Frage stellen können	66
III.F)	HOT und Antikoagulantientherapie	66
III.G)	Behandlungsmodus — Therapiefrequenz	66
III.H)	Prophylaktische und Sicherheitsmaßnahmen bei der HOT — Antidot der HOT	67
IV.	Experimentelle, biochemische und klinisch-chemische Parameter und Befunde zur HOT	69
IV.A)	Allgemeine Ausführungen (Peroxyde/Peroxydzahl)	69
IV.B)	Theoretische Überlegungen von *Albers* zur HOT	70
IV.C)	Experimentelle Grundlagenuntersuchungen von *Albers* zur HOT	72
IV.D)	Wirkung der HOT auf die Peroxydase der Leukozyten im peripheren Blut und im Knochenmark	79
IV.E)	Warburg-Atmungsversuche mit Blut von unbehandelten und mit HOT behandelten Patienten	82
IV.F)	Sauerstoffpartialdruck im Blut vor und nach der HOT	85
IV.G)	HOT und Wirkung auf die Erythrozyten in vitro	88
IV.H)	Verhalten des Brenztraubensäurespiegels (BTS) unter der HOT	89
IV.I)	HOT und das Verhalten des Blutzuckers in vivo	92
IV.J)	HOT und das Verhalten des Blutzuckers in vitro	94
IV.K)	HOT und Untersuchungen an Erythrozyten von Diabetikern (ATP, Viskosität)	95
IV.L)	HOT und Blutlipide	95
IV.M)	HOT und Cholesterin als Modellversuche, Chemilumineszenz und Veränderungen des Cholesterins unter UV-Bestrahlung	98
IV.N)	Weitere Untersuchungen an UV-C-bestrahltem Cholesterin	104
IV.O)	Dünnschicht-chromatographische Trennung des bestrahlten Cholesterins	104
IV.P)	UV-spektroskopische Untersuchungen des bestrahlten Cholesterins	105
IV.Q)	IR-spektroskopische Untersuchungen des bestrahlten Cholesterins	106

IV.R)	HOT und Singulett-Sauerstoff, Prostaglandinwirkung bei der HOT	107
IV.S)	HOT und körpereigenes Abwehrsystem	112
IV.T)	Properdinsystem	113
IV.U)	Verhalten der basophilen Granulozyten	115
IV.V.1	Überprüfung der HOT auf Nebenwirkungen bei Durchführung der Behandlung nach dem Therapieschema	118
IV.V.2	Untersuchungen zum Einfluß von Sauerstoff (O_2), Citrat und UV-C-Strahlung auf ihre therapeutische Wirkung bei der HOT	119
IV.V.3	HOT und evtl. Wirkung von UV-C-bestrahltem Citrat	119
IV.W)	Modellversuch zu den „HOT-Peroxyden" an Ratten mit künstlich erzeugter Arteriosklerose (Atmungsversuch im Warburg-Manometer-Versuch)	120
IV.X)	Sonstige chemische, experimentelle und paraklinische Befunde unter der HOT	121
V.	Ist die HOT eine abgewandelte OZON-Therapie?	125
VI.	Anwendung und klinische Ergebnisse der HOT	133
VII.	Stellenwert von Herz-Kreislauf-Erkrankungen (HKK) — unter Einschluß der arteriellen Verschlußkrankheiten (AVK)	135
VII.1	Die arterielle Verschlußkrankheit — AVK — allgemeine Hinweise	135
VII.2	Diagnostik, Therapie und Therapieergebnisse der arteriellen Verschlußkrankheiten (AVK) der unteren Extremitäten zur Vorbereitung und Durchführung der HOT — ambulant und stationär	137
VII.2.a)	Anamnese (Eigen- und Familienanamnese)	138
VII.2.b)	Inspektion des Patienten	138
VII.2.c)	Palpation	138
VII.2.d)	Auskultation	139
VII.2.e)	Lagerungsprobe nach *Ratschow*	140
VII.3.	Klinische Stadieneinteilung nach *Fontaine*	141
VII.3.a)	Bedeutung und Durchführung des kontrollierten Gehstreckentests	143
VII.3.b)	Bedingungen und Voraussetzungen für den Gehtest	144
VII.3.c)	Technische Durchführung des Gehtests	144
VIII.	HOT und periphere arterielle Durchblutungsstörungen (AVK)	147
VIII.1	Kasuistik über das Ergebnis der HOT bei einem Morbus *Buerger*	157
VIII.2	HOT bei Erfrierung (Congelatio) — Kasuistik	159
IX.	Bewertungsmaßstäbe und Statistiken über die AVK und HOT	163
X.	Thermographiebefunde bei der HOT (Foto-Thermographie)	167
XI.	HOT im Vergleich zu anderen Therapieverfahren bei peripheren Durchblutungsstörungen	171
XII.	HOT und diabetische Angiopathie	177
XIII.	HOT bei Patienten mit gleichzeitiger Kortikoidtherapie	179

XIV.	HOT und Nierenerkrankungen	181
XV.	HOT und Migräne	183
XVI.	HOT und Hauterkrankungen	187
XVI.1	Die Behandlung des endogenen Ekzems mit HOT	188
XVI.2	HOT und Psoriasis vulgaris	191
XVI.3	HOT und Prurigo subacuta simplex	192
XVII.	HOT und Keloidbehandlung	195
XVIII.	HOT und Augenerkrankungen	199
XIX.	HOT und Lebererkrankungen	203
XIX.1	HOT und Hepatitis A, B, C (Non A — Non B)	204
XX.	HOT und AIDS — Überlegungen zu einem Therapieansatz und erstes Resultat in Form einer Kasuistik	207
XXI.	HOT und Vegetativum	211
XXII.	HOT — eine biologisch-aktive Vorbeugungsmöglichkeit gegen Krebserkrankungen sowie eine unterstützende Maßnahme bei der Behandlung von Tumorpatienten	213
XXII.1	Allgemeine Vorbemerkungen	213
XXII.2	HOT und Karzinomerkrankungen	220
XXII.3	Allgemeine Beobachtungen an Ca-Patienten bei der HOT	220
XXII.4	HOT und zytostatische Therapie	224
XXII.5	Zusammenfassung	228
XXIII.	Sonstige klinische Befunde und Ergebnisse bei der HOT	229
XXIV.	HOT und Energiebilanz	239
XXV.	Kann die HOT nach *Wehrli* durch die UVB nach *Wiesner* oder in ihrer modifizierten Form (RBF 2—3) klinisch ersetzt werden?	251
XXVI.	Ökonomische Aspekte der HOT	263
XXVII.	Kritische Schlußbetrachtungen zu den klinischen und experimentellen Kapiteln über die HOT	265

II. Teil

Zu den theoretischen Grundlagen der Hämatogenen Oxydationstherapie 271

I.	Das besondere Wesen des Lichtes — oszillierende Energie als Urgrund des Seins	271
II.	Die Erzeugung angeregter, elektronischer Zustände	275

III.	Die Spinanordnungen	279
IV.	Chemische Radikale und radikalische Reaktionen	283
Anhang 1:	RBF (Relationsbestrahlungsflächenfaktoren): Berechnung, Bedeutung für die Wahl und den Einsatz der verschiedenen HOT-Geräte-Techniken. Gegenüberstellung der RBF der HOT-Techniken / UVB (Original n. *Wiesner* und modifiziert in den HOT-Geräten UV-MED).	317
Anhang 2:	Umrechnungstabellen	323
Anhang 3:	Farbteil	329
Literatur zu Teil I		337
Literatur zu Teil II		349
Stichwortverzeichnis zu Teil I		351
Stichwortverzeichnis zu Teil II		357

Dieses Buch ist posthum in großer Verehrung dem Arzt aus Leidenschaft, dem ständigen Freund und Helfer der Patienten, dem Begründer der klassischen Hämatogenen Oxydationstherapie – HOT – (Fotobiologische Oxydationstherapie) Dr. med. chir. Federico Wehrli Prof. h. c. C.I.R.E.N. gewidmet.

Ferner allen Therapeuten, die sich durch ihre klinische und wissenschaftliche Arbeit für ihre Patienten dem großen Vermächtnis dieses bewunderungswürdigen Menschen und Arztes und seiner Therapie verpflichtet fühlen, sie bereits anwenden oder einsetzen wollen.

Außerdem allen, die im Sinne von Prof. Wehrli und seiner klassischen HOT-Methode diese zum Wohle ihrer Patienten vor Verfälschungen und Verfremdungen aller Art verteidigen, um zu gewährleisten, daß die Erkrankten die optimale Behandlung auf diesem Gebiet erhalten können.

Die Autoren

Wolfsburg, im Sommer 1990

In memoriam

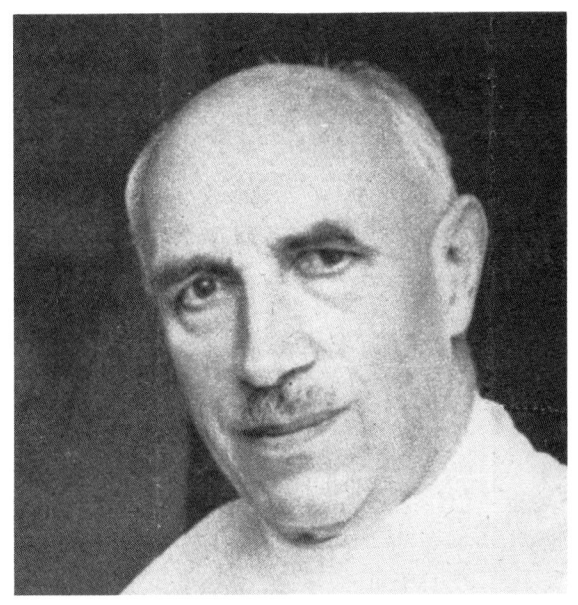

Dr. med. chir. Federico WEHRLI, Prof. h.c. C.I.R.E.N.
* 7.7.1892 † 19.3.1964

Am 7.7.1892 wurde *Federico Wehrli* in St. Gallen in der Schweiz geboren.

Sein Studium der Zahnmedizin, das durch den I. Weltkrieg unterbrochen wurde, führte er in Göttingen und Leipzig durch.

Ein Jahr lang stand er in diesem Krieg an der Westfront. Danach setzte er sein Studium in Budapest fort und schloß hier zunächst den 1. Teil seiner medizinischen Ausbildung ab.

Es entsprach seinem Wissensdurst und seiner Lebenseinstellung, daß er sich nicht mit seiner zahnärztlichen Praxistätigkeit in Locarno zufriedengab. Daneben studierte er in Padova weiter, promovierte dort und erhielt eine Ausbildung zum Chirurgen. Weitere Stationen seines Lebens und seiner Aus- und Weiterbildung waren die Universität Mailand sowie eine längere Assistentenzeit an der chirurgischen med. Abt. Ospedali riuniti di Roma. Auch in den nachfolgen Jahren versäumte er keine Gelegenheit, sich permanent weiterzubilden.

Ein einschneidender Schritt in seinem Leben war die Übernahme der Klinik Villa Montana in Locarno.

Hier begann er intensiv mit Therapieforschungen, die sein gesamtes weiteres Leben bestimmen sollten.

Er widmete sich seit diesem Zeitpunkt verstärkt den bereits gemeinsam mit Prof. *Casagrande* begonnenen Untersuchungen, eine Therapiemethode zu entwickeln, bei der Patienten- oder Fremdblut *gleichzeitig* einer biochemischen Behandlung durch „Sauerstoff und UV-Strahlung" unterzogen wurde.

Diesen neuen Weg, bei dem er intensiv alle bereits in dieser Hinsicht ähnlich gelagerten Untersuchungen und Versuche mit berücksichtigte, verfolgte er mit bewundernswürdigem Fleiß, Intensität und einer Gründlichkeit, die seiner Person und seinem Charakter eigen waren. Hierbei war sein Weg persönlich immer offen und gradlinig, unermüdlich in seinem Bestreben, seine Gedanken und Resultate den Kollegen verständlich zu machen. Tolerant gegenüber seinen Kritikern. Frei von Neid und Haß gegenüber seinen offenen wie auch den versteckten Gegnern. Merkmale, die ihm selbst jedoch nur allzuoft und häufig in diskriminierender Form entgegenschlugen, verbunden mit unwissenschaftlichen Widerlegungsthesen zu seiner Therapieform.

Es gelang ihm, eine Therapie zu entwickeln, der er aufgrund der vermuteten Wirkungen die beschreibende Bezeichnung **Hämatogene Oxydationstherapie (HOT)** gab.

Sie wurde später — Ende der 70er Jahre — wegen des Charakters der bei ihr ablaufenden Vorgänge zusätzlich mit der Bezeichnung Fotobiologische Oxydationstherapie versehen.

Trotz aller Bestrebungen von Gegnern und Verfremdern hat sie sich bis zum heutigen Tag nicht nur erhalten, sondern auch permanent klinisch und gerätetechnisch bei Beibehaltung seiner grundsätzlichen Auffassung — Bestrahlung von Blut mit UV-Licht bei gleichzeitiger optimo-maximaler Sauerstoffkonzentration am Hämoglobin und im Plasma durch Aufschäumung des Blutes mit Sauerstoff — weiterentwickelt und trotz aller „Vereinfachungsbestrebungen" als das therapeutische Optimum herausgestellt.

Bis dahin war es, besonders aber bis zum Tode von *Wehrli*, ein sehr mühsamer und beschwerlicher Weg. Schritt für Schritt führte er die Therapie klinisch und anwendungstechnisch weiter und sammelte dabei viele wissenschaftliche und praktische Erfahrungen. Hiervon profitieren heute noch immer die Ärzte, die mit dieser klassischen Methode arbeiten. Eine Teilanerkennung für seine Bemühungen erhielt er 1961 durch das Italienische Zentrum für Elektronik und Kernkraft. *Wehrli* hatte mit seiner Methode nachgewiesen, daß sie bei akuten Strahlenschäden kurativ hochwirksam ist bzw. daß sie eine Milderung der Folgen von bereits eingetretenen Strahlenbelastungen bewirkt. Für diese Erkenntnis wurde er mit dem Titel eines Honorarprofessors ausgezeichnet. Im August des gleichen Jahres erfolgte eine zusätzliche Anerkennung für die mit seiner Methode erzielten kurativen Wirkungen durch den *Papst Johannes XXIII*. Er verlieh ihm den Titel eines Commendatore dell' Ordine S. Gregorio Magno, verbunden mit den entsprechenden Insignien.

Nur wenige ältere Kollegen kannten *Wehrli* noch persönlich. Aber wer ihn wirklich kannte, spricht mit Hochachtung von ihm. Er war nicht ein Professor im üblichen Sinne. In ihm vereinigte sich die glückliche Synthese zwischen dem charakterfesten Menschen, dem Arzt aus Leidenschaft, dem Freund seiner Patienten, dem forschenden, hilfsbereiten und immer fairen Kollegen.

Durch seine Bescheidenheit und Toleranz gewann er die Anerkennung der Freunde, wie er sie auch dadurch den Feinden abtrotzte.

Um so größer war die Lücke, die der Tod dieses Mannes am 19.03.1964 riß. Ein Verlust nicht nur im persönlichen Bereich der Hinterbliebenen, nicht nur im Kreis seiner damaligen Freunde, sondern auch für die, die ihn selbst nicht mehr erleben konnten, sich aber heute seiner Therapie zum Wohle ihrer Patienten bedienen. Eine Lücke, die bis heute nicht geschlossen werden konnte.

Sein Leben, seine Haltung und seine Arbeit sollten uns allen, den jetzigen wie auch zukünftigen HOT-Anwendern, eine Verpflichtung sein, in seinem Sinne weiterzuarbeiten, seine Therapie noch stärker wissenschaftlich zu untermauern, sie vor Verfälschungen und Entfremdungen zu bewahren, um auf diesem Wege die längst überfällige vollständige Anerkennung dieser Behandlungsform zu erreichen.

Wolfsburg, im Sommer 1990
Dr. med. Hans Stadtlaender
Arzt für Innere Medizin und Naturheilverfahren,
Arzt für Arbeitsmedizin
Ing. (grad.)

I. TEIL

I.A) Einleitung der Autoren

— Eine Bitte der Autoren an den Leser —
(anstelle eines Vorwortes)

Ein Vorwort wird nach statistischen Aussagen nur in ca. 10 — 20 % von dem Leser eines Buches — und dies auch noch abhängig von der Art der Lektüre — informatorisch zur Kenntnis genommen. Aber nur im Vorwort haben die Autoren die Möglichkeit, direkt mit dem Leser Kontakt aufzunehmen und manches über die Art und Weise des Dargestellten sowie über den Charakter des Beschreibungsversuches auszusagen, das im fachlichen Text nicht mehr ausgedrückt werden kann und auch nicht sollte. Daher dieser Wunsch an unsere Leser: Unterziehen Sie sich bitte der Mühe und lesen Sie diesen „Vorspann". Wir sind überzeugt, daß Sie dadurch manches in der Darstellungsart leichter in sich aufnehmen werden. So waren wir als Autoren bemüht, eine „Sprache" zu finden, die weder zur Ablehnung durch die klassische Schulmedizin führt, noch die teilweise manchmal sehr verallgemeinernde Darstellung der Naturheilkunde mit ihren Erfahrungswerten in den Vordergrund stellt. Dies war deswegen von besonderer Wichtigkeit, weil die HOT — Hämatogene Oxydationstherapie — ursprünglich eine reine Erfahrungstherapie war. Ihre Ergebnisse werden in den letzten Jahren mit den Methoden der Schulmedizin untersucht. Die immer wieder beobachteten klinischen Wirkungen konnten damit auch experimentell weiter belegt werden.

Im Rahmen der international ständig fortschreitenden Verbreitung der „Hämatogenen Oxydationstherapie" — HOT — (Fotobiologische Oxydationstherapie) durch die besonders in den letzten Jahren erhobenen biochemischen Befunde und klinischen Ergebnisse war es notwendig, die zahlreichen in- und ausländischen wissenschaftlichen Publikationen zu dieser Therapieform und ihren Berührungs- und Grenzgebieten zu sichten und damit den Versuch einer Bestandsaufnahme zu machen.

Außerdem sollte in komprimierter Form für den Praktiker ein Überblick über die komplexen Zusammenhänge und Wechselbeziehungen der HOT mit der Physik, Strahlenphysik, Strahlenbiophysik, der experimentellen und klinischen Biochemie sowie der Physiologie, die im Zusammenhang mit dieser Behandlungsmethode noch weiter zu erforschen sind, gegeben werden.

Das Ziel dieser Beschreibung ist es, zum Verständnis der „natürlichen" Therapieform HOT beizutragen und dabei gleichzeitig über das therapeutische bzw. diagnostische Vorgehen zu informieren.

Die Autoren sind der Ansicht, daß eine Erkrankung nie ein isolierter Vorgang im Körper ist. Diese Betrachtungsweise ist deswegen wichtig, weil die moderne Medizin aufgrund ihrer technischen Möglichkeiten zunehmend Gefahr läuft, sich überwiegend von Laborwerten leiten zu lassen, ohne dahinter den Patienten mit seinen Beschwerden und die durch die Krankheit bedingten psychischen Probleme zu sehen.

Von *Volhard* wird immer der Satz *„Vor die Therapie haben die Götter die Diagnose gesetzt"* zitiert. Er hat diesem Satz aber noch einen zweiten hinzugefügt, der allerdings immer mehr in Vergessenheit gerät: *„Aber alle Diagnostik bleibt leeres Geschwätz, wenn sie nicht zu therapeutischen Konsequenzen führt."*

Zu seiner Zeit gab es auch noch den Grundsatz der *„Diagnose durch Therapie — Diagnose ex juvantibus".*

Dies ist unter den Bedingungen der hochwirksamen Medikamente und Methoden der heutigen modernen Medizin kaum noch möglich, ohne den Patienten in vielen Fällen evtl. sekundär einer Gefährdung auszusetzen.

Die spezialisierten Behandlungsverfahren und Therapeutika haben jedoch auch bei zahlreichen Ärzten und ihren Patienten zu einem Überdenken der Situation geführt. Auch in der Schulmedizin wird zunehmend erkannt, daß Krankheiten als Ausdruck gestörter Regulationsvorgänge im kybernetischen System des Organismus, seiner Zellverbände und der Zellen im Sinne eines ganzheitsmedizinischen Denkens angesehen werden können und müssen.

Deshalb steht eine solche kausale Therapie wieder verstärkt im Vordergrund, bei der versucht wird, gestörte biochemische/biophysikalische Vorgänge der Zellverbände und Zellen wieder einzuregulieren.

Immer mehr wendet man sich international wieder naturgemäßen, biologisch relevanten Heil- und Behandlungsmethoden zu, die physiologisch in pathologische Regulationsvorgänge usw. eingreifen und diese normalisieren. Ein derartiges Vorgehen hat neben einer hohen ökonomischen Effektivität den unschätzbaren Vorteil, daß bei richtiger Anwendung und Beachtung der Kontraindikationen dieses dem Kranken nur helfen, nie schaden kann. Dadurch ist es auch wieder möglich, eine „Diagnose ex juvantibus" zu stellen.

Eine solche Behandlungsmethode ist die *Hämatogene Oxydationstherapie — HOT — (Fotobiologische Oxydationstherapie)*, die häufig von Patienten wie auch leider von Ärzten noch immer oder sogar in zunehmendem Maße mit der irreführenden Bezeichnung „*Blutwäsche*" oder „*Sauerstofftherapie*" belegt wird.

Der Ausgangspunkt und die Ursache für diese sachlich nicht zutreffende Bezeichnung ist bedauerlicherweise auf *Wehrli* selbst zurückzuführen, der den Begriff „Blutwäsche" für die HOT in seinen ersten Publikationen geprägt hatte. Dieser wurde dann von weiteren Autoren, in positiver wie auch in negativer Absicht, mit entsprechenden Interpretationen übernommen. Möglicherweise wurde dieser unzutreffende Name von *Wehrli* als beschreibende Formulierung aus den Tatsachen abgeleitet, daß bei der HOT das Blut zu Blasen aufgeschäumt und bei diesem Vorgang gleichzeitig Sauerstoff-Gas verwendet wird.

Auch werden immer wieder ganz normale, durch den gewissenhaften Therapeuten erzielte Behandlungserfolge von „Außenseitern" in sogenannten „publikumswirksamen Presseerzeugnissen" als etwas Besonderes hochgespielt. Leider tragen derartige Veröffentlichungen nicht dazu bei, einer Methode, die sich um ihre längst fällige Anerkennung durch die Schulmedizin bemüht, den Weg dahin zu erleichtern. Dies wäre aber im Interesse der Patienten, die ihrer bedürfen, sowie zur Senkung der Kosten für die Solidargemeinschaft dringend und schnell erforderlich. Daß sich diese Methode durchsetzen wird, davon sind nicht nur die Autoren überzeugt, sondern dies beweist allein die Anzahl der Ärzte, die in den letzten Jahren erfolgreich mit dieser Therapie begonnen haben.

Redaktionell war es nicht zu umgehen — in einigen Belangen sogar gewollt —, daß Überschneidungen und teilweise Wiederholungen von Teilthemen auftreten, verbunden mit erneuter Darstellung von Diagrammen und Abbildungen, da die angesprochenen Probleme sowohl den Sachinhalt des einen wie auch des anderen Kapitels betreffen.

Dadurch sollte vermieden werden, komplexe Untersuchungen von Autoren sowie technische Darstellungen zwangsweise zu trennen. Auch wenn dadurch der Umstand eintrat, daß Nebenbefunde zu einem Sachkapitel somit nochmals genannt und teilweise dann in diesem Zusammenhang erneut interpretiert werden mußten.

Die Autoren waren um eine sachliche, objektive Darstellung der behandelten wissenschaftlichen Ergebnisse und Probleme bemüht. Das schließt nicht aus, daß die Interpretation die subjektive Handschrift der Autoren trägt. Ein Umstand, der nicht unbedingt negativ zu sein braucht, sondern zur Diskussion und auch zum Widerspruch anregen kann und sollte.

Die aufgestellten Arbeitshypothesen, die ursprünglich ausschließlich dazu dienen sollten, die klinischen Ergebnisse und experimentellen Resultate theoretisch zu kanalisieren und damit zur kritischen Betrachtung und zur Überprüfung anzuregen, sind inzwischen weitgehend durch experimentelle Untersuchungen, besonders aus jüngster Zeit, erneut gestützt worden, so daß man eigentlich nicht mehr von reinen Arbeitshypothesen sprechen kann. Seit ihrer Postulation sind inzwischen zahlreiche theoretische Einzelschritte weiter experimentell untermauert worden.

In jüngster Zeit konnten neben den zahlreichen klinischen Beobachtungen auch experimentelle Befunde sowie Fakten und Vergleiche zum Unterschied zwischen der HOT und der UVB ermittelt werden.

Trotzdem sollten die ursprünglichen Arbeitshypothesen als das theoretische Gerüst für weitere Forschungen erhalten bleiben.

Auf diesem Wege sollte es dann auch zukünftig möglich sein, Forschungsvorhaben anzuregen und damit die Arbeitshypothesen entweder weiter in Einzelpunkten zu bestätigen, zu ergänzen oder aber zu widerlegen, um sie dann durch eine andere, experimentellwissenschaftlich vertieft begründete These zu ersetzen.

Dies ist im Interesse der Weiterentwicklung und wissenschaftlichen Anerkennung der HOT der richtige Weg.

Unter diesem Aspekt war es notwendig — auch wieder im Interesse der wissenschaftlichen Durchsetzung der HOT —, sich mit den Aussagen der Befürworter, den Kritiken der Ablehner sowie den Verfälschungen der klassischen HOT nach Prof. *Wehrli* kritisch in einigen Sachkapiteln — jeweils im Vergleich mit den entsprechenden Parametern bei der HOT — auseinanderzusetzen.

Daß die Autoren bei den jeweils Angesprochenen dafür keinen Beifall ernten werden, ist ihnen bewußt, und sie haben diesen Umstand einkalkuliert. Hierbei sind besonders Publikationen, Vorträge, Kurse usw. von Autoren gemeint und betroffen, die sich bei ihren Ausführungen scheinbar auf die klassische HOT nach *Wehrli* beziehen, in praxi aber die Absicht haben, andere Therapieverfahren — die durchaus für sich ihr eigenes Profil haben können — im „Trittbrett-Verfahren" als HOT einzuführen und zu bezeichnen. Oder die Variante, zu behaupten, es seien gleiche Verfahren, wobei dann die mit der HOT ermittelten Befunde kritiklos auf diese Therapieverfahren als „Resultate" übertragen werden.

Daß sich die Autoren mit diesen Vorgehensweisen auseinandergesetzt haben, war nicht nur legitim, sondern unumgänglich, da von den Kritikern der HOT häufig auf diesen Umstand wie auf Unzulänglichkeiten und Fehler in derartigen Veröffentlichungen hingewiesen wurde und dies dann ein ausreichender Grund war, um die HOT abzulehnen. Ja es besteht sogar die Gefahr, daß die HOT nach *Wehrli* in ihrer klinischen Anerkennung Schaden nehmen muß, wenn ein Therapeut unter dieser Prämisse eine Therapie durchführt, die ihm zwar als HOT nach *Wehrli* offeriert worden war, in Wirklichkeit aber etwas ganz anderes ist. Ein Therapeut, der einmal eine derartige Erfahrung mit unzureichenden klinischen Resultaten gemacht hat, ist dann kaum noch zu überzeugen, wendet sich zwangsläufig anderen Verfahren zu und zweifelt dann verständlicherweise mit Recht sogar wissenschaftliche und klinische Befunde an, die mit der HOT nach *Wehrli* erhoben wurden.

Die Auseinandersetzung war aber nicht nur aus der Sicht der Autoren ein längst überfälliges Erfordernis, sondern basierte auch auf entsprechenden Forderungen von zahlreichen Kollegen, die die HOT nach *Wehrli* im klassischen Sinne anwenden. Es bestand die Notwendigkeit, durch eine kurze, biophysikalisch, physikalisch und biochemisch begründete Argumentation nachzuweisen, daß die Versuche, die klassische HOT-Methode z. B. als *UVB oder als Singulett-Sauerstoff-Therapie o. ä. zu „vereinfachen oder zu verbessern"*, nicht relevant sein können.

Die Grenzen der objektiv bei den einzelnen Verfahren wirkenden Gesetzmäßigkeiten — die unterschiedlichen physikalischen Parameter usw. — bedingen zwangsläufig, daß sie weder biochemisch noch klinisch zu den gleichen kurativen Ergebnissen wie bei der HOT führen oder diese sogar ersetzen können. Daraus folgt: *Die HOT schließt die Resultate der UVB und der reinen Singulett-Sauerstoff-Therapie weitgehend als ihr Minimum ein. Umgekehrt ist dies, durch das Wirken und die Grenzen von objektiven Gesetzmäßigkeiten, nicht möglich.*

Es ist daher auch aufgrund der vorstehenden Prämisse legitim und von den Autoren vertretbar, daß die mit der UVB-Methode ermittelten Befunde — bis auf die Ausnahmen, wo dies *nicht* zutrifft, d. h. wenn höherwertige Parameter der HOT das Resultat der UVB überlagern oder sogar grundsätzlich verändern — für die Begründung der HOT mit herangezogen werden.

Um dem noch nicht ganz erfahrenen HOT-Therapeuten und seinen Mitarbeitern zur schnellen und praktischen Orientierung eine allgemeine Hilfestellung bei speziellen Fragen in vereinfachter Form zur

HOT zu geben, wurde ein Sachwort- und Begriffskompendium unter dem Titel „Wörterbuch der HOT" erarbeitet, das ebenfalls im Karl F. Haug Verlag erschienen ist.

Für weitergehende wissenschaftliche Fragestellungen zur HOT wurden gesondert in mehreren Kapiteln Aussagen erarbeitet, die jedoch aus verständlichen Gründen dementsprechend über die allgemeinen praktischen Belange hinausgehen. Sie sind als orientierendes Hilfsmittel bei derartigen Untersuchungen gedacht.

Die Autoren hoffen, daß die vorliegende Darstellung der HOT kritisch aufgenommen wird.

Manchmal ist der Weg vom „Saulus" zum „Paulus" nicht weit, besonders wenn man noch den Charakterzug der Selbstkritik hat und das therapeutische und diagnostische Wohl des Patienten im Vordergrund steht. Die Autoren wünschen sich auch eine rege Sachkritik zu dem vorliegenden Buch. Denn nur dann wissen sie, ob sie die richtige Form wie auch den geeigneten Zeitpunkt gewählt haben.

Zum Schluß ein Dank den vielen Kollegen, die durch ihre helfende Kritik die Fertigstellung dieser Arbeit unterstützt haben. Wenn sie in diesem Fall auch immer positiv war, so soll doch nicht verschwiegen werden, daß es in der Vergangenheit nicht nur helfende, sondern teilweise auch unsachliche, unqualifizierte verbale Äußerungen zur HOT gab.

„Die Kritik an der HOT in der Vergangenheit war in zahlreichen Fällen angebracht, wenn sie sich auf Veröffentlichungen bezog, die mit rein spekulativen Mitteln bemüht waren, eine Interpretation für die Besserung und Heilung von Krankheitsbildern zu finden. Sie ist jedoch nur dann berechtigt, wenn sich auch der Kritiker exakt bemüht hat, diese mit biochemischen, physikalischen und sonstigen wissenschaftlichen Methoden zu fundamentieren. Jede Kritik muß sich selbst widerstehen können. Nur dann ist sie in der Medizin positiv, wenn sie sich nicht auf verbale Redensarten beschränkt." (Zitat Kongresse Medizinische Woche Baden-Baden und Freudenstadt 1976).

Dank sagen möchten wir jedoch an dieser Stelle auch den vielen Patienten, die uns durch ihr Vertrauen immer wieder die Kraft gegeben haben, trotz aller Widrigkeiten nicht aufzugeben und dadurch den jetzigen Stand bei der HOT nach *Wehrli* zu erreichen.

Zahlreiche „HOT-Ärzte" haben immer wieder von ihren Patienten gehört: „Warum haben wir nicht vorher von dieser Therapieform gewußt; warum wissen andere Ärzte nicht von dieser Behandlungsmethode, was wäre uns erspart geblieben."

Zu Dank verpflichtet sind die Autoren den Computer-Firmen ATARI, Raunheim, Herrn *Lehmann*, DATA DIVISION, Hannover, Herrn *Nax*, und der Firma CCD, Eltville, Herrn *Beyelstein*, für ihre beratende Funktion und die Anpassung der verschiedenen Text-, Drucker-, Graphik- und Statistikprogramme an die erforderlichen Computergegebenheiten, ferner der Firma für medizinische und Labor-Geräte UV-MED, Clausthal-Zellerfeld, Herrn *Werner Niens*, für die material-technische Beratung und Unterstützung bei zahlreichen Versuchen.

Unerwähnt darf nicht bleiben, daß die Ehefrau des Herausgebers, Frau *Margit Stadtlaender* — MTA —, eine ständig sachkundige Hilfe, aber auch, besonders bei Laborversuchen, eine kritische Diskussionspartnerin war. Erst ihr außergewöhnliches Wissen auf diesem Gebiet, verbunden mit Ideenreichtum, ermöglichte viele experimentelle Untersuchungen.

Last not least — Dank unserer unermüdlichen Frau *Hartmann*, die durch ihre redaktionelle und lektorische Mitarbeit an vielen Abenden die Abfassung des Manuskriptes trotz vieler Schwierigkeiten ermöglichte, sowie dem Karl F. Haug Verlag, der dieses Buch sorgfältig ausgestattet hat. Hervorzuheben war die vorzügliche Zusammenarbeit mit Herrn *Treiber* und Frau *Flaegel*.

Die Autoren   *Wolfsburg, im Sommer 1990*

Hämatogene Oxydationstherapie — HOT — nach Prof. F. Wehrli
(fotobiologische Oxydationstherapie)
Ein modernes biologisches Therapieverfahren

I.B) Allgemeine Vorbemerkungen zu biologischen Therapieverfahren

Biologische Therapieverfahren haben sich nachweislich seit Hunderten von Jahren durch die überwiegend empirisch gesammelten Resultate bei vielen Krankheiten bewährt.

Erst in den letzten Jahrzehnten werden sie vereinzelt mit wissenschaftlichen Methoden gezielt untersucht. Dabei wurde festgestellt, daß sie sich zumindest teilweise auch biochemisch, biophysikalisch usw. begründen lassen. Allerdings ist es ungleich schwerer, eine ursprünglich durch Empirie in die Medizin eingeführte Behandlungsmethode dann durch wissenschaftliche Untersuchungsmethoden oder durch klinische, statistisch belegbare Behandlungserfolge in die klassische Schulmedizin einzuführen. Sie kommen eben *nicht ursprünglich aus dem Schoß der Schulmedizin.* Die Gründe für derartige Schwierigkeiten sind vielfältig und die Gegenargumentationen und Ablehnungsmotivationen besonders im deutschsprachigen Raum teilweise kraß ausgeprägt oder sogar paradoxerweise unwissenschaftlich.

Trotzdem stellen diese Therapieverfahren in zunehmendem Maße wieder — neben den Methoden der klassischen Schulmedizin, die sich leider bei zahlreichen Erkrankungen nur auf das Therapieren von Symptomen anstelle von Ursachen beschränkt — eine echte Alternative für den kritischen Therapeuten dar, somit auch für den klassischen Schulmediziner. Es ist schon sehr negativ beeindruckend, miterleben zu müssen, wie und in welcher Form in einigen Fällen biologische Therapieverfahren von „kompetenten Gutachtern" beurteilt werden, obwohl sie sie selbst nicht eingesetzt oder eine neutrale Begutachtung veranlaßt haben.

In jüngster Zeit scheint sich aber in dieser Hinsicht ein Umdenkungsprozeß abzuzeichnen. Auch in der heutigen modernen Medizin wird immer mehr erkannt, daß Krankheiten als Ausdruck gestörter Regulationsvorgänge im kybernetischen System des Organismus, der Zellverbände und der Zellen anzusehen sind. Deshalb steht zunehmend eine solche kausale Therapie im Vordergrund, bei der man versucht, die gestörten biochemischen und physiologischen Vorgänge des Organismus wieder einzuregulieren.

Diese wiedererkannte biologische Denkweise ist jedoch kein Zufall.

Immer mehr treffen wir national und international auf mahnende und warnende Stimmen, die darauf hinweisen, daß die Flut der neuen chemischen Verbindungen, die bei der Therapie der verschiedenartigsten Erkrankungen eingesetzt werden — neben den Toxinen, die permanent uns und unsere Umwelt belasten —, für lebende Systeme eine Zeitbombe sind. Die Auswirkungen für die Zukunft können noch nicht einmal in ihrem ganzen Ausmaß geahnt werden. Mit Sicherheit haben Umweltschützer in vielen Fällen mit ihren Warnungen und Protesten gegen die Belastung der Umwelt und die damit drohende Vernichtung des Lebensraumes für Mensch, Tier und Pflanze recht. Aber wer schützt das Lebewesen „Zelle" als Teil des Gesamtorganismus vor dem mehr oder weniger ständigen Trommelfeuer durch unphysiologische chemische Substanzen in Lebensmitteln, Medikamenten und Arbeitsstoffen? Für diese hat der Gesamtorganismus und damit die Einzelzelle in vielen Fällen kein optimales biochemisches System zu ihrer Verstoffwechselung zur Verfügung. Das bedeutet in der Endkonsequenz, daß sie als chemische Mülldeponie im biologischen Bereich dient.

Daher setzt sich die Erkenntnis durch, wieder zu Therapieformen zu gelangen, die nicht zu einer „Umweltverschmutzung des Mikroorganismus Zelle und ihres Milieus führen."

Die zunehmende Neigung der Bevölkerung, sich Therapeuten mit biologischen Heilmethoden anzuvertrauen, ist nicht nur durch Sensationsmeldungen der Boulevard-Presse zu erklären, sondern wohl auch in dem Instinkt des Menschen begründet, unnötige Gefahren zu meiden. Damit geht ein ständiges Wachsen des Umweltbewußtseins des Menschen einher.

Natürlich will und wird kein verantwortungsbewußter Arzt heute bei lebensbedrohlichen Erkrankungen, z.B. bei einer Sepsis, auf die modernen Antibiotika usw. verzichten. Dies würde einen sträflichen Nihilismus gegenüber den modernen medizinischen Erkenntnissen bedeuten. Auch wenn bei der Behandlung von bakteriellen Erkrankungen nicht auf ein Antibiotikum oder Sulfonamid verzichtet werden kann, so muß nach dieser Behandlung eine entsprechende Nachbehandlung erfolgen, um z.B. die geschädigte Darmflora wieder zu normalisieren. Aber ist diese Denk- und Vorgehensweise heute schon bei allen Therapeuten anzutreffen?

Oder muß z.B. die Fettstoffwechselerkrankung oder periphere Durchblutungsstörung nur mit körperfremden chemischen Substanzen therapiert werden, wenn es auch die Möglichkeit gibt, durch Induzierung und Aktivierung von körpereigenen, biochemischen Regelsystemen und Substanzen nachhaltige therapeutische Ergebnisse zu erzielen? Die HOT ist eine derartige Behandlungsmethode.

Grundsätzliche Überlegungen und Voraussetzungen für den Einsatz eines modernen biologischen Therapieverfahrens

Was muß vom Therapeuten beim Einsatz eines biologischen Therapieverfahrens, z.B. der HOT, beachtet werden, wenn er es optimal anwenden will?

1. Eine der wichtigsten Voraussetzungen hierfür ist, daß er sich bewußt gemacht hat, daß auch ein biologisches Therapieverfahren, weil es eben in der Regel versucht, die Ursachen der Erkrankung zu beseitigen, nur unter Beachtung der Indikationen wie auch der Kontraindikationen und der möglichen Nebenwirkungen eingesetzt werden kann und darf.

Auch ein modernes biologisches Therapieverfahren ist, kann und darf kein Allheilmittel sein.

2. Das biologische Therapieverfahren wird dann um so effizienter sein, je mehr theoretische Kenntnisse der Therapeut vor der ersten Anwendung über dieses Therapieverfahren hat. Ferner, wie gründlich er seine zunehmenden praktischen Erfahrungen analysiert und dokumentiert. Außerdem muß er, falls es sich um ein geräteabhängiges Verfahren handelt, über eine einwandfreie, erprobte Gerätetechnik verfügen.

3. Ein Mindestmaß an technischen, physikalischen, biophysikalischen Daten usw. sollte ihm daher für die jeweilige Methode genannt werden können und entsprechend bekannt sein. Er sollte sich diese zu eigen machen und sie ständig durch eigene Erfahrungen erweitern und gewissenhaft dokumentieren.

Die nachstehenden Ausführungen zur HOT sind auf diese Belange ausgerichtet und befassen sich mit den primären Grundlagen der HOT wie auch mit der bewährten Gerätetechnik.

Die HOT nach Prof. *Wehrli* mit der von ihm entwickelten Grundsatztechnik (Aufschäumung des Blutes mit O_2-Gas bei gleichzeitiger UV-Bestrahlung durch einen Spezial-UV-Brenner) hat sich seit Jahrzehnten als ein modernes biologisches Therapieverfahren erwiesen. Was ist darunter zu verstehen, und welche Parameter müssen erfüllt sein, wenn es therapeutisch wirksam sein soll?

I. B.1 Parameter eines modernen biologischen Therapieverfahrens

a) Es muß sich wirkungsmäßig in die Biochemie der Zelle und die Physiologie des Gesamtorganismus einfügen und damit Bestandteil des Stoffwechsels werden.

b) Es muß in der Lage sein, gestörte Stoffwechselwege zu regenerieren und damit zu aktivieren.

c) Falls eine Regeneration von Stoffwechselprozessen nicht möglich ist, muß es „Ausweichwege" schaffen durch Aktivierung von rudimentären, nicht voll ausgeschöpften Stoffwechselmöglichkeiten, z.B. dem Peroxyd-Peroxydase-System in der Zellatmung als ihr möglicher chemischer Nebenweg.

d) Es darf keine pathologischen Mechanismen an bisher normal verlaufenden Stoffwechselwegen induzieren und dadurch „therapeutische Erkrankungen" auslösen.

e) Es kann nicht die Funktion einer Substitution wie z.B. die Injektion von Insulin übernehmen.

f) Es muß bei denselben Erkrankungen klinisch vergleichbare und reproduzierbare Werte und Wirkungen ergeben.

g) Die Stoffwechselwirkung muß labormäßig prüfbar und überschaubar sein.

h) Grundsätzliche biochemische Parameter müssen aufgeklärt sein.

Diese unter a) bis h) angeführten Grundsätze werden von der HOT weitgehend erfüllt.

I. B.2 Therapieverfahren, die häufig mit der HOT verwechselt oder mit ihr verglichen werden

I. B.2. a) Einleitung

Ärzte und Wissenschaftler in der ganzen Welt haben in der Vergangenheit wie auch in der Gegenwart versucht, mit ständig neueren, verbesserten Methoden und Verfahren, mit biologisch/biochemisch hochwirksamen Medikamenten usw. Krankheiten, die mit einer Minderdurchblutung von Organen und Extremitäten ablaufen, durch optimierte Versorgung mit Sauerstoff (damit einhergehende Verbesserung, evtl. sogar Normalisierung von gestörten Stoffwechselprozessen) in ihren Auswirkungen zu mindern oder sogar zu beseitigen.

Dazu gehören z.B. die Versuche, Gefäße medikamentös oder mechanisch durch Dilatation wieder weit zu stellen, diese operativ zu rekonstruieren oder durch biologisches wie auch nicht biologisches Material zu ersetzen. Es wird in zunehmendem Maße auch durch verschiedene Methoden erprobt, die Fließeigenschaften des Blutes durch die Herabsetzung der Viskosität/Erhöhung der Verformbarkeit der Erythrozyten usw. zu verbessern.

Außerdem forscht man intensiv, wie eine vergrößerte O_2- Utilisation — Erhöhung der arterio-venösen Differenz — erreicht werden kann.

Das Ziel hierbei ist, primär nicht an der Hämodynamik therapeutisch anzugreifen, sondern den Stoffaustausch zwischen Blut und Gewebe positiv zu beeinflussen. Es wird versucht, durch dauerhafte Einlagerung von allosterischen Effektoren in die Erythrozyten die Bindung zwischen Sauerstoff und dem Hämoglobinmolekül abzuschwächen. Dadurch würde es zu einer erleichterten Abgabe des O_2-Moleküls an das Gewebe und damit zu einer Verbesserung des Stoffwechsels kommen.

I.B.2. a1) Sauerstoffinhalationen

Das wohl einfachste und älteste Verfahren bei dem Versuch, dem Organismus verstärkt oder zumindest ausreichend Sauerstoff zuzuführen, ist die Sauerstoffinhalation, die häufig verbessert, modifiziert und auf ihren therapeutischen und wissenschaftlichen Wert gerade in jüngster Zeit kontrovers diskutiert wurde und wird.

Nicht zu diskutieren ist hierbei ihr überragender Wert und Effekt bei vitaler Indikation sowie bei bestimmten akuten/chronischen Krankheitsbildern überwiegend im pulmonalen Bereich.

I.B.2. a2) Hyperbaric Oxygen Therapy

Im weitesten Sinn kann auch diese Behandlung in Überdruckkammern mit reinem Sauerstoff als eine Sauerstoffinhalation bezeichnet werden. Hierbei wird jedoch nicht nur auf dem respiratorischen Wege kurzzeitig Sauerstoff in hoher Konzentration zugeführt, sondern es erfolgt auch über die Haut eine erhebliche O_2-Gasaufnahme. Die physikalische Sättigung des Gesamtgewebes an Sauerstoff kann so hoch werden, daß theoretisch-rechnerisch kein Hämoglobin mehr für die Sauerstoffversorgung benötigt werden würde. Insgesamt ist dieser Vorgang jedoch nur für einen bestimmten Zeitraum möglich. Die Bedeutung dieses Verfahrens liegt in seiner Anwendungsmöglichkeit bei Vergiftungen mit Blockierungen von Atmungsvorgängen, bei Infektionen mit Gasbranderregern usw.

Diese Methode wurde in der Vergangenheit permanent verbessert und modifiziert und hat heute in Form der Behandlung in der Überdruckkammer mit reinem Sauerstoff in den USA als *„Hyperbaric Oxygen Therapy"* einen hohen technischen Stand erreicht.

Ihre therapeutische Gesamtwirkung wird jedoch nach neuesten Veröffentlichungen wieder erheblich in Zweifel gezogen. Da sie in Publikationen in den USA häufig mit der Kurzbezeichnung „HOT" abgehandelt wird, besteht die Gefahr, daß sie durch diesen Umstand mit der klassischen HOT nach *Wehrli* oder mit der hyperbaren Ozontherapie verwechselt wird, wie dies auch umgekehrt der Fall sein kann.

I.B.2. a3) UVB-Methode

Diese Behandlungsart (**UVB** = **U**ltra-**V**iolettbestrahlung des **B**lutes) wurde in der Deutschen Demokratischen Republik nach der vorliegenden Literatur von *Wiesner* ab ca.1973/74 in Anlehnung an die klassische HOT nach *Wehrli* offensichtlich aus der Notwendigkeit heraus entwickelt, technisch-ökonomische Engpässe (medizinischer Sauerstoff, Glasbläserkapazitäten, Silikonmaterialien) zu überwinden. Ferner sollte die klassische HOT technisch vereinfacht werden. Bis zu diesem Zeitpunkt wurde die klassische HOT nach *Wehrli* eingesetzt. Die Autoren, die klinisch und experimentell über die Resultate mit der UVB berichten, beziehen sich teilweise bei der Begründung ihrer Therapie und den mit ihr erzielten Ergebnissen auf Befunde, die mit der HOT erhoben wurden, obwohl die UVB bei zahlreichen physikalischen, biophysikalischen und biochemischen Parametern wie auch bei der kurativen Wirkung als eine erheblich schwächere Methode als die HOT angesehen werden muß.

Auf den ersten Blick scheint sie dem Verfahren der klassischen HOT sehr ähnlich zu sein. Der bei diesem Verfahren eingesetzte UV-Brennertyp ist mit seinen physikalischen Daten und seiner technischen Grundkonstruktion identisch mit den Brennern in den HOT-Geräten KB-3 und der UV-MED-Serie.

Allerdings kann bei dieser Methode (nur einseitige Bestrahlung des Blutes in einer Flachglasküvette, siehe auch RBF) die Aufschäumung des Blutes technisch *nicht* durchgeführt werden. Dies führt zwangsläufig zur Begrenzung einiger Parameter in physikalischen, biophysikalischen und biochemischen Bereichen, die sich bei der HOT nach *Wehrli* durch die Aufschäumung des Blutes — mit seiner dadurch erzielbaren maximalen Sauerstoffsättigung des Oxyhämoglobins und des hohen Lösungsvolumens von physikalisch im Plasma gelösten O_2-Gas — optimal entfalten können (siehe Kapitel „Einwirkungsfaktoren und ihre physikalische, biophysikalische Bedeutung für die klinische Wirkung der HOT").

I.B.2. a4) Sonstige Verfahren und Methoden

Bei nachstehenden Verfahren werden unterschiedliche Aktivitätsstufen von Sauerstoff oder Atmungsluft auf verschiedenen Wegen eingesetzt:
- Intraarterielle O_2-Insufflationen;
- dosierte intravenöse O_2-Gasgaben (Methode nach *Regelsberger*);
- Ozon-Sauerstoff-Therapie als „große Eigenbluttherapie" oder in das isolierte Blut;
- Einleitung von Singulett-Sauerstoff in extrakorporales Blut (Singulett-Sauerstoff-Therapie = $^1O_2$-Therapie);
- Kombination der intravasalen Sauerstoff-Gabe mit intravasaler Zuführung von Singulett-Sauerstoff (Methode nach *Paetz*);

● Zuführung von ionisierter Luft usw.

1. *Lemaire* [275] berichtete 1950 über intraarterielle Sauerstoff-Gasinsufflationen. Das Verfahren dient primär zur Erzeugung einer reaktiven Hyperämie. Dies ist auch mit anderen Gasen, z.B. Helium, möglich, und ist somit nicht an das Gas „O_2" gebunden.

2. Hiervon zu trennen sind die Verfahren, Erkrankungen durch intravenöse Zufuhr von Sauerstoff (O_2) und Ozon (O_3), Singulett-Sauerstoff ($^1O_2$), allein oder in Kombination mit reinem Sauerstoff — mit dem möglichen Risiko einer Gasembolie bei nicht sachgemäßer Anwendung — zu beeinflussen [532,345,432].

3. Über positive Ergebnisse durch Ionisation der Luft auf Blutdruck, Gewebeatmung, Vitaminstoffwechsel, den funktionellen Zustand des peripheren und zentralen Nervensystems sowie Zusammensetzung und physikotechnischen Aufbau des Blutes bei Menschen und Tieren wurde 1968 aus der UdSSR berichtet [307].

I.C) Technisch/therapeutische Darstellung der klassischen HOT

Bevor die eigentlichen theoretischen (physikalischen, biophysikalischen), die biochemischen, die klinischen und sonstigen Belange dieser Therapie dargestellt werden, erscheint es zweckmäßig, das grundsätzliche praktische Vorgehen und die einwirkenden Parameter thesenhaft darzustellen.

I.C.1 Definition der HOT nach Prof. Wehrli

Die klassische HOT nach Prof. *Wehrli* wird international in zunehmendem Maße seit Anfang der 50er Jahre mit permanent verbesserten Geräten therapeutisch angewandt.

Technisch wird dabei wie folgt vorgegangen (dargestellt am HOT-Gerät UV-MED-S):

Bei der HOT nach *Wehrli* wird Patientenblut bzw., falls erforderlich, transfusionsfähiges, gekreuztes Spenderblut — 60—80 cm³ — durch komplexe Bindung der Calzium-Ionen mit Natrium-Citrat ungerinnbar gemacht (1. Stufe).

Als Regel für die therapeutisch eingesetzte Blutmenge kann gelten:

> 1 ml Blut/kg Körpergewicht mit entsprechender Menge pyrogenfreiem Natriumcitrat
> — Verhältnis wie bei der BKS nach *Westergreen* —

Danach wird dieses Blut in einem speziellen Teil der HOT-Apparatur (A) mit Hilfe von Sauerstoffgas, das vorher ebenfalls zwangsweise UV-bestrahlt wird (Bildung von Singulett-Sauerstoff-$^1O_2$-), (2. Stufe*) in Blutblasen aufgeschäumt (3. Stufe), deren einzelne Wandstärke nur wenige μm beträgt. In diesem aufgeschäumten Zustand werden die Blasen dann in die Bestrahlungseinheit (B) geführt und dort intensiv mit einem Spezial-UV-Brenner (HOT-Brenner) durch definierte Wellenlängen (überwiegend bei 257,3 nm) bestrahlt. Durch die Aufschäumung des Blutes wird aber nicht nur die Oberfläche des zu behandelnden Blutes optimal vergrößert. Es kommt gleichzeitig zu einer maximalen Bildung von HbO_2 sowie einer erheblichen physikalischen Lösung von Sauerstoff-Gas im Plasma (Aufschäumungsdruck des Sauerstoff-Gases gering über dem atmosphärische Druck, in der Regel pO_2 = über 760 mm Hg). Dies, in Verbindung mit der *gleichzeitigen UV-Bestrahlung* des Sauerstoffes in den Blutblasen, am HbO_2 sowie im Plasma und der Blutbestandteile ist die optimale Voraussetzung für die weiteren sekundären biochemischen Abläufe, z.B. für die Bildung von Singulett-Sauerstoff ($^1O_2$) mit seinen nachfolgenden Reaktionen im Prostanoid-Prostaglandinstoffwechsel.

---

* Anmerkung zur 2. Stufe: Die 2. Stufe (gesonderte Bildung von Singulett-Sauerstoff-$^1O_2$) ist in dieser Form nur in den HOT-Gerätetypen der Fa. UV-MED vorhanden (Fa. UV-MED, Gebr. Niens oHG, Carl-Peters-Straße 3, 3392 Clausthal-Zellerfeld, Tel. 05323/81362).

Die so vorbehandelten Blutblasen sammeln sich nach Passage der Bestrahlungseinheit (B) wieder im Sammelbehälter (C). Hier fallen sie nach kurzer Zeit zusammen (4. Stufe).

Das Blut wird anschließend in der Regel intravenös als Reinjektion zurückgegeben. Eine intramuskuläre Injektion ist ebenfalls durchführbar, jedoch nicht erforderlich. Auch eine direkte Infusion aus dem Sammelbehälter (C) ist möglich und wird teilweise praktiziert. Da das Blut frei ist von nicht gebundenem gasförmigen Sauerstoff, ist die Gefahr von Gasembolien ausgeschlossen.

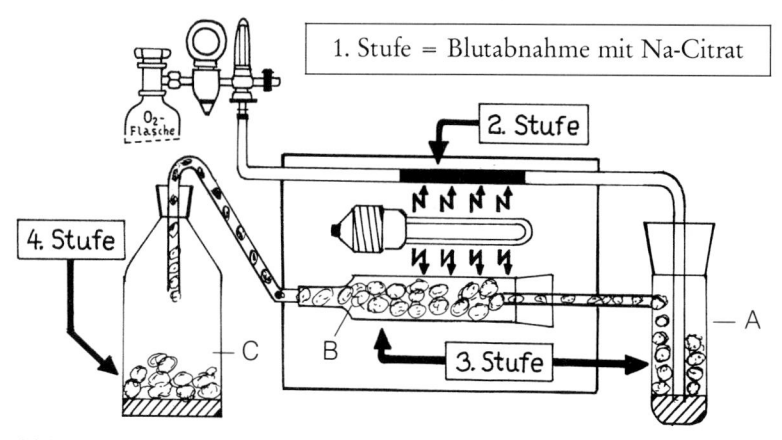

Abb. 1: HOT-Durchführung — schematisch (HOT-Gerät UV-MED-S)
A = HOT-Blutaufschäumungsbehälter; B = HOT-Bestrahlungseinheit für das aufgeschäumte Blut; C = Blutsammelflasche
1. Stufe = Blutabnahme mit Citrat; 2. Stufe = O$_2$-Gasbestrahlung; 3. Stufe = Aufschäumung mit O$_2$-Gas und Bestrahlung im Quarzrohr; 4. Stufe = Sammlung des bestrahlten Blutes.

Jedoch nicht nur durch diesen Umstand unterscheidet sich die HOT von der Sauerstoff- und Ozontherapie sowie von der UVB-Methode und der sogenannten Singulett-Sauerstoff-Methode. Unterschiede bestehen ebenfalls in zahlreichen biochemischen Parametern, klinischer Wirkungsdauer und Wirkungseintritt, apparativer Ausrüstung usw.

Das bedeutet: Die HOT ist keine technisch abgewandelte UVB, Sauerstoff- oder Ozon- und auch keine (isolierte) Singulett-Sauerstoff-Therapie.

Unterschiede bestehen sogar bei der klassischen HOT in der technischen Durchführung je nach dem Gerät, das zur Verwendung gelangt (Originalgerät nach *Wehrli*, Plastik-Einmalgefäße, KB-3, Geräte der UV-MED-Serie).

Für die Durchführung dieser Therapie wurde in der medizinischen Literatur der Bundesrepublik Deutschland bisher überwiegend das Gerät „UV-MED-S" empfohlen (*Brand, Buchholz, Doerfler, Paetz, von Rosen, Tietz, Stadtlaender* u.a. nach Literatur und Angaben).

Es soll nach Angaben zahlreicher Autoren das leistungsstärkste Gerät für die Durchführung der klassischen Hämatogenen Oxydationstherapie — HOT — sein. Auch sogenannte Plastik-Einmal-Geräte (Einwegbehälter) für die klassische HOT sind im Einsatz und haben sich bewährt. Vollständigkeitshalber muß erwähnt werden, daß die HOT-Geräte UV-Med-S und UNIMED (transportables Gerät) ebenfalls aufgrund ihrer Konstruktion als bisher einzige Geräte zusätzlich die Durchführung der DDR-Methode UVB erlauben. Wie bereits in der Einführung erwähnt, erreicht jedoch dieses Verfahren nicht die klinische Wirkung der klassischen HOT-Methode nach Prof. *Wehrli*. Eine Aussage, die UVB oder die Singulett-Therapie sei auch eine „HOT", ist unzutreffend und irreführend. (Weitere Ausführungen zu den Unterschieden der HOT-Geräte und den sich mit ihr vergleichenden Verfahren siehe u.a. unter Kapitel „historische — apparative — medizintechnische Entwicklung" und unter „RBF", Anhang 1.)

I.D) Einwirkungsfaktoren und ihre physikalische, biophysikalische Bedeutung für die klinische Wirkung der HOT

I.D. 1 Einwirkungsfaktoren / Grundlagen

Durch die in den letzten Jahren erfolgten Analysen der stattfindenden Veränderungen, sowohl in dem zu therapeutischen Zwecken in der HOT eingesetzten Patientenblut wie auch der nach der Reinjektion/Reinfusion ablaufenden Wirkungen im Organismus, ist es erforderlich, eine klare Trennung zwischen den Ergebnissen der Einwirkungsfaktoren und den nachfolgenden biochemischen und klinischen HOT-*Wirkungen auf das zu behandelnde* Blut in der Apparatur (primär) und den nachfolgenden (sekundären) biochemischen Veränderungen und kurativen Wirkungen im Gesamtorganismus nach erfolgter Reinkorporierung zu ziehen.

Dies ist erforderlich, da es sich bei der HOT um ein äußerst komplexes Geschehen handelt, das in seiner auslösenden Ursache primär *nicht* in der *Biochemie*, sondern im physikalischen, biophysikalischen und strahlenphysikalischen Bereich zu suchen ist.

Erst nach An- und Ablauf der dabei stattfindenden Vorgänge schließen sich hier zusätzlich im therapeutisch eingesetzten Patientenblut bzw. im Organismus weitere/zusätzliche biochemische Vorgänge an. Diese erzielen dann die klinische Wirkung und können zu kurativen wie auch prophylaktischen Wirkungen durch die HOT führen.

Aber auch im biochemischen Bereich laufen dann nicht alle Reaktionen normoform und gleichmäßig ab, sondern weisen grundsätzlich quantitative wie auch qualitative Unterschiede auf; z.B. ist die Reaktionsbreite und Therapiemöglichkeit der AVK eines Diabetikers anders als bei einem Patienten mit einer ausgeglichenen Blutzuckerlage.

Bei einem Nichtraucher ist das Therapieergebnis der HOT im Sinne des kurativen Effektes erheblich wirkungsvoller und nachhaltiger als bei einem Raucher mit der gleichen Erkrankung, der weiterhin mit dieser Noxe sein Grundleiden negativ stimuliert und die therapeutische Wirkung der HOT amindert oder sogar ganz aufhebt.

Wird die HOT bei einer Karzinomerkrankung als unterstützende Maßnahme und als Begleittherapie eingesetzt, ist sie primär auf die Mobilisation und Restaurierung des zusammengebrochenen oder erheblich geschwächten Immunsystems, auf die Verbesserung der Entgiftungsfunktion ausgerichtet. Ferner bewirkt sie eine allgemeine energetisch-stoffwechselmäßige Stabilisierung des Gesamtorganismus.

Wie die Beobachtungen von zahlreichen Untersuchern ergeben haben, wird es durch die HOT häufig möglich, bei diesen Patienten die erforderlichen chirurgischen, radiologischen und zytostatischen Maßnahmen durchzuführen, ohne daß schwere Nebenwirkungen auftreten (z.B. Strahlenkater, Übelkeit und starkes Erbrechen, Haarausfall usw.).

Was kann für die *klinische* Betrachtungsweise als allgemeine Ursache für die Wirkung der HOT stark vereinfacht formuliert werden?

> Die Grundlage aller biochemischen Befunde und Ergebnisse und somit auch aller klinischen Resultate ist bei der HOT auf einen langwirkenden biophysikalischen/biochemischen Prozeß im Sinne eines selektiven fotobiologischen Vorgangs zurückzuführen.
>
> Daher auch die zusätzliche Bezeichnung für die HOT:
>
> „Fotobiologische Oxydationstherapie"

Eine gewisse Ordnung wie auch Trennung der *primären* Grundlagen von den *sekundären* Wirkungen der HOT läßt sich erreichen, wenn man die Einwirkungsmechanismen der HOT analysiert und sie definiert als *primäre Einwirkungsfaktoren/Grundlagen*. Dadurch ist eine Trennung von den *sekundären Wirkungen* möglich. Folgt man dieser Betrachtungsweise, gelangt man bei der HOT zu vier primären Einwirkungsfaktoren/Grundlagen. Diese bilden insgesamt jedoch in ihrem Zusammenwirken wieder eine gemeinsame Plattform und bedingen dadurch sekundär die *klinischen Wirkungen* der HOT. Sie bilden das Fundament der Therapie und sind sich gegenseitig beeinflussende Faktoren. Es sind die Faktoren I — IV, die nachstehend weiter analysiert und definiert werden:

I.D.2 Faktor I

UV-Strahlung/Photonen — überwiegend UV-C-Strahlen (253,7 nm)

I.D.3 Faktor II

a) Physikalisch im Blutplasma gelöster Sauerstoff
b) Am Hämoglobinmolekül gebundener Sauerstoff
(I und IIa sind rein physikalische Faktoren)

I.D.4 Faktor III

Singulett-Sauerstoff ($^1O_2$)
Der Faktor III wird gebildet durch:
a) die Bestrahlung des O_2-Gases vor Eintritt in das zu behandelnde Blut im „Oxygenisator" (beim HOT-Gerät UV-MED-S) (2. Stufe)
b) die Bestrahlung des im Blutplasma durch die Aufschäumung des Blutes im Gerät physikalisch maximal gelösten Sauerstoffes sowie durch
c) die Bestrahlung des in den Blutblasen durch die Aufschäumung vorhandenen gasförmigen Sauerstoffes und durch
d) die Bestrahlung des am Hämoglobinmolekül gebundenen Sauerstoffes (b—d = 3. Stufe). D. h.:

> Durch Photonenenergie aus der UV-Strahlung (Faktor I) wird der Sauerstoff (Faktor II) teilweise zu Singulett-Sauerstoff $^1O_2$ (Faktor III) aktiviert.

I.D.5 Faktor IV

Das zu behandelnde Blut
(1. — 3. Stufe des Behandlungsablaufes)

Das therapeutisch zu beeinflussende Blut in der HOT-Apparatur mit seinem *physikalisch gelösten Anteil an O_2-Gas (→ $^1O_2$) im Plasma, seinem am Hämoglobinmolekül gebundenen Sauerstoff (→ $^1O_2$)*, seinen Molekülen mit Doppelbindungen (Cholesterin, Lipide), dem Glutathion-System, Adenosinphosphat, 2,3-Diphosphoglyzerat, Hämoglobin, Leukozyten usw.

I.D.6 Darstellung der wechselseitigen Beeinflussung der Faktoren I–IV

Aus Abbildung 2 geht hervor:

> Die wechselseitige Reaktion der Faktoren I und II zu dem (Reaktions-)Faktor III und das erneute komplexe Einwirken von I — III auf das Blut — Faktor IV — mit seinen Bestandteilen bewirken in diesem primäre Reaktionen und Abläufe, die erst dann biochemischer Natur sind und zu den nachhaltigen klinischen Ergebnissen führen können.

Wegen der grundlegenden Bedeutung dieses primären Vorgangs werden die einzelnen Schritte in ihrer Reihenfolge sowie systematisch im Schema (Abb. 2) nochmals dargestellt und erläutert (Reaktionsabläufe wie im HOT-Gerät UV-MED-S) (s. Abb. 1).

1. Im HOT-Aufschäumungsbehälter — A — befindet sich das durch das zugesetzte pyrogenfreie Natriumzitrat ungerinnbar gemachte, zur Therapie vorgesehene Blut (1. Stufe des Faktors IV).

2. Das so vorbereitete Blut hat aber nach der venösen Abnahme nur eine geringe Menge von physikalisch gelöstem O_2-Sauerstoffgas — Faktor II — im Plasma (bei venöser Abnahme von 100 ml Blut mit einem Hb von 15,0 Gramm beträgt sie z. B. nur ca. 0,12 ml).

Durch die nachfolgende Aufschäumung des Blutes (2. Stufe des Faktors IV) mit O_2-Gas — Faktor II — im HOT-Aufschäumungsbehälter — A — erhöht sich dies auf mindestens 2,28 ml O_2-Gas im Plasma = 1.900% gegenüber dem Ausgangswert (siehe Abb. 12 Pkt. Z)!

Ferner kommt es zu einer HbO_2-Bildung, die theoretisch fast 100% betragen kann.

3. Durch die Aufschäumung des Blutes (2. Stufe des Faktors IV) durch Sauerstoffgas — Faktor II — und die dadurch erfolgende Überleitung der Blutblasen in das Quarzglasbestrahlungsrohr — B — treten gleichzeitig und nebeneinander folgende Reaktionen auf:

a) Die Oberfläche des Blutes — Faktor IV — wird maximal vergrößert. Dadurch werden gleichzeitig die idealen Voraussetzungen für die Aufnahme von Photonen der UV-Strahlung — Faktor I — durch die Blutbestandteile geschaffen.

b) Die UV-Strahlung (Photonen) — Faktor I — wirkt nun gleichzeitig auf den am Hb als HbO_2 gebundenen und auf den im Blutplasma **gelösten wie auch** auf den noch in den Blutblasen vorhandenen, freien **gasförmigen** Sauerstoff — Faktor II — intensiv ein. Dadurch kann der reaktionsfähige und bei der HOT biologisch bedeutsame Singulett-Sauerstoff $^1O_2$ — Faktor III — sowohl am HbO_2-Molekül, im Plasma wie auch an den Grenzflächen der Blutblasen — Faktor IV — gebildet werden. Dieser ist nun in der Lage, die vielfältigsten biochemischen Reaktionen in Verbindung mit dem gleichzeitigen Wirken der UV-Strahlung — Faktor I — ablaufen zu lassen. So kommt es u. a. zur Bildung von sekundärer Chemilumineszenz, spezifischen HOT-Lipo- und Cholesterinperoxyden → Prostacyclinen, Auftreten von peroxydase-negativen Granulozyten usw. (s. u. a. Abb. 2, 29–32, 126).

Die alleinige Definition und schematische Darstellung der Faktoren I – IV (Einwirkungsgrundlagen) ist jedoch nicht ausreichend, um den komplizierten und vielschichtigen Vorgängen bei der HOT allein aus physikalischer, biophysikalischer und biochemischer Sicht auch nur annähernd Rechnung tragen zu können.

Es ist daher erforderlich, zu den Faktoren I – IV (Einwirkungsgrundlagen) wie auch zu der sich daraus ableitenden Gerätetechnik Erläuterungen zu geben.

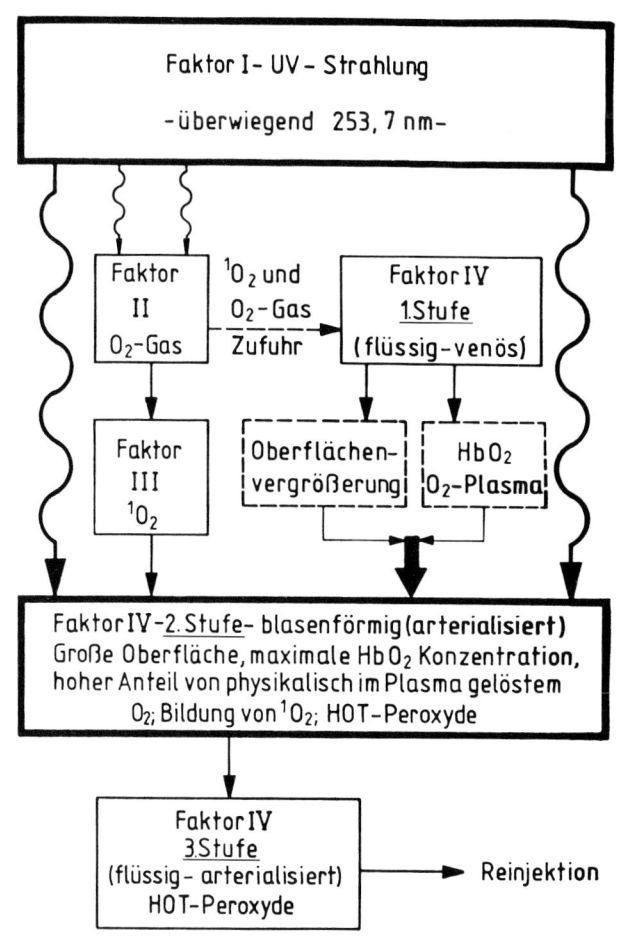

```
                Faktor I - UV - Strahlung
                  -überwiegend 253,7 nm-


    Faktor      ¹O₂ und       Faktor IV
     II         O₂-Gas        1.Stufe
    O₂-Gas      Zufuhr        (flüssig-venös)

    Faktor      Oberflächen-  HbO₂
     III        vergrößerung  O₂-Plasma
    ¹O₂

    Faktor IV - 2.Stufe - blasenförmig (arterialisiert)
    Große Oberfläche, maximale HbO₂ Konzentration,
    hoher Anteil von physikalisch im Plasma gelöstem
    O₂; Bildung von ¹O₂; HOT-Peroxyde

              Faktor IV
              3.Stufe
              (flüssig- arterialisiert)   → Reinjektion
              HOT-Peroxyde
```

Abb. 2 : Darstellung der wechselseitigen Beeinflussung der Faktoren I — IV. Die physikalische Beeinflussung des jeweiligen Zustandes des Blutes wurde mit 1. — 3. Stufe bezeichnet.

I.D.7 Erläuterungen zu Faktor I: UV-Strahlung/Photonen, physikalische Grundlagen, UV-Spezialbrenner

I.D.7. a) Physikalische Grundlagen der HOT und der bei ihr verwendeten UV-Strahlungsquelle

Da bei der HOT eine UV-Strahlungsquelle mit einem Frequenzspektrum überwiegend im UV-C-Bereich bei 253,7 nm eingesetzt wird, ist es zum allgemeinen Verständnis der biochemischen, therapeutischen Probleme und Ergebnisse erforderlich, die physikalischen Grundlagen der UV-Strahlung, soweit sie in direktem oder indirektem Zusammenhang mit der HOT stehen, zu beleuchten.

I.D.7. b) Energie

Energie breitet sich in den verschiedenen Bereichen des elektromagnetischen Spektrums in Form von Wellen aus. Die Länge dieser Wellen ist umgekehrt proportional zur Frequenz sowie zur Photonenenergie, d.h. große Wellen = kleine Photonenenergie und umgekehrt.

Große Wellenlängen = kleine Photonenenergie, kleine Wellenlängen = große Photonenenergie

Ein Vergleich und Beispiel dazu:
Kurzwellige Schallwellen mit hoher Frequenz und Energie werden in Spezialwannen unter Wasser oder durch andere geeignete Maßnahmen zur Zertrümmerung von Nierensteinen, neuerdings auch von Gallensteinen, unter maximaler Schonung des umliegenden Gewebes benutzt.

> Die Energie von Photonen wird in Elektronenvolt (eV) angegeben.

I.D.7. c) Ionisation

Zur Ionisation von Wasser, von atomarem Sauerstoff, Wasserstoff oder Kohlenstoff sind mindestens 12—15 eV erforderlich. Für die Medizin bedeutet dies, daß die bei ihr eingesetzte elektromagnetische Strahlung in oder über diesen Werten liegen muß, um derartige Vorgänge auslösen zu können.

Unter 12 eV (1 eV = $1{,}602 \cdot 10^{-12}$ erg = $1{,}602 \cdot 10^{-19}$ J) ist die Energie der Photonen nicht mehr ausreichend, um beim Eindringen in biologisches Material, z. B. Blut, Bahnelektronen von Atomen oder Molekülen zu entfernen. Somit können dann auch keine Ionenpaare entstehen.

Wellenlängen *über 100 nm* (HOT überwiegend bei 253,7 nm) bewirken keine Ionisation, da dazu ihre Energie nicht mehr ausreicht.

Elektromagnetische Strahlung	Wellenlänge (nm)	Frequenz (s^{-1})	Wellenzahl (cm^{-1})	Energie (kcal · mol^{-1})	(kcal · mol^{-1})	(eV)	Wechselwirkungsart
Kernresonanz 0,1—10 m	10^{10}	$3 \cdot 10^{7}$	10^{-3}	$3 \cdot 10^{-6}$	$1{,}2 \cdot 10^{-5}$	$1{,}2 \cdot 10^{-7}$	Anregung von magnetischen Übergängen der Atomkerne (I > O)
ESR 0,1—10 cm	10^{8}	$3 \cdot 10^{9}$	10^{-1}	$3 \cdot 10^{-4}$	$1{,}2 \cdot 10^{-3}$	$1{,}2 \cdot 10^{-5}$	Anregung ungepaarter Elektronen
Mikrowellen 0,1—10 cm	10^{6}	$3 \cdot 10^{11}$	10	$3 \cdot 10^{-2}$	$1{,}2 \cdot 10^{-1}$	$1{,}2 \cdot 10^{-3}$	Rotationen von Molekülen
IR 0,78—10^3 µm IR C 3000—10^6 nm							Raman Anregung von Molekülschwingungen
IR B 1400—3000 nm IR A 780—1400 nm	10^{4}	$3 \cdot 10^{13}$	10^{3}	3	12	$1{,}2 \cdot 10^{-1}$	
VIS 380—780 nm UV 200—400 nm UV A 315—400 nm UV B 280—315 nm UV C 200—280 nm VUV 100—200 nm	10^{2}	$3 \cdot 10^{15}$	10^{5}	$3 \cdot 10^{2}$	$1{,}2 \cdot 10^{3}$	12,4	Anregungen von Elektronenübergängen, Emission, Flammen-AA, PAS
Röntgenstrahlung 0,01—10 nm	1	$3 \cdot 10^{17}$	10^{7}	$3 \cdot 10^{4}$	$1{,}2 \cdot 10^{5}$	$1{,}2 \cdot 10^{3}$	Entfernung der Elektronen aus inneren Energieniveaus
Mössbauer 100 keV γ-Absorption	10^{-2}	$3 \cdot 10^{19}$	10^{9}	$3 \cdot 10^{6}$	$1{,}2 \cdot 10^{7}$	$1{,}2 \cdot 10^{5}$	Resonanzabsorption der Kerne
γ-Strahlung > 1 MeV	10^{-4}	$3 \cdot 10^{21}$	10^{11}	$3 \cdot 10^{8}$	$1{,}2 \cdot 10^{9}$	$1{,}2 \cdot 10^{7}$	Kernumwandlungen

AAS Atomabsorptionsspektroskopie, PAS Photoakustische Spektroskopie, VUV Vakuum UV

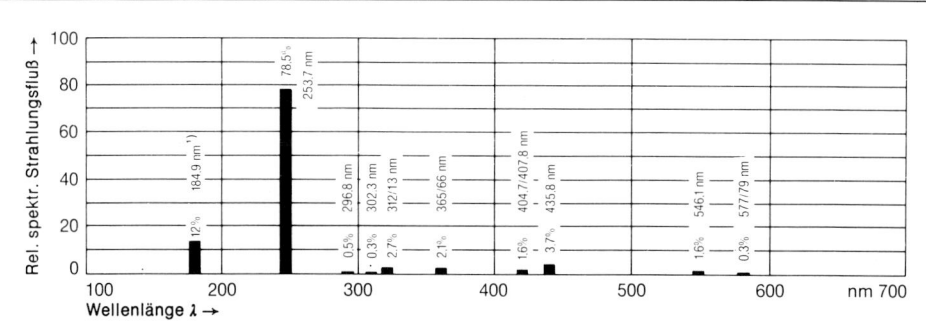

Abb. 3: Spektrale Strahlungsverteilung, Wellenlänge (■) und rel. spektr. Strahlungsfluß in % des UV-Brenners bei den HOT-Geräten der UV-MED-Serie

I.D.7. d) Einteilung der elektromagnetischen Wellenlängen

Ultraviolette (UV-) Strahlen sind ebenfalls Bestandteil des Spektrums der elektromagnetischen Strahlung. Sie schließen sich an den Grenzbereich des kurzwelligen Anteils des sichtbaren Lichtes an und reichen auf der anderen Seite bis zu den weichen Röntgenstrahlen. Die Wellenlängen der UV-Strahlung liegen zwischen 100—400 nm. Gemeinsam mit dem sichtbaren Licht (400—780 nm) und dem Infrarotbereich (780 nm) bilden sie die „optische Strahlung". Diese Zusammenfassung ergibt sich dadurch, daß auf den Bereich von 780—100 nm die physikalischen Gesetze der Optik anwendbar sind, z.B. Reflexionsverhalten. Daher sind auch optische Instrumente prinzipiell bei der Erforschung der Gesetzmäßigkeiten der Wellenlängen von 780—100 nm einsetzbar.

Aus physikalischen Gründen wird der UV-Bereich nochmals unterteilt in:

> UV-A: 315—400 nm
> UV-B: 280—315 nm
> UV-C: 200—280 nm

Die Wellenlänge wird international in nm (Nanometer) angegeben.

> 1 Nanometer nm = 1 milliardstel Meter = 10^{-9} m

Im biologischen Bereich wird auch häufig die Bezeichnung „Millimikron" verwendet (µm). 1 µm entspricht 1 nm. Die in älteren Werken noch zu findende Bezeichnung „Ångström-Einheit" (1 Å = 10^{-10} m) ist amtlich seit dem 1.1.1978 nicht mehr zugelassen.

Für direkte oder indirekte biologische Reaktionen bei Naturheilverfahren ist allgemein die Wellenlänge zwischen 200—400 nm von Bedeutung, also der UV-A- bis UV-C-Bereich.

Diese Wellenbereiche beinhalten eine Photonenenergie von

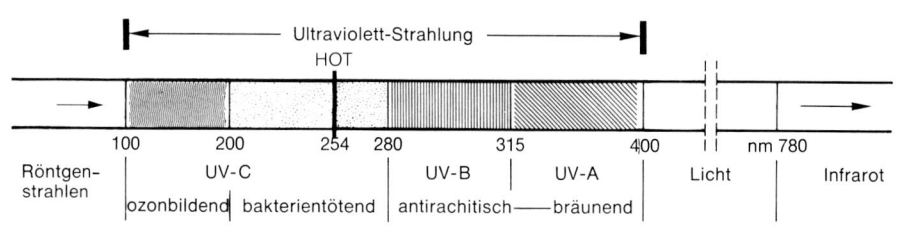

3,2—6,2 eV.

Abb. 4: Wellenlängenspektrum (aus Produktinformation „OSRAM 1980")

Im Zusammenhang mit der HOT ist es notwendig zu wissen, daß in diesem Bereich die Bindungsenergien von chemischen Bindungen liegen.

UV-Strahlung hat wie alle elektromagnetischen Strahlungen einen Doppelcharakter. Sie kann als
- Welle oder auch als
- Energiepaket (Photon, Quant)

dargestellt werden.

I.D.7. e) Reaktionsmöglichkeiten von optischer Strahlung

Beim Einwirken optischer Strahlung — also auch UV-Strahlung — auf belebte oder unbelebte Substanz sind zwei Arten von Reaktionen möglich:

1. Thermische Reaktionen (Wärmebewegung), die zu einer Anregung von Atombewegungen führen. (Diese kann bei der HOT vernachlässigt werden.)

Dieser Vorgang führt jedoch zum Beispiel bei Lackierungsarbeiten zu einem verstärkten Abdunsten von Lacklösungsmitteln und kann u.a. neben technologischen Problemen eine große arbeitsmedizinische Bedeutung erlangen.

2. Komplexe photochemische Reaktionen, die durch Spinänderungen und Änderungen von Elektronenbewegungen im System der Valenz- (Außen-)Elektronen = optische Anregung oder durch Ionisation bedingt sind. (Eine Ionisation erfolgt bei der HOT nicht.)

Dieser 2. Punkt ist für die HOT besonders wichtig, denn sie hat als Grundlage eine fotochemische Reaktion, bei der bestimmte organische Moleküle die optische (hier UV-) Strahlung nach dem *Drapert-Grothusschen Prinzip* absorbieren. Durch die Absorption der eingestrahlten UV-Photonen kommt es zu fotochemischen Reaktionen, die dadurch ausgelöst werden, daß Elektronen auf äußere Schalen von Atomen und Molekülen übergehen. Dadurch haben dann diese Schalen einen höheren Energiebetrag. Gezielte Reaktionsabläufe werden möglich. Die dann ablaufenden fotochemischen Reaktionen wiederum bestimmen die biologische Wirkung. Das bedeutet, daß es sich bei der HOT um komplexe, fotochemische Vorgänge handelt.

Da dies im biologischen Bereich abläuft, bei der HOT in erster Linie im Blut bei gleichzeitiger Verwendung und Aktivierung von Sauerstoff, ergibt sich daraus auch die beschreibende Bezeichnung *„fotobiologische Oxydationstherapie"*.

Die bei der Absorption ablaufenden biochemischen und energetischen Reaktionen sind teilweise reversibel.

Wegen dieses Phänomens der mikroskopischen Reversibilität zählen auch die Vorgänge der unter der Emission optischer Strahlung ablaufenden Prozesse zur Fotochemie. Hier ist in erster Linie die Biochemilumineszenz der Leuchtbakterien oder Glühwürmchen zu nennen sowie die Chemilumineszenz bei vielen chemischen und biologischen Reaktionen, besonders der der Peroxyde bei chemischen Umsetzungen und der der Leukozyten bei der Phagozytose.

I.D.7. f) Energie von Photonen/Absorption

Die Absorption der in ein biologisches Material eingestrahlten Strahlungsenergie erfolgt nach dem *Lambert-Beerschen Absorptionsgesetz*.

Die Betrachtung der Gesetze der Absorption von optischen Strahlen muß ebenfalls die *Art der Absorption* beinhalten. Dies erfolgt nach *Planck-Einstein-Stark* in Form von diskreten Energiepaketen = Photonen (früher als „Lichtquant" bezeichnet), wobei die Energie E eines Photons vereinfacht definiert wird:

$$E = h \cdot v$$
(v = Frequenz, h = *Planck*sches Wirkungsquantum).

Diese als Photonen benannten — praktisch masselosen — Elementarteilchen der optischen Strahlung sind das Primärreagenz der Photochemie mit den absorbierenden Elektronensystemen in den photochemischen Initialprozessen, d. h. eine durch optische Photonen eingeleitete photochemische Reaktion läuft grundsätzlich wie folgt ab:

$$\text{Substrat} + h\nu \rightarrow \text{Substrat, Produkte, Strahlung, Wärme}$$

Bei der HOT kann diese wie in Abb. 5 umformuliert werden.
(Die theoretisch auftretende Wärme kann vernachlässigt werden.)

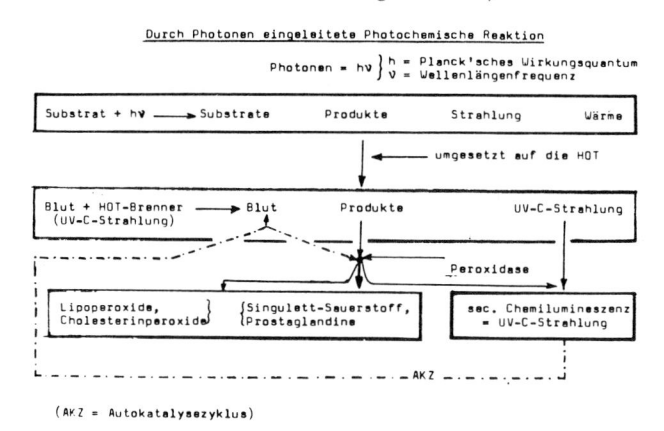

Abb. 5: Durch Photonen eingeleitete fotochemische Reaktion
h = PLANCKsches Wirkungsquantum
v = Wellenlängenfrequenz

I.D.7. g) Durch Photonen eingeleitete fotochemische Reaktionen

Wie aus diesem Schema zu erkennen ist, ergeben sich durch die Umsetzung eines physikalischen Gesetzes auf die HOT die zu definierenden und bei der HOT auftretenden, therapeutisch wirksamen biochemischen Produkte.

Wichtig im Zusammenhang mit der Bildung dieser Produkte bei der HOT — entsprechend der Größe der eingestrahlten Photonenenergie — ist die Zeitspanne des sog. „Schluckaktes" =

> „Schluckakt": die Zeit, die zur Umsetzung der Photonenenergie durch Absorption in chemische Energie benötigt wird.

Diese optische Strahlung, bei der HOT vorwiegend bei 253,7 nm, wird im Blut und von seinen Bestandteilen selektiv von speziellen Molekülen bzw. Molekülgruppen, die als Chromophore bezeichnet werden, aufgenommen, umgesetzt und teilweise in Form von energiereichen Verbindungen gespeichert.

Hierdurch ist der gravierende Unterschied zu den ionisierenden Strahlen, z.B. den Röntgenstrahlen, bedingt, bei denen das gesamte, der Strahlung exponierte Objekt fast gleichmäßig die zugeführte Energie aufnimmt. Bei der Ozon- wie auch bei der Singulett-Sauerstoff-Therapie wird mit entsprechenden Wellenlängen nur das Gas Sauerstoff zu Ozon bzw. Singulett-Sauerstoff aktiviert und dem Blut zugefügt.

I.D.7. h) Dauer des Schluckaktes der Photonen

Entsprechend der Größe (Frequenz) der Photonen ist die Zeitspanne des „Schluckaktes", der zur Umsetzung der Photonenenergie durch Absorption in chemische Energie benötigt wird, außerordentlich gering.

Wie ist sie zu definieren?

Die Zeitspanne ist definiert als die Dauer der reziproken Frequenz der Strahlungsquelle. D.h., daß z.B. bei einer angenommenen Wellenlänge von

300 nm = einer Frequenz von 10^{-15} s^{-1} die Dauer des Schluckaktes nur 10^{-15} s beträgt.

In Worten ausgedrückt:
Den millionsten Teil einer milliardstel Sekunde!

Dies bedeutet, daß der Vorgang der quantenhaften Photonenabsorption vielfach schneller erfolgt, als dies von den „trägen Kernen der Atome und Moleküle" zunächst „wahrnehmbar" wäre [412].

Dieses Phänomen wird als *Frank-Condon-Prinzip* bezeichnet.

Der Vorgang läuft jedoch im biologischen Material nur in wenigen Fällen als „idealer Prozeß nach dem *Bunsen-Roscoe*schen Reziprozitätsgesetz" ab. Er ist verzögert, beträgt jedoch in praxi auch nur millionstel Bruchteile von Sekunden.

Die Abweichung bzw. Verlängerung der theoretischen Reaktionszeit ist bei der HOT jedoch praktisch ohne Bedeutung.

Das bedeutet, daß auch bei schnellstem Blutdurchlauf durch die HOT-Apparatur UV-MED-S die notwendige Reaktionszeit der Photonen mit den Blutbestandteilen und dem Sauerstoffgas nicht unterschritten wird.

Nach welchen physikalischen Gesetzen läuft nun dabei die umgesetzte Stoffmenge ab ?

I.D.7. i) Die fotochemisch umgesetzte Stoffmenge

— m_{phot} — ist jeweils proportional dem Produkt aus:

Bestrahlungsdauer t und der Bestrahlungsstärke E[W/m²]

$$m_{phot} = t \times E$$

Die Energieleistung des bei der HOT-Apparatur UV-MED-S eingesetzten UV-C-Brenners mit einer Abgabeleistung von 3,5 W und einer Bestrahlungsstärke von 35 µW/cm² (Nennleistung im Abstand von 1m) ist bei der technisch apparativ möglichen Durchstrahlung der Blutblasen optimal, zumal sich die Blutblasen in dem Quarzglasbestrahlungsrohr nur wenige Zentimeter von der Strahlungsquelle entfernt befinden. D.h., die Durchlaufgeschwindigkeit des HOT-Blutes in der HOT-Apparatur ist ausschließlich durch zwei physikalische Faktoren bedingt:
- Viskosität des Patientenblutes,
- Aufnahmekapazität der 1000 ml-Blutsammelflasche.

Ferner ist ein wichtiges Kriterium der Photochemie (bei der HOT als „Fotobiologische Reaktion" zu bezeichnen) die von *E. Warburg* und *Bodenstein* definierte und eingeführte Quantenausbeute (γ):

$$\gamma = \frac{\text{Anzahl der umgesetzten Moleküle}}{\text{Anzahl der absorbierten Photonen}}$$

Daraus ergibt sich die Unterscheidung der photochemischen Reaktionen in

a) photon-obligatorische Reaktionen, d.h., pro molekulare oder atomare Umwandlung ist mindestens ein Photon notwendig;

$$\gamma \leq 1$$ und

b) photokatalytische Reaktionen, d.h., pro jede einzelne molekulare oder atomare Umwandlung ist weniger als ein Photon notwendig;

$$\gamma > 1$$

Nur photon-obligatorische Reaktionen sind zur Energiespeicherung geeignet. Da bei der HOT durch die überwiegende UV-C-Bestrahlung des Blutes eine sekundäre Chemilumineszenz nachgewiesen werden konnte, handelt es sich also primär um eine Speicherung von Energie.

> Bei der HOT erfolgen „photon-obligatorische Reaktionen".

Diese ermöglichen ihrerseits dann mit Hilfe der Peroxydase einen biokatalytischen Prozeß (AKZ).
Bei der Absorption der UV-C-Strahlung kommt es zu photochemischen Reaktionen. Sie werden dadurch ausgelöst, daß Elektronen auf äußere Schalen von Atomen und Molekülen übergehen. Diese Schalen haben einen höheren Energiebetrag. Photochemische Reaktionen wiederum bestimmen die biologische Wirkung. Bei jeder Absorption im biologischen Bereich wird auch Wärme erzeugt, die jedoch bei der UV-Wellenlänge keine biologische Bedeutung hat (siehe Pkt. 1).

I.D.7. j) Eindringtiefe von UV-Strahlung in das Blut

UV-Strahlung dringt nur sehr gering in biologisches Gewebe, z.B. Blut, ein.
Die therapeutische Wirksamkeit der genannten UV-Wellenlänge hängt aber wesentlich von dem Durchlaßvermögen bzw. der Eindringtiefe in das Medium — bei der HOT das Blut — ab. Deswegen wird auch in allen HOT-Geräten, z.B. dem „UV-MED-S" und Plastikgeräten, das Blut in dünne Blasen aufgeschäumt, deren Wandstärke nur wenige µm beträgt. Durch die konstruktive Anordnung des Quarzglasbestrahlungsrohres im Strahlungsgang des UV-Brenners ist gewährleistet, daß alle Blutblasen gleichmäßig und intensiv bestrahlt werden. Dadurch wird die hohe therapeutische Wirkung gesichert. Bei der UVB-Technik dagegen sollen nur ca. 10% der Erythrozyten des durchfließenden Blutes von der UV-Strahlung erreicht werden [391].

I.D.7. k) Technische Erzeugung von UV-Strahlen

Der bei der HOT eingesetzte UV-Quecksilber-Niederdruckbrenner hat sein Hauptspektrum im UV-C-Bereich, und zwar bei 253,7 nm.
Die künstliche Erzeugung von UV-Strahlung ist technisch auf mehreren Wegen möglich. Im Vordergrund stehen sogenannte Gasentladungsstrahler. In diesen werden elektrisch Gase oder Dämpfe angeregt, die ihrerseits dann Strahlung aussenden, deren Spektrum — je nach Konstruktionsart — vorwiegend aus einzelnen Linien (Wellenlängen) besteht. Bei dieser Art der Konstruktion haben sich besonders Quecksilber-Niederdruck-Dampflampen bewährt.
Derartige Brenner als Niederdrucklampe mit hohen Leistungsdaten kommen in allen HOT-Geräten zum Einsatz.
Diese Lampentypen haben u.a. als Hg-Niederdrucklampe industriell große praktische Bedeutung z.B. für Entkeimungszwecke erlangt.

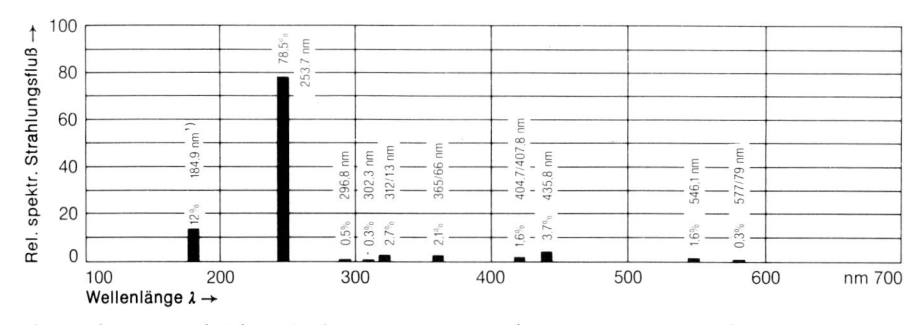

Abb. 6: Spektrum des Brenners bei der HOT (Geräte: KB-3, UV-Med, UV-MED-S, UNIMED)

In der Hg-Entladung des HOT-Brenners werden bei niedrigem Druck in der Lampe überwiegend nur die Resonanzlinien bei 253,7 nm angeregt. Bei der Linie von 253,7 nm spricht man zwar von einer „Resonanzlinie". Exakt handelt es sich jedoch um eine Interkombinationslinie zwischen dem Singulett- und dem Triplettsystem.

I.D.7. l) Anwendungstechnische Lebensdauer der HOT-Brenner

Die wirksame, für die HOT benötigte Lebensdauer des Brenners ergibt sich aus dem Abfall des Strahlungsflusses. Sie ist nicht zu verwechseln mit der *Brenndauer,* die wesentlich länger ist. Dies bedeutet in der Praxis, daß in dem Brenner über lange Zeiträume eine Gasentladung erreicht werden kann, daß jedoch eine therapeutisch ausreichende UV-Strahlungsleistung über einen großen, aber begrenzten Zeitraum zur Verfügung steht (je nach Brennertyp ca. 2.000 Stunden).

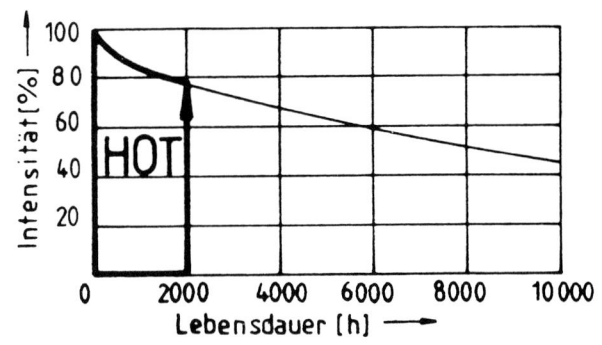

Abb. 7: Abfall der Strahlungsintensität einer Quecksilber-Niederdrucklampe als Funktion der Lebensdauer

Wie bei allen UV-C-Brennern (Quecksilberniederdruckdampfleuchten) besteht ein direkter Zusammenhang zwischen Temperatur und UV-Ausbeute (effektive Strahlungsleistung). Die für die HOT wichtige Hg-Niederdruck-Resonanzlinie von 253,7 nm wird dann am stärksten angeregt und abgestrahlt, wenn der richtige Dampfdruck im Entladungsrohr des Brenners herrscht. Dieser Druck richtet sich ausschließlich nach der Temperatur und stellt sich bei einer Umgebungstemperatur ab 20° C ein (Kolbeninnentemperatur des Brenners 40° C).

Eine zu niedrige Umgebungstemperatur des Brenners führt zwangsläufig zu Dampfdruckminderungen im Entladungsrohr des Brenners und damit zu verminderter UV-Strahlungsausbeute.

I.D.7. m) Strahlungsphysikalische Grundlagen der UV-Wellenlängen und des UV-Brenners bei der HOT, Frequenz-Spektrum

- *Hauptwellenspektrum bei der HOT*

Der bei den HOT-Geräten KB-3, UV-MED, UV-MED-S und UNIMED eingesetzte Brenner hat sein *Hauptwellenspektrum bei 253,7 nm* mit einem relativen spektralen Strahlenfluß von 78,5% und schafft damit die energetische Voraussetzung für die Möglichkeit der Veränderung von chemischen Bindungen.

- *Bereiche der UV-Strahlung*

a) Obwohl das für die HOT bedeutsame Spektrum von 253,7 nm mit 78,5% der Gesamtstrahlung überwiegt, sind auch die übrigen Wellenlängen, Wellenlängenbereiche und ihr prozentualer Gesamtanteil in die biologische Betrachtungsweise mit einzubeziehen. In der nachfolgenden Aufstellung werden diese, unter Einbeziehung der „HOT-Wellenlänge", aufgelistet.

b) Einzelne Bereiche der UV-Strahlung beim UV-Brenner:

12,0% bei 184,9 nm (ozonbildend)   (UV-C)
78,5% bei 253,7 nm HOT-SPEKTRUM   (UV-C) *Gesamt UV-C = 90,5%*
0,5% bei 296,8 nm   (UV-B)
0,3% bei 302,3 nm   (UV-B)
2,7% bei 312/13 nm   (UV-B) *Gesamt UV-B = 3,5%*
2,1% bei 365,66 nm   (UV-A) *Gesamt UV-A = 2,1%*

$$\text{Insgesamt UV-A} \rightarrow \text{UV-C} = 96{,}1\%$$

- *Bereiche des sichtbaren Lichtes*

1,6% bei 404,7/407,8 nm (sichtbarer Bereich des Lichtes)
3,7% bei 435,8   nm (sichtbarer Bereich des Lichtes)
1,6% bei 546,1   nm (sichtbarer Bereich des Lichtes)
0,3% bei 577,79   nm (sichtbarer Bereich des Lichtes)

Gesamt im sichtbaren Bereich des Lichtes : = 7,2 %

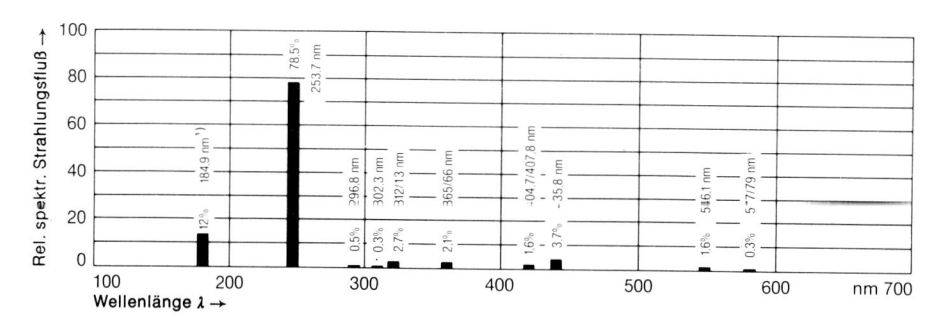

Abb.8: Wellenlängenspektrum und ihre prozentuale Verteilung beim UV-Brenner, der in den HOT-Geräten UV-MED/UV-MED-S und UNIMED eingesetzt wird. (Quelle: OSRAM-Produktinformation 1980).
(Anmerkung zu Abb.8: Die rein rechnerische Zusammenziehung aller prozentualen Intensitäten ergibt einen Wert von 103,3%, obwohl nur 100% möglich sind. Dies ergibt sich dadurch, daß bei der Herstellung der UV-Brenner geringfügige Leistungsunterschiede bei den Einzelstücken nachweisbar sind. Bei der Ermittlung eines Leistungsspektrums werden jedoch die maximal gemessenen Leistungsdaten berücksichtigt.)

- *UV-A- + UV-B-Bereiche und ihre möglichen biologischen Wirkungen*

Es ist bisher noch nicht untersucht und diskutiert worden, ob den im Wellenlängenspektrum genannten Wellenlängen mit sehr geringen prozentualen Anteilen und schwachen Intensitäten bei der HOT überhaupt eine biologische Wirkung zuzuordnen ist. Würde man ihnen aber eine solche zumessen — die eigentlich wegen ihrer sehr geringen Anteile am Gesamtspektrum des bei der HOT eingesetzten Brennertyps nicht wahrscheinlich ist —, so könnte folgendes erwartet werden:

---

*) Es muß an dieser Stelle darauf hingewiesen werden, daß es auch möglich ist, bei den genannten Geräten leistungsmäßig den gleichen Brenner ohne ozonbildenden Strahlungsanteil einzusetzen. Bei diesem Brennertyp werden der Quarzschmelze zur Herstellung des Entladungsrohres bestimmte Salze hinzugesetzt. Dadurch kann die im Brenner gebildete ozonerzeugende Wellenlänge von 184,9 nm mit einem Anteil von 12% der Gesamtstrahlung durch den in seiner Zusammensetzung veränderten Quarzglasmantel des Brenners nicht austreten. Damit wird z.B. in der Luft oder in reinem Sauerstoff kein Ozon gebildet. Durch die technische Veränderung des Quarzmantels wird dieser Brenner aber in der Herstellung teurer. Praktisch hat die Möglichkeit des Einsatzes dieser unterschiedlichen Brennerausführungen bei der HOT keinen Einfluß auf das therapeutische Resultat. Es ist ohne Bedeutung, wie Untersuchungen an dem Verhalten der Retikulozyten ergeben haben, ob ein gering ozonbildender oder ein Brenner, bei dem der Austritt der Wellenlänge von 184,9 nm nicht erfolgen kann, verwendet wird. Das Resultat war das Gleiche, d.h., eine therapeutische Ozonwirkung kann bei der HOT praktisch ausgeschlossen werden.

- Funktionssteigerung der Schilddrüse sowie
- des Stoffwechsels anderer innerer Organe, verbunden mit einer Aktivierung des Kreislaufs, der Atmungsvorgänge und des Blutbildes.

Dies würde insgesamt zu einer Leistungssteigerung, besonders bei älteren Menschen, führen [459].

Mit Sicherheit sind jedoch Auswirkungen im biologischen Bereich durch das UV-C-Spektrum von 253,7 nm und seinen hohen prozentualen Anteil am Gesamtspektrum von mindestens 78,5% vorhanden und nachweisbar. *Daher wird im nachfolgenden auch nur diese Wellenlänge betrachtet werden.*

- *UV-C-Bereich; Absorption der Photonenenergie bei 253,7 nm*

Wie bereits ausgeführt, besteht bei der HOT durch die eingesetzte Strahlung — überwiegend im UV-C-Bereich — die Möglichkeit der Veränderung/Umwandlung von chemischen Bindungen und Verbindungen und damit auch für die Bildung eines langlebigen Autokatalysezyklus (AKZ). Entscheidend ist jedoch, daß auch die erforderliche Energie an die Molekülbindungen herankommt, d.h., daß diese sie absorbieren können und damit selbst verändert werden.

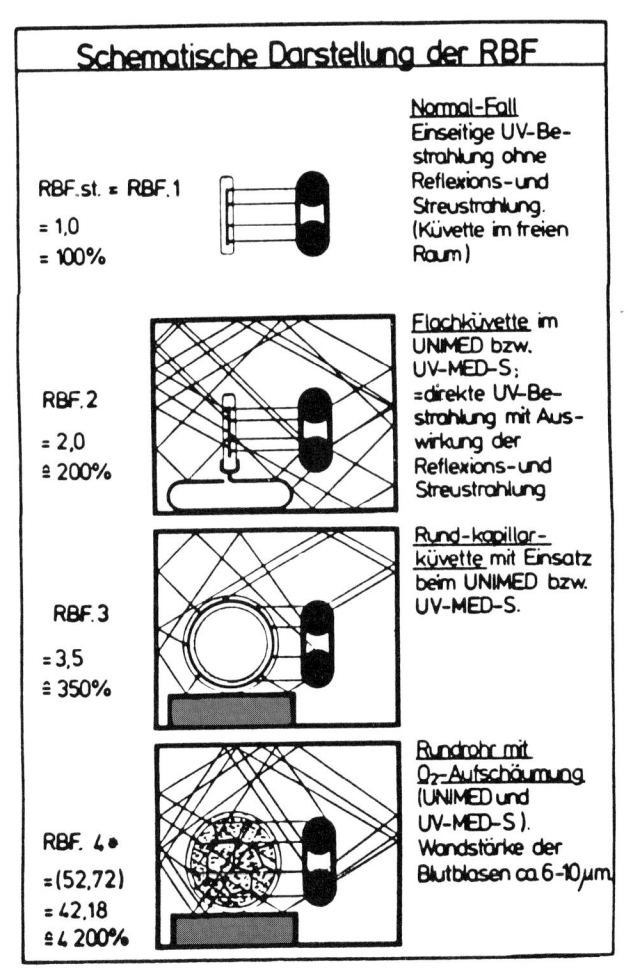

Abb. 9: Schematische Darstellung der RBF $1_{(st.)}$ — RBF 4 (RBF 4*)

(Anmerkung: DDR UVB-Küvette lt. Literatur ca. 300 μm Spaltbreite, optimierte T-Küvette nur ca. 200 μm nach Angaben des Herstellers)

Um dies jedoch maximal zu ermöglichen, ist eine gewisse Eindringtiefe der Strahlung Voraussetzung. Die Eindringtiefe von UV-C-Strahlung in biologisches Material, z.B. bei der HOT ins Blut, ist äußerst gering im Gegensatz zu Röntgenstrahlen.

Das bedeutet jedoch in praxi, daß Moleküle biologisch-therapeutisch nur dann verändert werden können, wenn die Molekülbindungen die zur Verfügung stehende Strahlungsenergie nach dem Lambert-Beerschen Absorptionsgesetz aufnehmen können.

Dies ist mit einem technischen Trick dadurch möglich, daß man die Oberfläche des zu bestrahlenden Blutes durch Bildung vieler Blutblasen mit nur noch wenigen µm starken Wänden vergrößert. Die Absorption der zur Verfügung stehenden Strahlungsenergie kann dann zusätzlich optimiert werden, wenn technisch erreicht werden kann, daß jeweils nur einzelne Blutblasen über- und nebeneinander gleichzeitig bestrahlt werden, da ja auch die Bestrahlungsintensität proportional mit dem Quadrat der Entfernung abnimmt. Eine maximale Absorption ist also dann möglich, wenn das Blut nicht nur bestrahlt, sondern jeweils nur wenige Schichten von Blutblasen mit der UV-C-Strahlung durchstrahlt werden.

Hier hat sich die von *Wehrli* inaugurierte Blutaufschäumung durch O_2-Gas und die dadurch mögliche, gleichzeitige Be- und Durchstrahlung der Blutblasen mit den Photonen des HOT-Brenners als die technisch idealste Lösung herausgestellt.

Bei den *Wehrli*schen Geräten wie auch in verringertem Umfang bei den Plastikgeräten befinden sich zahlreiche Schichten von Blutblasen übereinander, so daß zwangsweise die unteren Schichten eine ge-

Darstellung der Verhältnisse der RBF

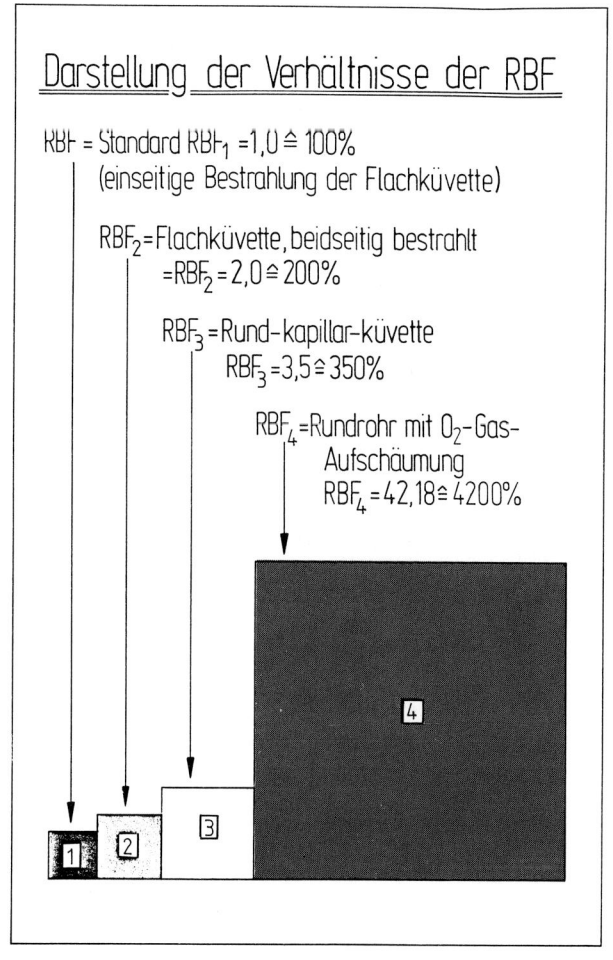

RBF = Standard RBF_1 = 1,0 ≙ 100%
(einseitige Bestrahlung der Flachküvette)

RBF_2 = Flachküvette, beidseitig bestrahlt
= RBF_2 = 2,0 ≙ 200%

RBF_3 = Rund-kapillar-küvette
RBF_3 = 3,5 ≙ 350%

RBF_4 = Rundrohr mit O_2-Gas-Aufschäumung
RBF_4 = 42,18 ≙ 4200%

Abb. 10: Flächendarstellung der RBF 1—4

ringere UV-Photonenaufnahme aufweisen müssen als die oberen, die sich in unmittelbarer Nähe des Brenners befinden. Bei den Geräten der UV-MED- und UNIMED-Serie dagegen werden technisch bedingt nur wenige Schichten jeweils kontinuierlich in dem Quarzbestrahlungsrohr an dem Brenner vorbeigeführt und dabei gleichmäßig intensiv bestrahlt. Damit ist gewährleistet, daß alle Blutblasen die annähernd gleiche Photonenmenge absorbieren.

Um dies deutlich zu machen und die Unterschiede aufzuzeigen, die zwischen der klassischen HOT nach *Wehrli* (Blutbestrahlung bei gleichzeitiger O_2-Gas-Aufschäumung) sowie den einzelnen Gerätetechniken, die bei der klassischen HOT und auch den einzelnen Varianten der alleinigen UV-Bestrahlung des Blutes
   a) einseitige Bestrahlung in Flachglasküvetten (UVB nach *Wiesner*), sowie
   b) zweiseitige- und Rundrohrküvettenbestrahlung

bestehen, wurden als Vergleichsparameter relative Oberflächenfaktoren als „Relationsbestrahlungsflächenfaktoren" — **RBF** — mathematisch errechnet (Berechnung und Bedeutung für die HOT und UVB siehe Anhang I und „Wörterbuch der HOT").

Die **R**elations**b**estrahlungs**f**lächenfaktoren — **RBF** — und die damit verbundenen unterschiedlichen Möglichkeiten der Photonenaufnahme lassen sich, ohne die Notwendigkeit einer umfassenden Kommentierung, schematisch in den Abb. 9 bis 11 darstellen.

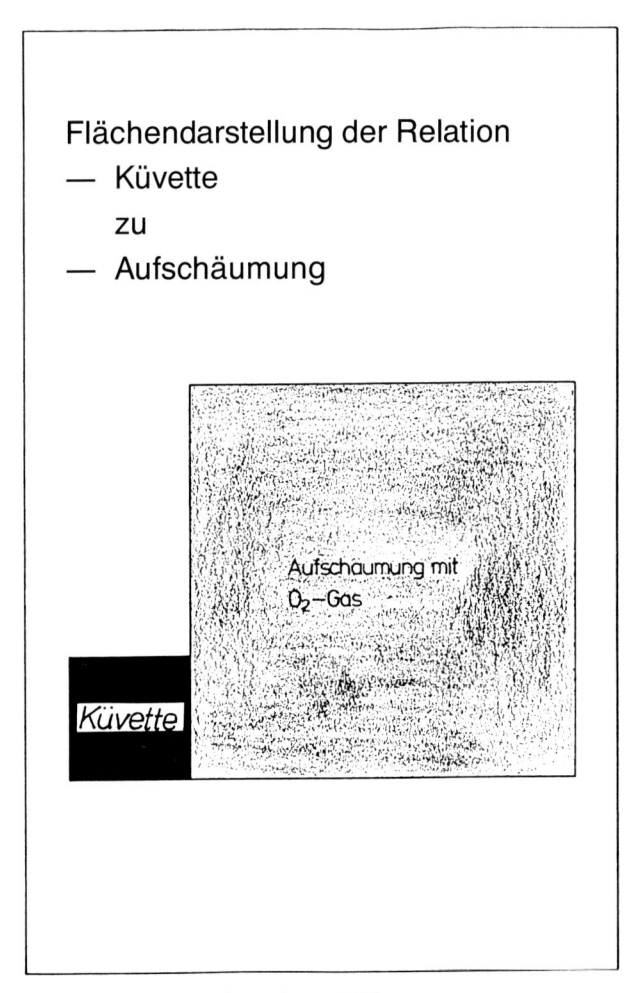

Abb. 11: Flächendarstellung der Relation Küvette (RBF 1) zur HOT

Wie aus den Schemata Abb.10–12 hervorgeht, ist die größte Relationsbestrahlungsfläche bei RBF 4 vorhanden und bewirkt dadurch die größte technische Möglichkeit für den maximalen Ablauf des Photonenschluckaktes. Daraus leitet sich aber ebenfalls ein Optimum für die Veränderung von chemischen Bindungen in den organischen Molekülen bestimmter Blutbestandteile (z.B. Cholesterin, Lipide, Arachidonsäure usw.) ab. Dies wiederum steht in direkter Beziehung mit der gleichzeitigen Bildung von Singulett-Sauerstoff $^1O_2$, der synergetisch mit den Photonen wirkt.

Interessant ist in diesem Zusammenhang, die Unterschiede in der Größe der möglichen Oberfläche von 100 ml Blut zu berechnen, die der *direkten Bestrahlung* bei den Varianten ausgesetzt werden kann.

a) RBF $1_{(st)}$ (einseitige Bestrahlung in einer Flachglasküvette) und
b) RBF 4 (klassische HOT nach *Wehrli* — Blutaufschäumung mit O_2-Gas).

Blutfilmschichtdicke:

- in einer Flachglasküvette im Durchschnitt ca. 0,25 mm — einseitig bestrahlt,
- bei O_2-Gas-Aufschäumung max. 0,010 mm — zweiseitig bestrahlt und durchstrahlt.

Ergebnis: zu a) = ca. 0,4 m²
            zu b) = ca. 20,0 m²

Unter Berücksichtigung, daß die Ränder der aneinanderliegenden Septen der Blutblasen etwas stärker sind als die eigentliche Blutblasenwand, ist jedoch noch immer ein Größenverhältnis der bestrahlten Blutoberfläche von 0,4 m² zu 10,0 m² zugunsten von b) gewährleistet (Abb.11). (Daraus lassen sich Schlußfolgerungen als Entscheidungshilfe für den Einsatz der jeweiligen Gerätetechnik ableiten.)

Die eingestrahlte Photonenenergie des HOT-Brenners wird dann optimal als fotochemische Reaktion von gewissen organischen Molekülen nach dem *Drapert-Grothus*schen Prinzip absorbiert.

Dies beinhaltet jedoch gleichzeitig die bereits erwähnte mikroskopische Reversibilität. Darunter wird die (Re-)Emission von optischer Strahlung verstanden, im Falle der HOT von UV-C-Strahlung, die zwangsläufig nach der *Stokes*schen Regel etwas langwelliger = energieärmer sein muß als die ursprüngliche Strahlung.

Erst dadurch wird die Bildung eines Autokatalysezyklus (AKZ) ermöglicht. Ohne diese physikalisch-chemische Erscheinung wäre eine Wirkung der HOT, zumindest über einen größeren Zeitraum, wie auch die Bildung von biochemischen Zwischen- und Endprodukten gar nicht möglich. Sie ist aber nicht nur ein beim Menschen auftretendes Phänomen, sondern eine Lebenserscheinung der Zelle allgemein. Die HOT aktiviert und verstärkt diesen Vorgang.

Dieses biologische Erscheinungsbild der Biochemilumineszenz ist z.B. auch bei Leuchtbakterien zu beobachten. Hier werden — im Laufe der Evolution entwickelt — chemische Vorgänge in Leuchtsignale umgesetzt, die wiederum zum Finden des Partners dienen, um die weitere Existenz der Art sicherzustellen. Auch in unserem Zellstoffwechsel spielt diese Strahlung eine wesentliche, vitale Rolle. Bei jeder Zerlegung eines Peroxyds wird sie frei. Bei den Leukozyten ist die Freisetzung der Strahlung, verbunden mit einer starken O_2-Gas Aufnahme, der Ausdruck ihrer Aktivität und Vitalität. Diese ist bei Phagozytosevorgängen besonders stark gesteigert und ausgeprägt.[*] Dagegen sind diese Vorgänge bei den Leukosen vermindert.

Voraussetzung für die Verstärkung dieses Effektes ist jedoch, daß die Bestrahlung des eingesetzten Blutes oder Serums optimal ist, d.h., es darf nicht nur bestrahlt, sondern alle Blasen müssen durchstrahlt werden (→ maximaler Grad der Absorption).

I.D.8 Erläuterungen zu Faktor II — O_2-Gas

In den vorstehenden Ausführungen wurde bereits aufgezeigt, wie wichtig es ist, zum optimalen Ablauf des „Photonenschluckaktes des Blutes und eines hohen Grades der Absorption" Bestrahlungsvoraussetzungen in Form von maximalen Blutflächen anzubieten.

---

[*] „respiratory burst"

Im direkten Zusammenhang zum idealen Ablauf der gewünschten biochemischen Reaktionen steht jedoch auch eine maximale Sättigung des zu behandelnden Hämoglobins in Form von HbO_2 sowie des Plasmas.

Ursprünglich waren *Wehrli* und zahlreiche HOT-Autoren der Ansicht, daß die inaugurierte Blutaufschäumung mit Sauerstoffgas nur zu einem verbesserten Photonenschluckakt durch Oberflächenvergrößerung des Blutes führen würde und dazu dienen sollte.

In der Folgezeit konnte jedoch herausgearbeitet und erkannt werden, daß die maximale Sättigung des Hb zu HbO_2 und des Plasmas mit physikalisch gelöstem Sauerstoff direkt, isoliert betrachtet, zwar keine therapeutische Wirkung ausüben kann, ihr aber in Verbindung mit der gleichzeitig wirkenden UV-Strahlung eine weitgehende, grundlegende Bedeutung für die nachfolgenden biophysikalischen, biochemischen und somit klinischen Wirkungen zuzumessen ist.

Die erreichbare Sättigung des Blutes (Hb zu HbO_2) wie auch des Plasmas steht ebenfalls im direkten Verhältnis der RBF 1—4 zueinander.

Die nachstehende Abbildung 12 zeigt die Unterschiede deutlich.

Bei der UVB (Original UVB = RBF 1, optimierte UVB = RBF 2 + 3) liegt der Wert der O_2-Sättigung des Plasmas in der Regel bei einem venösen pO_2 von 40—50 mm Hg. Dies bedingt eine Menge von ca. 0,12 ml Sauerstoffgas physikalisch im Plasma gelöst (siehe Gerade „B", Punkt X) und kann nicht verändert werden, siehe auch „RBF", Anhang I und „Wörterbuch der HOT".

Der HOT-*Ausgangswert* des Plasmas liegt in der gleichen Größenordnung. Sofort bei Beginn der Behandlung erreicht er jedoch dann durch den Aufschäumungsdruck des O_2-Gases (ca. 760 mm Hg, d. h. gering über dem atmosphärischen Druck) eine Höhe von ca. 2,28 ml Sauerstoffgas physikalisch im Plasma gelöst (siehe Gerade „B", Punkt Z auf der gleichen Geraden „B").

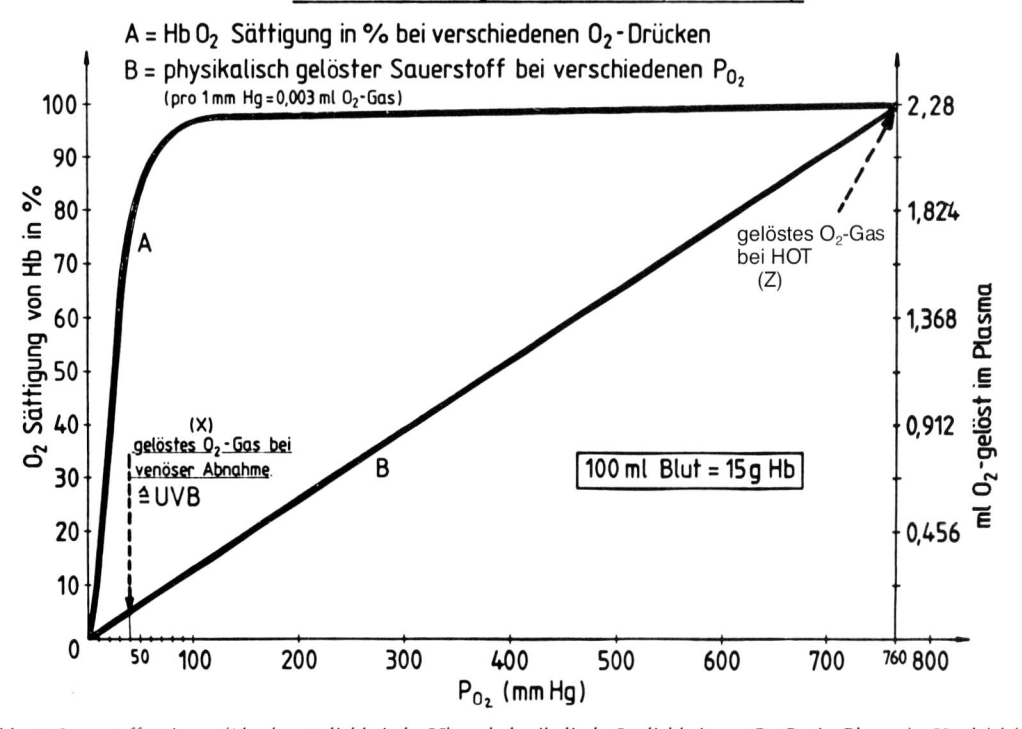

Abb. 12: Sauerstoffsättigung/Abgabemöglichkeit des Hb und physikalische Löslichkeit von O_2-Gas im Plasma im Vergleich bei der HOT und UVB.

Der Unterschied UVB — HOT auf der Geraden „B" weist einen Wert von ca. 1.900 % zugunsten der HOT aus.

Auch die O_2-Sättigung des Hämoglobins in % (linke Seite der Abbildung 12) zeigt einen ähnlichen gravierenden Unterschied zwischen der UVB und der HOT.

Zwar läßt sich bei der UVB durch die verschiedenen Techniken (RBF 2 + 3) die Bestrahlungsintensität und damit auch die Photonenaufnahmemöglichkeit (Absorption der UV-Energie) steigern, die Sauerstoffsättigung des zu behandelnen Blutes wird dadurch jedoch *nicht* beeinflußt.

Dies führt zwangsläufig dazu, daß u.a. die Bildung von Singulett-Sauerstoff, die erzielbaren kurativen Wirkungen, wie die Beobachtungen von zahlreichen Therapeuten ergeben haben, gegenüber den Resultaten der HOT bei gleicher Anzahl der Behandlungen erheblich vermindert sind oder sogar überhaupt nicht auftreten.

(Wegen der Wichtigkeit der Unterscheidung der Therapieverfahren — HOT — UVB — wird jeweils in den entsprechenden Fach- wie auch in einem gesonderten Kapitel mit vergleichenden Werten, soweit dies erforderlich erscheint, dazu gesondert Stellung genommen.)

I.D.9 Erläuterungen zu Faktor III — Singulett-Sauerstoff ($^1O_2$)

Bei der HOT ist einer der wesentlichen Faktoren für das Auftreten von klinischen Wirkungen die Bildung von Singulett-Sauerstoff.

Was ist Singulett-Sauerstoff —$^1O_2$—?

In den nachfolgenden Ausführungen wird das Wesen und die Entstehung dieses „angeregten Sauerstoffzustandes" in *stark vereinfachter Form* dargestellt (spezielle Ausführungen siehe im Fachkapitel).

In seinem „Normalzustand" besitzt der molekulare Sauerstoff (O_2) zwei ungepaarte Elektronen in zwei verschiedenen Orbitalen mit parallelem Spin (Spin = Drehrichtung). In diesem Grundzustand reagiert der Sauerstoff als *Diradikal* und existiert in seinem *Triplett*-Zustand (Grundzustand).

Wenn der normale Sauerstoff in seinem Grundzustand z.B. mit Photonen aus der UV-C-Strahlung energetisch angeregt wird, kommt es zu einer Drehrichtungsänderung eines Elektrons in einem Orbital, d. h., bei einem Elektron wird die Drehrichtung (Spin) entgegengesetzt dem anderen Elektron. Dieser Zustand erfordert eine Energiezufuhr/Aufnahme von mindestens 22 Kcal/mol z.B. durch Photonenaufnahme aus der UV-C-Strahlung.

Durch die Veränderung des *Spins* ist der Sauerstoff hochreaktiv geworden und zu zahlreichen chemischen Reaktionen fähig, die normalerweise überhaupt nicht oder nur sehr langsam ablaufen. Der Änderungszustand des Sauerstoffs (entgegengesetzter Spin) wird als *Singulett*-Zustand (Singulett-Sauerstoff: $^1O_2$) bezeichnet. Dieser Singulett-Sauerstoff kann nun seine aufgenommene Energie von 22 Kcal/mol auf chemische Verbindungen übertragen und diese verändern, z.B. Aufbrechen von Doppelbindungen in ungesättigten Fettsäuren usw.

Kehrt nun dieser Singulett-Sauerstoff bzw. eine chemische Verbindung durch erneute Spinumkehr in den ursprünglichen Zustand zurück (beide Elektronen haben dann wieder eine gleichsinnige, parallele Drehrichtung), wird die ursprünglich aufgenommene Energie fast vollständig in Form von sogenannter sekundärer Chemilumineszenz (sekundäre Phosphoreszenz) wieder frei. Erfolgt dies im biologischen Bereich, können dadurch weitere biochemische Reaktionen ausgelöst werden, die dann insgesamt einen Autokatalysezyklus (AKZ) bilden können.

Der Vollständigkeit halber muß erwähnt werden, daß es noch einen zweiten Singulett-Sauerstoffzustand (2. Anregungsstufe = + 37 Kcal/mol) gibt, der jedoch bei der HOT nur in Spuren auftritt, eine extrem kurze physikalische Halbwertzeit hat und sofort durch den Singulett-Sauerstoff der ersten Anregungsstufe (+ 22 Kcal/mol) „gequencht" (ausgelöscht) wird und somit keine biologische Bedeutung hat.

Dagegen hat der Singulett-Sauerstoff (+22 Kcal/mol) eine relativ lange physikalische Halbwertzeit. Wenn bisher angegeben wurde, sie wäre nur wenige μ-Sekunden lang, soll sie nach neuesten Angaben — möglicherweise abhängig von der Art, Struktur und Dichte der molekularen Umgebung — sogar mehrere Sekunden betragen.

Hieraus ergibt sich folgende Konsequenz: Der bestrahlte Sauerstoff nimmt UV-Photonen in Form von Singulett-Sauerstoff auf und ist sogar in der Lage, sie über einen relativ langen Zeitraum zu speichern, zu transportieren und im Blut chemische Reaktionen auszulösen. D.h., je größer die Sauerstoffmenge, die insgesamt an den Hämoglobinmolekülen (HbO_2) gebunden oder physikalisch im Blutplasma gelöst ist, je geringer der „Transportweg" des Singulett-Sauerstoffes ist, desto effektiver, nachhaltiger und vielseitiger können die stattfindenden biochemischen Reaktionen sein. Dies wird sich sogar noch verstärken, wenn gleichzeitig der Sauerstoff und das Blut (durch O_2-Gasaufschäumung in sehr dünne Blutblasen) einer UV-C-Bestrahlung unterzogen und damit dem Ablauf des „Photonenschluckaktes" intensiv zugeführt werden.

I.D.10 Erläuterungen zu Faktor IV — das zu behandelnde Blut mit seinen Komponenten

Wie in der Literatur zur HOT festzustellen ist, wird allgemein das behandelte Blut als das eigentliche primäre Erfolgsorgan für **sämtliche** nachweisbaren biochemischen und dementsprechend auch klinischen Ergebnisse angesehen. Hier spielen sich nach der bisherigen Ansicht alle Reaktionen, die durch das Zusammenwirken der Faktoren I—IV möglich sind, in erster Linie ab. Es ist logisch und braucht daher nicht noch einmal dargelegt zu werden, daß sich die Bedingungen für das optimale Ablaufen von biochemischen Reaktionen in diesem Medium um so günstiger gestalten, je besser die Voraussetzungen für das gezielte Zusammenwirken der Faktoren I—IV sind.

Es ist ferner nicht zu übersehen, daß mit der Zunahme der Zahl der ermittelten experimentellen und biochemischen Befunde im Blut sowie der klinischen Resultate der Erkenntnisstand über einzelne Teilwirkungsgebiete klarer definiert werden konnte.

Diese Betrachtungsweise jedoch nur auf das primär behandelte und sekundär dann reagierende Gesamtblut zu beziehen, ist zu oberflächlich und mit einer mechanistischen Denkweise belastet. Das eigentliche Reaktionsgeschehen ist teilweise viel tiefer und differenzierter z. B. auch im extra- und intrazellulären Plasma zu suchen.

Von einzelnen HOT-Anwendern wurde schon mehrmals in der Vergangenheit auf diesen großen physikalischen/physiologischen Raum für biologische Teilabläufe der HOT als sekundäre therapeutische Regulationsmöglichkeit (System der Grundregulation nach *Pischinger*) hingewiesen.

Dem ist bei kritischer Abwägung aller Fakten, die bisher über die Wirkungsweise der HOT bekannt sind, zuzustimmen. Gerade hier bestehen neben dem Blut-/Gefäßbereich zusätzlich nahezu ideale Wirkungsmöglichkeiten für katalytische und enzymatische Vorgänge, die bei der HOT eingeleitet werden, nachweislich ablaufen und durch die experimentellen Modellversuche von *Albers* auf diesen Bereich übertragen werden können (*siehe dort*).

II. Allgemeine, grundsätzliche Bemerkungen zur derzeitigen HOT-Geräte-Technik

(Aus Vereinfachungsgründen nur dargestellt an der Technik des HOT-Gerätes UV-MED-S und im Teilvergleich an Einmalbehältern aus Plastik.)

Aus den vorstehenden Ausführungen (Faktor I—IV) lassen sich zwanglos Schlüsse für die Gerätetechnik ableiten:

Bei der HOT wird Blut in einem Spezialgerät in einem Quarzglasgradrohr von höchster Reinheit oder in einem Einwegbehälter mit einem UV-Spezialbrenner bestrahlt. Zur Erhöhung der Bestrahlungsintensität wird bei den HOT-Geräten der UV-MED-Serie hochwertiger Nirostastahl eingesetzt.

Dies ist bei den Plastikbehältern aus konstruktiven Gründen nicht möglich (siehe auch RBF, Anhang I und „Wörterbuch der HOT").

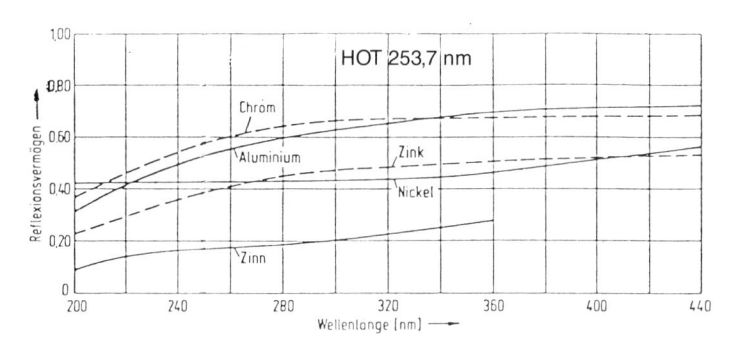

Abb. 13: Spektrales Reflexionsvermögen verschiedener Werkstoffe und polierter Oberflächen.(V_2A-Stähle — „Nirostastähle" — enthalten im Durchschnitt u.a. 18% Chrom und 9% Nickel).

Die klassische HOT — überwiegend UV-C-Bestrahlung bei gleichzeitiger optimaler O_2-Anreicherung des Blutes (HbO_2) und auch des Plasmas — ist erstmalig von *Wehrli* inauguriert worden und hat in den jetzigen HOT-Geräten einen hohen technischen Stand erreicht.

Alle Modifikationen — Bestrahlung in Flachglasküvetten ohne O_2-Aufschäumung wie auch die alleinige Bestrahlung des O_2-Gases mit nachfolgender Überleitung in abgenommenes Blut — stellen logischerweise nur eine unvollkommene Ausnutzung der physikalischen, biophysikalischen und biochemischen Möglichkeiten dar und sind dann abzulehnen, wenn nach dem Optimum der Therapiemöglichkeit gesucht und gefragt wird.

Dieses Postulat wird nicht dadurch abgeschwächt, daß z.B. auch die Küvettenmethode (UVB nach *Wiesner*) klinisch positive Ergebnisse vorweisen kann und hierzu wissenschaftliche Arbeiten aus der DDR vorliegen. Die UVB-Methode läßt sich wirkungsmäßig verstärken, wenn sie, was technisch ermöglicht wurde, mit den HOT-Geräten der UV-MED-Serie praktiziert wird (Ausnutzung der Reflexionsstrahlung und dadurch Bestrahlung von zwei Seiten).

Die Resultate der UVB können aber logischerweise nur als das Teilergebnis einer möglichen optimalen Therapie bei der klassischen HOT nach *Wehrli* eingestuft werden! Dies haben inzwischen, besonders aber in jüngster Zeit, auch zahlreiche Therapeuten in der Praxis bestätigt, die mit dieser Methode aus „Vereinfachungsgründen" gearbeitet haben oder noch damit therapieren.

Die erforderliche Anzahl der notwendigen Einzelbehandlungen mit der UVB-Methode muß um ein Vielfaches höher sein, um — im Vergleich zur klassischen HOT nach *Wehrli* — vergleichbare kurative Resultate zu erreichen (siehe hierzu auch Anhang I, RBF).

III. Die historische Entwicklung der „Hämatogenen Oxydationstherapie" — HOT — (Fotobiologische Oxydationstherapie)

III.A.1 Die Heliotherapie

Seit Beginn der Menschheit wird die Sonne als eine göttliche Gewalt verehrt. Ihr wurde der Stellenwert einer das Leben weckenden und erhaltenden Kraft zugeordnet.

Aus diesem mystischen Glauben im Altertum konnte das Licht (und die in ihm vorhandene UV-Strahlung) aber erst durch die Erforschung der physikalischen Gesetze und Wirkungen in zunehmenden Maße in der Neuzeit befreit und seine Wirkung wissenschaftlich untermauert werden.

Nicht nur durch die Forschungen von *Oparin* wissen wir, daß die Entstehung des Lebens erst möglich war durch die Vielzahl von chemischen und biologischen Evolutionsprozessen unter der über Jahrmillionen einwirkenden Sonneneinstrahlung auf den Planet „Erde". Erst in evolutionsmäßig „jüngster Zeit" ist die heutige Atmosphäre mit ihrer definierten Zusammensetzung entstanden, einschließlich photosensibilisierter Reaktionen, die sich zu Schlüsselreaktionen und Prozessen des Lebens herausgebildet haben.

An erster Stelle ist in diesem Zusammenhang die Photosynthese der Pflanzen zu nennen. Durch diesen Vorgang wurden und werden die Kohlenstoffverbindungen gebildet, die die Menschheit als Brennstoffe und Nahrungsmittel benötigen. Außerdem entsteht gleichzeitig der zur Atmung und zum Verbrennen notwendige Sauerstoff. Hervorzuheben ist hier ferner die weitreichende Bedeutung, die die sensibilisierten Photooxydations- und -reduktionsprozesse erlangt haben. Die auf die Erde einfallenden Sonnenstrahlen bestehen zu 99,99% aus elektromagnetischer Strahlung des optischen Spektralbereiches (UV-, sichtbares und ultrarotes Licht).

Schon in der frühesten menschlichen Entwicklungsphase wußte man aus Erfahrung, daß es ein Ergrünen der Pflanzen ohne Sonnenlicht nicht gibt. *Aristoteles* beschreibt diese Beobachtung sehr treffend in seinem Buch „Von den Farben".

„Diejenigen Teile der Pflanzen aber, in denen die Feuchtigkeit nicht mit den Sonnenstrahlen gemischt wird, bleiben weiß ... Stark aber färben sich die Teile der Früchte, welche gegen die Sonne und Wärme stehen."

Bereits in der Antike bestand bei den Ägyptern ein ausgeprägter Sonnenkult, da man die kräftigende und heilende Wirkung der Sonnenstrahlen als eine „Göttergabe" betrachtete.

Auch war in dieser Epoche schon das Phänomen der photooxydativen Bleichung von Terpentinöl durch Umrühren bei der Einwirkung von Sonnenlicht bekannt. Dieser Vorgang entsteht durch Oxydation der unerwünschten lichtabsorbierenden Doppelbindungen.

Eine Erhöhung der Pigmentierung bei den Menschen war damals bereits durch die innerliche wie auch äußerliche Anwendung der Droge Ammi majus — sie enthält Furocumarine — bekannt.

Richtig beobachtet war auch die Schwarzfärbung von Zinnoberpräparaten unter Sonnenlicht, die als Hausanstriche Verwendung fanden, dadurch unansehnlich wurden. Ein Vorgang, der aber in der Nacht reversibel war.

Diese als „Photochromie" benannte reversible Farbänderung wird heute sowohl bei photochromen Brillengläsern wie auch in der Datenspeicherung technisch genutzt.

Im Vordergrund der Beobachtungen der Menschen stand jedoch immer die Fragestellung, wie sich das Sonnenlicht auf die Gesundheit und auf die Leistungsfähigkeit auswirkt.

Hippokrates zählt in seinen medizinischen Werken detailliert auf, wie und bei welchen Erkrankungen der Heilkundige die Wirkung der Sonnenstrahlen nutzen kann. Diese Erkenntnisse wurden vom klassischen Rom mustergültig übernommen und weiter praktisch ausgebaut. In den spätrömischen Bädern bestanden bereits gut durchdachte und organisierte natürliche Solarien mit hohem hygienischem und medizinischem Wert. Neben den Indikationen kannten die Römer, wie aus ihren Beschreibungen klar hervorgeht, bereits die negativen Symptome des Sonnenbrandes.

Aber auch den Germanen waren die heilenden Erscheinungen des Sonnenlichtes gut bekannt, deren kultische Würdigung ihren Niederschlag in der Sonnenverehrung fand. Zur Ausnutzung der Intensität der Sonnenstrahlung bedienten sie sich hoch liegender geographischer Punkte, die sie dann als „Sonnenberge" bezeichneten.

Man hatte in allen Kulturen und zu allen Zeiten — abgesehen vom Mittelalter in Europa — die Bedeutung des Sonnenlichtes auf den Gesamtorganismus erkannt und dementsprechend permanent versucht, natürliche UV-Strahlung im Sinne einer *Heliotherapie* auf den Organismus, in der Neuzeit als technisch erzeugte Strahlung sogar auf das isolierte Organ „Blut" einwirken zu lassen.

Grundlage hierfür waren primär die allgemeinen Beobachtungen der Wirkung von Licht und UV-Strahlung auf Haut, Stoffwechsel und den Gesamtorganismus.

Durch die teilweise mystischen Vorstellungen von Leben, Geist, Krankheit, Tod usw. des Mittelalters gingen die zum Teil schon recht umfangreichen, richtigen Erkenntnisse wieder verloren. Ihre Vertreter wurden von Pseudowissenschaftlern oder fanatischen religiösen Dogmatikern unterdrückt, verhetzt und verfolgt.

Eine der Folgen davon war besonders das starke Auftreten der Rachitis. Zahlreiche Kunstwerke des Mittelalters zeigen in vielen Fällen die Auswirkung dieser Erkrankung. Als Ende des 18. Jahrhunderts die letzten Dogmen des Mittelalters in der Physik, Medizin usw. abgestreift werden konnten, begannen auch erneut die technischen und biologischen Forschungen über das Licht und seine physiologischen/medizinischen Wirkungen.

III.A.2 Licht, UV-Strahlung, ihre allgemeinen und speziellen Auswirkungen auf Haut, Stoffwechsel, Gesamtorganismus und Krankheiten

Auch die HOT leitet sich im weitesten Sinne von der Heliotherapie als eine spezielle Anwendung ab.

Es gibt heute zwar eine kaum noch zu überschauende Anzahl von Einzelbefunden, jedoch noch keine einheitliche Darstellung und umfassende Theorie der komplexen Wirkung der UV-Strahlen auf den biologischen-biochemischen Ablauf von der Zelle bis zu den Zellverbänden, besonders wenn der Stoffwechsel nicht normal verläuft, sondern en detail oder komplex gestört ist. Daher werden im nachfolgenden Licht- und UV-Wirkung sowie die aus ihrem Einwirken auf den Organismus entstandenen Produkte (Radikale, Fettsäureperoxyde usw.) in allgemeiner Form, und, soweit diese für den direkten/indirekten Zusammenhang mit den Problemen der HOT relevant sein könnten, in zusammengefaßter Form dargestellt.

1801 konnte der deutsche Physiker *Ritter* nachweisen, daß das Licht der Sonne noch einen für das menschliche Auge unsichtbaren Strahlenanteil enthält.

Bereits 1894 hatte *Quincke* [379] nachgewiesen, daß UV-Strahlung in der Lage ist, oxydative Prozesse zu aktivieren und zu steigern. Offensichtlich hatte er damit eine Intensivierung der Wirkung von Enzymen beobachtet.

Bering und *Meyer* [33] konnten 1912 und 1913 die von *Quincke* nachgewiesene Oxydationssteigerung quantitativ messen.

Um die Jahrhundertwende beschrieb *Unna* die sogenannte Landmannshaut als Folge chronischer UV-Einwirkung [530].

Erhebliche praktische und theoretische Forschungsarbeit über UV-Strahlung und deren Anwendung in der Medizin lieferte *Dorno* [99] 1911.

Interessant sind auch die Beobachtungen von *Besner* [37] bereits aus dem Jahr 1915. Nach der damaligen Interpretation seiner Resultate wird durch Licht eine oxydierende Wirkung auf die Zelle ausgeübt bei gleichzeitiger Reduzierung des Oxyhämoglobins. Ein Vorgang somit, der im physiologischen Stoffwechsel das biologische Gleichgewicht wiederherstellt.

Hausser und *Vahle* [183] bestimmten 1921 erstmalig die Erythemdosis für die Haut.

Kollath und *Suhrmann* [249] stellten 1924 Absorptionskurven des Blutes auf und fanden Beziehungen zum *Warburg*schen Atemferment.

Nach *Rost* [403] soll *Edwards* bereits 1824 die Wirkung von Licht auf lebende Organismen untersucht haben. *Dorno* [100] führt aus, daß bereits *Moleschott* nachgewiesen hat, daß der Sauerstoffwechsel durch „Blaulicht" gefördert wird.

Schubert [423] erbrachte 1926 den Nachweis, daß die Wirksamkeit von UV-Licht auf das Gewebe an die gleichzeitige Anwesenheit von Blut mit seinem Hämoglobin gebunden ist. Er konnte nachweisen, daß anämisches Gewebe erheblich weniger UV-Strahlung absorbierte als normal durchblutetes. Er fand ferner, daß Vollblut mehrere hundertmal so stark UV-Strahlen aufnahm als nur Serum.

1929 gelang es *Negelein* und *Warburg* [318], die durch CO blockierte Atmung der Netzhaut durch violettes Licht zu reaktivieren und zu normalisieren.

Vollmer und *Behr* [503] bewiesen 1930 durch Experimente an Tieren, daß Hautbestrahlungen mit UV-Licht zu einer Steigerung der Oxydationsvorgänge in Gehirn, Muskulatur, Niere und Leber führte, was wiederum in direktem Zusammenhang mit den Beobachtungen von *Quincke* [379] steht.

Zahlreiche Publikationen über die möglichen Zusammenhänge zwischen Licht und physiologischen Abläufen liegen von *Wels* [518, 519/1—519/7] aus den Jahren 1930—1960 vor.

Er stellte bei seinen Untersuchungen 1930—1933 u.a. fest, daß eine Eiweißlösung nach erfolgter UV-Bestrahlung dreimal soviel Sauerstoff aufnehmen und binden kann wie vorher [519/1, 519/2].

Diese Untersuchungen sind von *Miley* [306] durch seine Untersuchungen an Blut bestätigt worden. Er fand hier eine deutliche Erhöhung des Sauerstoffgehaltes.

Nach der Ansicht von *Wels* ist es möglich, das Hämoglobin-Zytochrom-System indirekt über Hautbestrahlung in ihrer Aktivität zu steigern und somit Zellatmungsprozesse anzuregen [519/3]. Nach seinen Ergebnissen soll durch UV-Strahlung die Bildung von Sulfhydrilkörpern vermehrt und damit gleichzeitig eine Steigerung von oxydativen Vorgängen ausgelöst werden. Diese sollen dann in der Lage sein, durch Oxydation blockierte und damit unwirksam gewordene Fermente zu reduzieren und sich selbst dabei zu oxydieren. Dadurch würden sie dann wieder aktiviert werden.

Die Annahme der vermehrten Bildung von Sulfhydrilkörpern wurde zusätzlich durch die Untersuchungen von *Keeser* [235] gestützt.

Durch die UV-Strahlung von 253,7 nm (Hauptspektrum der HOT-Brenner) können Disulfidbrücken gesprengt werden, wie dies von *Dose* und *Fiore* [101] und *Dose* und Mitarbeiter [102] nachgewiesen werden konnte. Die Untersuchungen von *Wels, Keeser, Dose* sind für die HOT nach *Wehrli* von besonderer Bedeutung, da die SH-Körper für die Aktivierung von Atmungsprozessen in vivo sowie in vitro (*Stadtlaender* [457] — Atmungssteigerung im *Warburg*-Manometerversuch) sowie bei der Mobilisierung und Umsetzung von Enzymen (*Stadtlaender* [457] — Nachweis von peroxydase-negativen Granulozyten) eine wesentliche Rolle spielen dürften.

Graul [162/1+2] zeigte 1940 im Tierversuch, daß die Sauerstoff-Gasaufnahme bei einer UV-Bestrahlung von 60 Minuten, je nach dem zeitlichen Abstand der Dosiseinwirkung, Unterschiede aufwies.

Er stellte fest:
a) bei Beginn der Bestrahlung kommt es zu einer Verminderung der Sauerstoffaufnahme, die gefolgt wird
b) von einer maximalen Steigerung, an die sich dann wiederum
c) eine deutliche Reduzierung der O_2-Gasaufnahme anschloß.

Damit hatte er offensichtlich eine UV-Dosis-abhängige O_2-Gas Aufnahme festgestellt. Außerdem wurde von ihm und *Dürken* [162/3] nachgewiesen, daß sich die Membranpermeabilität verändert hatte.

Ähnliche Feststellungen, allerdings mit anderen Parametern, sind auch von Untersuchern wie *Iwatsu* [218] und *Bönicke* [45] gemacht worden.

Ergebnisse wie *Graul* [162/1+2] in Hinsicht auf Pkt. b) konnte *Stadtlaender* 1974 bei Untersuchungen an Spitzensportlern, die aus wissenschaftlichen Gründen 5mal mit der HOT nach *Wehrli* behandelt worden waren, im Fahrrad-Ergometer-Leistungsversuch beobachten.

Die dabei festgestellte pulmonale O_2-Gas-Aufnahme war gegenüber den Ausgangswerten erheblich gesteigert. Bei einem Probanden war sie so groß, daß das Zuführungsmeßgerät in seiner Kapazität nicht mehr ausreiche (unveröffentliche Beobachtung).

Auch hier scheint sich ein Zusammenhang mit dem von *Stadtlaender/Lippmann* und Mitarbeiter in orientierenden Versuchen beobachteten erhöhten venösen pO_2 nach 4 x HOT darzustellen.

Von *Meyer* und *Seitz* [300] ist 1942 festgestellt worden, daß UV-Strahlung allgemein zur Senkung des Blutzuckerspiegels bei Diabetikern führt und die Kallusbildung durch verstärkte Kalkeinlagerung bei Knochenbrüchen verstärkt wird.

Herbestreit [194] — 1939 — und *Danzig* [83] — 1965 — konnten nachweisen, daß der Sonnenlichtentzug zu einer Störung des physiologischen Gleichgewichtes im Organismus führt und verschiedene pathologische Zustände beim Menschen hervorrufen bzw. diese verstärken kann.

Als häufigste Ursache ist die von *Huldschinsky* [216] beschriebene Störung des Vitamin-D-Haushaltes mit ihren sekundären Schäden am Phosphor-Calcium-Stoffwechsel zu nennen, die verbunden ist mit einer allgemeinen Abschwächung der Abwehrbereitschaft des gesamten Organismus.

Demgegenüber wirkt sich die UV-Strahlung positiv auf die Funktion der Schilddrüse und den Stoffwechsel innerer Organe aus, verbunden mit einer Aktivierung des Kreislaufs, der Atmungsvorgänge und des Blutbildes. Insgesamt kommt es zu einer physiologischen Leistungssteigerung, was besonders bei älteren Menschen von Bedeutung ist [273, 352, 288].

Außerdem kommt es bei bestehender Gicht zu einer erhöhten Harnsäureausscheidung. Ein pathologischer Blutdruck wird gesenkt und die Gerinnungszeit des Blutes bei thrombotischen Erkrankungen verlängert. Hier ist ein Zusammenhang mit den Feststellungen von *Frick* [134, 526] über das Verhalten der basophilen Leukozyten (Heparinozyten) bei der UVB-Methode sehr wahrscheinlich.

Eine Verbindung hierzu müßte auch zu den bereits 1894 von *Quincke* [379] gemachten Beobachtungen bestehen, daß sich durch UV-Licht die Anzahl der Mastzellen in der Haut erhöht.

Nach *Marchionini* und *Hovelborn* [288] — 1935 — kommt es unter UV-Licht zu einer Verbesserung der Glukoseverwertung.

Hollwich und *Dieckhues* [207] fanden 1967 schon allein signifikante Unterschiede beim Wechsel von Licht und Dunkelheit auf den Stoffwechsel.

So führt ein Lichtausschluß beim Kaninchen und beim Menschen in den ersten vier Tagen zu einem initialen Blutzuckeranstieg, der in den folgenden zehn Tagen danach jedoch ein Absinken unter den Ausgangswert aufwies. Glukose-Belastungen zeigten bei Dunkeltieren ein signifikant unterschiedliches Verhalten gegenüber Helltieren.

UV-Licht wirkt sich aber auch positiv auf die Aufzucht und Haltung von Nutzvieh aus.

Von *Gurwitsch* [168/1–168/3] wurde die Existenz einer mitogenetischen Strahlung nachgewiesen. Sie hat Einfluß auf physiologische Funktionen und dient damit offensichtlich auch als Übermittler von Informationen zwischen den Zellen und ihren Bestandteilen. Der Wellenbereich der nachgewiesenen Strahlung liegt zwischen 190 und 326 nm.

Ein nicht unerheblicher Teil der Wirkungen von UV-Bestrahlungen geht u.a. über die Oxydation/Veränderung von Fetten. *Koeppe* [247] konnte nachweisen, daß hierdurch die Lipide in den Erythrozytenmembranen verändert werden (Bildung von Lipidperoxyden). Diese Ansicht wird ebenfalls von *Pischinger* [360/1+2] geteilt.

In diesem Zusammenhang kann nicht übersehen werden, daß jeder Oxydationsprozeß im biologischen Bereich mit der Bildung und weiteren Umsetzung von Radikalen, die unterschiedliche Strukturen aufweisen können, verbunden ist. Grundsätzliche Ausführungen hierzu wurden 1966 von *Schöllner* [416] gemacht. Besonders in Enzymen und in stark stoffwechselaktiven Geweben und Zellen werden vermehrt freie Radikale gefunden [453,451].

Freie Radikale entstehen nach *Schoffa* [418] auch bei der Bestrahlung von Blut und von Aminosäuren [276,404]. Hierbei ist bemerkenswert, daß Oxydationsprozesse durch Gabe von freien Radikalen angeregt und verstärkt werden. Außerdem können dadurch fotochemische Reaktionsketten verändert werden [201].

Die erhöhte Sauerstoffaufnahme bei den Versuchen von *Albers* [2—6] und die Atmungssteigerung im *Warburg*-Manometerversuch, die *Stadtlaender* [457] mit dem Blut von Patienten beobachten konnte, die mehrmals mit der HOT nach *Wehrli* behandelt worden waren, geht offensichtlich auf derartige Vorgänge — Bildung und autokatalytische Weiterreaktion von spezifischen HOT-Peroxyden/Radikalen und deren weitere permanente Umsetzung zu Prostaglandinen, Prostazyklinen usw. — zurück.

Wurde bei den Versuchen von *Stadtlaender* Blut nach einer HOT-Behandlung *aus der Apparatur direkt entnommen, in die Warburg-Versuchsanordnung eingebracht, trat eine verstärkte Sauerstoffgasaufnahme nicht ein.*

Möglicherweise hängt dies damit zusammen, daß die eingeleiteten und abgelaufenen Reaktionen in diesem Blut in kurzer Zeit bereits zu einem Aufbrauch der zu oxydierenden Substanzen geführt hatten.

Aber nicht nur rein wissenschaftliche Untersuchungen zum biologischen Charakter des Lichtes und der UV-Strahlung wurden seit dem 18. Jahrhundert betrieben, sondern neben dem allgemeinen roborierenden Effekt wurde die Heliotherapie nun wieder gezielt therapeutisch eingesetzt.

In zunehmendem Maße wurde in den folgenden Jahren versucht, segmental über die Haut Krankheiten mit UV-Licht zu behandeln.

Man stellte fest, daß es über die vegetativen Nervenfasern der Haut und/oder über das Hypophysen-/Zwischenhirnsystem möglich war, Stoffwechselleistungen, Kreislauf und Atmung wirksam zu beeinflussen. Die festgestellten Reaktionen des Organismus hingen u.a. ab von der vegetativen Ausgangslage, der spektralen Energieverteilung, dem zeitlichen Abstand der Bestrahlung, der Strahlendosis.

1770 therapierten die Franzosen Ulcerationen gezielt mit Licht.

1855 errichtete *Rickli* [393] in der Schweiz die erste Heilstätte für Lichtbehandlung. Später wurde eine ähnliche Einrichtung durch *Lahmann* [267] in Deutschland eröffnet.

1887 beschrieb *Veiel* [498] das Lichtekzem als Folge der Lichteinwirkung und *Hammer* [177] 1891 die Folgen der intensiven UV-Einwirkung als Sonnenbräune. Durch seine intensiven Forschungen über die Wirkungen des Lichtes auf die Haut war *Finsen* [113] in der Lage, 1884 in einem Lichtinstitut Lupuskranke erfolgreich zu behandeln.

Finsen erhielt für die erfolgreiche Behandlung der Hauttuberkulose mit Kohlenbogenlicht, das UV-Strahlung enthielt, den Nobelpreis [113].

Hufeland [214] erkannte klar, daß die Skrofulose eindeutig auf „Lichtmangel" zurückzuführen sei.

1902 und 1904 wurden von *Bernhardt* und *Roller* [32] Heliotherapiestätten zur Behandlung von Gelenk- und Knochentuberkulose mit Erfolg eingerichtet.

Als *Roller* über seine zur damaligen Zeit noch mit „Außenseitermethoden" erzielten Erfolge 1905 auf einem Ärztekongreß berichten wollte, fand er einen leeren Saal vor.

1921 konnte *Huldschinsky* [216] die Ursache für die Rachitis und deren Beeinflussung durch Licht nachweisen.

Schäcker [409] erzielte 1921 gute therapeutische Ergebnisse bei Herz-Kreislauf-Erkrankungen durch Bestrahlungen der Haut.

1933 und 1934 konnte nachgewiesen werden, daß durch Sonnenlicht Muskelatrophien bei bettlägerigen Patienten vermieden werden können [34, 398].

Stefan [476] bemerkte 1954 bei der Tabes dorsalis u.a. deutliche analgetische Effekte.

Bei Neugeborenen wird seit Jahren bei bestehender Hyperbilirubinämie die Therapie mit „Blaulicht" angewendet. Durch die zeitweilige Bestrahlung der Haut der Neugeborenen wird eine Photodestruktion des Bilirubins erreicht, und es wird in ein nicht toxisches, gut ausscheidbares Abbauprodukt umgewandelt.

Nach *Schenk* [412] handelt es sich hierbei um eine unsensibilisierte Photolyse des Gallenfarbstoffes. Mechanistisch wahrscheinlich eine autosensibilisierte Reaktion über Singulett-Sauerstoff ($^1O_2$).

Eine eindrucksvolle „photomorphogenetische Wirkung" ist offensichtlich auch die Frühreife von Mädchen in den Tropen. Hier soll nach *Schenk* [412] — 1977 — ein stimulierender Photoeffekt auf die Zirbeldrüse ausgeübt werden, die wiederum die Pubertät auslöst.

Dies würde auch die Beobachtung deutbar machen, daß in den sogenannten Überflußländern die Menarche heute bereits in jüngerem Alter eintritt im Gegensatz zu früher, als die modisch rituelle Sonnenexposition noch nicht ausgeprägt war.

Auch im Tierversuch konnte die wachstumsfördernde Belichtung nicht nur nachgewiesen, sondern sogar ursächlich genauer definiert werden. Bei entsprechenden Versuchen an Ratten konnte festgestellt werden, daß dieses Phänomen auf Photolyse von Bilirubin zurückzuführen ist. Dieser Effekt trat nicht auf bei Ratten, die weniger Bilirubin im Blut hatten als die positiv reagierende Versuchsgruppe.

Nach *Wiskemann* [530] — 1977 — werden endokrine Funktionsänderungen der Kortikoidsteroide, der Schilddrüsen- und Geschlechtshormone erreicht.

Ferner ist nach diesem Autor ein Anstieg der Retikulozyten als Ausdruck einer gesteigerten Erythropoese vorhanden, wie auch der Bedeutung der immunologischen Reaktivität — Vorbeugung von Infektionskrankheiten, besonders grippalen Infekten — ein hoher Stellenwert zugeordnet wird.

Kowarshik [251] setzte diese Therapie 1957 bei Duodenalulcera und Gallenblasenaffektionen ein. Gemeinsam mit *Jesse* [221] erzielte er durch UV-Feldbestrahlungen beim Lumbago und bei Neuritiden gute Ergebnisse.

In der Technik und in der Medizin ist es ein allgemein verwendetes Verfahren, mit der UV-Strahlung Entkeimungsprozesse zum Beispiel in der Luft durchzuführen, um Kinderstationen, gynäkologische

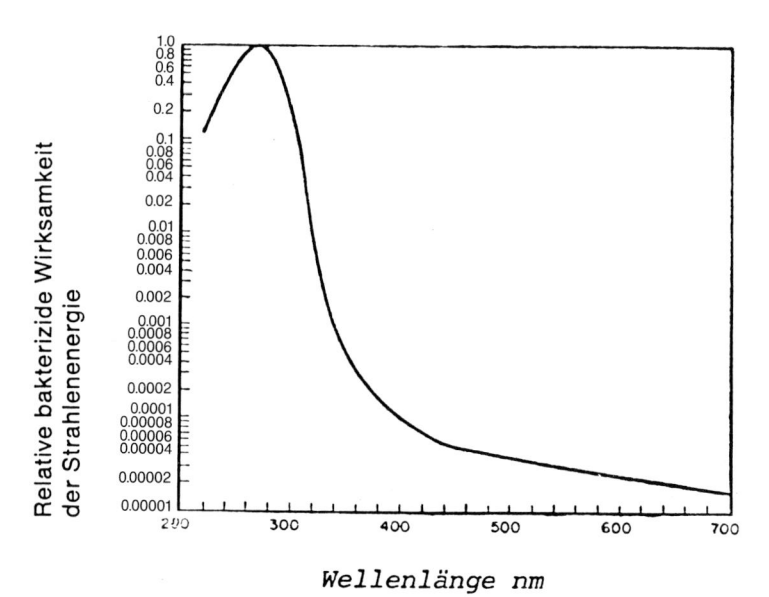

Abb. 14: Wirkungsspektrum im ultravioletten und sichtbaren Bereich; relative baktericide Strahlenwirkung auf E. coli (auf Agar) zwischen 200 nm und 700 nm (nach *L. J. Buttoloph* 1955).

Kliniken, Operationssäle, Blutbanken usw. keimfrei bzw. keimarm zu halten, um dadurch der Infektionsgefahr zu begegnen und den Heilungsprozeß zu fördern.

Der wirksame Bereich der UV-C-Strahlung liegt hier zwischen 250 — 275 nm.

Bereits 1915 hatte *Hufenagel* [215] mit Erfolg eiternde Wunden bestrahlt.

Sehrt (1939) [435], der schon Eigenblut mit UV-Licht bestrahlte, führte auch Untersuchungen an Bakterienkulturen durch (Diphterie-, Streptokokken-, Typhus- und Coli-Keime).

Bereits nach kurzer Bestrahlungszeit waren die Keime abgetötet. Diese Beobachtungen stützten seine praktischen Ergebnisse bei der Behandlung von eitrigen Wunden. Bei Sporenbildnern — Tetanus und Milzbrand — gelang die Abtötung nicht.

In der Literatur wird angenommen, daß Verhinderung/Reduzierung der Vermehrung von Einzellern (Bakterien) sowie die Inaktivierung von Viren durch UV-Strahlung im wesentlichen auf einer Photoreaktion (fotomechanischer Prozeß) in ihren Nukleinsäuren (Zyklodimerisation von Thymin-Bausteinen) beruht, die diese Wellenlänge stark absorbieren.

Dieses Phänomen der UV-Strahlung wurde erstmalig genauer und ausführlicher von *Downes* und *Blount* untersucht.

Die Abbildung 14 zeigt das Wirkungsspektrum der Abtötung von Bakterien und Viren zwischen 230—330 nm, das bei der Abtötungsempfindlichkeit von E. coli um 260 nm ein Maximum aufweist.

III.A.3 Ergebnisse und Beobachtungen bei der direkten Bestrahlung von Blut mit verschiedenen Techniken der Reinjektion vor der Wehrlischen Methode

Havlicek [185] bestrahlte 1934 Eigenblut direkt und gab dieses Blut ausschließlich intramuskulär zurück. Er konnte mit dieser Methode pyogene Erkrankungen positiv beeinflussen.

Kuhlenkampf [264] berichtete bereits 1936 über gute Erfolge bei der Behandlung von Patienten mit septischen Prozessen, Gefäßerkrankungen und Allergien. Er setzte die Methode nach *Havlicek* ein.

1939 veröffentlichte *Sehrt* [435] seine ausgezeichneten Ergebnisse bei 4500 Eigenblutbehandlungen. Er hatte ferner — wie bereits ausgeführt — direkte Versuche an Bakterienkulturen vorgenommen.

In den Jahren 1937/1938 wurden von *Burghardt* [66] und *Riehl* [394] Mitteilungen über ihre Ergebnisse und Beobachtungen der Therapie mit UV-bestrahltem Eigenblut bei Erkrankungen im gynäkologischen Bereich gemacht.

Riehl gelang es damals, therapieresistente Lues günstig zu beeinflussen. In 25% der Fälle sah er eine Besserung des Krankheitsbildes. In 27% der Fälle trat eine völlige Sanierung auf.

Eine weitere interessante Einzelbeobachtung ist in diesem Zusammenhang (UV-Behandlung des Blutes nach dem Quarzrohrgabelprinzip — KB 3 — bzw. dem Gradrohrsystem) die von *Neils* und *Stadtlaender*. Sie fanden, daß im Bereich der geriatrischen Therapie mit HOT alte serologisch-positive WAR im Titer abfielen bzw. über mehrere Monate negativ wurden. Ein Zusammenhang mit einer verstärkten Kortisonproduktion durch das HVS-NNR-System wäre vorstellbar. Es konnte jedoch nichts über den Wirkungsmechanismus ausgesagt werden. Denkbar ist jedoch, daß dies über die nachgewiesene Stimulierung des RHS und des Properdinsystems [297,356,242] bei gleichzeitiger Unterdrückung bzw. Abschwächung der Antikörperbildung abläuft. Auch nur so ist zu erklären, daß bei einer Patientin mit Kälteantikörpern diese nach dreimaliger HOT nicht mehr vorhanden waren und erst nach 7 Monaten mit vermindertem Titer wieder auftraten. Von *Kallos* [228] wurde 1935 berichtet, welche Auswirkungen eine intensive UV-Bestrahlung auf die immunbiologischen Eigenschaften eines Eiweißantigens (Pferdeserum) hat.

In seiner beschriebenen Versuchsanordnung wies er an mit Pferdeserum sensibilisierten Meerschweinchen nach, daß durch UV-Bestrahlung von Serum die immunbiologische Wirksamkeit eines Eiweißantigens derart verändert werden kann, daß zwar das Neutralisierungsvermögen in bezug auf die spezifischen Antikörper (Verbrauch der Antikörper) erhalten bleibt, die schockauslösende Fähigkeit aber aufgehoben wird.

In den USA wurde überwiegend mit der *Knott*schen Technik [179,303–305,342,385,85] behandelt. Im Gegensatz zur der *Havlicek*schen Methode wurde das Blut nach der Behandlung im „Hämoidradiator" bestrahlt und danach intravenös reinjiziert.

Knott führt ausgedehnte Untersuchungen über den Einfluß der UV-Strahlen auf die Hämolyse der Erythrozyten und auf das Verhalten von Erregern durch. Er bestrahlte Zitratblut, das mit Bakterien geimpft worden war (Staphylococcus aureus). Schon nach 10 Sekunden UV-Bestrahlung war das Blut steril, d.h., es konnten keine Keime mehr aus diesem Blut gezüchtet werden.

Stadtlaender führte ähnliche orientierende Versuche mit Bakt. Proteus und Pyozyaneus (Pseudomonas aeruginosa) in Form von beimpftem und HOT-bestrahltem Blut mit gleichem Ergebnis durch.

Knott erweiterte seine von ihm auf diesem Gebiet bereits durchgeführten Versuche mit Tierexperimenten. Lösungen von Staphylococcus haemolyticus-Kulturen wurden von ihm Hunden i.v. injiziert. Daraufhin kam es bei den Tieren zu einer Septikämie, die durch Anzüchten von entsprechenden Kulturen aus dem Blut objektiviert werden konnte. Danach wurde — fraktioniert — bei einem Teil der Tiere die gesamte geschätzte Blutmenge(!) bestrahlt. Obwohl keine nachweisbaren toxischen Zeichen vorhanden waren, starben die Tiere nach 5 – 6 Tagen klinisch an Herzversagen. Die von diesen Tieren abgenommenen Blutkulturen waren steril. Die unbehandelten Tiere dagegen starben alle an einer Septikämie. Um die aufgetretenen Phänomene weiter einzuengen, wurde in den nachfolgenden Versuchen die UV-bestrahlte Blutmenge deutlich reduziert (3 ml Blut pro kg Körpergewicht der Tiere). Bei diesem Vorgehen wurden alle Tiere gesund.

Diese Befunde veranlaßten *Knott* [242,243], die Hypothese aufzustellen, daß nur kleinere UV-bestrahlte Blutmengen in der Lage sind, die bakteriziden Eigenschaften des Gesamtblutes des Wirtes positiv zu verstärken und damit eine Resistenzsteigerung zu erreichen sowie die Toxine direkt oder indirekt zu inaktivieren. Nach den neuesten Erkenntnissen hat es sich bei den Beobachtungen von *Knott* um die Aktivierung des Properdinsystems [242,356,297] sowie um die Steigerung der von *Wennig* [520] beobachteten Phagozytose der Leukozyten gehandelt.

Gleichzeitig wurde jedoch durch *Knott* auch die später mehrmals von anderen Beobachtern (*Wehrli*, *Stadtlaender* u.a.) bestätigte Erfahrung postuliert, daß größere Blutmengen — über 100 cm³ bzw. zeitlich zu kurze Abstände der Behandlungen — außer bei der unterstützenden Behandlung des Karzinompatienten [*Paetz*, 349] — keine positiven, sondern evtl. sogar negative Erscheinungen zeigen können.

So führte eine der Mitarbeiterinnen von *Stadtlaender* in Abständen von jeweils 2 Tagen (!) insgesamt 24 (!) HOT-Einzelbehandlungen an sich selbst aus. Durch die offensichtlich vermehrte Bildung von Prostaglandinen sowie die Verlängerung der Gerinnungszeit unter der Therapie [544] kam es zu anhaltender gynäkologischer Blutung, die gezielter Maßnahmen bedurfte. Ferner war das Cholesterin von einem Ausgangswert von 210 mg% auf 54 mg% (!) abgefallen. Durch orale Zufuhr von Cholesterin konnte auch dieser Zustand prompt normalisiert werden.

Stadtlaender führte sich als Eigenversuch im Rahmen seiner Untersuchungen zur HOT 1966 2.000 mg (!) frisch UV-C-bestrahltes Cholesterin zu, was einer behandelten Blutmenge von ca. 800 – 1.000 ml entsprach. Bereits wenige Stunden nach dieser Prozedur kam es zu einem starken Abfall der Gesamtleukozyten, die in den nächsten Tagen bei reduzierter Ausgangszahl erhebliche Schwankungen mit Linksverschiebung aufwiesen. Außerdem bildete sich eine Splenomegalie aus. Außer „Hitzeempfindungen" war das subjektive Befinden nicht gestört. Alle üblichen Laborparameter waren bei Kontrolle im Normbereich, desgleichen Pulsfrequenz, RR und EKG.

Unter Gaben von Vitamin E (Antioxydans) normalisierten sich alle eingetretenen Erscheinungen innerhalb von ca. 4 Wochen wieder.

Durch die beschriebenen positiven Tierversuche von *Knott* wurde in den USA diese Behandlungsmethode weiter verbreitet. Primär jedoch zuerst nur unter dem Aspekt der Infektionsbehandlung und -bekämpfung (*Hancock* und *Knott* [179], *Miley* [304—306], *Rebek* [385], *Knott* [242], *Olney* [342]). Mit dem Bekanntwerden der positiven Befunde und zahlreicher therapeutischer Veröffentlichungen (*Davidson* [85], *Miley* [304—6]) wurde die Behandlungstechnik nach *Knott* unter weiteren Indikationen ausgebaut. 1928 wurden die ersten Behandlungen an Patienten von *Knott* in den USA vorgenommen. Es handelte sich um eine moribunde Patientin, die nach einem septischen Abort eine Streptokokkeninfektion aufwies und nach der Behandlung gesund wurde.

Eine weitere diesbezügliche Therapie erfolgte 1933 bei einem gleichen Krankheitsbild an zwei Frauen, die auch beide gerettet werden konnten. In den nachfolgenden Behandlungen bei septischen Erkrankungen machte *Knott* die Beobachtung, daß Streptokokkeninfektionen besser auf diese Therapie ansprachen, als wenn der Infekt durch Staphylokokken ausgelöst worden war. Im Verlauf der Behandlung war klinisch auffällig, daß die häufig bestehende Zyanose und Atemnot verschwand. Durch diese Beobachtung wurde die Behandlung mit gutem Erfolg auch bei Pneumonien anwendbar. Eine Beobachtung, die später in Deutschland ebenfalls häufig gemacht wurde. *Miley* und *Christensen* [304—6,74] behandelten in den vierziger Jahren mit Erfolg Virusinfektionen — Mumps, Poliomyelitis, Viruspneumonien und Herpes.

In jüngster Zeit wurde erneut mehrmals über ausgezeichnete Behandlungserfolge bei Herpes zoster berichtet (*Wollny* — mündliche Mitteilung).

Schulz [426] beschrieb 1954 in den USA die Behandlung von drohender Frühgeburt und Abortus imminens mit der HOT. Bei acht Patientinnen mit einem inkompletten Abort war nach der Behandlung mit bestrahltem Eigenblut eine Kürettage nicht erforderlich.

Bei 21 Patientinnen mit drohender Frühgeburt konnte diese in 20 Fällen mit der *Knott*-Technik verhindert werden.

Schulz kommt aufgrund seiner klinischen Beobachtungen zu der Schlußfolgerung, „daß diese Therapie eine unschätzbare Bereicherung der Behandlung von drohendem Abort bzw. der Verhinderung von Komplikationen bei bereits unvermeidbarem Abort darstellt".

Von anderen amerikanischen Autoren wird der konzeptionsbegünstigende Effekt der Therapie hervorgehoben. Dieser Effekt konnte von Stadtlaender ebenfalls bei drei von fünf diesbezüglich behandelten Patientinnen beobachtet werden.

Kuhlenkampf [264] fand 1936 bei der „Vormethode der HOT" nach *Havlicek*
- schmerzstillende Wirkung bei chronischem Gelenkrheumatismus,
- schmerzstillende Wirkung bei Magenulkus-Beschwerden,
- auffallend günstige Beeinflussung bei allergischen Erscheinungen an der Haut.

Frühauf [142] therapierte auch 1950 noch nach der Methode von *Havlicek*. Er schätzt die Ergebnisse u.a. wie folgt ein: „Die Erfolge bei den verschiedenen Krankheiten waren meist sehr gut, oft überraschend, zuweilen außergewöhnlich."

Nach ihm scheinen „Arteriopathien" besonders günstig auf diese Behandlung anzusprechen. Von klinischen Erfolgen wird von ihm bei der Arthritis berichtet. Dabei soll nicht nur Linderung und subjektive Besserung der Beschwerden aufgetreten sein, „sondern die Beweglichkeit wurde in einem nicht mehr erwarteten Grade wieder hergestellt, die Schwellung der Gelenke und ihrer Umgebung ging beträchtlich zurück, das Allgemeinbefinden wurde gehoben, der Appetit nahm zu, das Aussehen wurde frischer, die Blutbefunde, besonders die Blutsenkungsgeschwindigkeit, besserten sich erheblich." Nach ihm liegt ein Vergleich im Ergebnis bei der Behandlung mit Kortikoiden vor.

III.B) Die historische — apparative — medizintechnische Entwicklung der „Hämatogenen Oxydationstherapie" — HOT —

Der technisch-apparative Fortschritt in den letzten Jahren auf dem Gebiet der HOT steht in direkter Wechselbeziehung mit der Aufklärung zahlreicher biochemischer Parameter bei dieser Therapieform, wie:
- Warburg-Leinölversuche (O_2-Aufnahme)
- Warburg-Atmungsversuche mit Rattenleberhomogenat
- Verhalten der Peroxydase der Granulozyten im peripheren Blutbild und Sternalmark
- sekundäre Chemilumineszenz im Modellversuch an Cholesterin
- Photonenaktivitäten im Blut von HOT-Probanden
- in vitro und in vivo Blutzuckeruntersuchung
- Autokatalysezyklus der HOT
- Einzelnachweis der Prostaglandinwirkung usw.

Der Wirkungsnachweis des durch *Zilliken* bei der HOT festgestellten Singulett-Sauerstoffes ($^1O_2$) mit der möglichen Bildung von Prostaglandinen bestätigte zusätzlich theoretisch die überzeugenden klinischen Ergebnisse bei der HOT. Daher erscheint es sinnvoll, nicht nur klinische und biochemische Befunde und Parameter aufzuzeigen, sondern auch die historische und apparative Entwicklung, deren Grundlagen und Grundgedanken kurz darzustellen.

Die HOT, die sich in ihrem therapeutischen Ansatz primär mit Einschränkungen von der Heliotherapie in der Medizin ableitet, ist in ihrer *modernen Entwicklung untrennbar mit dem Namen von Professor Wehrli verbunden, der in mühevoller Kleinarbeit trotz aller Anfeindungen bis zu seinem Tode nicht müde geworden ist, für diese Therapieform im Interesse der hilfesuchenden Patienten zu streiten.*

Aufbauend auf seinen Ergebnissen und Versuchen sowie denen anderer Ärzte, entwickelte er in mehreren Variationen das erste für die Praxis brauchbare Gerät.

1957 berichtete er über seine Behandlungsergebnisse auf der Therapiewoche in Karlsruhe.

Anfang der 30er Jahre hatte *Bier* in Deutschland und *Henschen* in der Schweiz O_2-angereichertes Blut infundiert. *Henschen* war es damit gelungen, lebensbedrohliche Narkosezwischenfälle unter Kontrolle zu bringen und die Patienten zu retten.

1933 behandelte *Bronus* in Deutschland und *Knotte* in den USA Blut mit kurzwelliger UV-Strahlung, um bakterielle Infektionen zu vermeiden.

Vor ihnen hatte bereits 1925/1926 *Wehrli* zusammen mit *Casagrande* Versuche in dieser Richtung unternommen.

1934 therapierte *Havlicek* Eigenblut und gab es intramuskulär zurück mit dem Ziel, eine „unspezifische Reizkörpertherapie" durchzuführen.

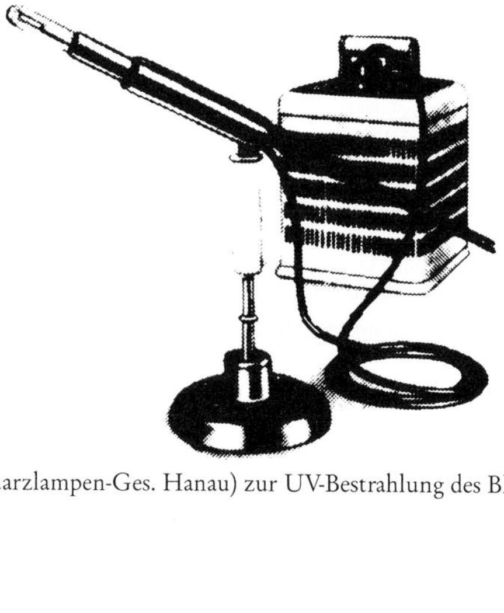

Abb. 15: Die Bactophos-Lampe (Quarzlampen-Ges. Hanau) zur UV-Bestrahlung des Blutes nach *Havlicek*.

Das dem Patienten abgenommene Blut bzw. Abdominalpunktat wurde in ein Reagenzglas gefüllt und in dieses dann für mehrere Sekunden die abgebildete Lampe getaucht.

Auf eine derartige therapeutische Möglichkeit war der tschechische Chirurg durch Zufall gestoßen. Er hatte bei seinen Laparatomien zur besseren Erkennung von krankhaftem Gewebe im Bauchraum zur Ausleuchtung UV-Licht eingesetzt. Dabei stellte er zu seiner Überraschung fest, daß derartig untersuchte Patienten schneller gesundeten. Außerdem traten bei ihnen im Gegensatz zu früheren Feststellungen kaum Komplikationen auf. Als *Havlicek* diese Beobachtungen auf einem Chirurgenkongreß vortrug, wurde er von seinen Kollegen ausgelacht und verhöhnt.

Auch *Kuhlenkampf* 1936, *Sehrt* 1942 und *Frühauf* 1950 führten in dieser Richtung Versuche durch. Bereits 1933 hatte *Knott* eine spezielle Technik zur Behandlung des Blutes entwickelt.

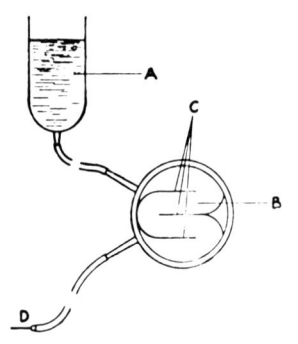

Abb. 16: Schema der UV-Bestrahlung des Blutes nach *Knott* (aus:Medical Physics, Chicago 1944, p. 1596) A Blutvorratsgefäß — B Behandlungskammer — C Querwände zur besseren Blutdurchmischung.

(Strahlungsquelle: Wassergekühlte Quecksilberhochdrucklampe in 1—3 cm Abstand. Die wirksame Wellenlänge liegt zwischen 2400—3600 Å, die spektrale Bestrahlungsstärke zwischen 40—1500 mW/cm².)

1950 ließ *Delaville* in Frankreich ein Gerät zur UV-Bestrahlung des Blutes patentieren [87] (Abb. 17). Ein ähnliches Gerät war bereits von *Kast* in der Schweiz beschrieben und dort patentiert worden [233].

Haas und *Kast*, die Schüler von *Henschen* waren, versuchten die Methode von *Havlicek* — UV-Bestrahlung — mit der von *Henschen* — O_2-Anreicherung — zu kombinieren.

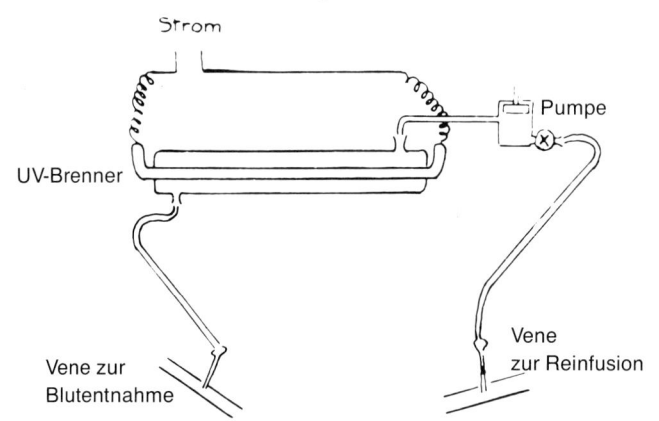

Abb. 17: Apparat zur UV-Bestrahlung des Blutes nach *Delaville, M.* (Franz. Patentschrift Nr. 975.851 vom 17.10.1950)

Diese Grundidee wurde von *Wehrli* aufgegriffen und weiterentwickelt und fand ihren Niederschlag in einer entsprechenden Patentschrift.

Das abgebildete *Wehrli*sche Gerät (Abb. 18) war das erste seiner Art, das klinisch einsetzbar war. Vereinzelt sind auch heute noch Geräte dieses Typs im Einsatz. Ihm haften jedoch einige in der Praxis wesentliche Nachteile an.

Durch seinen komplizierten Aufbau war es nur mit erheblicher Bruchgefahr zu reinigen. Dies war ein wesentlicher Nachteil, da auch die Ersatzbeschaffung bei den relativ hohen Eigenkosten entsprechend finanziell belastend war, da das Gerät im Prinzip aus zwei großen Teilen bestand.

Ein weiterer Nachteil bestand darin, daß — wegen der relativ geringen Eindringtiefe der UV-Strahlung in organisches Material — nur die obersten Schichten der Blutblasen intensiv bestrahlt wurden. Außerdem ließ sich dieses Gerät wegen seines großen Volumens und seiner komplizierten Form in den üblichen Sterilisatoren schlecht unterbringen.

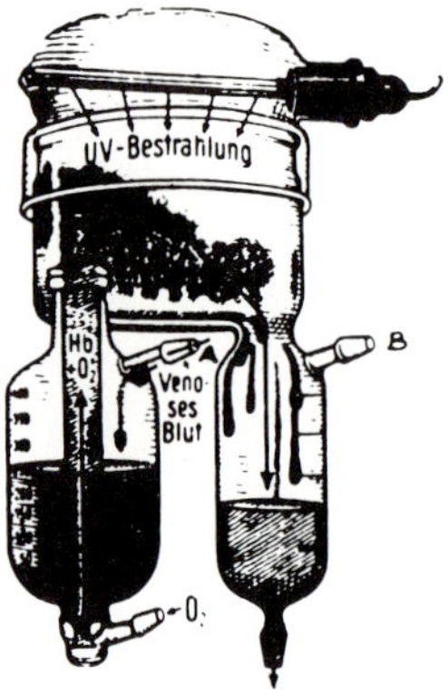

Abb. 18: Das HOT-Behandlungsgefäß nach *Wehrli* in der Weiterentwicklung

Parallel zu der klinischen und technischen Entwicklungen in der Bundesrepublik Deutschland kam es ab 1962 zu wissenschaftlichen Untersuchungen zur HOT an der Charité Berlin. Diese waren zwangsläufig mit technischen Entwicklungen verbunden, die unabhängig vom apparativen Stand in der Bundesrepublik waren.

Die primäre Aufgabenstellung/Zielsetzung dieser Untersuchungen von *Stadtlaender* war es, nachzuweisen, daß die Hämatogene Oxydationstherapie — HOT — nach *Wehrli* keinerlei Therapieerfolge — außer einem evtl. Plazeboeffekt — aufzuweisen habe. *Stadtlaender* [457] inaugurierte darüber an der Charité in Berlin 1969/1970. Er konnte in seiner Arbeit jedoch nachweisen, daß bei dieser Therapie u.a. biochemische und histochemische Reaktionen im Blut ausgelöst werden und lange Zeit bestehen bleiben.

Diese waren mit verschiedenen Methoden nachweisbar und synchron mit klinischen Resultaten. Sie waren besonders bei der Behandlung von Durchblutungsstörungen von entscheidender Bedeutung. 1973/74 entwickelte *Wiesner*, in Anlehnung an die bis zu diesem Zeitpunkt durchgeführte HOT von *Wehrli*, die UVB-Methode, bei der die Sauerstoffanreicherung des Hämoglobins und des Plasmas nicht mehr möglich ist.

Gegenteilig war die Entwicklung in der Bundesrepublik Deutschland. Der Kreis von Ärzten, der sich damals in einer ärztlichen Interessengemeinschaft zusammengeschlossen hatte und ausschließlich die klassische *Wehrli*sche HOT betrieb, verringerte sich permanent, da in den Jahren 1960 und 1970 diesen Pionierärzten immer größere Schwierigkeiten gemacht wurden, nicht nur von seiten der Kassenärztlichen Vereinigung und damit der kassenärztlichen Anerkennung dieser Therapie, sondern auch von sämtlichen Privatkassen (inhaltliches Zitat lt. Literatur).

Aus diesem Grunde, vor allem auch wegen der Kritik an dem *Wehrli*schen Gerät und der Schwierigkeit der Beschaffung dieser Geräte aus der Schweiz, entwickelte *Wehrli* zusammen mit *Brand* im Jahre 1973 ein HOT-Gerät als sogenanntes „Einmalgefäß" aus Plastik.

Ein weiteres Absinken der Anzahl der Ärzte, die die HOT durchführten, konnte dadurch verhindert werden.

Durch die auch in wissenschaftlichen Arbeiten aufgetretene Trennung zwischen der Bundesrepublik Deutschland und der DDR war nicht bekannt, daß inzwischen maßgebliche biochemische und gerätetechnische Weiterentwicklungen für die HOT in der DDR erarbeitet worden waren. *Stadtlaender* hatte dort in 4jähriger Arbeit neben der Aufdeckung von biochemischen und biophysikalischen Befunden nach mehreren Variationen das Gabel-Quarzrohr-Bestrahlungssystem mit Oxygenisator konstruiert. Mit diesem Gerät wurden in der DDR tausende von HOT-Behandlungen durchgeführt, und es kam dazu, daß diese Therapieform offiziell auf Krankenschein angewandt werden konnte.

Da jedoch *H.* und *M. Stadtlaender* in der DDR mit dem HOT-Gerät nach dem Gabelprinzip Schwierigkeiten bei der Reinigung und Sterilisation hatten, begannen beide 1974 in der DDR biochemische und physikalische Untersuchungen an einem Versuchsgerät nach dem Gradrohrsystem, um zu einer Neukonzipierung zu kommen, die 1978 in der Bundesrepublik Deutschland abgeschlossen wurden und zum HOT-Gerät-Typ „UV-MED" führten.

Die den Ärzten von der Internationalen Ärztlichen Arbeitsgemeinschaft für HOT damals empfohlenen und in der Zwischenzeit eingesetzten Plastikgeräte aus Polypropylen (PP) erfüllten jedoch rückblickend nicht voll die ursprünglich in sie gesetzten Hoffnungen und hatten teilweise ähnliche Mängel wie das alte *Wehrli*sche Gerät, u. a.:

- Das Blut konnte in Kontakt mit dem UV-C-Brenner kommen, falls kein Quarzschutzrohr über den Brenner geschoben wurde (das dann allerdings ebenfalls sterilisiert werden mußte).

Außerdem konnten in jüngster Zeit relativ hohe Temperaturen an dem Quarglasschutzzylinder gemessen werden.

- Da das Blut mit diesem nach einiger Betriebsdauer sehr warmen Quarzschutzrohr in Berührung kommen kann, schlägt es sich dann daran in Form einer relativ festen Schicht nieder. Dadurch erfolgt zwangsläufig eine Verminderung der Strahlungsabgabe des UV-Brenners. Dies bedingt sekundär eine Abschwächung der Photonenaufnahme durch das Blut.

(Möglicherweise sind einige Beobachtungen von Autoren, die Veränderungen von Eiweißen unter der HOT beobachtet oder diese vermutet haben, auch auf derartige Feststellungen und Vorgänge bei den *Wehrli*schen Geräten zurückzuführen. Hier war dieses Phänomen der technisch bedingten Erwärmung, entweder direkt am Brenner oder indirekt am Schutzrohr/Platte, noch stärker ausgeprägt.)

- Das Blut muß in Abständen in das Gerät nachgeschoben werden und bindet dadurch eine Arbeitskraft, falls es nicht ständig in Form einer „Tropfinfusion" dem Bestrahlungsbehälter zugeführt wird.
- Die Plastikbehälter sind, wie alle Plastikteile, geruchsmäßig sowie durch Abdunsten von Resten von Weichmachersubstanzen nicht vollkommen indifferent.

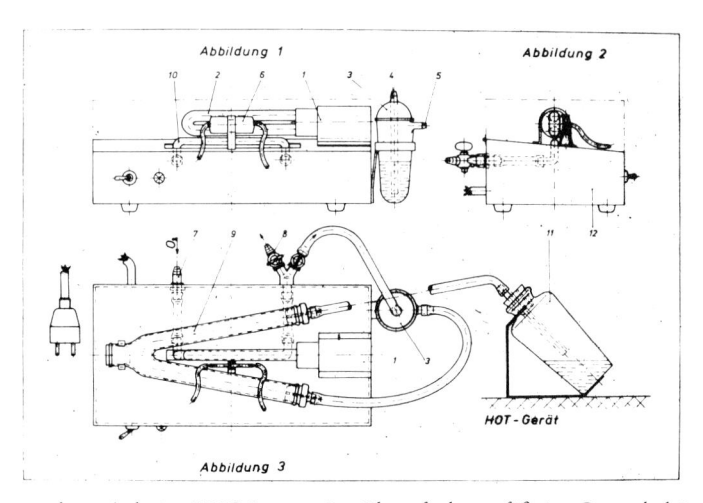

Abb. 19: „KB-3"Gerät — schematisch; 2 = UV-C-Brenner, 5 = Blutaufnahmegefäß, 6 = Quarzglasküvette, 9 = Quarzglasbestrahlungsgabel, 11 = Blutsammelgefäß

- Die durchschnittliche therapeutische Wirkung dieser Plastikbehälter bei der HOT war durchaus zufriedenstellend, soll aber nach Beobachtungen unter den Ergebnissen gelegen haben, die mit dem Einsatz der Geräte „UV-MED/UV-MED-S" erzielt werden konnten (*Paetz, Tietz, v. Rosen* u.a.). Möglicherweise ist der Grund hierfür in dem Benetzen des Quarzröhrchens über dem Brenner mit dem Blutfilm zu suchen (Abschwächung der Strahlungsausbeute für das Blut).
- Es können zusätzliche Entsorgungsprobleme auftreten. Auch sind die Kosten durch diese Behälter, die nur einmal verwendet werden können, zu beachten. (Entsorgung nach dem Verursacherprinzip — entsprechende gesetzliche Auflagen z. Z. durch die Bundesregierung, Umweltministerium, in Vorbereitung.)

Auf Rat der damaligen Internationalen Arbeitsgemeinschaft für HOT wurde ab 1976 bis 1978 das bereits in der DDR eingesetzte HOT-Gerät „KB-3" (Quarzrohrgabelprinzip) eingesetzt, das sich zwar therapeutisch bewährte, jedoch technisch nicht optimal ausgelegt war.

Auch wurde damals bereits im Zusammenhang mit dem „KB-3"-Gerät von *Brand* und *Stadtlaender* der Versuch gemacht und entsprechende klinische Untersuchungen und Beobachtungen vorgenommen, das „Küvettenprinzip" (UVB nach *Wiesner*/DDR, ab ca. 1973/74) zur Behandlung des Blutes einzusetzen.

Dieses Verfahren zeigte im Verhältnis zur HOT (mit den HOT-Geräten „KB-3" und denen der „UV-MED"-Serie) nur eine geringe therapeutische Wirkung und war zudem mit deutlichen technischen Mängeln behaftet (Blut konnte evtl. gerinnen, die Küvette war schwierig zu reinigen usw.).

Aus den vorstehend genannten Gründen wurde daher dieser Weg von den Therapeuten, die die klassische HOT nach *Wehrli* anwenden, nicht weiter beschritten, sondern gerätetechnisch die Entwicklung neuer technischer Verfahren nach dem klassischen Prinzip der HOT (O_2-Gas-Aufschäumung des Blutes bei gleichzeitiger UV-Bestrahlung) gefordert und vorangetrieben.

Nach Abschluß der biochemischen und medizinisch-technischen Untersuchungen und Prüfungen war 1978/1979 die generelle Neukonzipierung des HOT-Gerätes nach dem Gradrohrsystem als „UV-MED„ bzw. "UV-MED-S„ möglich (siehe Abb.20 und 21). Es zeichnet sich durch einfache Handhabung, hohe therapeutische Wirksamkeit, große ökonomische Effektivität und Umweltfreundlichkeit aus. Aus biologischen-biochemischen Umweltüberlegungen und finanziellen Erwägungen wurde bewußt auf sogenannte Wegwerfartikel verzichtet.

Die Bestrahlung des Blutes durch die UV-Strahlung sowie die Bildung des reaktionsfreudigen Singulett-Sauerstoffes erfolgt in einem von dem Brenner getrennten, unabhängigen Quarzrohr. Bereits vor

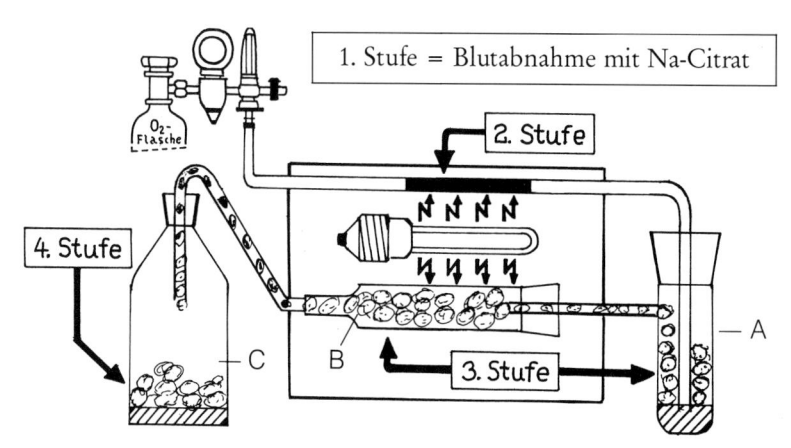

Abb. 20: HOT-Gerät „UV-MED-S" — schematisch in Verbindung mit O_2-Armatur und O_2-Flasche.
1. Stufe = Blutabnahme mit Citrat; 2. Stufe = O_2-Gasbestrahlung; 3. Stufe = Aufschäumung mit O_2-Gas und Bestrahlung im Quarzrohr; 4. Stufe = Sammlung des bestrahlten Blutes.

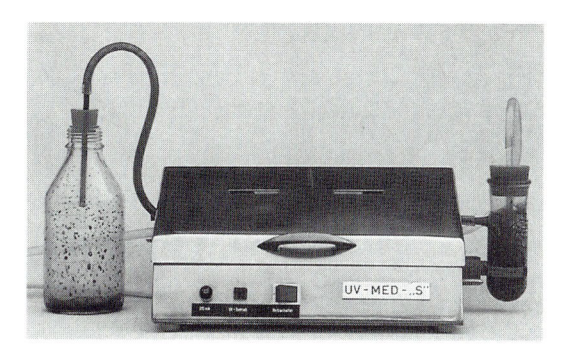

Abb. 21a: HOT-Gerät „UV-MED-S" — Nirostastahl (poliert). Einsatz für die Original-Therapie nach *Wehrli* wie auch für die DDR-UVB-Methode nach *Wiesner* als optimierte Ausführung (T-Küvette, beidseitig bestrahlt). HOT-Gerät für die Klinik, für Praxis und Forschung (s.a. Anhang 3: Farbteil ab S. 329).

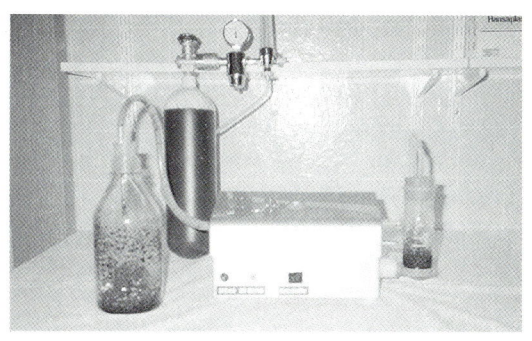

Abb. 21b: HOT-Gerät „UNIMED" — lackiertes Stahlgehäuse. Kompaktgerät, daher nicht nur Einsatz wie beim „UV-MED-S" möglich, sondern zusätzlich auch als Bedside-Gerät in der Klinik und bei Hausbesuchen verwendbar (Entwicklung 1989/1990) (s.a. Anhang 3: Farbteil ab S. 329).

diesem Vorgang wird zusätzlich der in das Blut einzuleitende Sauerstoff intensiv mit dem HOT-Brenner in einem gesonderten Quarzrohr bestrahlt.

Der eingesetzte Brenner ist in bezug auf Strahlungsleistung, Frequenzspektrum und Lebensdauer optimal für die Belange der HOT geeignet.

„Durch die Entwicklung dieses leistungsstarken Gerätes war die Internationale Ärztliche Arbeitsgemeinschaft für HOT auch der Sorge enthoben, zu klären, wie sich das sonst indifferente Plastik unter den Bedingungen der UV-C-Bestrahlung in Gegenwart von O_2 und dem reaktionsfreudigen Singulett-Sauerstoff ($^1O_2$) gegenüber dem Blut verhält" (zitiert nach *Doerfler*).

Seit Einführung des neuen HOT-Gerätes „KB-3" bzw. der UV-MED-Geräte kam es nicht nur zu einer deutlichen Zunahme der Anzahl der Therapeuten — national wie auch international —, sondern es wurde verstärkt klinisch und biochemisch wissenschaftlich auf dem Gebiet der HOT gearbeitet. So wurden Spezialuntersuchungen am Biochemischen Institut der Universität Bonn durchgeführt.

Dort wurden nicht nur die teilweise in der DDR erhobenen Erkenntnisse bestätigt, sondern *Zilliken* konnte als Hauptwirkungsfaktor der HOT auf biochemischem Gebiet u.a. Singulett-Sauerstoff ($^1O_2$) identifizieren.

Wenn *Stadtlaender* eine mögliche Wirkung von Singulett-Sauerstoff bei der HOT wegen Mangel an technischen Nachweismöglichkeiten nur vermuten konnte [459], so gelang es *Zilliken* [544, 545], diesen mit seinen Untersuchungen und Überlegungen über die Wirkungsursachen der HOT nachzuweisen. Somit war erneut ein Glied in der Kette geschlossen worden, da *Zilliken* ebenfalls mit seiner Arbeit postulierte, daß es sich bei der HOT „um eine klassische fotochemische Reaktion mit im Blut vorhandenen Metaboliten handelt".

Die biophysikalische/biochemische Forschung auf dem HOT-Gebiet auch zu Ermittlung der Unterschiede zur UVB verläuft verstärkt — als Wechselwirkung zu der apparativ-technischen Therapiemöglichkeit — und ist der gesunde Ausdruck eines wirkungsvollen Behandlungsverfahrens, dessen Einsatzmöglichkeit — quantitativ wie auch qualitativ — noch nicht ausgeschöpft ist.

III.C) Indikationen der „Hämatogenen Oxydationstherapie" — HOT —

Die Hämatogene Oxydationstherapie ist eine Behandlungsmethode, bei der mit körpereigenem oder, falls erforderlich, mit gruppengleichem Spenderblut behandelt wird.

Wie bei jeder Therapieform sind auch hier die Richtlinien über die Sterilität und sonstige Sicherheitsmaßnahmen genau zu beachten.

Aufgrund der Biochemie sowie der vorliegenden klinischen Erfahrung hat die HOT ein relativ breites Indikationsspektrum.

Generell kann gesagt werden, daß sie überall dort eingesetzt werden kann, wo es durch eine Minderversorgung mit O_2 zu Krankheitsvorgängen kommt oder wo eine Erkrankung sekundär zu einer O_2-Mangelversorgung führt bzw. diese unterhält.

Dadurch lassen sich drei Hauptindikationsgruppen (a—c) ableiten:

a) periphere, koronare und zerebrale Mangeldurchblutung (Schwerpunkt: Claudicatio intermittens),

b) alle Formen der degenerativen Alterserkrankungen (cave: senile Demenz!),

c) Erkrankungen durch hyper- bzw. hyporeaktive Reaktionslagen des Organismus, z.B.: pcP, Morbus Bechterew (rheumatischer Formenkreis), allergische Erkrankungen usw.

Ferner liegen positive Erfahrungen z. B. bei folgenden Erkrankungen vor (die Reihenfolge der nachstehenden Indikationen ist kein Kriterium für die Wirksamkeit):

- Morbus Sudeck
- chronische Magen- und Darmulcera
- chronische Leber- und Nierenerkrankungen, Nachbehandlung der akuten Hepatitis
- Fettstoffwechselstörungen
- akute Behandlung der Embolie der Arteria retina
- Glaskörperblutungen
- Prophylaxe und Nachbehandlung des Myokardinfarktes
- Migräne (Basistherapie)
- akutes Schalltrauma
- chronische Gingivitis
- A- und Dysmenorrhoe mit sek. Sterilität
- Keloidbildungen nach Verbrennungen
- chronisches Nierenversagen
- Multiple Sklerose
- Morbus Parkinson

Außerdem hat sich die HOT hervorragend bewährt bei:

- Operationsvorbereitung
- zur Prophylaxe gegen Serumhepatitis (indem das Spenderblut vor der Infusion behandelt wird, falls keine größeren Blutmengen transfundiert werden müssen)
- zur Aktivierung des Immunsystems (RHS und Properdinsystem)
- unterstützende Behandlung beim Karzinom-Patienten
- chronische Metallintoxikationen
- Thrombose und Thrombophlebitis (Prophylaxe — **keine** akute Therapie)
- Minderung des Strahlenkaters bei Strahlentherapie
- Abschwächung der Nebenwirkungen bei zytostatischer Therapie
- Hauterkrankungen (Endogenes Ekzem)
- Herpes zoster

Diese relativ breite Indikationsliste führt im ersten Moment beim kritischen Betrachter zwangsläufig zur Skepsis. Diese ist jedoch unbegründet, wenn man überlegt, daß sie im Prinzip auf die drei genannten Hauptindikationsgruppen zurückgeführt werden kann (a — c).

Wie in den folgenden Kapiteln noch dargestellt wird, hat die HOT besonders vermehrt in den letzten Jahren eindeutige klinische und experimentelle, wissenschaftliche Beweise dafür erbracht, daß sie primär an den ursächlichen Auswirkungen einer Erkrankung — häufig auch unabhängig von den Ursachen — angreift, und zwar am gestörten Stoffwechsel der Zelle oder des Zellverbandes, der immer eine Störung der O_2-Verwertung in der Atmungskette bewirkt.

Jede primär toxische, infektiöse oder sklerotisch bedingte Alteration der Zelle führt zu einer molekularen Destruktion der Zellorganellen und damit zu einer Desintegrität des Stoffwechsels. Dies wiederum bedingt zwangsläufig ein Minderangebot an O_2 (bzw. Elektronen) in der Atmungskette mit allen seinen negativen Folgen für den Energieumsatz der Zelle/Zellverbände.

Wenn dieser Prozeß nicht gestoppt, kompensiert/regeneriert wird, ist der Tod oder die maligne Entartung der Zelle (Umschaltung von Atmung auf ungezügelte Gärung) unausbleiblich.

Aus dieser Vorstellung leitet sich die Forderung ab, die Regeneration von Zellen/Zellverbänden durch ein optimales O_2-Angebot wieder zu stimulieren und zu normalisieren. Mit der modernen biologischen „Hämatogenen Oxydationstherapie" — HOT — ist die Möglichkeit dazu gegeben. Damit wird dann aber auch, unter Beachtung der Kontraindikationen, gleichzeitig die Ursache für das pathologische Geschehen kompensiert oder im Idealfall kausal beseitigt.

Man kann diesen Wirkungsmechanismus bei der O_2-Versorgung evtl. vergleichen mit dem Einsatz von Antibiotika oder Sulfonamiden bei bakteriellen Infektionen. Auch hier können diese Mittel — allerdings erregerspezifisch — häufig unabhängig vom Sitz der Erkrankung zur Beseitigung der bakteriellen Infektion eingesetzt werden.

Zusammengefaßt kann gesagt werden, daß die HOT ein biologisches Therapieverfahren ist, das aufgrund seiner biochemischen Ansatzpunkte gestörte Regulationsvorgänge des Zellstoffwechsels wieder herstellt bzw. kompensiert und dadurch weitgehend normalisiert, sofern nicht bereits irreparable Zellschäden eingetreten sind.

Trotzdem soll an dieser Stelle nochmals darauf hingewiesen werden, daß die HOT kein „Universaltherapeutikum" ist und sein kann. Insbesondere wird es in jedem Fall notwendig sein, auch die sonst üblichen diagnostischen und therapeutischen Grundmaßnahmen durchzuführen, z.B. Herdsanierung bei Fokaltoxikose, kardiale Behandlung, falls bei einer peripheren Durchblutungsstörung eine kardiale Dekompensation vorliegt oder Änderung der Lebens- und Ernährungsweise bei Diabetes mellitus, Fettstoffwechselstörungen usw.

III.D) Kontraindikationen für die HOT

Aus der Indikationsliste sowie der Biochemie der HOT ergeben sich zwangsläufig die Kontraindikationen. Dies sind in erster Linie Erkrankungen, bei denen eine Steigerung des allgemeinen Stoffwechsels durch die Leistungseinschränkung eines Organs aus therapeutischen Überlegungen nicht erwünscht ist.

Ferner Erkrankungen, die mit *erheblicher Störung* in der Blutgerinnung bzw. akute Erkrankungen, die mit Blutungen einhergehen oder die durch die allgemeine Stoffwechselsteigerung sowie die mögliche leichte Erniedrigung der Quickwerte die Gefahr einer Blutung einschließen,

z.B.
- Hämophilie jeder Genese
- akute Ulzeration des Magen-Darmtraktes (z.B. Schockulkus) einschließlich akuter Blutungen in diesem Bereich

Ferner:
- senile Demenz in ausgeprägter Form
- akute Hepatitis *mit sehr hohen Enzymwerten*
- akute gelbe Leberatrophie
- akutes Nierenversagen
- schwere akute Vergiftungen
- Gallenblasenhydrops
- akute Cholezystitis mit und ohne Cholezystolithiasis
- akute Apoplexie (Behandlung kann nach 4 Wochen erfolgen)
- parasitäre Erkrankungen
- offene, aktive Organtuberkulose
- Porphyrie
- unklare Krankheitsbilder

III.E) Ursachen, die den Therapieerfolg in Frage stellen können

Bei Patienten, die bereits über längere Zeit unter Kortikoiden stehen, ist nur dann mit einem Behandlungserfolg zu rechnen, wenn die Patienten nach Absetzen dieser Therapie 4 Wochen mit ACTH behandelt worden sind (Stimulierung der Reaktionsbreite der Nebennierenrinde).

Bei Versagern unter der HOT ist immer nach einem Diabetes mellitus zu fahnden. Ferner sind bei allen Patienten vor der HOT sogenannte „Antioxidantien" wie die Vitamine E und A abzusetzen, da diese Stoffe den erwünschten Autokatalysezyklus (AKZ) unterdrücken. Dementsprechend ist daher Vitamin E (300 mg tief i.m.) das Antidot bei überstarken Reaktionen.

Nach neuesten Beobachtungen ist auch zu beachten, daß die Wirkung der HOT vermindert oder sogar unterdrückt werden kann, wenn der betreffende Patient relativ großflächig mit Salben behandelt wird oder Cremes verwendet, die Kortikoide oder sehr häufig Vitmain A und/oder E enthalten. Ferner ist darauf zu achten, daß der Patient nicht unkontrolliert sogenannte „Geriatrika" oder „Stärkungsmittel" einnimmt. Auch diese beinhalten häufig unphysiologische Mengen an Vitamin A und E. Durch Beobachtungen von *Stadtlaender* und Mitarbeiter konnte ebenfalls festgestellt werden, daß bei Patienten, die gesundheitsbewußt bei Fetten überwiegend Margarine zu sich nahmen, der Therapieerfolg der HOT vermindert war oder überhaupt nicht in Erscheinung trat. Auch hier ist ursächlich in erster Linie an den teilweise sehr hohen Vitamin-A- und E-Gehalt zu denken.

Bei Patienten, die schon längere Zeit mit salizylhaltigen Präparaten behandelt worden sind, ist es ebenfalls zweckmäßig — soweit klinisch vertretbar — , diese zwei Tage vor Beginn der HOT abzusetzen, da es durch derartige Medikamente zur *Abschwächung der Bildung von Prostaglandinen kommen kann*. Dies trifft ebenfalls auf Medikamente zu, die Indometacin enthalten, ferner auch alle nichtsteroidalen Antirheumatika.

Nach *Albers* [3] sollen auch Bestandteile in dem Crataegusextrakt (Flavone, Quercetin, Vitexin-Rhamnosid und Hyperosid sowie in gewissem Umfang auch das Rutin) eine gewisse Hemmung im Sinne einer Antioxydanswirkung ausüben, was bei der biologischen Therapie mit der HOT zu beachten wäre.

III.F) HOT und Antikoagulantientherapie

Antikoagulantientherapie stellt primär keine Kontraindikation dar. Allerdings schäumt dieses Blut gar nicht oder nur sehr schwer auf. Es wurde daher empfohlen (*Brand, Doerfler*), diese Therapie vor der HOT — soweit klinisch vertretbar — abzusetzen und evtl. mit einem geeigneten Präparat zur Minderung der Plättchenaggregationsneigung (z. B. Azetylsalizylsäure — mikroverkapselt —) weiterzuführen.

Es kann dann erforderlich sein, die Anzahl der Behandlungen in kürzeren Abständen als in Abb. 22 angegeben durchzuführen, da Salicylate, wie bereits ausgeführt, die Bildung von Endoprostaglandinen abschwächen können. Das Blut dieser Patienten weist dann, allerdings nur mäßig vermindert, ebenfalls eine Einschränkung der Aufschäumungsfähigkeit auf.

III.G) Behandlungsmodus — Therapiefrequenz

Die Therapie ist ambulant wie stationär durchführbar. Wie bei allen Therapieverfahren ist auch bei der HOT ein zeitlicher Behandlungsrhythmus einzuhalten, um optimale therapeutische Ergebnisse zu erhalten. Die zeitliche Folge wird jedoch von Fall zu Fall und je nach Art und Schwere der Erkrankung differieren können. Es wird daher bei der klinischen Beobachtungsgabe des Behandlers sowie seinen Therapieerfahrungen liegen, wie oft und in welchen Abständen die HOT von ihm eingesetzt wird. Die Vermutung für den unerfahrenen Therapeuten, *durch Erhöhung der Blutmenge oder Steigerung der Behandlungsfrequenz eine Verbesserung der Therapieergebnisse zu erreichen*, **ist falsch,** da die Wirkung der HOT durch biologische Parameter bestimmt, begrenzt und gesteuert wird.

**BEISPIEL EINES ZEITLICHEN BEHANDLUNGSSCHEMAS
BEI EINER „CLAUDICATIO INTERM. STAD. II - III"**

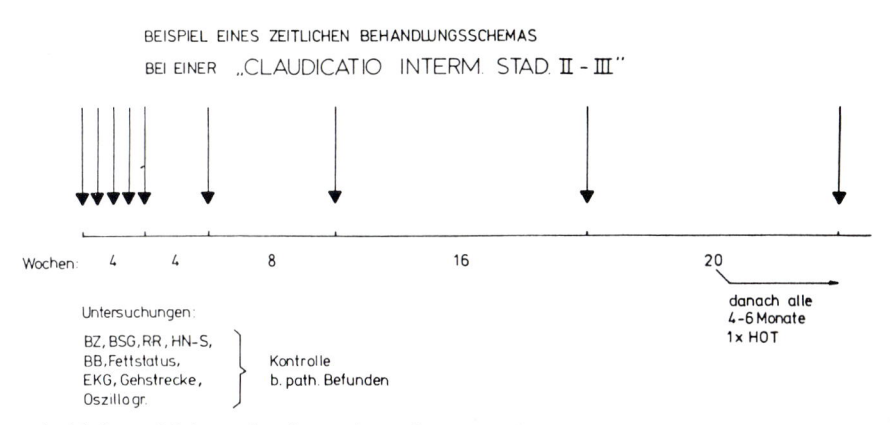

Wochen: 4   4   8   16   20
danach alle 4–6 Monate 1x HOT

Untersuchungen:
BZ, BSG, RR, HN-S,
BB, Fettstatus,
EKG, Gehstrecke,
Oszillogr.
} Kontrolle b. path. Befunden

Abb. 22: Beispiel eines zeitlichen Behandlungsschemas bei einer „Claudicatio intermittens Stadium II–III" nach *Stadtlaender*

Die nachstehende Abbildung 22 zeigt das Erfahrungsschema bei der Behandlung der Claudicatio intermittens, das sich auch bei anderen Erkrankungen bewährt hat. Es kann jedoch von Fall zu Fall differieren und hat daher auch nur als Grundschema Gültigkeit.

Eine besondere Vorbereitung des Patienten, wie sie verschiedentlich von *Doerfler* in Form von Darmreinigungen durch Abführen angegeben wurde, ist, wie die Praxis bestätigt hat, nicht erforderlich. Allerdings soll sich eine kurzfristige Ernährung mit hochungesättigten Fettsäuren vor der HOT-Behandlung verstärkend auf das Therapieergebnis auswirken, was nach dem Wirkungsschema auch logisch ist. Falls nach 2 — 3 HOT-Behandlungen keine Besserung des klinischen Bildes eintritt, *muß* immer nach einem latenten Diabetes mellitus gefahndet werden.

III.H) Prophylaktische und Sicherheitsmaßnahmen bei der HOT — Antidot der HOT

Bei sachgemäßer Behandlung sind bisher auch bei hunderttausenden von Behandlungen durch *Wehrli, Brand, Buchholz, Bertram, Hildmann, Senger, Stadtlaender, Caspers* u.v.a. *keine* Zwischenfälle aufgetreten. Trotzdem sollte jeder Therapeut grundsätzlich, wie bei jeder Therapiemaßnahme, aus rein rechtlichen Gründen alle notwendigen Präparate zur Beherrschung und Behandlung evtl. Komplikationen, z.B. Kortikoide, zur Verfügung haben.

Wie bei jeder wirksamen Therapie muß der Therapeut das Antidot zu der von ihm ausgeübten Behandlung kennen. Aufgrund des biochemischen Angriffspunktes sind alle Antioxydantien — besonders jedoch das Vit. E — als solche anzusehen.

Im einzelnen handelt es sich um folgende Substanzen (Hemmung durch spezifische Auslöscher, „Quencher") [545]:

- Tokopherole (Vit. E)
- Karotinoide (Vit. A)
- Isoflavanole z.B. aus Sojabohnen
- Histidin
- Tertiäre Amine
- Azide und
- Aceton (Absorption von UV-C-Strahlung), z.B. beim Diabetes mellitus oder bei der Inhalation von Aceton beim Verwenden von Nagellackentferner, Klebstoffen usw.

Als Antidot zu therapeutischen Zwecken ist jedoch aus praktischen Gründen nur das Vit. E einzusetzen (300 mg — tief intramuskulär injizieren).

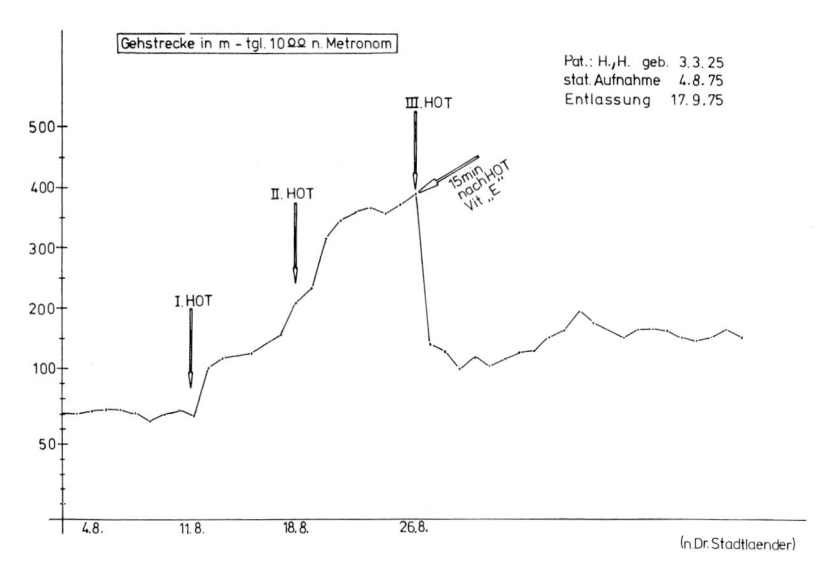

Abb. 23: Nachweis der Antidotwirkung von Vitamin E, weitgehende Aufhebung des Therapieerfolges

Damit kann nach wenigen Minuten die Wirksamkeit der HOT fast vollständig aufgehoben werden.
Dies kann — allerdings nur in extrem seltenen Fällen — bei überschießenden Reaktionen bei deutlicher sympathikotoner Ausgangslage erforderlich sein.

Diese Antidotwirkung entsteht nach *Zilliken* dadurch, daß Vitamin E wie auch abgeschwächt Vitamin A ein Antioxydans für Fettsäuren sind bzw. eine „Auslöschfunktion" für die Bildung von Singulett-Sauerstoff ($^1O_2$) [544,545] haben. Durch diese Substanzen wird das Entstehen und Wirken der therapeutisch positiv wirkenden Prostaglandine abgeschwächt bzw. unterdrückt. Auch Ketokörper beim Diabetes mellitus binden die Lichtquanten der UV-C-Strahlung und verhindern dadurch partiell den Therapieerfolg. Eine konsequente Einstellung des Blutzuckers, evtl. unter Einschaltung von Hafertagen*), schafft die Voraussetzung für einen Erfolg beim Diabetiker. Die HOT stabilisiert den Blutzuckerspiegel und ist die Basis für die erfolgreiche Behandlung der häufig vorhandenen Angio- und Neuropathien.

Stadtlaender sah bei 7.000 Behandlungen einmal die Notwendigkeit, Vitamin E zu spritzen. Bei diesem Patienten kam es kurz nach der 3. HOT zu Kreislaufsensationen in Form von Hitzewallungen, Tachykardie, motorischer Unruhe sowie Hitzegefühl in den Extremitäten. Diese Erscheinungen konnten durch die Injektion des Vitamin E kurzfristig beseitigt werden. Auffallend war jedoch, daß auch die gesteigerte Gehstrecke, die nach der 1. und 2. HOT erreicht worden war, jetzt wieder wesentlich abfiel.

Damit war gleichzeitig nicht nur die Wirksamkeit der HOT bewiesen, sondern auch ein Einblick in den therapeutischen Angriffspunkt gewonnen worden (s. Abb. 23).

Auf eine klinisch-experimentelle Überprüfung dieses Phänomens, das im Ansatz theoretisch begründet war — Vitamin E als Antioxydans, was sich in dem beschriebenen Einzelfall auch bestätigte —, wurde bewußt verzichtet, da es nicht zu rechtfertigen war und ist, ein positives klinisches Ergebnis aus akademischem Interesse am Patienten wieder in Frage zu stellen. Durch die Untersuchungen von *Zilliken* [545] über die Bioprostaglandinsynthese unter der HOT wurde die Richtigkeit dieses Befundes und der theoretischen Überlegungen später belegt und wissenschaftlich untermauert. Ebenfalls konnten diesbezügliche Erfahrungen an Patienten gewonnen werden, die bei ihrer Ernährung auch Margarine mit hohen Anteilen an Vitamin A und E verwendeten. Diese Patienten zeigten je nach der Diagnose und der Schwere der Erkrankung nur unzureichende oder keine therapeutischen Resultate.

---

*) s. hierzu auch „Wörterbuch der HOT".

IV. Experimentelle, biochemische und klinisch-chemische Parameter und Befunde zur HOT

IV.A) Allgemeine Ausführungen — (Peroxyde/Peroxydzahl)

Nach den grundsätzlichen Überlegungen von *Albers, Zilliken* und *Ohlenschläger*, die auch zum Teil experimentell gestützt sind, handelt es sich bei der HOT um eine Methode, bei der relativ viele, komplex verzahnte photochemische Reaktionen ablaufen, unter anderem mit und über die Bildung von aktivierten Sauerstoff-Stufen.

Wennig[521,522] hatte in einer Arbeit 1956 darauf hingewiesen, daß es unter der HOT zu einer deutlichen Vermehrung der Peroxyde im therapeutisch behandelten Blut kommt. Er untersuchte 52 Blutproben vor und nach der Sauerstoffeinwirkung, mit und ohne UV-Bestrahlung. Von ihm wurden folgende, in den 4 Beispielen dargestellte Ergebnisse ermittelt (Werte ermittelt durch den Verbrauch an Titrierflüssigkeit: 0,001 n Thiosulfatlösung):

Reine O_2-Einwirkung:

	Fall 1	Fall 2	Fall 3	Fall 4
vor	1,30	1,34	1,56	1,30
nach	1,32	1,37	1,59	1,31
Differenz	+ 0,02	+ 0,03	+ 0,03	+ 0,01

Die ermittelten Differenzen sind nicht signifikant und liegen im Bereich der methodischen Fehlerbreite von ± 0,02 und beweisen, daß eine grundsätzliche Veränderung der Peroxydzahl durch die Sauerstoffgaseinwirkung **nicht** eingetreten ist.

UV-Einwirkung:

	Fall 1	Fall 2	Fall 3	Fall 4
vor	1,04	1,25	1,30	1,55
nach	1,26	1,50	1,62	1,80
Differenz	+ 0,22	+ 0,25	+ 0,32	+ 0,25

Wie diese Befunde ausweisen, ist es zu einer Erhöhung der Peroxydzahl in dem mit der HOT behandelten Blut um ca. 20% gekommen.

Wennig betrachtete zum damaligen Zeitpunkt die von ihm festgestellten Veränderungen im Blut unter UV-Bestrahlung als den „Kern der therapeutischen Wirksamkeit der HOT". Es ist jedoch zu untersuchen und zu diskutieren, ob diese nachgewiesene Erhöhung wirklich auf die gleichen physiologischen Peroxyde, wie sie im Ausgangsmaterial nachgewiesen wurden, zu beziehen ist, oder ob es sich nicht um anders strukturierte Verbindungen von Peroxydcharakter als Zwischenprodukt z.B. für die eingeleitete vermehrte Prostaglandinsynthese handelte, die mit der eingesetzten Nachweismethode miterfaßt wurden. Im nachstehenden Abschnitt zu den Untersuchungen von *Albers* wird darauf eingegangen werden.

Unter diesem Aspekt ist es daher auch bei der Betrachtung des mit den Einwirkungsfaktoren I – III behandelten Blutes — Faktor IV — notwendig, sich noch einmal mit den schon sehr alten, aber zu Unrecht in der Vergangenheit vernachlässigten experimentellen Grundlagenversuchen von Prof. *Albers* aus den Jahren 1958, 1960 und 1969 positiv kritisch und differenziert auseinanderzusetzen. Auch wenn man aufgrund der Befunde und Ergebnisse zur HOT in den letzten Jahren seinen Aussagen über die Unterschiede/Gemeinsamkeiten von HOT und *Ozon*-Therapie *nicht* zustimmen kann.

Diese Feststellung schmälert jedoch in keiner Weise den überragenden wissenschaftlichen Wert seiner Untersuchungen zur HOT. Sie waren überhaupt erst die Grundlage aller folgenden experimentellen und biochemischen Forschungen. Wenn *Wehrli* das Verdienst gebührt, durch seine Arbeiten und vor allen Dingen durch sein Engagement eine hervorragende Therapiemethode entwickelt zu haben, ist aus heutiger Sicht festzustellen, daß dies in experimenteller-biochemischer Hinsicht auf *Albers* zutrifft und von *Zilliken* mit dem Nachweis der Wirkung von Singulett-Sauerstoff usw. bei der HOT fortgeführt wurde.

Albers publizierte in den Jahren 1958 [3], 1960 [4] und 1969 [5] seine grundlegenden Überlegungen und experimentellen Befunde zur HOT. Was führte er darin — in zusammengefaßter Form und unter Beachtung der Interpretationsmöglichkeiten auf der Basis der jetzt vorliegen neuen Fakten und Erkenntnisse zur HOT — aus? Welche Befunde wurden von *Albers* experimentell ermittelt, und wie sind sie auf die heutige klassische HOT zu übertragen?

Albers spricht in seinen Veröffentlichungen von „Ozonperoxyden". Es dürfte sich aber bei seinen Versuchen zur HOT überwiegend oder sogar ausschließlich um die Bildung von Peroxyden aus der Einwirkung von Singulett-Sauerstoff und nicht von Ozon, entsprechend dem Frequenzspektrum des HOT-Brenners, gehandelt haben. Daher wird in der nachfolgenden Darstellung dafür die Bezeichnung „HOT-Peroxyd" gewählt. Hierbei ist zusätzlich zu bemerken, daß in diesem Zusammenhang strukturell zu unterscheiden ist zwischen den physiologischen und den HOT-Peroxyden (Entstehung durch Einwirkung von Singulett-Sauerstoff), sowie *Ozon*-Peroxyden (Ozonid), die sich durch die Einwirkung von *Ozon* auf ungesättigte Fettsäuren z.B. bei der Ozon-Therapie bilden können.

Albers postulierte allgemein aus seinen Überlegungen und nachfolgenden Versuchen den Schluß, daß diese neuartigen Verbindungen (HOT-Peroxyde) nach ihrer Bildung im Blut dann sehr schnell und auch intensiv mit anderen Substraten des Blutes, die Doppelbindungen enthalten, somit also in erster Linie mit ungesättigten Fettsäuren, reagieren würden. Außerdem führte er aus, daß diese Reaktion nicht nur auf das Blut beschränkt bleiben könnte.

„Die vermutete Mitwirkung solcher Fettsäuren im Mesenchym als dem interstitiellen Grundsystem des Bindegewebes ist jedenfalls bedeutsam."

IV.B) Theoretische Überlegungen von Albers zur HOT

Albers ging bei seinen Überlegungen grundsätzlich davon aus, daß

> die geringe Menge von zusätzlich gebildetem Oxyhämoglobin im HOT-behandelten Blut *keinesfalls primär etwas mit einer Verbesserung der Sauerstoffversorgung des Gewebes zu tun haben kann.*

Dieser neue Anteil würde im Gesamtblut untergehen. Zu seiner Bildung brauchte auch nicht der komplexe Vorgang der HOT durchgeführt zu werden. Demgegenüber schloß er aber nicht aus, daß durch die HOT z.B. Änderungen an Hormonanteilen, Aktivierung von Enzymen usw. eintreten könnten. In jedem Fall aber müßten durch die HOT im Blut „neuartige Wirkstoffe" entstehen, die physiologisch nicht vorkommen und erst durch und nach ihrer Bildung im HOT-Blut und anschließender Reinjektion auf den Gesamtorganismus ungewohnte, bisher nicht bekannte, mehr oder weniger spezifische Wirkungen ausüben könnten. Eine wesentliche Voraussetzung nach seiner Ansicht war jedoch, daß sie nicht — wie das zusäztlich gebildete Oxyhämoglobin — nur die Menge der bereits im Organismus vorhandenen Wirkstoffe um ein Geringes vermehren würden. Ein solcher Vorgang könnte nur dann einen therapeutischen Effekt haben und dieser auftreten, wenn ein bereits natürlich vorhandener Wirkstoff nur noch stark unterschwellig vorhanden sei und dann, nach einer vermehrten Neubildung, in seiner Konzentration und somit in seiner Wirkungsmöglichkeit wieder normalisiert werden würde. Dieser Vorgang tritt jedoch bei der HOT nicht auf.

Durchaus denkbar war jedoch nach seiner Ansicht, daß sich Vorgänge, die die „indirekte" Sauerstoffversorgung durch Bildung eines neuen „Wirkstoffes" beträfen, herausbilden oder darstellen könnten im Sinne eines „katalytischen Vorgangs" bei der Verbesserung der Sauerstoffverwertung (Anm.:Plasma/Oxyhämoglobin).

Das Wesen der Katalyse ist, daß kleinste Mengen einer spezifischen Verbindung (Katalysator) in der Lage sind, Reaktionen erst zu ermöglichen oder stark zu aktivieren und verstärkt ablaufen zu lassen. Nach seiner Ansicht geschieht bei der HOT folgendes:

> Es erfolgt die Bildung neuartiger Wirkstoffe im Sinne eines Katalysators in kleinen und kleinsten Mengen, die „nicht nur quantitativ bedeutsame Umsetzungen vermitteln, sondern auch *qualitativ in spezifischer* Weise, also *reaktionslenkend* und *gegebenfalls* sogar *reaktionsauslösend* wirken".
> „Es müssen entweder Aktivierungen von passenden Substraten durch die UV-Bestrahlung eintreten, wobei die zusätzliche Beteiligung von Sauerstoff nicht auszuschließen ist, oder es müssen unter Mithilfe des erzeugten Ozons* jene neuartigen Wirkstoffe entstehen."
> (Anm.: *Singulett-Sauerstoff)

Wie aus diesen theoretischen Überlegen von *Albers* zu entnehmen ist, hat er bereits damals dem bei der HOT zur Aufschäumung des Blutes eingesetzten Sauerstoff ($\rightarrow$ $^1O_2$) eine große Rolle zugeordnet.

Daher waren seine weiteren Überlegungen in Richtung der Entstehung von Peroxyden aus ungesättigten Verbindungen (ungesättigtigten Fettsäuren) des Blutes ausgerichtet.

„Es ist seit langem bekannt, daß Peroxyde bei der Oxydation ungesättigter Fettsäuren auftreten und durch *Einleitung* von *Reaktionsketten* deren weitere Oxydation *autokatalytisch* beschleunigen".

Wie bereits ausgeführt, befinden sich nach den Untersuchungen von *Wennig* immer Lipoperoxyde im Blut. Diese werden nach der Behandlung des Blutes in der HOT-Apparatur um ca. 20% erhöht.

Wäre diese Erhöhung der Peroxyde um 20% im behandelten Blut eine Vermehrung der *gleichen Verbindungen,* wie sie in ihrer Struktur bereits vor der Behandlung in der HOT-Apparatur vorgelegen haben, so könnten sie keine biochemische und somit auch keine therapeutische Bedeutung haben. Denn nach erfolgter Reinjektion/Reinfusion des HOT-Blutes würden sie im Gesamtblut des Organismus zwangsläufig mengenmäßig untergehen. Sie würden ferner theoretisch nur eine Erhöhung der Peroxydanzahl im Gesamtblut von ca. 0,4% ausmachen. Ein derartiger Unterschied liegt aber im Rahmen der physiologischen Streubreite und hätte somit weder eine positive nach negative biologische Bedeutung.

Die grundsätzliche Betrachtungsweise von *Albers* ist aber auch aus einem anderen Grund schlüssig. Die im Organismus vorkommenden natürlichen Peroxyde sind zweifelsfrei auf einem anderen Wege entstanden — z.B. durch Sauerstoffeinwirkung auf ungesättigte Blutbestandteile — als die bei der HOT auftretenden Lipoperoxyde (HOT-Peroxyde), die durch die UV-C-Strahlung in Verbindung mit Singulett-Sauerstoff — $^1O_2$ — gebildet werden.

Daher muß man die von *Wennig* festgestellten Erhöhungen der Peroxydzahl nach erfolgter UV-Einwirkung unter einem anderen Aspekt betrachten. Die vermehrt nachgewiesenen Peroxyde sind zwar mit der angewandten Nachweismethode global mit erfaßt worden, sie unterscheiden sich jedoch in ihrer Struktur und in ihrem Wirkungsprofil von den ursprünglichen Verbindungen.

IV.C) Experimentelle Grundlagenuntersuchungen von Albers zur HOT

Um die vorstehend beschriebene Problematik einzuengen und um aufzuklären, ob es sich bei der HOT um die Bildung und mögliche Wirkung von „andersartigen Peroxyden" als die physiologisch vorhandenen handelt, führte *Albers* zahlreiche Untersuchungen durch.

Warburg-Manometerversuche
(Detaillierte Einzelheiten siehe Originalliteratur.)

In zwei Reihenversuchen (Resultate siehe Abb.24 und Abb.25) wurde überprüft, wieviel Sauerstoff und ab welchem zeitlichen „Startpunkt" er von einer Leinölemulsion aufgenommen wird, wenn (bei festgelegten pH-Werten) dieser verschiedene Katalysatoren und Hilfssysteme zugesetzt werden.

Als Katalysatoren und Hilfssysteme wurden verwendet:
a) — Eisen-(III)-Salze
b) — Hämoglobin — kristallisiert
c) — Hämoglobin im natürlichen Vorkommen als Erythrozyten-Hämolysat
d) — Vollblut.

(Die störende Wirkung oxydationsfördernder, fremder Schwermetallspuren in der Leinölemulsion wurde durch einen Pyrophosphatpuffer inhibiert.)

Die mit der Anordnung
— Leinölemulsion + Inhibierung von Schwermetallspuren — Kurve I
— Leinölemulsion + Sauerstoffgas (UV-bestrahlt) — Kurve II
— Leinölemulsion + Eisen-(III)-Salze — Kurve III
— Leinölemulsion + Eisen-(III)-Salze + O_2-Gas (UV-bestrahlt) — Kurve IV

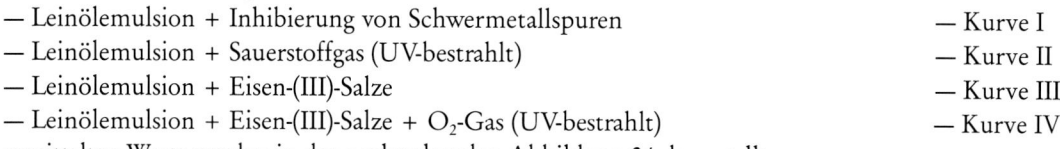

ermittelten Werte werden in der nachstehenden Abbildung 21 dargestellt.

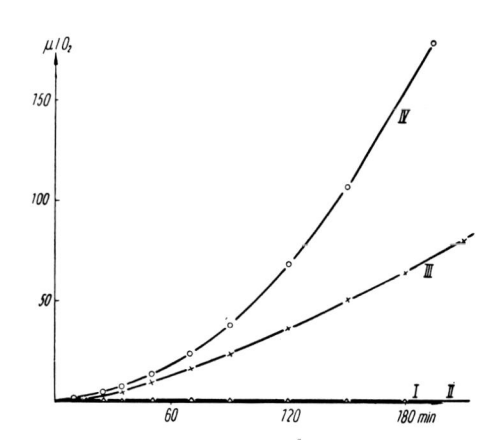

Abb. 24: Katalyse einer Leinölemulsion durch Schwermetalle und Sauerstoffgas

Resultate und Diskussion der Kurven der Abbildung 24
Kurve I:
Es ist zu erkennen, daß eine spontane Aufnahme von Sauerstoff nach Inhibierung von Schwermetallspuren nicht erfolgt ist.

Kurve II:
Auch eine Behandlung mit bestrahltem Sauerstoff zeigt keinen Sauerstoffaufnahmeeffekt. Der Pyrophosphatpuffer hat die zum Anlaufen der Oxydation notwendigen Schwermetalle gebunden und verhindert somit eine Sauerstoffaufnahme.

Kurve III:
Erst die Zugabe von Eisensalzen (Eisen-(III)-Salz) bewirkt eine Sauerstoffaufnahme, die allerdings gegenüber dem Zeitpunkt der Kurve IV zeitlich verzögert ist.
Kurve IV:
Durch die Zugabe von Eisensalzen + bestrahltem Sauerstoff stellt sich nach sehr kurzer Zeit eine relativ starke Sauerstoffaufnahme ein.

Die in der Kurve III dargestellte „natürliche" Oxydation, bei der sich die üblichen Peroxyde als Katalysatoren mit Sauerstoff gebildet hatten, geht erheblich langsamer und auch verzögerter gegenüber der Kurve IV vor sich und weist aufgrund des fast linearen Verlaufes dieser Kurve III auf einen anderen Mechanismus der Sauerstoffaufnahme als bei Kurve IV hin (Belastung der Leinölemulsion mit bestrahltem Sauerstoffgas).

Dies ist ein erhebliches Indiz dafür, daß sich hier (Kurve IV) die ungleich aktiveren HOT-Peroxyde gebildet haben müssen.

In Auswertung dieser Versuche wurde von *Albers* ein weiterer Grundlagenversuch zur Aufklärung der Wirkung der HOT-Peroxyde durchgeführt (Blut als Katalysator einer Leinölemulsion).

Hierbei zeigte sich, daß vergleichbare Verhältnisse ermittelt werden konnten, wenn Blut (Vollblut vom Rind) in ähnlicher Versuchsanordnung wie bei den Untersuchungen der Kurven der Abb. 24 eingesetzt wurde.

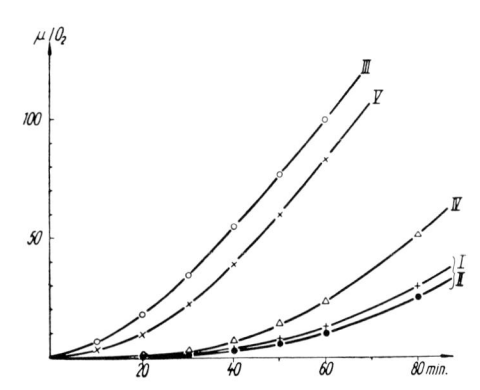

Abb. 25: Katalyse einer Leinölemulsion durch Vollblut vom Rind unter verschiedenen Bedingungen.

Legende zur Versuchsanordnung
Kurve I:
  Leinölemulsion + Blut (unbehandelt)
Kurve II:
  Leinölemulsion + Blut mit O_2-Gas durch die HOT-App. *ohne* UV-Bestrahlung geleitet.*)
Kurve III:
  Leinölemulsion + UV-bestrahltes Blut und Sauerstoffgas (beides analog dem HOT-Verfahren durch die HOT-Apparatur geleitet).
Kurve IV:
  Leinölemulsion + Blut (unbestrahlt), das aber mit Sauerstoff-Gas, das 5 Min. UV-bestrahlt worden war, ohne erneute UV-Bestrahlung des Blutes im aufgeschäumten Zustand durch die HOT-Apparatur geführt wurde.

---

*) Die Bezeichnung der Kurve II in der Originalliteratur mit „HOT" ist nicht exakt, da keine UV-Bestrahlung durchgeführt wurde.

Kurve V:
Versuchsanordnung wie bei IV, allerdings wurde der Sauerstoff 10 Min. bestrahlt.
Resultate und Diskussion der Kurven der Abb.25
Kurve I:
Sie zeigt eine trotz des Vorhandenseins von Hämoglobin/Oxyhämoglobin zeitlich sehr verzögerte Bildung von katalytisch wirkenden Leinölperoxyden. Dementsprechend läuft auch die Sauerstoffaufnahme nur sehr träge an.
Kurve II:
Die Behandlung des Blutes in der Leinölemulsion in der HOT-Apparatur mit Sauerstoff *ohne UV-Bestrahlung* zeigt keine signifikante Verbesserung der Sauerstoffaufnahme, weder von der Menge noch vom zeitlichen Beginn.
Kurve III:
Wird dagegen das Blut und die Leinölemulsion mit Sauerstoff gleichzeitig unter UV-Bestrahlung (klassisches HOT-Verfahren) durch die HOT-Apparatur geleitet, erfolgt zeitlich unmittelbar danach bereits eine starke Sauerstoffaufnahme.
Kurve IV:
Wenn dagegen das Blut allein *ohne direkte UV-Bestrahlung* nur mit Sauerstoff, der 5 Minuten mit UV-Licht bestrahlt wurde, behandelt und angereichert wird, steigt die Sauerstoffaufnahme, zeitlich etwas verzögert, an. Sie liegt höher als in den Kurven I und II. Der erzielte Wert der Sauerstoffaufnahme liegt aber deutlich unter dem Resultat der Kurve III.
Kurve V:
Eine Intensivierung dieses Vorganges (Kurve IV) läßt sich erreichen, wenn der Sauerstoff 10 Minuten bestrahlt wird. Trotzdem kann auch mit diesem Verfahren das Resultat der Kurve III (klassische HOT) nicht erreicht werden.

Was beweisen die Auswertungen der Kurven I – V?
1. Die in beiden Versuchen dargestellten Kurven I + II (Abb.24, Abb.25) zeigen, daß die hier mit unbestrahltem Sauerstoff gebildeten Peroxyde aus den ungesättigten Fettsäuren der Leinölemulsion/Blutlipide als Katalysatoren einer weiteren Oxydation deutlich geringer wirksam sind als die möglicherweise in erheblich geringerer Menge vorliegenden „HOT-Peroxyde" (Kurve III). Diese kommen aber im normalen Blut nicht vor. Durch ihre Bildung bei der HOT werden sie in Gemeinsamkeit mit dem Hämoglobin zu hochaktiven „Zwischen-Katalysatoren". Die aber für die Bildung dieser Verbindungen notwendigen Substrate liegen im Plasma und Zytoplasma der Erythrozyten in ausreichender Menge vor.
2. Das optimale Resultat bei der Sauerstoffaufnahme ist nur durch das klassische Verfahren der HOT nach *Wehrli* zu erreichen (Kurve III).
3. Aus den Versuchen von *Albers* (Kurven IV und V) wurde offensichtlich eine Begründung für die reine Singulett-Therapie abgeleitet. Diese Kurven beweisen auch gleichzeitig, daß es mit diesem Verfahren nicht möglich ist, die gleichen Resultate wie bei der HOT zu erreichen. Es ist daher sehr wahrscheinlich, daß die HOT die Singulett-Therapie als ein Teilresultat automatisch mit einschließt (Kurve III deutlich höher als Kurven IV und V).
4. Die Kurven IV und V beweisen ferner in Verbindung und in Gegenüberstellung mit der Kurve III, wie wichtig das Vorhandensein von Sauerstoff in maximaler Menge im Plasma und am Hämoglobin (Oxyhämoglobin) für das Ablaufen optimierter biophysikalischer und biochemischer Vorgänge bei der HOT ist. Dies ist ein zusätzlicher Hinweis dafür, daß die UVB nur eine deutlich abgeschwächte Variante der HOT sein kann und daher mit dieser nicht verglichen oder sogar gleichgesetzt werden darf.
Die von *Albers* dargestellten Meßkurven der Sauerstoffaufnahme weisen allerdings nicht aus, bei welcher O_2-Menge sich die eingeleiteten Vorgänge stabilisiert haben bzw. wann zeitlich die O_2-Aufnahme durch „Erschöpfung der aufgebauten Versuchsanordnung" die „Nullaufnahme" erreicht hat.

Es ist daher anzunehmen, daß diese Kurvendarstellung aus räumlichen Gründen nicht komplett erfolgte oder die Versuche vorzeitig abgebrochen wurden. Sonst würden die Kurven eine „unendliche Sauerstoffaufnahme" ausweisen und damit schwierig oder nicht zu interpretieren sein. Auf diesen Umstand wurde bereits 1967 von *Friedel, Stadtlaender* et al. hingewiesen [138].

Zusammenfassend kommt *Albers* bei seinen Versuchen zur HOT aus dem Jahr 1958 zu folgendem Schluß:

1. In Übereinstimmung mit *Gouverneur* haben die bei der HOT gebildeten, katalytisch hochwirksamen Peroxyde (HOT-Peroxyde) eine monatelange Haltbarkeit. Dies steht in Übereinstimmung mit den praktischen Erfahrungen der Therapeuten, daß nach Durchführung der HOT-Grundbehandlung die klinische Wirkung über viele Monate beobachtet werden kann, bevor wieder eine „Erhaltungstherapie" in Form einer oder einzelner HOT's erforderlich wird.

2. Durch den Nachweis der bei der HOT entstehenden hochaktiven Oxydationskatalysatoren hat diese Methode einen chemischen Hintergrund, der sie damit von einem Plazeboeffekt entbindet.

3. Die bei der HOT nachgewiesenen, hochaktiven Oxydationskatalysatoren (HOT-Peroxyde) „können anteilig auch dann wirksam sein, wenn sie nur in geringen — mit direkten analytischen Methoden kaum erfaßbaren und jedenfalls ungiftigen — Mengen im Körper kreisen. Ihre Wirkung sollte zwar langsam, aber stetig sein".

In seiner Arbeit aus dem Jahr 1960 [6] setzt sich *Albers* überwiegend noch einmal mit den Problemen der HOT auseinander.

Hierbei stellt er unter anderem fest, daß in den Erythrozyten nach einer HOT-Behandlung vielleicht eine vermehrte Synthese von Adenosintriphosphat (ATP) hätte erwartet werden können.

„Sie tritt jedoch in den Erythrozyten, wie wir fanden, nicht auf".

Nach den heutigen Erkenntnissen ist diese Beobachtung von *Albers* vollkommen richtig und steht *nicht* im Widerspruch zu den Untersuchungen und Resultaten von *Goebel* und *Kaffarnik* [159], die 1982 berichteten, daß sie eine vermehrte ATP-Synthese nach der HOT in alten Erythrozyten von Diabetikern feststellen konnten, was insgesamt in Verbindung mit anderen Parametern einen höchst bedeutsamen Befund darstellt.

Wie ist dieser scheinbare Widerspruch interpretierbar?

Bekanntlich sind klinisch die Reaktionen (mit gewissen Einschränkungen, sowie unter Beachtung bestimmter Hemmstoffe für die HOT) immer dann bei der HOT am stärksten, je massiver das jeweilige Krankheitsbild ausgeprägt ist. Z.B. machen sich versteckte Foci durch die Aktivierung des Immunsystems bei scheinbar Gesunden bemerkbar u.v.m. Auch die Behandlung von klinisch Gesunden zeigt bei diesen, außer einer Leistungssteigerung bei körperlicher Belastung, keine klinisch und laborchemisch unterschiedlichen erfaßbaren Werte, vorausgesetzt, die HOT wird nicht extrem überdosiert (Beobachtungen von *Stadtlaender*). D.h., *normale* Leistungsdaten und Laborparameter werden nicht verändert, sondern die HOT wirkt nur im Rahmen ihrer Möglichkeit auf pathologische Zustände und Werte, z.B. verkürzte Gehstrecken bei der AVK, stark erhöhte Cholesterinwerte usw. Da *Albers* aber bei seinen Versuchen mit gesunden Erythrozyten gearbeitet hatte, konnte dementsprechend hier auch keine *Normalisierung* oder sogar eine *Verbesserung* der ATP-Bildung erzielt werden. Anders liegen die Voraussetzungen bei den Untersuchungen von *Goebel* und *Kaffarnik* [159] an alten Erythrozyten von Diabetikern.

Hier lagen bereits in der ATP-Bildung pathologische Ausgangswerte vor. Sie konnten daher mit der HOT gebessert werden. (Trotz dieses positiven Resultates bei den Erythrozyten der Diabetiker muß an dieser Stelle bereits darauf hingewiesen werden, daß es bei Therapie z.B. der Angiopathie bei Diabetikern mit der HOT zahlreiche Probleme gibt und die kurativen Wirkungen nur teilweise die Werte erreichen, wie sie bei der klassischen AVK zu beobachten sind.)

1969 weist *Albers* [5] in einer erneuten Arbeit über die HOT darauf hin, daß bei der HOT nach den Untersuchungen von *Kampfhammer* und *Ziegler* [230] — Messung des Redoxpotentials — eine Erhöhung des Lipoperoxydspiegels im **Gesamtblut** des Patienten *nicht eintritt*. Somit ist also auch keine To-

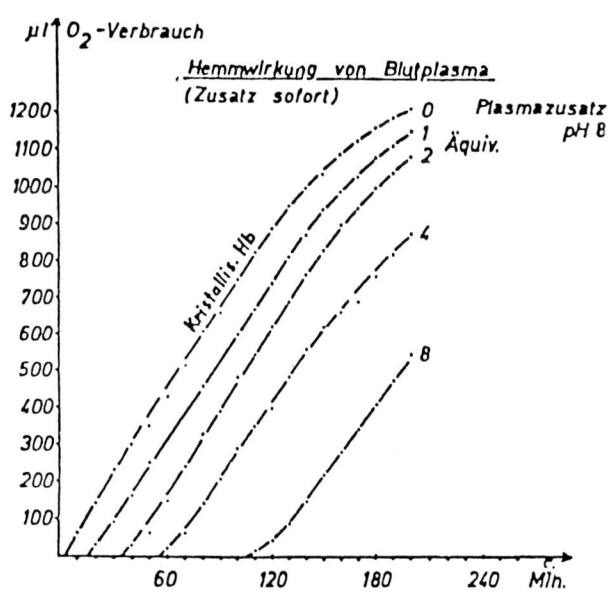

Abb. 26: Hemmwirkung von Blutplasma (Erläuterung: Kurve O = kristall. Hb; 1—8 steigende Mengen von Plasmazusätzen)

xizität der gebildeten HOT-Peroxyde zu erwarten und, wie es die jahrzehntelange Erfahrung mit der HOT bewiesen hat, auch bisher nicht beobachtet worden. Außerdem sind sie nur als ein kurzlebiges Zwischenprodukt bei der permanenten verstärkten Bildung von Prostaglandinen anzusehen. Auch aus diesem Grund ist es einleuchtend, daß im Gesamtblut der untersuchten Patienten nach HOT-Serien keine Erhöhung der Peroxydzahl festzustellen war.

Albers befaßte sich in dieser Arbeit aber auch mit sogenannten Hemmstoffen der Oxydation, deren Ausschaltung für den Gesamtablauf der HOT und ihre dadurch mögliche Wirkung von Bedeutung ist. In seinen Untersuchungen konnte er nachweisen, daß die Hemmwirkung des Blutplasmas stärker ausgeprägt ist als die von Erythrozyten-Hämolysat. Wird im Modellversuch einer zu oxydierenden Leinölemulsion (zur Messung der Sauerstoffaufnahme) nur kristallisiertes Hämoglobin als Oxydationsbeschleuniger zugesetzt, so ergibt sich eine sofortige, relativ starke Sauerstoffaufnahme durch die Emulsion (siehe Kurve 0 — Abb. 26).

Wird in weiteren derartigen Versuchen der jeweiligen Menge des Erythrozyten-Hämolysats zusätzlich noch eine äquivalente Plasmamenge hinzugefügt, so daß wieder eine prozentuale normale Blutzusammensetzung entsteht, tritt die Sauerstoffaufnahme erst nach einer Latenzzeit auf (siehe Kurve 1 und 2 der Abb. 26). Eine permanente Vermehrung der Menge der Plasmazusätze bewirkt auch eine etwa proportionale Zunahme der Latenzzeit der Sauerstoffaufnahme durch die Leinölemulsion (siehe Kurve 4 und 8 in der Abb. 26).

Aus den Resultaten dieser Versuche leitete *Albers* ab, „daß eine reguläre Oxydation des Leinöls erst auftritt, wenn die im zugesetzten Plasma vorhandenen Hemmstoffe ihrerseits oxydativ abgebaut worden sind".

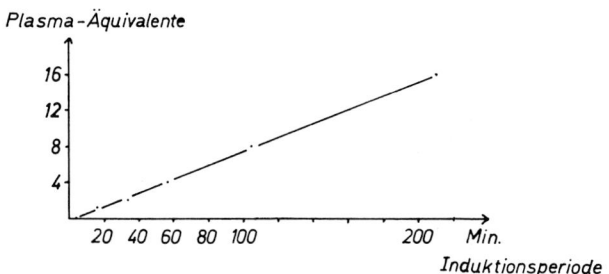

Abb. 27: Konzentration der Hemmstoffe im Plasma/Latenzzeit der Oxydation

Wie sich die Menge des abzubauenden Hemmstoffes analog zu der Menge des zugesetzten Plasmas und damit zur Latenzzeit verhält, zeigt die Abbildung 27.

Aus dem Verlauf der Geraden ist deutlich zu erkennen, daß die Latenzzeit proportional ist zu der Menge des Plasmas mit ihrem Hemmstoff der Oxydation der Leinölemulsion.

Albers konnte in diesem Zusammenhang nachweisen, daß die angeführten Hemmstoffe der Oxydation in unterschiedlichen Konzentrationen in den verschiedenen Plasmafraktionen vorhanden sind. Vermehrt sind sie in den Lipoproteinfraktionen nachweisbar. Ihre antioxydative Wirkung kann durch die verschiedenen, gleichzeitig bei der HOT wirkenden Faktoren (UV-Strahlung $\rightarrow$ $^1O_2$) aufgehoben werden.

Hierbei ist in Übereinstimmung mit *Albers* anzunehmen, daß die mit der HOT erfolge Ausschaltung der natürlichen Hemmstoffe im Blut in der HOT-Apparatur nach erfolgter Reinjektion/Reinfusion zu einer katalytisch beschleunigten Ausschaltung der natürlichen Hemmstoffe auch im Gesamtblut führt.

Dies aber würde schließlich die spezifischen, oxydationskatalytischen Wirkungen der „HOT-Peroxyde" im klinischen Resultat zeigen. Diese Vorstellung von *Albers* wird nicht nur durch die klinischen Resultate, sondern auch durch die zum damaligen Zeitpunkt bereits abgeschlossenen und publizierten Untersuchungen von *Stadtlaender* im *Warburg*-Manometer-Versuch mit Patientenblut *nach mehrmaliger Durchführung der HOT* gestützt.

In der Abb. 28 wird die unterschiedliche Hemmwirkung der einzelnen Serumeiweißfraktionen bei der Oxydation einer Leinölemulsion (Versuche von *Albers*) dargestellt. Wie zu erkennen ist, zeigt eine Leinölemulsion ohne Zugabe eines Hemmstoffes bereits nach einer relativ kurzen Latenzzeit eine starke Sauerstoffaufnahme (Kurve 0). Die Hemmwirkung ist am stärksten ausgeprägt bei der α_2-Lipoproteinfraktion (Kurve 3).

Was kann aus diesen Versuchen von *Albers* abgeleitet werden?

Es ist eine praktische Erfahrung, daß der äußerlich erkennbare Therapieerfolg, z.B. die Zunahme der Gehstrecke, *nicht* sofort voll bereits nach der 1. HOT auftreten kann und muß, obwohl derartige Resultate vereinzelt beobachtet worden sind. Es ist auch in vivo damit zu rechnen, daß hierzu eine gewisse Latenzzeit benötigt wird. In dieser Zeit würden dann die in der HOT-App. gebildeten HOT-Peroxyde

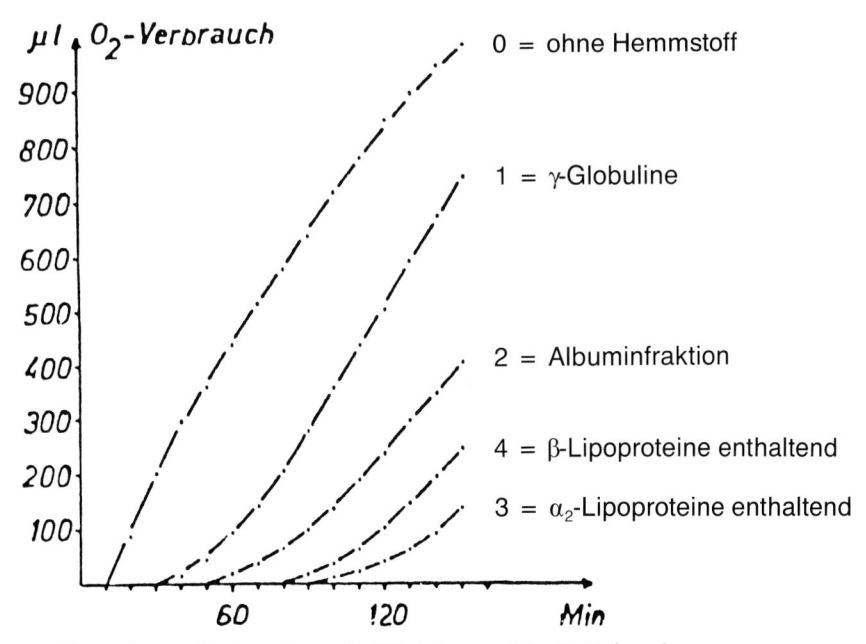

Abb. 28: Hemmwirkung der verschiedenen Serumeiweißfraktionen auf den O_2-Verbrauch

die vorhandenen und permanent auch neu gebildeten Hemmstoffe inaktiviert und sich somit gegen diese wirkungsmäßig durchgesetzt haben (AKZ nach *Stadtlaender* 1967) [49,138,139,210,454,456,458-463 u.v.a.].

Dies wäre auch in Übereinstimmung zu bringen mit der Beobachtung von *Stadtlaender*, daß erst nach der 2.– 3. HOT „peroxydase-negative Granulozyten" im peripheren Blut und im Knochenmark auftreten [457, 454, 49, 138, 139], und daß es sich um andersartige HOT-Peroxyde gehandelt hat. (Bei der UVB war auch nach mehrmaligen, zeitlich in kurzen Abständen durchgeführten Behandlungen kein derartiges Resultat zu erzielen.)

Daraus ergibt sich, daß die HOT mehrmals, allerdings in immer größeren Abständen, zur Herstellung eines therapeutischen, biochemischen Grundspiegels solange wiederholt werden muß, bis ein ausreichender Level an „HOT-Peroxyden" vorhanden ist. Dieses gebildete Plateau muß dann nach einiger Zeit, manchmal erst nach 12 Monaten, durch eine Wiederholungsbehandlung aufgefüllt und stabilisiert werden. Das heißt, daß bei der HOT primär kein Vorgang abläuft, der sich aus einer verbesserten Gefäßsituation ergibt.

Daß schwer erkrankte Patienten erfahrungsgemäß stark und relativ schnell auf die HOT reagieren, im Gegensatz zu Gesunden, bei denen keine therapeutische Wirkung zu erwarten ist, weil keine Krankheitsymptome bzw. veränderte chemische-klinische Parameter vorliegen, läßt sich ferner mit einer weiteren Untersuchung von *Albers* in Übereinstimmung bringen.

Er untersuchte „die Hemmstoffwerte" (Latenzperiode zu ihrem Abbau) von verschiedenen Erkrankungen und verglich sie mit den Werten von Seren von gesunden Probanden. Dabei wurde folgende Tabelle von ihm ermittelt (gekürzt dargestellt):

Hemmstoffe pathologischer Seren

Messung der Latenzperiode als Maß der Hemmstoffkonzentration mit Erythrozytenhämolysat					
Normalwerte von Gesunden	90	90	90	85	80
Pathologische Seren:					
Herzinsuffizienz	50	55	65	85	
Herzinsuffizienz + Arteriosklerose	50				
Arteriosklerose	50	60			
Arteriosklerose, Hypertonie	40				
Arteriosklerose, Aorteninsuffizienz	40				
Hypertonie, Koronarsklerose	45				
chron. Hepatitis	60	60	60	60	60
Leberzirrhose	35	50	50	60	80
Diabetes mellitus	85				
Pulmonale Insuffizienz	70				
Lungen-Ca	65				
Kachexie	65				

Auch bei sehr vorsichtiger und kritischer Würdigung dieser Befunde von *Albers*, die sich leider bei einigen Erkrankungstypen auf nur 1 – 2 Messungen beschränken, ist jedoch folgendes im Ansatz zu erkennen:

1. Die Seren von Gesunden weisen einheitlich hohe Werte von „Hemmstoffen" auf.
2. Die Patienten mit Erkrankungen des Gefäßsystems, die erfahrungsgemäß (Ausnahme Diabetes mellitus) gut bis sehr gut z.B. bei der AVK auf die HOT ansprechen, weisen durchgehend Werte im unteren Bereich auf. D. h., hier ist es den „HOT-Peroxyden" relativ leicht und schnell möglich, die Hemmstoffe des Plasmas zu inaktivieren und ihre eigene, gewünschte therapeutische Wirkung zu entfalten.

3. Wie bereits angeführt, sind die Resultate bei einem Diabetiker mit der HOT in bezug auf seine Grundkrankheit wie auch auf die therapeutische Beeinflußbarkeit der diabetischen Angiopathie nicht besonders gut. Dies hängt mit der permanenten Wirkung von Spuren von Azeton im Blut zusammen. Bereits in Spuren kann Azeton als ein Antioxydans bei der Oxydation wie auch bei der sekundären Prostaglandinbildung angesehen werden.

Experimentelle Untersuchungen haben dies bewiesen. Daher ist es auch nicht verwunderlich, daß *Albers* im diabetischen Serum eine relativ hohe Hemmstoffkonzentration gefunden hat, die in diesem Punkt, allerdings im negativen Sinne, der der gesunden Vergleichsgruppe entspricht.

Zusammenfassend kann festgestellt werden:

Die Konzentration der natürlichen Oxydationshemmstoffe — gemessen durch die von ihnen erzeugten Latenzzeiten — ist in pathologischen Seren (Ausnahme Diabetes mellitus — Azeton) verringert.

Diskussion der Befunde von Albers:

Der Vergleich der Anzahl der Untersuchungen bei Gesunden zu der Anzahl der Untersuchungen bei pathologischen Seren ist signifikant, bei einzelnen Erkrankungen wegen der geringen Anzahl der vorliegenden Untersuchungen jedoch nicht als beweisend zu bezeichnen. Trotzdem weist der offensichtliche Trend der ermittelten Werte darauf hin, daß die Höhe der Konzentration der Hemmstoffe in Übereinstimmung zu bringen ist mit den praktischen Resultaten bei der HOT.

Weitere Untersuchungen durch geeignete Institute in dieser Hinsicht könnten nicht nur für die HOT, sondern auch im allgemeinen für die Medizin wertvolle Resultate ergeben, wenn die Befunde von *Albers* reproduziert und sogar noch erweitert und vertieft werden könnten.

IV.D) Wirkung der HOT auf die Peroxydase der Leukozyten im peripheren Blut und im Knochenmark

Da *Albers* [2—4] und *Wennig* [520—522] in experimentellen Befunden die Bildung von organischen Peroxyden, die sich in ihrem Verhalten und in ihrer Beständigkeit von den physiolgischen Verbindungen dieser Art unterscheiden, nachweisen konnten, war zu erwarten, daß auch im biologischen Bereich ein derartiger Vorgang und Nachweis unter therapeutischen Gesichtspunkten möglich sein sollte.

Diese Annahme könnte gestützt werden durch die Untersuchungen von *Rapoport* [381] an chronisch ausgebluteten Kaninchen.

Da der Nachweis von organischen Peroxyden im Serum unter therapeutischen Bedingungen schwierig ist, wurde überprüft, ob sie und ihre mögliche Wirkung indirekt über die Enzymreaktion der Peroxydase nach *Sato* [408] in den Granulozyten nachzuweisen war.

Diese Peroxydase ist ein Enzym, das die Oxydation eines Substrates durch ein Peroxyd katalysiert, die Katalase dagegen zerlegt Peroxyde in Wasser und O_2.

Reaktion der Peroxydase:

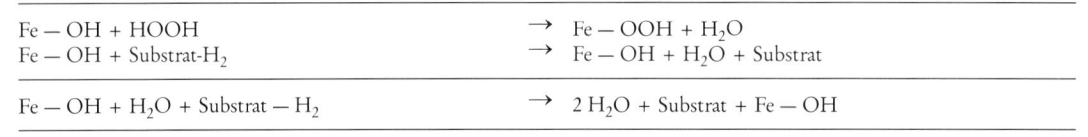

$Fe - OH + HOOH$	$\rightarrow \quad Fe - OOH + H_2O$
$Fe - OH + Substrat-H_2$	$\rightarrow \quad Fe - OH + H_2O + Substrat$
$Fe - OH + H_2O + Substrat - H_2$	$\rightarrow \quad 2 H_2O + Substrat + Fe - OH$

Die Zellaufgabe der Katalase besteht offenbar in einer Schutzfunktion gegen eine übermäßige Anhäufung von Wasserstoffperoxyden aus dem physiologischen Stoffwechsel. Außerdem soll sie in hochverdünnten H_2O_2-Lösungen wie eine Peroxydase wirken [277,381].

Im menschlichen Blut sind die Granulozyten durch einen relativ hohen Anteil an Peroxydase ausgezeichnet [22,187,268,413]. Da die Granulozyten außerdem nur eine Lebensdauer von Stunden bis Tagen haben [389], ist anzunehmen, daß sie nach ihrer Ausreifung und Ausschwemmung aus ihrem Bildungs-

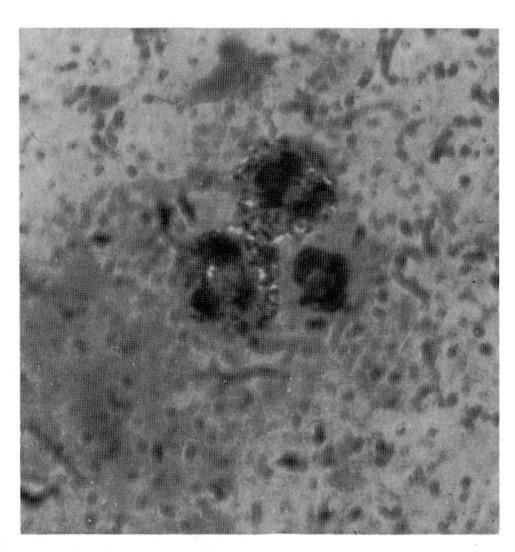

Abb. 29: Granulozyten im peripheren Blut. Färbung nach *Sato* auf Peroxydase. Aufgenommen im Durchlicht. 2 peroxydase-positive neben einem peroxydase-negativen Granulozyten.

ort — dem Knochenmark — mit einer „Endausstattung" an Enzymen versehen und nicht mehr in der Lage sind, Enzyme aus- und nachzubilden, die zur Lösung spezifischer Aufgaben im Sinne einer „Aufbrauchreaktion" blockiert worden sind.

Daher wurde versucht, durch das Verhalten der Peroxydase Schlüsse auf die Reaktion des Gesamtblutes mit den „HOT-Peroxyden" zu ziehen und diese über die Veränderung des Peroxydgehalts der Granulozyten zu dokumentieren. Dadurch sollte es möglich sein, Schlußfolgerungen über den therapeutischen-biochemischen Weg der HOT (AKZ = **A**uto-**K**atalyse-**Z**yklus bei der HOT) und entsprechende Auswirkungen auf den Gesamtorganismus ziehen zu können.

Bei dieser Vorgehensweise wurde bei den mit der HOT behandelten Patienten folgendes festgestellt [457,139]:

1. Alle untersuchten Patienten wiesen, wie in der Literatur bekannt, *vor* der ersten HOT *keine* peroxydase-negativen Granulozyten auf.

2. Bei allen untersuchten Patienten wurden nach der 2. bzw. 3. HOT-Behandlung 1 — 3 % peroxydase-negative Granulozyten im peripheren Blut gefunden (siehe Abb. 29).

Bei der Beurteilung und Auswertung der peroxydase-negativen Granulozyten ist zu beobachten, daß die Kerne dieser Zellen sehr verwaschen und trübe aussehen. Es entsteht der Vergleich mit der „Trüben Schwellung", wie sie bei Stoffwechselbelastungen von Zellen in Zellverbänden zu beobachten ist [178].

Diese Beobachtung kann gedeutet werden als eine starke Reaktion der Peroxydase mit den bei der HOT gebildeten Peroxyden.

Diese Ergebnisse werden gestützt durch die Versuche und Beobachtungen von *Gilgen* und *Wippler* [157], die auf der Basis dieser Untersuchungen 1967 Versuche an Hühnern und Kaninchen machten. Auch sie fanden bei ihrer Versuchsanordnung vermehrt das Auftreten von peroxydase-negativen Granulozyten.

Die peroxydase-negative Reaktion der Granulozyten, als „Aufbrauchreaktion" bezeichnet, ist in allgemeiner Form von *Sturm* [484] bei der Oxydation von ungesättigten Fettsäuren beschrieben worden. Hierbei soll die Sauerstoffübertragung durch *Hämin* katalysiert und das Hämin selbst dabei gleichzeitig umgesetzt werden.

Eine ähnliche Reaktion wird von *Tappel* [487] bei der Zerlegung der Linolat-Peroxyde durch Hämatin

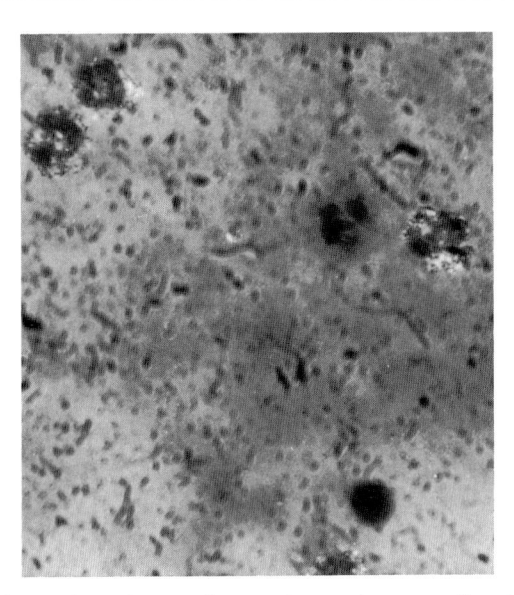

Abb. 30: Granulozyten im peripheren Blut.Färbung nach *Sato* auf Peroxydase. Darstellung im polarisierten Licht. Rechts ein peroxydase-positiver neben einem peroxydase-negativen Granulozyten. Im Blickfeld links oben 2 weitere peroxydase-positive Zellen.

— Grundgerüst der Peroxydase — als Katalysator angeführt. Auch bei dieser Reaktion wird der Katalysator, das *Hämatin*, gleichzeitig abgebaut. Dies läuft mit der Peroxydreaktion parallel.

Trotz des mit diesen Untersuchungen verbundenen therapeutischen Erfolges war zu beweisen, daß es sich bei dieser Reaktion um keinen toxischen Effekt im Sinne einer Knochenmarksschädigung mit nachfolgender Enzymschädigung oder Enzymblockierung handelt.

Um dies abzuklären, wurden Sternalpunktionen bei HOT-Patienten vorgenommen.

Im Sternalmark fanden sich ausgereifte peroxydase-negative Granulozyten. Sämtliche Vorstufen waren jedoch, wie erwartet, stark peroxydase-positiv [49] (siehe Abb. 31 und 32).

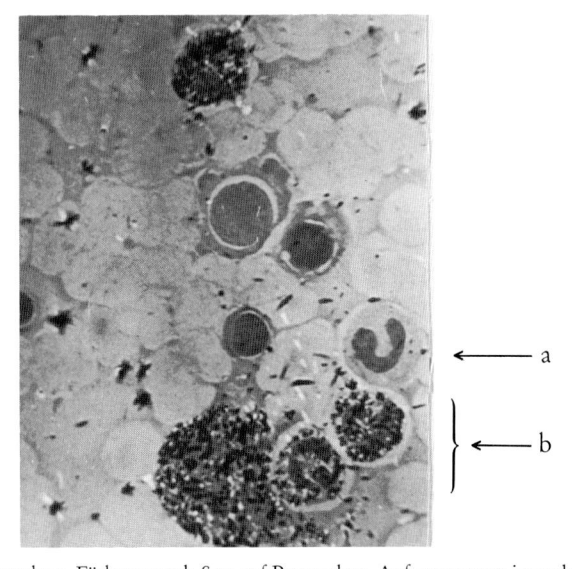

Abb. 31: Granulozyten im Sternalpunktat. Färbung nach *Sato* auf Peroxydase. Aufgenommen im polarisierten Licht. Rechts ein peroxydase-negativer stabkerniger Granulozyt (a) neben peroxydase-positiven Zellen (b).

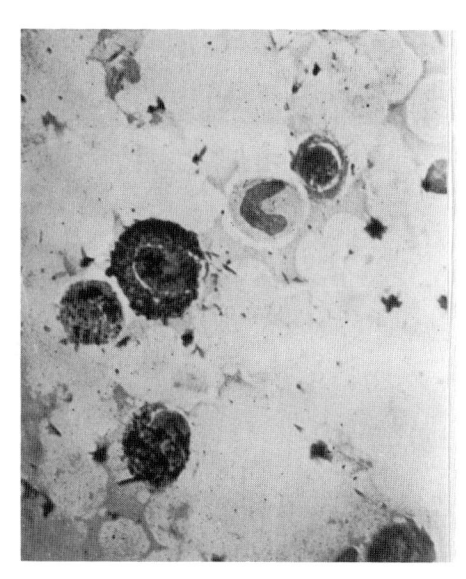

Abb. 32: Färbung nach *Sato* auf Peroxydase. Aufgenommen im Durchlicht. Ca. in der Mitte (obere Hälfte) ein stabkerniger peroxydase-negativer Granulozyt, im Blickfeld weitere peroxydase-positive Zellen.

Damit war ein Beweis erbracht, daß es bei der HOT nicht zu einer negativen Beeinflussung des Knochenmarks mit Blockierung oder toxischen Schädigung des Enzymsystems gekommen war.

Diese ermittelten Befunde über das Fehlen einer pathologischen Wirkung der „HOT-Peroxyde" decken sich nicht nur mit den praktischen Erfahrungen bei der HOT, sondern stehen auch in vollständiger Übereinstimmung mit den Überlegungen und Beobachtungen von *Albers* sowie von *Ohlenschläger*.

IV.E) Warburg-Atmungsversuche mit Blut von unbehandelten und mit HOT behandelten Patienten

Auf der Basis dieser Untersuchungen und der Versuche von *Albers* [2,3,4] wurden Untersuchungen über den Einfluß von Blut von behandelten und unbehandelten Patienten auf die Atmungsaktivität eines Rattenleber-Homogenats beim Umsatz von Pyruvat im Warburg-Manometer-Versuch durchgeführt [457,137].

Wie aus der Abb. 33a zu erkennen ist, kommt es bei dieser Versuchsanordnung zu einer signifikanten Steigerung der Atmungsaktivität bei der Zugabe von Blut von mit HOT behandelten Patienten.

Als Erweiterung dieser Versuchsanordnung wurde der Einfluß von Blut von behandelten und unbehandelten Patienten in der gleichen Versuchsanordnung wie vorher, jedoch unter Einsatz von Succinat überprüft. Um den Atmungsvorgang, der beim Rattenleber-Homogenat eine Vielzahl von gleichzeitig ablaufenden Vorgängen beinhaltet, näher einzugrenzen, wurden bei dieser Versuchsanordnung isolierte Rattenleber-Mitochondrien im Warburg-Manometer-Versuch eingesetzt (*Schmäcke, Stadtlaender, Friedel*) (Aufbau einer experimentellen Atmungskette). Auch hier kam es zu einer deutlichen Steigerung des Umsatzes. Die Kurven waren in ihrem Verlauf fast identisch mit den Kurven beim Umsatz von Pyruvat. Verständlicherweise konnte die Aktivität in diesem Fall nicht die Werte der vorhergehenden Versuche erreichen.

Mit diesen beiden Versuchsanordnungen war es gelungen, zu beweisen, daß mit der Behandlungsmethode HOT eine Steigerung der Atmungsaktivität des Blutes — möglicherweise über eine Art von Nebenweg in der Atmungskette (AKZ) — mit Hilfe des Peroxydase-Peroxyd-Systems möglich ist.

Vergleicht man die allgemeine Form und den zeitlichen Beginn und Verlauf der Kurve I dieser Versuchsanordnung (Abb. 33a) mit den von *Albers* ermittelten Kurven der „Hemmwirkung" von Blutplasma (Abb. 33b) und der Hemmung durch verschiedene Serumeiweißfraktionen (Abb. 33c), fällt eine gravierende Übereinstimmung im allgemeinen Formverlauf auf (Kurve 0 bei *Albers*). Ferner läßt sich mühelos daraus ableiten, daß die „Hemmstoffe des Plasmas" bei diesen Patienten (Abb. 33a) weitgehend inhibiert worden sind, was sich wiederum mit den klinischen Ergebnissen in Übereinstimmung bringen läßt (siehe dazu den Vergleich der Kurven: Abb. 33b — Kurve 0 — Abb. 33c — Kurve 0 — und Abb. 33a — Kurve I — in ihrem allgemeinen Verlauf).

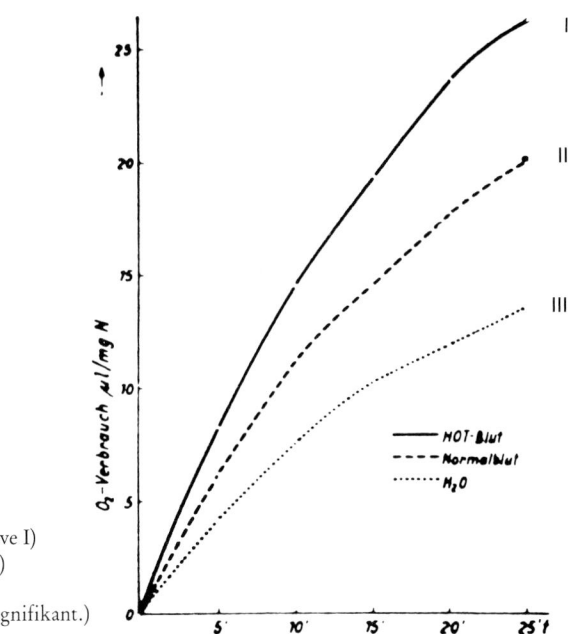

Patientenblut nach mehrmaliger HOT (Kurve I)
Blut von unbehandelten Patienten (Kurve II)
H$_2$O (Grundatmung) (Kurve III)
(Alle Unterschiede Kurve I — III sind hochsignifikant.)

Abb. 33a: Nachweis der Atmungssteigerung [31] im Warburg-Manometer-Versuch beim Einsatz eines Rattenleber-Homogenats. (Messung: Einsatz = Leber-Homogenat, Substrat: Pyruvat)

Mit den HOT-Warburg-Atmungsversuchen war die Brücke geschlagen worden zwischen dem rein experimentellen Modellversuch und der klinisch-experimentellen-biochemischen Versuchsanordnung, die sich hiermit unabhängig voneinander gegenseitig bestätigen. Außerdem war damit eine der biochemischen Wirkungen — nicht der primären Grundlagen der HOT — dargestellt worden.

Der Einsatz von Blut von bekannten Diabetikern zeigte diesen Effekt nicht. Wenn dem Blut von Nichtdiabetikern, die erfolgreich mit der HOT behandelt worden waren, Spuren von Aceton im Warburg-Manometer-Versuch zugesetzt wurden, trat ebenfalls eine Atmungssteigerung nicht auf.

Vergleich der Kurven Abb. 33a (Kurve I), Abb. 33b (Kurve 0) und Abb. 33c (Kurve 0) in ihrem allgemeinen Verlauf

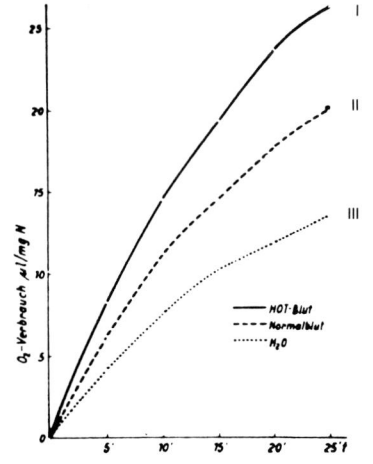

Abb. 33a: Nachweis der Atmungssteigerung [31] im Warburg-Manometer-Versuch beim Einsatz eines Rattenleber-Homogenats. (Messung: Einsatz = Leber-Homogenat, Substrat: Pyruvat)

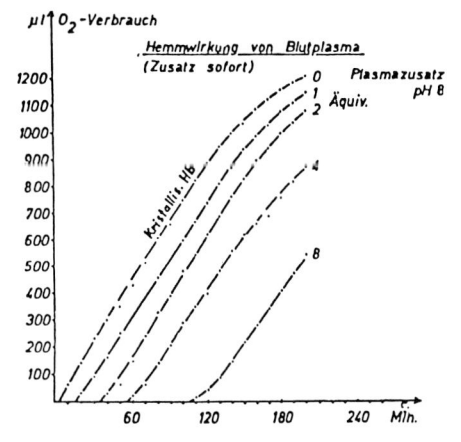

Abb. 33b: Hemmwirkung von Blutplasma (Erläuterung: Kurve 0 = Zugabe von kristallisiertem Hb; Kurven 1–8 = Zugabe steigender Mengen von Plasma

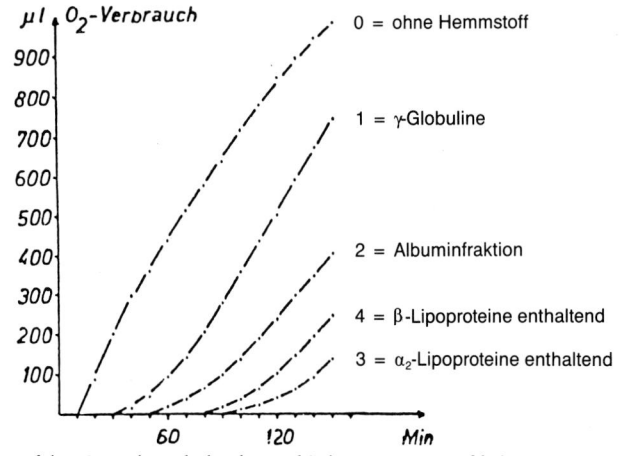

Abb. 33c: Hemmwirkung auf den O_2-Verbrauch durch verschiedene Serumeiweißfraktionen. Kurven: 0 = ohne Hemmstoff; 1 = γ-Globulinfraktion; 2 = Albuminfraktion; 3 = β-Lipoproteine enthaltend; 4 = $α_2$-Lipoproteine enthaltend

Als Ursache ist mit hoher Wahrscheinlichkeit anzunehmen, daß die Struktur und das biophysikalische Verhalten des Acetons hierfür verantwortlich zu machen sind. Ketokörper bzw. Karbonylgruppen mit ihrem Absorptionsmaximum um 280 nm bis 300 nm weisen relativ gute Absorptions- bzw. Dämpfungseigenschaften gegenüber quantenmechanischer Anregung unter Beachtung der *Stokes*schen Regel im UV-Bereich auf. Die beim Diabetiker häufig auftretenden Ketokörper absorbieren im Bereich von 230—320 nm.

Diese Feststellung steht in voller Übereinstimmung mit den durchgeführten *Warburg*-Manometerversuchen, den unbefriedigenden Ergebnissen der Behandlung der AVK bei Diabetikern sowie auch der Feststellung der „Hemmstoffkonzentration" bei Diabetikern, die von *Albers* gefunden wurde.

IV.F) Sauerstoffpartialdruck im Blut vor und nach der HOT

Einige HOT-Anwender waren in der Vergangenheit, besonders aber in jüngster Zeit, durch Publikationen aus der DDR über UVB-behandelte Patienten der Ansicht, daß auch ein Teil der HOT-Wirkungen, besonders bei der AVK, durch eine erhöhte arteriovenöse O_2-Utilisation bedingt sein könnte.

Auch *Friedel* und *Stadtlaender* vertraten in den 60er Jahren diese Ansicht, wobei sie jedoch eine erhöhte O_2-Utilisation aus dem Blut bei HOT-behandelten Patienten primär durch einen zusätzlichen Sauerstoffgewinn bei der Zerlegung von Peroxyden vermuteten.

„Der dadurch freiwerdende Sauerstoff steht den Zellen neben dem in Blut/Gewebe-Flüssigkeiten befindlichen physikalisch gelösten Sauerstoff zusätzlich zur Stoffumsetzung und Energiegewinnung zur Verfügung" [139].

„Primär könnte eine verbesserte Sauerstoffversorgung für den Erfolgseffekt verantwortlich gemacht werden" [139].

„..... eine Besserung (wäre) durch verstärkte Sauerstoffutilisation und damit verbundene Energiebereitstellung in Form von ATP durchaus verständlich" [139].

Auf der Basis dieser Überlegungen wurden in den 60er Jahren Untersuchungen über das Verhalten des venösen pO_2 (Cubitalvene) und des arteriellen pO_2 (Arteria femoralis) an drei angiologisch erkrankten Patienten durchgeführt. Dabei wurde nach einer HOT-Serie gegenüber den Ausgangswerten überraschenderweise mehrmals ein deutlich erhöhter venöser pO_2 festgestellt. Der arterielle pO_2 dagegen war kaum verändert. Wegen eines vermuteten Meßfehlers und unzureichender Technik wurden diese Untersuchungen nicht weitergeführt.

Gegen diese Beobachtungen steht die Feststellung, daß unter der UVB (nach *v. Ardenne, Wiemuth* und *Wiesner*) [15], allerdings nur auf wenige Tage beschränkt, eine Absenkung des venösen pO_2 angegeben wird. Die ursprünglichen Feststellungen von *Friedel* und *Stadtlaender* aus den 60er Jahren befinden sich somit in deutlichem Gegensatz dazu.

Diese ursprünglichen Erfahrungen und Beobachtungen (*Friedel* und *Stadtlaender*) wurden jedoch auch danach durch HOT-Anwender (z. B. *Paetz, Bertram, Brand, Stadtlaender, Lippmann* u. v. a.) immer wieder bestätigt. Sie konnten feststellen, daß nach mehrmaliger Anwendung der HOT bei einem positiven klinischen Resultat das venöse Blut deutlich hellrot imponierte; d. h., es wies einen höheren venösen pO_2 auf als vor der ersten HOT.

Allein aus dem vorstehend Angeführten läßt sich ableiten, daß HOT und UVB energetisch und wirkungsmäßig nicht das gleiche sind.

Dies würde auch in Übereinstimmung stehen mit den Beobachtungen und Untersuchungen von *Günzler* und *Seeger*, über die von *Brand* 1978 berichtet und diskutiert wurde [53].

Diese Untersucher hatten bei 50 überwiegend schwer erkrankten Patienten u. a. Blutgasanalysen unmittelbar vor sowie bereits 30 Minuten nach der HOT unter standardisierten Bedingungen durchgeführt.

Auch hierbei konnte nach der HOT bei der überwiegenden Zahl der Patienten eine Erhöhung des venösen pO$_2$ registriert werden.

Um diese Problematik, auch unter dem Aspekt der vorstehend gemachten Ausführungen, weiter zu analysieren, wurden in Anlehnung an die Untersuchungen von *Friedel* [137] von *Stadtlaender, Lippmann* und Mitarbeiter nochmals orientierende Messungen über das Verhalten des venösen pO$_2$ vor und nach der 4. HOT aus der ungestauten Cubitalvene und aus dem hyperämisierten Ohrläppchen unter standardisierten Bedingungen durchgeführt. Für diese Untersuchungen stand eine Gruppe von 10 freiwilligen Probanden zur Verfügung. Bei keiner der Testpersonen war eine schwerwiegende chronische oder akute Erkrankung vorhanden.

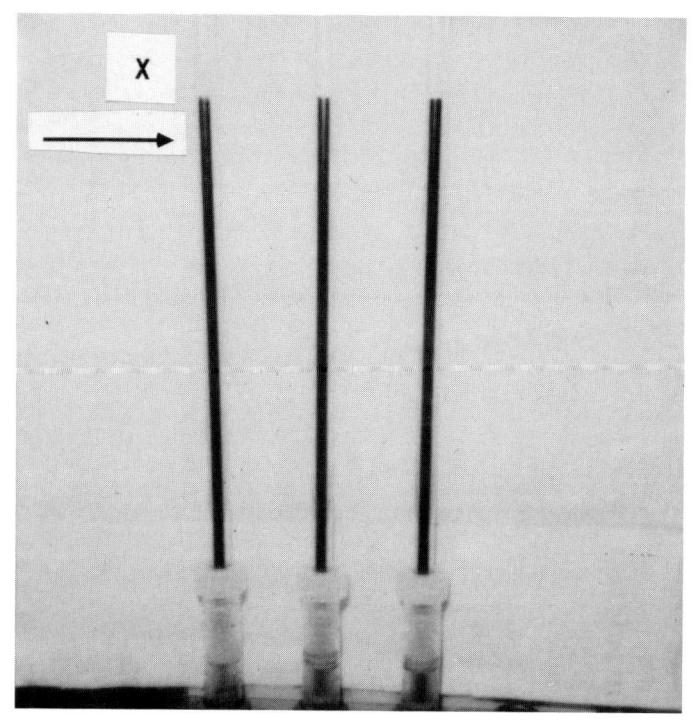

Abb. 34a: Vergleich der BSG nach *Westergreen* bei einem Patienten nach 2 HOT zu zwei Senkungen von unbehandelten Patienten (1. HOT am 8. 5. 1989, 2. HOT am 10. 5. 1989, BSG am 12. 5. 1989). x = BSG des HOT-Patienten (s.a. Anhang 3: Farbteil ab S. 329).

Hierbei wurde folgendes festgestellt:

Bis auf einen Probanden, der allerdings bereits in der Vergangenheit mehrere HOT erhalten hatte — die letzte 4 Monate vor dieser Versuchsreihe — und daher bereits einen überdurchschnittlich hohen Ausgangswert aufwies, waren bei allen Untersuchten nach der 4. HOT deutlich erhöhte venöse pO$_2$-Werte gegenüber den Ausgangswerten festzustellen.

Der Anstieg des arteriellen pO$_2$ war dagegen, wie erwartet, nur gering ausgeprägt und im Rahmen des vorgegebenen Signifikanzniveaus nicht beweisend.

In der nachfolgenden Graphik werden die ermittelten Durchschnittswerte bei gleichzeitiger Darstellung der jeweiligen Maximal- und Minimalwerte — venös und arteriell — vor und nach der 4. HOT als Säulen dargestellt.

Wie aus diesen orientierenden Versuchen*) hervorgeht, kommt es nach viermaliger Anwendung der HOT zu einem signifikanten Anstieg des venösen pO_2. Der Anstieg des arteriellen pO_2 ist nicht beweisend.

Dieses Resultat bestätigt die von zahlreichen HOT-Anwendern gemachten Beobachtungen und ist ein zusätzlicher Hinweis dafür, daß es unter dieser Therapie zur Bildung eines zusätzlichen Energieträgers gekommen ist. Dieser Vorgang erklärt auch die **Möglichkeit der kurzfristig eintretenden Wirkungen bei der AVK**. Ferner ist es ein Hinweis dafür, daß zwischen der HOT und der UVB ein energetischer Unterschied besteht. Bei der UVB kommt es nach den Darstellungen von *v. Ardenne, Wiemuth*

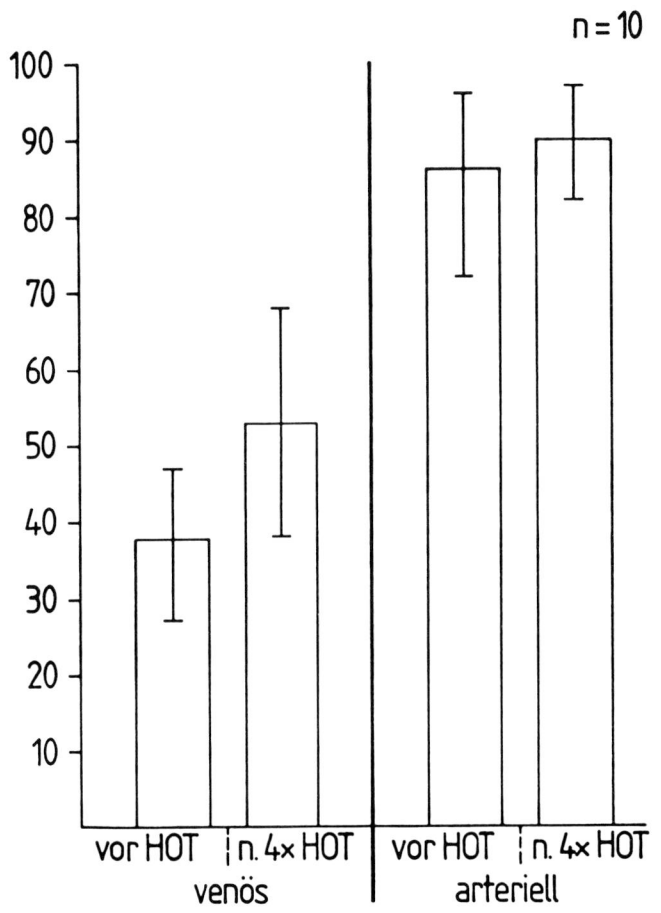

Abb. 34b: pO_2 — venös und aus dem arterialisierten Ohrläppchen vor und nach der 4.HOT (9 männliche, 1 weiblicher Proband).

---

*) Die durchgeführten Messungen erfolgten unter standardisierten Bedingungen. Für die technische Durchführung wurde das UNIVERSAL-pO_2-Meter der Fa. EUROPLAN MEDICAL DEVICES verwendet. Für die technische Durchführung und die Vorbereitung dieser Versuche danken die Autoren Herrn *Brandenburg*.
Die statistische Aufarbeitung und die Signifikanzberechnung erfolgte computergestützt mit dem Programm VARIANA. Hierfür wird von den Autoren Herrn Dipl.Phys. *Godler* gedankt.
Unter Einsatz des STUDENT-Test (alternativ H_1) konnte bei den venösen Werten nach 4 x HOT Signifikanz mit einer Irrtumswahrscheinlichkeit von 0,1% ermittelt werden. Die arteriellen Werte nach der HOT erfüllten diese Voraussetzungen nicht.

und *Wiesner* nur kurzfristig zu einer Senkung des venösen pO$_2$, die als die 1. Stufe der Kompensation einer mangelhaften O$_2$-Versorgung des Gewebes oder/und durch eine nach der Therapie mögliche Mobilisation der Patienten bei einer AVK bedingt sein könnte (die in dieser Publikation dargestellten Werte der venösen Sauerstoffsättigung der Patienten weisen einen relativ hohen Ausgangswert aus: 9 Pat. AVK Stadium IV, 2 Pat. AVK Stadium III; venöse O$_2$-Sättigung zwischen 86 — 63%) [527]. Bei der HOT erfolgt auf der Basis der höheren Photonenabsorption und des AKZ jedoch eine weitere — 2. Stufe der Kompensation = Teilumschaltung auf einen zusätzlichen Energieträger —, der dann einen Anstieg des venösen pO$_2$ nach sich ziehen muß (weitere Ausführungen hierzu siehe Kapitel „Energiebilanz bei der HOT").

Bei der UVB konnte ferner weder das Auftreten von peroxydase-negativen Granulozyten noch eine Vermehrung der Retikulozytenzahl bei gleicher Anzahl der Behandlungen beobachtet werden. Trotzdem kann der in Abbildung 34 dargestellte Befund, trotz der Signifikanz der venösen Werten nach der HOT, wegen der geringen Anzahl von 10 Probanden nur als ein Trend bezeichnet werden.

IV.G) HOT und Wirkung auf die Erythrozyten in vitro

Redoxpotentialveränderungen unter der HOT

1956 beobachtete *Wennig* [521] u. a. in seinen Untersuchungen nach HOT eine Aufhebung der im venösen Blut normalerweise vorkommenden Geldrollenbildung.

Er interpretierte diese Erscheinung mit einer Veränderung der Ladungsverhältnisse der Erythrozytenmembran.

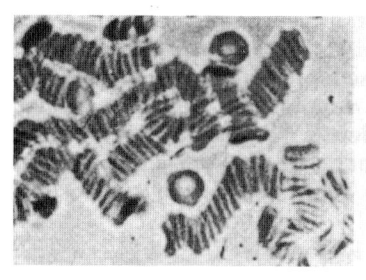

Abb. 35: Vor der UV-Einwirkung.   Nach der UV-Einwirkung

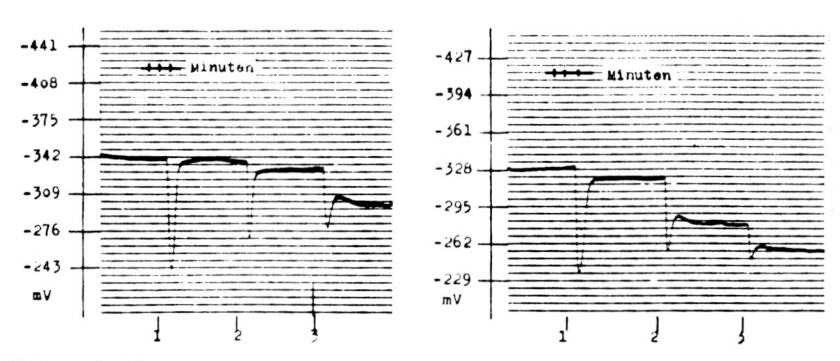

Abb. 36: Zeitlicher Verlauf des Redoxpotentials bei Belastung von 25 ml normalen Frischblutes mit Methylenblau [1, 2, 3] vor a) und nach b) Behandlung mit HOT. Die Potentiale beziehen sich auf die gesättigte Kalomelelektrode (E = E + 248).

Sie könnten ein Ausdruck der verbesserten Fließeigenschaften des Blutes bei der HOT sein. *Kampfhammer* und *Ziegler* [521] machten 1957 die ersten Tierversuche. Von den ermittelten Befunden sind die Veränderungen des Redoxpotentials von unbehandeltem und behandeltem Blut von Bedeutung (siehe Abb. 36).

IV.H) Verhalten des Brenztraubensäurespiegels (BTS) unter der HOT

Zahlreiche Erkrankungen wie Herzinsuffizienz, Lebererkrankungen, Diabetes mellitus u.a. gehen mit einer Erhöhung des Brenztraubensäurespiegels (BTS)(CH_3-CO-COOH) (die Salze der BTS werden als Pyruvate bezeichnet) einher. Die Erhöhung des BTS-Spiegels wird als ein Ausdruck von Stoffwechselstörungen, insbesondere als eine Störung der Zellatmung im Sinne einer Hemmung der biologischen Endooxydation betrachtet.

Im Organismus wird die BTS durch das Enzym Carboxylase umgesetzt und dadurch der energieliefernden Oxydation zugeführt.

Auf der Basis dieses biochemischen Hintergrundes untersuchte *Hötzl* [203,204] 1959 das Verhalten der BTS unter der HOT. Er fand dabei in klinischen Untersuchungen einen signifikanten Abfall des Brenztraubensäurespiegels unter HOT bei Erkrankungen, die eine Erhöhung dieses Parameters aufwiesen (Abb. 37).

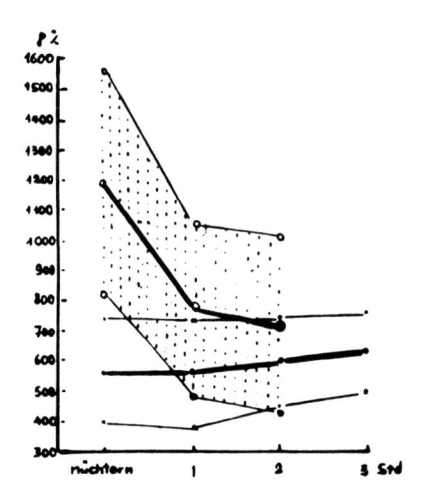

Abb. 37: Verhalten der Brenztraubenwerte im Blut bei erkrankten Patienten, Mittelwert-Kurven mit Streubreiten: ○—○—○ mit O_2-UV-Licht behandelt; ●—●—● Werte von gesunden Patienten.

Es kam zu einer signifikanten Senkung der Ausgangswerte von über 37% bereits eine Stunde nach der erfolgten Reinjektion des HOT-Blutes. Dieser „Sofort-Effekt" betrug nach der 2. Stunde noch immer über 29%. Damit hatte *Hötzl* den Beweis erbracht, daß es durch die HOT gelungen war, positiv in energieliefernde biochemische Vorgänge des Organismus einzugreifen. Als Deutungsmechanismus wurden von ihm zwei Ansatzpunkte diskutiert:
a) Steigerung der Carboxylase-Aktivität und
b) Entblockierung von Stoffwechselvorgängen, bei denen als Zwischenprodukt BTS entsteht.

Nach dem heutigen Wissensstand über die HOT dürfte es sich aber um eine Kombination von a) + b) handeln, bei der aber a) — auf der Basis von zusätzlichen Messungen von *Hötzl* — das Hauptgewicht zuzuordnen wäre. Eine Steigerung der Aktivität der Carboxylase wurde von ihm vermutet, da er nachweisen konnte, daß das (HOT-)Blut nach der Passage des Gerätes einen „deutlich niedrigeren BTS-Gehalt aufweist als vorher, während eine wäßrige Natriumpyruvat-Lösung keine Konzentrationsveränderung erfährt".

Diese Befunde sind u.a. bei der Behandlung von kardialen Dekompensationen von Bedeutung, da bei dieser Erkrankung pathologische Werte beobachtet werden. Sie wären daher auch in direkten Zusammenhang mit den nachfolgenden Beobachtungen zu bringen.

Bei diesen Patienten wird häufig bereits nach der ersten HOT neben einer kapillaren Hyperämie (kein Flush) und Temperaturerhöhung im Bereich der erkrankten Extremitäten eine deutliche Zunahme der Diurese beobachtet. Diese ist neben der Verbesserung der Kreislaufsituation und der Erhöhung der Nierendurchblutung möglicherweise durch die vermehrte Bildung von Prostaglandinen bei der HOT bedingt [544,545], im Gegensatz zu zahlreichen Medikamenten, die durch Hemmung der Prostaglandinsynthese gleichzeitig eine Einschränkung der Diurese bewirken. Durch die antikoagulatorischen Eigenschaften der bei der HOT vermehrt gebildeten Membran-Lipoperoxide, Steran-, Per- und Endoperoxide sowie Prostaglandine ist die HOT geeignet als Prophylaktikum bei der Gefahr von thromboembolischen Erkrankungen, z.B. bei der Operationsvorbereitung. Mit dem angeführten Wirkungsmechanismus der drei Stoffklassen ist die häufig beobachtete geringe Erniedrigung des Quickwertes damit gut in Übereinstimmung zu bringen.

Eine Ergänzung der von *Hötzl* [203, 204] beobachteten Senkung eines pathologisch erhöhten BTS-Spiegels unter der HOT ist die Untersuchung von *Bartusch* [24] (bei der UVB), der feststellte, daß die ischämische schmerzfreie Arbeitsleistung (0,7 Watt) am menschlichen Unterarm um etwa 30 % gesteigert werden kann (verminderte Laktatbildung).

Hierbei ist biochemisch zu beachten, daß die Laktatbildung im Prinzip eine „energetische Sackgasse" darstellt.

Dieser Autor arbeitete mit folgender Methodik:

Bei 80 seiner Probanden ohne einen Gefäßverschluß an den oberen Extremitäten wurde am Oberarm eine arterielle Drosselung (Manschettendruck 250 mmHg) angesetzt. Dabei wurde eine ergometrische Belastung der Hand (0,7 Watt) durchgeführt.

Gruppe „A", 49 Probanden:
Bei der Gruppe A wurden die Patienten veranlaßt, an einem Handergometer zu arbeiten und die Ermü-

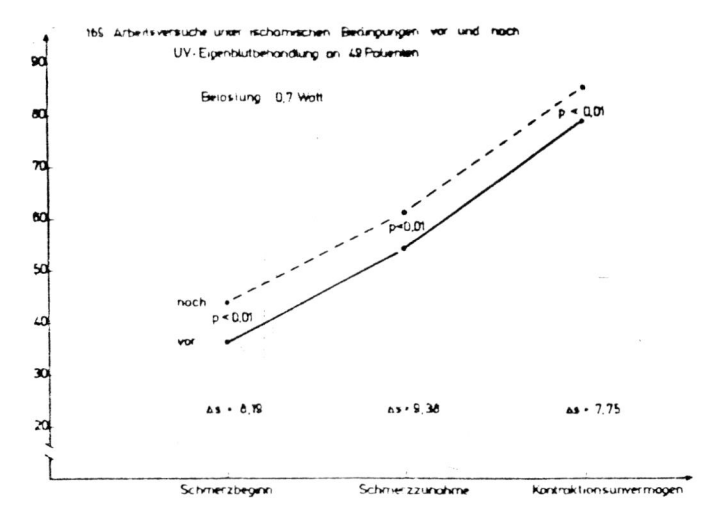

Abb. 38: Die Abbildung zeigt den um ca. 30 % zeitlich verzögerten, ischämisch bedingten Schmerzeintritt bei Muskelarbeit unter arterieller Durchblutungsdrosselung. „Schmerzzunahme" und „Kontraktionsunvermögen" bleiben um diesen Wert parallel verschoben, d.h., die Dynamik der Laktatkumulation im Gewebe verläuft nach Behandlung gleich ab, sie beginnt nur später.

dungserscheinungen und das Einsetzen des ischämischen Schmerzes anzugeben. Diese Angaben wurden durch Wiederholungen nach entsprechenden Pausen reproduziert.

Danach wurden die Patienten in wöchentlichem Abstand 3 x behandelt und erneut belastet. Das Ergebnis ist in Abb. 38 zu erkennen.

Gruppe „B", 31 Probanden:

Bei dieser Gruppe wurde unter gleichen Versuchsbedingungen wie bei „A" von *Bartusch* das Auftreten der ersten Ermüdungserscheinungen am Unterarm von den Patienten abgefragt.

Bei Auftreten dieses Phänomens wurde die ergometrische Belastung unterbrochen und aus einer liegenden Kanüle Venenblut aus dem belasteten Arm zur Laktatbestimmung entnommen. Anschließend erfolgte die Behandlung des Patienten und nach 10 Minuten Karenzzeit eine erneute ergometrische Belastung bis zum zuvor ursprünglich ermittelten Zeitpunkt des Auftretens der Ermüdungserscheinungen. Bei dieser Marke wurde erneut venöses Blut zur Laktatbestimmung entnommen. Das Ergebnis dieses Versuches ist in Abb. 39 dargestellt.

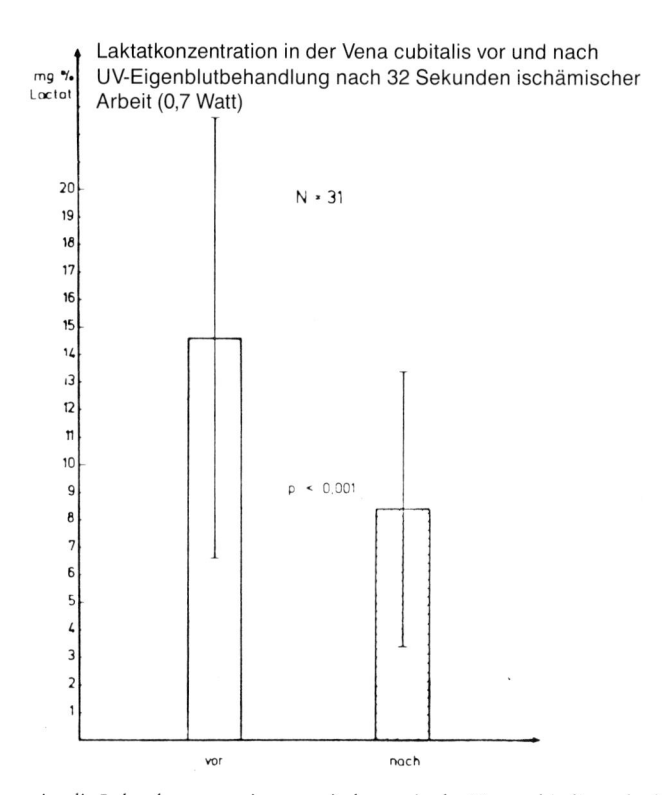

Abb. 39: Die Abbildung zeigt die Laktatkonzentrationsverminderung in der Vena cubitalis nach ultravioletter Eigenblutbestrahlung, wenn die Zeitspanne der Blutentnahme vor Bestrahlung in Sekunden (Beginn des ischämischen Muskelschmerzes) den Blutentnahmezeitpunkt nach Behandlung bestimmt (Original nach *Bartusch*).

Wie diese Abbildung ausweist, ist es zu einer Steigerung der Leistungsfähigkeit des Muskels durch verminderten Laktatanfall bei *gleicher* Arbeitsleistung gekommen.

Bartusch weist in der Diskussion seiner Ergebnisse darauf hin, daß die Energie für Muskelarbeit unter ischämischen Bedingungen größtenteils aus der Glykolyse stammt, an deren Ende das Laktat auftritt und den sogenannten „Muskelkater" auslöst.

Bei einem Anstieg des Laktates im Gewebe um 0,25 % traten Ermüdungserscheinungen auf. Bei 0,4% besteht für den Muskel Kontraktionsunvermögen. Aus den Befunden, daß es unter der UV-C-Therapie zu einer deutlichen Steigerung der ischämischen Muskelleistung bei zusätzlich vermindertem Laktatanfall kommt, wird von ihm die Vermutung abgeleitet, daß es sich um eine „UV-Licht-induzierte, inhibierte Laktatkumulation" handeln könnte. Er unterstreicht die klinische Bedeutung dieser Beobachtungen anhand seiner eigenen therapeutischen Ergebnisse bei ischämischen Erkrankungen, indem er darauf hinweist, daß am normal durchbluteten Herzmuskel die Energiegewinnung aus Laktat seit langem bekannt ist. Nach *Gorlin* erfolgt dies jedoch in ischämischen Muskelbereichen nicht mehr. Hier wird eine selbständige Laktatproduktion eingeleitet, die dann pektanginöse Beschwerden auslöst. Von *Bartusch* wird ferner darauf hingewiesen, daß bereits 1932 *Seyderhelm* [442] am Hund mit Hilfe eines arteriovenösen Shunts sowie einer dazwischengeschalteten UV-Bestrahlungskammer einen antianämischen eiweißfreien Faktor im Blut nachweisen konnte, der durch UV-Licht zu aktivieren war. Zusätzlich wird von ihm die bereits von *Giese* [153] vermutete Wirkung eines durch die HOT induzierten „Katalysators" diskutiert, der möglicherweise nach seiner Ansicht identisch sein könnte mit dem entdeckten, durch Licht aktivierbaren Membraneiweiß, das als „Bioprotonenpumpe" wirkt.

Zu diesen von der Methodik und den Resultaten her sehr aufschlußreichen Ergebnissen muß gesagt werden, daß es sich um Messungen an gesunden Probanden gehandelt hat. Hier scheint eine gewisse Übereinstimmung mit den Untersuchungen von *Stadtlaender* an Spitzensportlern vorzuliegen, in denen nachgewiesen werden konnte, daß mit der HOT eine Leistungssteigerung zu erreichen ist. Wahrscheinlich wären die Resultate von *Bartusch* noch deutlicher ausgefallen, wenn er sich nicht der UVB, sondern der HOT bedient hätte. Ein Indiz hierfür wären die Resultate und die Höhe der Brenztraubensäureverminderung (BTS), die von *Hötzl* mit der HOT bei Erkrankten erreicht werden konnte. Offensichtlich stehen auch die Resultate dieser Versuche im Zusammenhang mit der verbesserten Sauerstoffversorgung des Gewebes über den AKZ bei der HOT (HOT-Peroxyde) sowie mit den Änderungen des venösen pO_2 nach der mehrmaligen Durchführung dieser Therapie.

IV.l) HOT und das Verhalten des Blutzuckers in vivo

Seng [439] sah bei der Behandlung des Altersdiabetes mit HOT „keine eindeutigen Ergebnisse", möglicherweise in Abhängigkeit von der Diabeteseinstellung (Ketoazidose + bis +++) und dem Patientenalter. Als Erklärung kann hierfür zwanglos die stark absorbierende und damit den AKZ blockierende Wirkung des Azetons herangezogen werden.

Wichtig ist in diesem Zusammenhang auch das Absorptionsmaximum der Glukose, die eine α-D-Glukose, eine Aldose, also ein Kohlenhydrat mit einer Aldehydgruppe ist und ein Absorptionsmaximum bei 405 nm aufweist.

Allerdings fehlen bei den Befunden von *Seng* Angaben über die Zahl der therapierten Fälle und konkrete Laborwertangaben.

Nach ihm kam es in einigen Fällen zu einer wesentlichen Besserung der Stoffwechsellage, bei anderen Patienten verbesserte sich diese ohne Veränderung der Medikation etwa 4—6 Wochen nach der Therapie. Bei dem Rest der beobachteten Diabetiker war keine Verbesserung festzustellen.

Kubina [261] konnte bei insulinpflichtigen Diabetikern Insulin einsparen, wie auch eine Stabilisierung des Blutzuckers von ihm festgestellt wurde.

Da ein Großteil der Patienten nach der HOT über einen gesteigerten Appetit verfügte, wurde von *Stadtlaender* und *Neils* an 52 Patienten das Verhalten des Glukosetoleranztestes vor und nach der Behandlung geprüft.

GTT vor und nach der HOT
(8 nicht ausgesuchte Fälle als Beispiele)

Pat. St.	vor HOT	nach HOT		Pat. H.	vor HOT	nach HOT
nüchtern	104 mg%	88 mg%		nüchtern	87 mg%	87 mg%
30	169 mg%	151 mg%		30	158 mg%	143 mg%
60	183 mg%	154 mg%		60	132 mg%	94 mg%
120	166 mg%	154 mg%		120	71 mg%	69 mg%

Pat. B.	vor HOT	nach HOT		Pat. L.	vor HOT	nach HOT
nüchtern	84 mg%	70 mg%		nüchtern	90 mg%	82 mg%
30	162 mg%	136 mg%		30	144 mg%	138 mg%
60	156 mg%	130 mg%		60	150 mg%	106 mg%
120	102 mg%	64 mg%		120	54 mg%	64 mg%

Pat. M.	vor HOT	nach HOT		Pat. Ha.	vor HOT	nach HOT
nüchtern	74 mg%	76 mg%		nüchtern	86 mg%	78 mg%
30	134 mg%	104 mg%		30	122 mg%	114 mg%
60	110 mg%	106 mg%		60	166 mg%	102 mg%
120	68 mg%	58 mg%		120	110 mg%	96 mg%

Pat. K.	vor HOT	nach HOT		Pat. Do.	vor HOT	nach HOT
nüchtern	104 mg%	102 mg%		nüchtern	74 mg%	72 mg%
30	188 mg%	168 mg%		30	158 mg%	120 mg%
60	140 mg%	136 mg%		60	158 mg%	114 mg%
120	116 mg%	102 mg%		120	74 mg%	60 mg%

Diese Werte ergeben die nachstehend abgebildeten Diagramme (Abb. 40).

Das erste Diagramm (Pat. *St.*) zeigt den Kurvenverlauf bei einem Patienten, der als Diabetiker mit einem oralen Antidiabetikum eingestellt, wegen einer Angiopathie behandelt wurde. Wie man erkennen

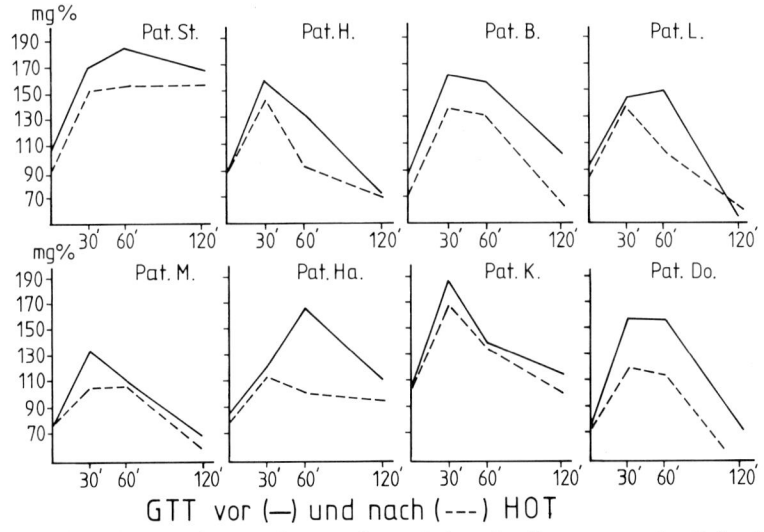

Abb. 40: Verhalten des Blutzuckerspiegels vor und 24 Stunden nach der Behandlung unter oraler Glukosebelastung (GTT).

kann, erreicht der Blutzuckerspiegel bei der Glukosebelastung (24 Std. nach der HOT) bereits einen niedrigeren Ausgangswert, steigt nicht auf die ursprüngliche Höhe, erreicht jedoch dann ein Plateau ohne wesentliche Tendenz zum Abfall nach 2 Stunden. Die übrigen 7 Diagramme sind die Werte von Patienten verschiedenen Alters und unterschiedlichen Grades der Angiopathie. Sie sind wahllos aus untersuchten 52 Patienten herausgegriffen worden. In jedem Fall ist zu erkennen, daß die ursprünglichen Werte nicht erreicht werden und daß der Abbau der Glukose im Blut teilweise erheblich beschleunigt ist. Diese Kurven könnten eine Erklärung dafür geben, warum die Patienten in vielen Fällen nach der Behandlung über ein verstärktes Hungergefühl berichten. Es wäre auch in Übereinstimmung zu bringen mit der erhöhten Stoffumsetzung, die in den Atmungsversuchen mit Rattenleberhomogenat usw. sowie zu dem nachstehend beschriebenen in vitro-Versuch festgestellt werden konnte.

IV.J) HOT und das Verhalten des Blutzuckers in vitro

Neben den klinisch-chemischen Versuchen wurde gleichzeitig in einer Serie von 50 Einzeluntersuchungen das Verhalten der Glukose im Citratblut mit HOT behandelt bzw. unbehandelt in vitro überprüft. Wegen der Dauer der Behandlung von ca. 30 Min. wurde in jedem Fall die erste Glukosebestimmung aus beiden Blutproben 40 Min. nach der Abnahme vorgenommen. Dadurch sind die relativ geringen Ausgangswerte der Kurven A und B bedingt (alle Untersuchungen wurden bei einer Temperatur von 26°C durchgeführt; aus den vorhandenen Werten wurden nach mathematisch-statistischer Überarbeitung die Mittelwerte für die Kurven A und B erarbeitet).

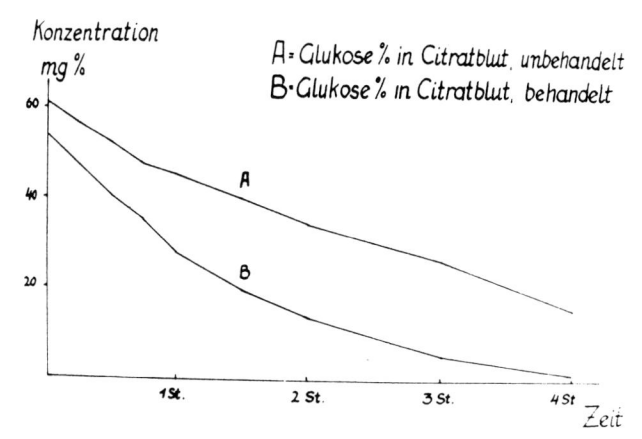

Abb. 41: Verhalten der Glukose in vitro im Citratblut
Kurve A — Citratblut — unbehandelt
Kurve B — Citratblut — HOT.

Wie aus der Abbildung 41 zu erkennen ist, beginnt der erste Mittelwert der Kurve A gering über 60 mg%. Dieser bereits geringe Ausgangswert rührt daher, daß die erste Bestimmung, um einen Vergleichswert zur Probe B zu geben, 40 Min. nach der Abnahme des venösen Blutes erfolgte. Wie aus der Kurve A zu erkennen ist, verläuft der Abfall der Glukose im unbehandelten Citratblut fast linear. Die Kurve B zeigt bei Beginn bereits einen signifikant tieferen Ausgangswert, bei einem schwach bogenförmigen Verlauf, der nach 4 Stunden nahezu Nullwerte erreicht. Zu diesem Zeitpunkt liegt der Wert der Kurve A knapp unterhalb 20 mg%. Auch diese Feststellung läßt sich mit dem vorher Gesagten gut in Übereinstimmung bringen.

IV.K) HOT und Untersuchungen an Erythrozyten von Diabetikern (ATP, Viskosität)

Goebel und *Kaffarnik* [159] untersuchten 1982 die Glykohämoglobin-Konzentration (glykolysiertes Hämoglobin) in den Erythrozyten, um daraus Schlußfolgerungen über die Stoffwechselführung/Einstellung dieser Patienten zu erhalten. In der Gruppe A (Patienten mit schlechter Stoffwechsellage) wurden intrazellulär in den alten Erythrozyten erniedrigte Werte für energiereiche Phosphate gefunden. Ferner konnte aufgezeigt werden, daß die Mikrozirkulation bei der Gruppe A durch negativ veränderte Fließeigenschaften der alten Erythrozyten deutlich eingeschränkt war. Durch erfolgreich durchgeführte HOT konnten die aufgezeigten pathologischen Veränderungen des Blutes eindrucksvoll vermindert werden.

Außerdem kommt es bei der HOT-Behandlung auch zum besseren Substratfluß im Pentosephosphatweg, durch den an zwei Stellen über NADPH Reduktionsäquivalente bereitgestellt werden, mit denen die Glutathion-Reduktase dann zum Schutz vor einem oxidativen Streß ein physiologisch optimales Verhältnis des reduzierten zum oxidierten Glutathion (2 G-SH — G-S-S-G) herstellt.

Damit wird intraerythrozytär ein optimales Redoxpotential ermöglicht für die physiologische Konformation aller Enzyme und zum Schutz der für die Funktion der β-Ketten des Erwachsenen-Hämoglobins (Hb A_1) so wichtigen freien SH-Gruppen.

Wesentlich an diesen Beobachtungen ist neben der Feststellung der positiven Beeinflussung der physikalischen Daten, daß nach den Behandlungen im Gegensatz zu den Untersuchungen von *Albers* [2—4] eine vermehrte ATP-Bildung aufgetreten ist.

Damit würden die mehrmals geäußerten Vermutungen, daß bei positivem HOT-Ergebnis eine vermehrte Bildung dieser energiereichen Phosphatverbindungen, allerdings entsprechend dem Charakter der HOT nur bei gestörten Stoffwechselwegen, erfolgen kann, eindrucksvoll bestätigt.

Daß dies *nicht* im Widerspruch zu den Untersuchungen von *Albers* steht, der bei *gesunden Erythrozyten keine ATP-Erhöhung* fand, wurde bereits ausgeführt. Es ist daher an dieser Stelle sowie in diesem Zusammhang nochmals darauf hinzuweisen:

> Die HOT *greift* bei normaler Behandlungsfrequenz und bei indikationsgerechter Anwendung *nicht* in normal ablaufende Stoffwechselwege destabilisierend ein.

IV.L) HOT und Blutlipide

Besondere Bedeutung aus biochemischer wie auch aus klinischer Sicht ist dem Verhalten der Blutfette beizumessen. Hier stellt die HOT, wie zahlreiche Untersuchungen nachweisen konnten, ein wirksames Therapeutikum dar.

Die Risikobedeutung von primären Hypercholesterinämien wird weltweit heute nicht mehr angezweifelt.

Mit zunehmendem Anstieg des LDL-Cholesterins wächst das Risiko, besonders an einer Koronarsklerose zu erkranken. Ein normaler oder erhöhter Anteil an HDL-Cholesterin bzw. seiner spezifischen Unterfraktion (HDL_{2+3}) übt sogar eine gewisse Schutzfunktion gegen eine derartige Erkrankung aus.

Eine in vitro-Senkung des Cholesterins unter der HOT wurde 1956 durch *Wennig* [521] beobachtet, deren Mechanismus und klinische Bedeutung jedoch nicht interpretiert wurde. Dieser Befund wird von ihm anhand von vier Fällen dargestellt (in vitro-Darstellungen):

	1.	2.	3.	4.
vor HOT	145	213	224	180 mg%
nach HOT	136	142	168	156 mg%

Schmidt-Burbach [415] bestätigte 1958 durch seine Untersuchungen die bereits von *Wennig* und *Steinbart* [477,478] gemachte Feststellung der Senkung des Gesamtcholesterins um 7 — 17 mg% sowohl beim Frischblut wie bei der Blutkonserve. Allerdings geht aus seiner Veröffentlichung nicht hervor, wie viele Fälle von ihm ausgewertet wurden. Es scheint sich ferner um in vivo-Beobachtungen gehandelt zu haben, da er hieraus das therapeutische Vorgehen mit der HOT bei „therapieresistenter Lipidämie" ableitet und auch Erfolge im Sinne einer signifikanten Verminderung des Cholesterins erreicht.

Nach seinen Feststellungen werden die tiefsten Werte des Cholesterins 7 Tage nach der HOT erreicht.

Nach *Schwarz* [431] — 1967 — soll *Hermann-Lich* das Verhalten der Cholesterine (gesamt, freies und Ester) bei verschiedenen Erkrankungen unter der HOT untersucht haben. Auch dieser registrierte, wie bereits von *Steinbart* beschrieben und in den Vorträgen von *Doerfler* und *Stadtlaender* u.a. immer wieder erwähnt, nach einem möglichen vorübergehenden Anstieg (Mobilisationseffekt) einen Abfall des freien sowie eine deutliche Senkung des Gesamtcholesterins bis um 116 mg%.

Die von *Vacl* et al. 1966 beschriebene Senkung des Cholesterins von 3 % ist zu gering, um als signifikant angesehen werden zu können [496].

1970 — 1972 wurde von *H.* und *M. Stadtlaender* an einem umfangreichen geriatrischen Patientengut die HOT — bei überwiegend peripheren Durchblutungsstörungen — mit gleichzeitiger Untersuchung zahlreicher Laborparameter durchgeführt. Unter anderem wurde in 2 Serien das Verhalten des Cholesterins unter der HOT überprüft. In der ersten Serie betrug die Anzahl der Patienten 53 mit 322 Bestimmungen. Hierbei lagen die Ausgangswerte des Cholesterins bei minimal 195 mg%, maximal 450 mg%. Es ergab sich nach der Therapie eine durchschnittliche Senkung von 20 % gegenüber dem Ausgangswert. Auffallend war bei dieser Serie, daß die höchste Senkung des Cholesteringehaltes bei einem Patienten mit einem Ausgangswert von 450 mg% erreicht werden konnte, der dann einen Endwert von 210 mg% aufwies, was einer Senkung von 53 % entsprach. Da jedoch die unterschiedlichen Ausgangswerte

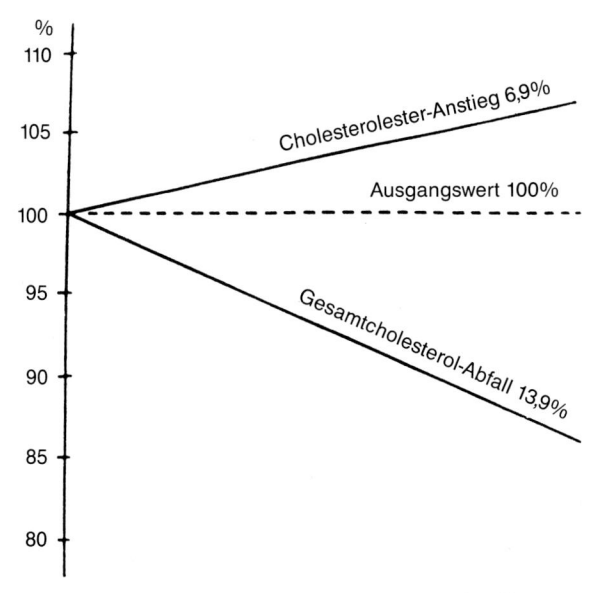

Abb. 42: Verhalten von Gesamtcholesterin zu Cholesterinester im Zeitraum von 3 Behandlungen. Durchschnittlicher Ausgangswert = 100 % bei absoluten Ausgangswerten zwischen 200 und 320 mg% (Mittelwerte aus Untersuchungen an 50 Patienten mit insgesamt 400 Bestimmungen).

kein relatives Bild über die mittlere Tendenz aufzeigen, wurde an 50 Patienten das Verhalten des Cholesterins bei Ausgangswerten von 200 mg% bis 320 mg% überprüft. Hierbei konnte eine Senkung des Cholesterins um 13,9 % erreicht werden. Gleichzeitig wurde bei dieser Serie das Verhalten des Cholesterinesters registriert. Dabei wurde ein durchschnittlicher Anstieg um 6,9 % gegenüber dem Ausgangswert festgestellt (s. Abb. 42).

Bei diesen Untersuchungen wurden außer HOT keine weiteren therapeutischen Maßnahmen — auch keine Änderung der Lebens- und Eßgewohnheiten — durchgeführt.

Dieser Effekt weist auf eine vermehrte Bildung von Cholesterinester (Verbesserung der Stoffwechselleistung) durch die Leber bei gleichzeitiger Senkung des Gesamtcholesterins hin.

In Abb. 43 wird als Einzelfall dargestellt, daß bei normalem Cholesterinspiegel nur eine geringe Beeinflussung möglich ist.

Entscheidend war jedoch, nachzuweisen, wie sich der Quotient Cholesterinester/freies Cholesterin unter der HOT bei normaler Gesamtkonzentration verhält.

Der vorliegende Befund weist neben der zwar geringen Senkung des Cholesterins jedoch auf die mögliche Verbesserung der Stoffwechselleistung der Leber unter der HOT hin, dokumentiert durch den Anstieg der vermehrten Esterbildung. (Von Bedeutung bei negativer Leberleistung, z.B. bei Lebererkrankung = Cholesterinestersturz nach *Bürger*.)

Durch diese Beobachtung wurden und werden auch die positiven Ergebnisse der HOT bei Lebererkrankungen deutbar (siehe dort).

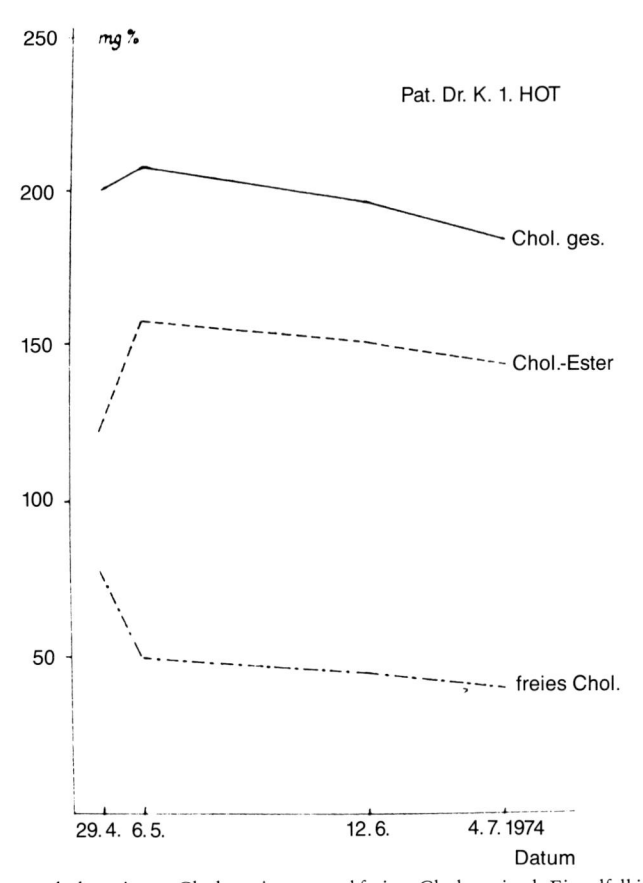

Abb. 43: Verhalten des Gesamtcholesterins zu Cholesterinester und freiem Cholesterin als Einzelfall im Zeitraum von 3 HOT-Behandlungen

Der auch von anderen Autoren immer wieder beobachtete und angeführte initiale Anstieg des Gesamtcholesterins nach der HOT mit nachfolgendem Abfall ist als „Mobilisationseffekt" zu bezeichnen und unterstreicht die klinische Bedeutung.

Umfassende Untersuchungen an geeigneten Patientenkollektiven, d.h., bei Patienten mit Ausgangswerten des Gesamtcholesterins von

- über 250 mg% bei Männern und
- über 275 mg% bei Frauen

unter Beachtung der Altersabhängigkeit sowie gleichzeitiger Bestimmung der Triglyzeride, der LDL und HDL sind von *Zilliken* [544] vorhanden, allerdings mit niedrigeren Ausgangswerten. Von diesem Untersucher wurde an einem Kollektiv von 127 Patienten, die innerhalb von 4 Wochen bis zu 6 HOT-Behandlungen erhielten, das Serum-Lipidmuster und die Harnsäure bestimmt. Folgende Ergebnisse konnten festgestellt werden:

A: **Gesamtcholesterin — Ausgangswert: 205 — 208 mg%:**
keine signifikanten Unterschiede vor und nach der HOT

B: **Gesamtcholesterin — Ausgangswert: über 220 mg% bei Gesamtcholesterin:**
bei 14 von 71 Patienten Senkung von mehr als 15 %
bei Triglyzeridwerten über 120 mg%:
bei 10 von 60 Patienten Senkung von mehr als 15 %
bei erhöhten Harnsäurewerten (6,8 — 9 mg%):
bei 14 von 42 Patienten eine signifikante Erniedrigung
HDL-Cholesterinwerte:
bei 14 von 42 Patienten eine signifikante Erhöhung um über 15 %
LDL-Cholesterinwerte:
bei 7 von 39 Patienten eine signifikante Senkung

W. Becker [29] fand u.a. bei seinen Untersuchungen einen signifikanten Abfall der Triglyzeride von — 25 % gegenüber den durchschnittlichen Ausgangswerten.

Auch der sogenannte „Mobilisationseffekt" wurde von ihm beobachtet. Ein ähnlicher Verlauf wurde bei der Unterfraktion der Triglyzeride — VLDL — festgestellt. Die Mittelwerte zeigten hier ebenfalls eine Verminderung, die jedoch in der Signifikanz nicht zu sichern war.

Statistisch beweisbar war jedoch die Erniedrigung der LDL nach der 4. bzw. 5. Behandlung (max. — 27,4 %).

Ebenfalls war von diesem Untersucher eine signifikante Senkung der Cholesterinwerte durch die Therapie festzustellen (6 x HOT in 3 Wochen). Es konnte eine Reduzierung von — 9,7 % erreicht werden.

Bei kritischer Würdigung dieser Ergebnisse ist erneut festzustellen, daß die HOT ein wirksames Therapeutikum zur positiven Beeinflussung eines pathologischen Fettstoffwechsels ist. Die erzielten Ergebnisse der einzelnen Untersucher müssen logischerweise erhebliche Schwankungen aufweisen, da sie stark abhängig sind von der Höhe der *einzelnen* Ausgangswerte der Probanden des untersuchten Kollektivs.

IV.M) HOT und Cholesterin als Modellversuche, Chemilumineszenz und Veränderungen des Cholesterins unter UV-Bestrahlung

Aufgrund der zentralen Stellung des Cholesterins im Stoffwechsel und bei zahlreichen Erkrankungen wurde in den Jahren von 1970 bis 1975 von *H.* und *M. Stadtlaender* besonders das isolierte Cholesterin im Zusammenhang mit der HOT untersucht. Bei diesen Modellversuchen mit bestrahltem Cholesterin konnte ein wichtiger Befund festgestellt werden.

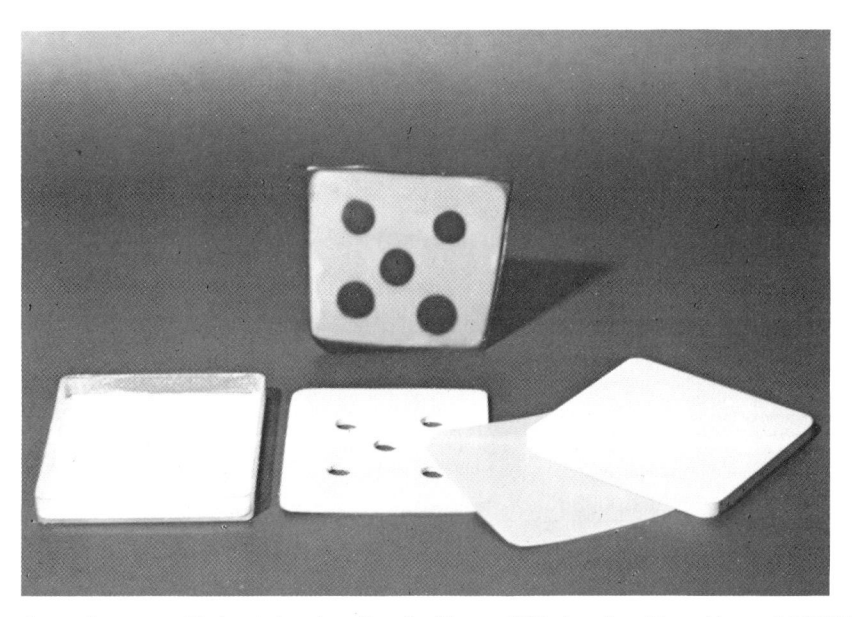

Abb. 44: Versuchsanordnung zum Nachweis der sekundären Strahlung — Bildmitte oben: (Bestrahlung mit HOT-Brenner überwiegend 254 nm) belichteter und entwickelter Film nach Abschluß des Versuchs (Negativdarstellung).
— Bild von links nach rechts: a) Schale mit bestrahltem Cholesterin, b) Raster mit Bohrungen, c) Film, d) Abdeckplatte. (Alle Versuche wurden unter absolutem Lichtabschluß durchgeführt.) (S.a. Anhang 3: Farbteil ab S. 329.)

Es war unklar, warum die HOT nach mehrmaligen Behandlungen der Patienten relativ lange, zeitweilig bis zu einem Jahr ihre positive Wirkung behielt, speziell bei der Claudicatio intermittens.

Zur Stützung der bereits vorhandenen klinischen Befunde sowie zur Prüfung einer Arbeitshypothese wurde eine Bestrahlung von isoliertem, pulverförmigem Cholesterin durchgeführt. Anschließend wurde auf diese Trockensubstanz in einer Dunkelkammer ein Metallraster mit Bohrungen gesetzt und dar-

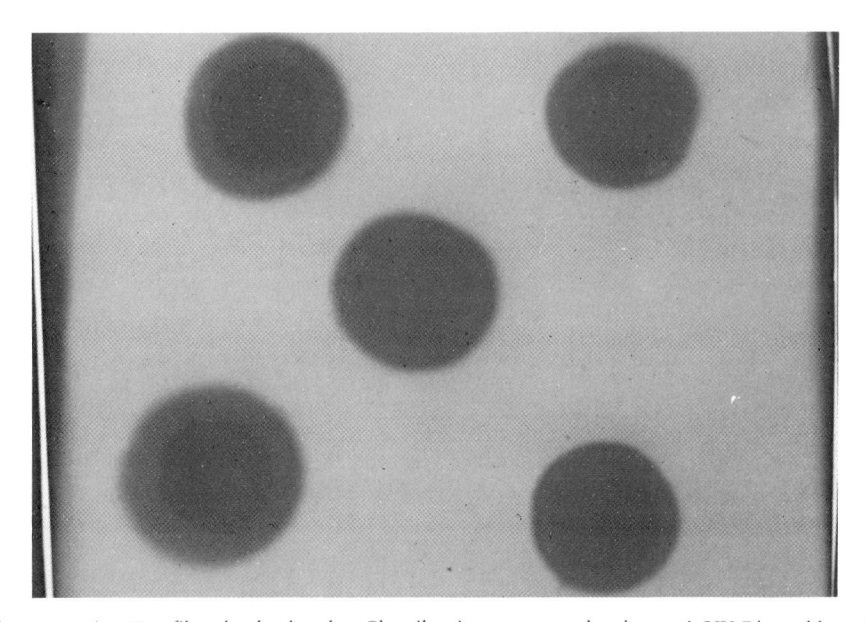

Abb.45: Schwärzung eines Fotofilms durch sekundäre Chemilumineszenz, ausgehend von mit UV-C bestrahltem Cholesterin. Eingesetzter Film: 6 x 9 NP 27. Verwendeter Schrägmetallraster mit Bohrungen kegelartig ansteigend von 1 auf 5 mm (Negativdarstellung) (s.a. Anhang 3: Farbteil ab S. 329).

auf ein Fotofilm gelegt. Bereits nach kurzer Zeit konnten auf diesem Film Schwärzungen im Bereich der Bohrungen festgestellt werden. (Dieses Phänomen wurde in anderem Zusammenhang bereits in den 30er Jahren beschrieben.)

Diese Versuchsanordnung wurde mehrmals variiert (unterschiedliche Belichtungszeit, Inkubationszeit, Stickstoffatmosphäre usw.). Die Strahlung war bis zu 42 Wochen nachweisbar.

Insgesamt war es jedoch interessant, festzustellen, daß Röntgenfilme für die aufgetretene Chemilumineszenz empfindlicher waren als normale Fotofilme. Als Erklärung hierfür wurde zum damaligen Zeitpunkt die emittierte Wellenlänge betrachtet, die sekundär nach der *Stokes*schen Regel etwas langwelliger sein muß als die der ursprünglichen Strahlungsquelle, in diesem Fall jedoch näher an den Bereich der weichen Röntgenstrahlen (mehr an den UV-Bereich) grenzt als an die Wellenlänge des sichtbaren Lichtes, für die die Fotofilme angelegt waren. Zur Objektivierung wurde eine Messung am Foto-Multiplier SEV M 12 FQC 52 A, Zeiss-Jena, durchgeführt.

Hierbei konnte festgestellt werden, daß das bestrahlte Cholesterin eine Ausschlagserhöhung von etwa 50 % gegenüber dem Nullstrom erzeugt.

Damit war der Beweis erbracht worden, daß die Foto-Kathode mit einer von der Probe ausgehenden Strahlung belichtet worden war.

Diese Versuche wurden im Jahr 1987 von *Stadtlaender, Lippmann* und Mitarbeiter erneut aufgegriffen.

Dabei konnten die bereits 1975 erhobenen Untersuchungen über die verstärkte sekundäre Chemilumineszenz von mit einem HOT-Brenner bestrahltem Cholesterin nochmals bestätigt werden.

Zusätzlich wurde jedoch überprüft, in welchen Wellenlängenbereichen (nm) die vom bestrahlten Cholesterin emittierte Strahlung liegt und ob eine Transmission vorhanden war.

Da nach der *Stokes*schen Regel die wieder emittierte Strahlung nur langwelliger sein kann als die Wellenlängen der überwiegend bei 253,7 nm eingestrahlten Photonenenergie, wurden bei der Messung am

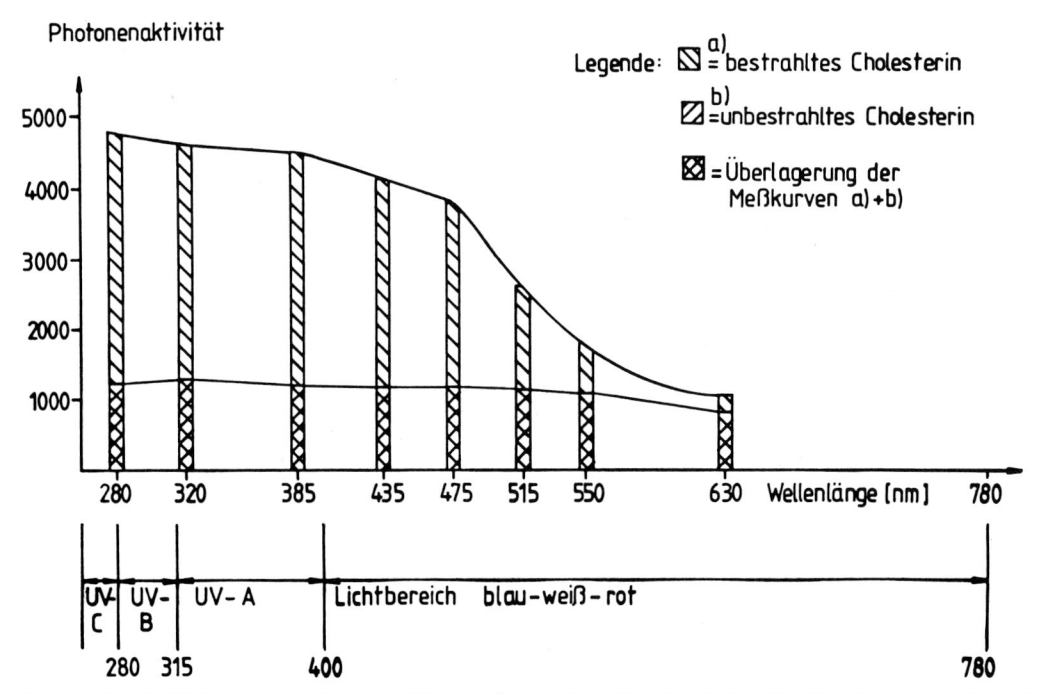

Abb. 46: Analyse der Wellenlängen und Intensität (Photonen) reemittierter Strahlung (sekundäre Chemilumineszenz) zum Vergleich von mit HOT-Brenner bestrahltem zu unbestrahltem Cholesterin (Transmission der eingestrahlten Photonenenergie)

Foto-Multiplier vor die Fotokathode Filter geschaltet, die eine Differenzierung der Wellenlängen (nm) ermöglichen.

Aus dieser Meßanordnung ergaben sich die in der Abbildung 46 dargestellten Meßkurven und Säulen. (Erläuterung: Die Meßkurven wurden an den Werten der entsprechenden Filter als Säulen dargestellt und die jeweiligen oberen Meßpunkte von un- wie auch bestrahltem Cholesterin in Form einer Kurve miteinander verbunden; die unteren Säulen mit Kreuzen ergeben sich durch die Übereinanderlagerung der Meßwerte von unbestrahltem Cholesterin — Schraffierung von links unten nach rechts oben — sowie der Säulen des bestrahlten Cholesterins — Schraffierung von links oben nach rechts unten —.)

Wie die kreuz-schraffierten Säulen und die untere Kurve zeigen, weist auch das unbestrahlte Cholesterin, wie jede Substanz und jeder Körper, eine ihm eigene Photonenabgabe auf. Die Messung zwischen den Wellenlängenpunkten 280 — 630 nm ergibt eine fast horizontale Linie, so daß nicht von einer „Kurve" gesprochen werden kann. Die geringfügigen Unterschiede bei den einzelnen Meßpunkten (nm) sind in Relation zur Gesamtintensität nicht signifikant und beweisen dadurch die Exaktheit der ermittelten Werte bei der gewählten Meßanordnung.

Die obere Kurve und die darunterliegenden Säulen (= Meßpunkte in nm des bestrahlten Cholesterins) sind zu den entsprechenden Werten des unbehandelten Cholesterins hochsignifikant.

Die ermittelten Werte beweisen, daß permanent chemische Reaktionen in diesem organischen Material ablaufen und biochemische Umsetzungen erfolgen. Die ursprünglich eingestrahlte Photonenenergie (Einstrahlungsbereich = 253,7 nm = Hauptspektrum des HOT-Brenners) wird teilweise wieder freigesetzt. Sie ist aber entsprechend der *Stokes*schen Regel langwelliger und damit energieärmer. Es ist zu erkennen, daß eine Transmission der eingestrahlten Energie erfolgt ist (Verschiebung von dem ursprünglichen UV-C Bereich → UVB → UVA bis in den sichtbaren Lichtbereich mit seinen blauen, weißen und roten Anteilen). Hieraus resultiert, daß die höchsten energetischen Vorgänge überwiegend im UV-Bereich ablaufen. Erst bei einer Wellenlänge von ca. 630 nm wird der energetische Normalzustand des unbestrahlten Cholesterins wieder erreicht.

Diese Versuche haben nicht nur die bereits aus dem Jahr 1975 ermittelten Befunde bestätigt, sondern sie erweitert, konkretisiert und interpretierbarer gemacht. Sie bieten ferner eine zusätzliche Erklärungsmöglichkeit für die intensive und langanhaltende Wirkung sowie für den Autokatalysezyklus (AKZ) bei der HOT.

1975 war bereits untersucht worden, ob diese Strahlung auch noch vorhanden ist, wenn sich das bestrahlte Cholesterin in gelöster Form befunden hat. Dazu wurde es in organischen Lösungsmitteln zur Lösung gebracht und anschließend wieder auskristallisiert.

Die nachfolgende Messung zeigte, daß die sekundäre Chemilumineszenz unverändert vorhanden war.

Bei diesem Experiment könnte es sich im Hinblick auf den mehrzyklischen Grundkörper des Cholesterols, des Phenanthrens bzw. Sterangerüstes mit der OH-Gruppe an Stelle 3 bzw. der Fettsäure an dieser Stelle beim Estercholesterin, um eine autokatalytische Reaktion nach quantenmechanischer Anregung handeln, bei der die Reaktionsprodukte die Geschwindigkeit der Initialreaktionen nicht nur beschleunigen, sondern auch nach einem möglichen Geschwindigkeitsgesetz

$$d[P]/dt = k[A][P]$$

unterhalten.

Über eine solche Katalyse kann es auch analog der Rückkoppelung in elektrischen Schwingkreisen zu einer für das jeweils vorliegende System typischen Oszillation kommen mit räumlich und zeitlich periodischen Änderungen von Ausgangssubstanz und Produktkonzentrationen.

Oszillierende Reaktionen sind für einige Stoffwechselketten im menschlichen Intermediärstoffwechsel nachgewiesen und sind Grundlage für den *Lotka-Volterra*-Mechanismus sowie für das von *Prigogine* und seinem Arbeitskreis aufgestellte Gleichungssystem „Brüsselator".

Die genannten Erscheinungen konnten nicht festgestellt werden, wenn nur UV-A- oder UV-B-Strahlung eingesetzt wurde. Hier kam es jedoch dann zur Veränderung der physikalischen Konstanten des eingesetzten Cholesterins (Versuche in den Jahren 1970—1975).

Eine Überprüfung von HOT-behandeltem und unbehandeltem Blut auf Chemilumineszenz erbrachte zum damaligen Zeitpunkt keine signifikanten verwertbaren Ergebnisse. Dies war auch im Hinblick auf die Empfindlichkeit der 1970 bis 1975 vorhandenen Meßtechnik sowie die vorhandene Konzentration des bestrahlten Cholesterins im Blut nach der HOT derzeit nicht zu erwarten. Diese Strahlung (Chemilumineszenz) hat im biologischen Bereich, wie die letzten Forschungen von *Fischer* und *Staudinger* [119] sowie *Kato* et al. aus dem Jahre 1981 [234] beweisen, große biophysikalische und biologische Bedeutung.

Sie untersuchten das Verhalten von Granulozyten und Monozyten. Derartige Zellen beantworten den Kontakt mit Fremdkörpern, Bakterien sowie von Immunkomplexen mit Endozytose dieser Fremdkörper. Hierbei „steigt der Sauerstoffverbrauch der phagozytierenden Zellen auf ein *Vielfaches* des Ruheverbrauches" an. Die Sauerstoffaufnahme („burst of oxygen") ist nicht durch Zyanid hemmbar, d.h., sie ist unabhängig von der normalen Atmungskette in den Mitochondrien. Nach *Fischer* und *Staudinger* [119] weist dieser Vorgang auf einen wichtigen Mechanismus hin, da der von den „phagozytierenden Zellen aufgenommene Sauerstoff nicht wie in der Atmungskette zu Wasser, sondern zu H_2O_2 reduziert" wird.

1972 hatte *Allen* (Lit.: Biochem. Biophys. Res. Commun. 47: 679—684) phagozytierende Granulozyten untersucht und festgestellt, daß sie Licht aussenden. Diese „Chemilumineszenz" stellt nach Ansicht der Autoren neben Wärmeabgabe, mechanischer, chemischer und osmotischer Arbeit eine weitere Form der Lebensäußerung dar. Ein derartiges Phänomen war in der Vergangenheit nur als „Kuriosum" bei vereinzelten Mikroorganismen und Insekten mit Sicherheit bekannt. Bisher konnte diese Erscheinung nur mit einem hochempfindlichen Foto-Multiplier registriert werden. Wahrscheinlich hängt sie u.a. mit der Entstehung von Singulett-Sauerstoff ($^1O_2$) zusammen bzw. wird erst durch die Reaktion von aktiviertem Sauerstoff mit organischen Substanzen ausgelöst. Es wird in diesem Zusammenhang vermutet, daß die Chemilumineszenz „ein Indikator für die bakterizide Potenz der phagozytierenden Zellen ist".

Die Chemilumineszenz ist auch bei der Prostaglandin-Biosynthese durch Photonenemittierung vorhanden. Die Bildung von Prostaglandinen unter der HOT ist von *Zilliken* [545] bewiesen worden. *Kato* et al. [234] konnten an gesunden Patienten die durch Zymosan induzierte und durch Luminol verstärkte Chemilumineszenz nachweisen und analysieren. Dabei stellten sie fest, daß auch die Thrombozyten mit 5 % an der Chemilumineszenz beteiligt waren. Diese aber ließ sich durch Salicylsäure fast vollständig ausschalten. (Siehe hierzu auch die HOT-abschwächende Wirkung dieser Verbindungen — Kapitel III. F.)

Wie bereits ausgeführt, erbrachte eine Überprüfung von HOT- behandeltem und unbehandeltem Blut in den Jahren 1970 — 1975 in dieser Hinsicht keine signifikanten verwertbaren Ergebnisse.

Aus diesem Grunde wurden 1987 als orientierende Versuche nochmals Messungen über die Photonenaktivität an unbehandeltem Blut und HOT-Patientenblut (nach der 4. HOT) vorgenommen. Die Abbildung 47 stellt die mit einem hochempfindlichen Foto-Multiplier ermittelten Meßwerte aus mehreren vergleichenden Messungen dar.
(Erläuterung: Säulen = Photonenaktivität pro Registrierpunkt im Meßzeitraum von venösem Patientenblut;
schwarze Säule = Photonenaktivität von unbehandeltem Patientenblut;
schraffierte Säulen = Photonenaktivität von HOT-Patientenblut.)

Eine umfassende und komplette Interpretation dieses Befundes ist schwierig. Sie kann u.a. nur im Zusammenhang mit den vorstehend genannten Ausführungen und Versuchen, mit den *Warburg*-Manometer-Versuchen (*Stadtlaender*) sowie mit den von *Albers* ermittelten Resultaten (siehe dort) erfolgen.

Photonenaktivität-absolut

Legende: ■ Blut von unbehandelten Patienten
▨ Blut von Patienten nach 4 × HOT

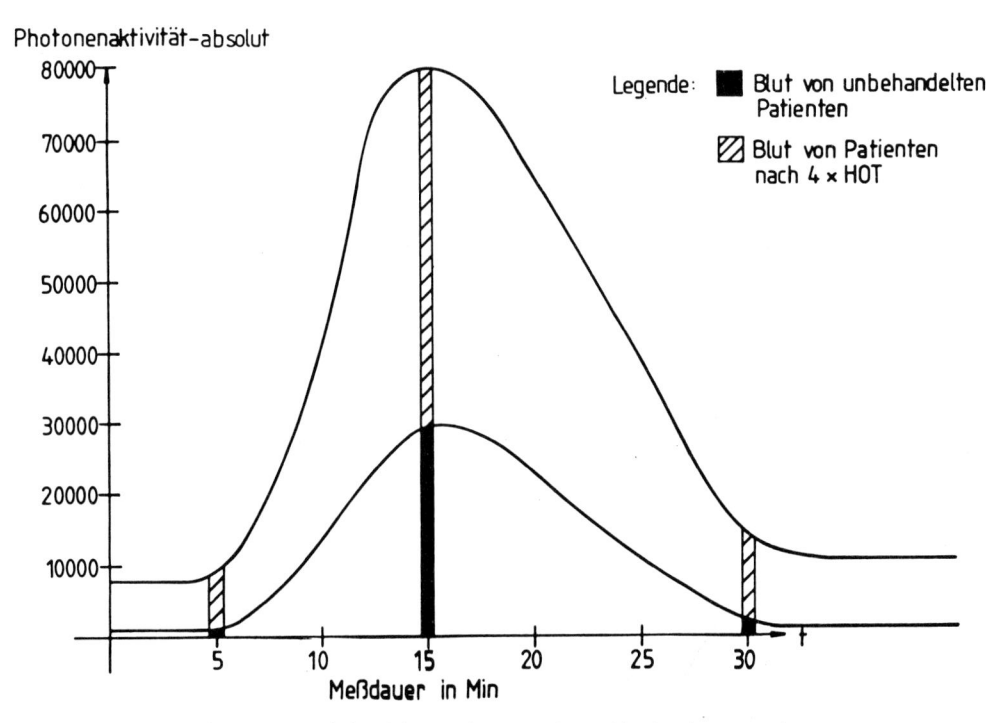

Meßdauer in Min

Abb. 47: Photonenmessung an venösem unbehandelten und HOT-Patientenblut (nach 4 x HOT)

Eine Messung der Chemilumineszenz (Photonenaktivität) weist im wesentlichen angeregten Sauerstoff (Singulett-Sauerstoff $^1O_2$) nach. Im Gewebe findet man z.B. nach Reperfusion vorher mangeldurchbluteter Organe, daß sich die Chemilumineszenz deutlich erhöht [438]. Bekanntlich führt aber das HOT-behandelte Blut zu einer erheblich besseren energetischen Versorgung minderdurchbluteter Gewebsgebiete z.B. der unteren Extremitäten bei einer AVK. Die in der Abbildung 47 dargestellten Resultate der Photonenaktivität von HOT-Patienten sind hierfür ein zusätzliches Indiz.

Das unbehandelte Blut (schwarze Säule und untere Kurve) zeigt bei dem Ausgangswert [1350] und bis zum 5 Minutenwert nur eine geringe Photonenaktivität, die bis zum 15 Minutenwert ansteigt, um dann bei 30 Minuten fast wieder den Ausgangswert zu erreichen.

Das Blut von HOT-Patienten weist sofort bei der Messung einen erheblich höheren Wert (8000) der Photonenaktivität auf. Nach einer kurzen Latenzzeit (siehe hierzu auch *Albers*) kommt es dann zu einem lawinenartigen Anstieg der Photonenemittierung und erreicht bei dem fixierten Meßpunkt von 15 Minuten sein Maximum, um dann, etwas geringer im Vergleich zum Anstieg, wieder abzufallen. Aber auch noch bei der 30 Minutenmeßzeit liegt dieser Wert (14000) deutlich höher gegenüber dem Ausgangswert. Zusätzlich liegt er erheblich über den entsprechenden Meßwerten des unbehandelten Blutes. Einer der Gründe hierfür könnte folgendes sein:

Bekanntlich ist der pO_2-venös relativ gering. Wird nun dieses Blut außerhalb des Organismus dem atmosphärischen Sauerstoffdruck ausgesetzt, hat das Blut zur Durchführung von Oxydationsvorgängen bessere Voraussetzungen und kann diese beschleunigt — mit entsprechender vermehrter Sauerstoffaufnahme — durchführen. Diese Vorgänge laufen aber immer über die Bildung von Singulett-Sauerstoff mit entsprechender Photonenaktivität ab. Da aber das HOT-Blut gegenüber Normalblut nachweislich in dieser Hinsicht aktiver ist (Wegfall oder weitgehende Inhibierung der von *Albers* beschriebenen Hemmstoffe der biologischen Oxydation), kommt es zwangsläufig auch zu einer entsprechend höheren Photonenaktivität. Der Abfall nach dem Erreichen des Maximums, sowohl beim Normalblut wie beim Blut von HOT-Patienten, könnte durch die Menge und Art der jeweils oxydierten Substanzen bedingt sein. Das HOT-Blut ist noch in der Lage, Moleküle zu oxydieren und zu verändern, wozu das Normalblut aufgrund geringerer Photonenaktivität nicht mehr fähig ist. Das höhere Plateau beim HOT-Blut bei 30 Minuten (14 000) wäre dann als ein Vorgang zu werten, der sich daraus ergibt, daß der jetzt leichter verfügbare atmosphärische Sauerstoff (außerhalb des Organismus) eine noch stärkere Oxydationsmöglichkeit des HOT-Blutes ermöglicht und sich in dieser Form darstellt.

IV.N) Weitere Untersuchungen an UV-C-bestrahltem Cholesterin

Zur weiteren Aufklärung der Struktur des bestrahlten Cholesterins und der im Blut möglicherweise ablaufenden biochemischen Vorgänge wurden 5 Trockenproben von Cholesterin mit dem UV-C-Brenner in $O_2/^1O_2$-Atmosphäre bestrahlt und anschließend chemisch dünnschicht-chromatographisch sowie UV- und IR-spektroskopisch untersucht (*Stadtlaender*).

Unter den vorliegenden Reaktionsbedingungen mußte hauptsächlich mit 3 verschiedenen Reaktionsmöglichkeiten des Sauerstoffs gerechnet werden, wobei für die Vielzahl der zu erwartenden Reaktionsprodukte Peroxyde — Carbonyl- sowie Carboxylverbindungen — typisch sein sollten. Tertiäre C-H-Gruppen und C-H$_2$-Gruppen, Allylgruppen, sind für einen radikalischen Reaktionsablauf mit O_2 besonders aktiviert, so daß eine Oxydation bereits unter milden Bedingungen ablaufen kann. Das O_2 reagiert als Biradikal, wobei 2 Reaktionsmöglichkeiten bestehen, von denen nach vorliegenden Erfahrungen der gleichzeitige Angriff an die CH-Gruppe und in Allylstellung zur Doppelbindung bevorzugt sein sollte (siehe Formeldarstellung).

Hier tritt erfahrungsgemäß eine Verlagerung der Doppelbindung aus der Δ 5- in die Δ 4-Stellung auf.

Diese Oxydation ist auto-katalytisch, d.h., die während der Reaktion gebildeten Peroxyde wirken beschleunigend auf die weitere Oxydation (s. AKZ des möglichen Wirkungsschemas der HOT). Zur Identifizierung wurden die nachstehenden Versuche durchgeführt.

IV.O) Dünnschicht-chromatographische Trennung des bestrahlten Cholesterins

In Übereinstimmung mit den zahlreichen Reaktionsprodukten, die bei der Behandlung von Cholesterin in Sauerstoffatmosphäre unter UV-Bestrahlung zu erwarten sind, stehen die in Dünnschicht-Chromatogrammen gefundenen Fraktionen, deren Anzahl in Abhängigkeit von der Bestrahlungsdauer von 4 auf 9 ansteigt.

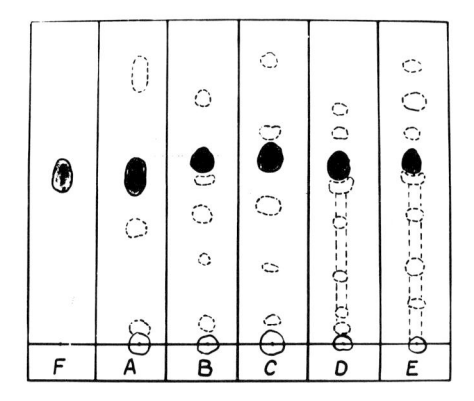

Dünnschicht-chromatographische Trennung von oxydiertem Cholesterol

Probe	A	B	C	D	E	F	
Reaktions-dauer	5	10	15	20	25	0	min

Abb. 48: Dünnschicht-chromatographische Trennung von bestrahltem Cholesterin

Erst Rückschlüsse auf die Konstitution der Reaktionsprodukte gestatten die Beobachtung, daß 3 Fraktionen schneller und 6 Fraktionen langsamer wandern als Cholesterin. Nach allen Erwartungen wird die Reaktionszeit der Oxydationsprodukte, die die gleichen C-Atome haben sollten wie das Cholesterin, vorwiegend durch die Stärke der zwischenmolekularen Kräfte der stationären Phase bestimmt. Die zu Azetonen umgewandelten Verbindungen können schneller als das reine Cholesterin wandern, wogegen die zu Carbonsäure oxydierten Moleküle stärker zurückgehalten werden. Dies steht in Übereinstimmung mit den Aussagen der IR- und UV-Messung.

Auf die Identifizierung der einzelnen Fraktionen des in Abb. 48 dargestellten Dünnschicht-Chromatogramms mußte zum damaligen Zeitpunkt aus technischen Gründen verzichtet werden.

IV.P) UV-spektroskopische Untersuchungen des bestrahlten Cholesterins

Die durchgeführten UV-spektroskopischen Messungen zeigten mit zunehmender Reaktionszeit auch eine Zunahme der Oxydationsprodukte. Dies kann durch das Anwachsen der Absorptionsbande von maximal 235 nm von 9 % auf 82 % Absorption beobachtet werden.

Die Bildung der Kurve E kann

$$-\underset{|}{C}=\underset{|}{C}-\underset{\underset{O}{\|}}{C}-\text{Gruppierungen}$$

zugeschrieben werden, weil sie nach Oxydation der 3β-ol zur 3-on Gruppe und Verlagerung der Δ5-Doppelbindung in Δ4-Stellung (Konjugation zur Carbonylgruppe) entsteht.

Im nachfolgenden Schema ist die Abhängigkeit der Absorptionsintensität bei λ max = 235 nm von der Reaktionsdauer dargestellt.

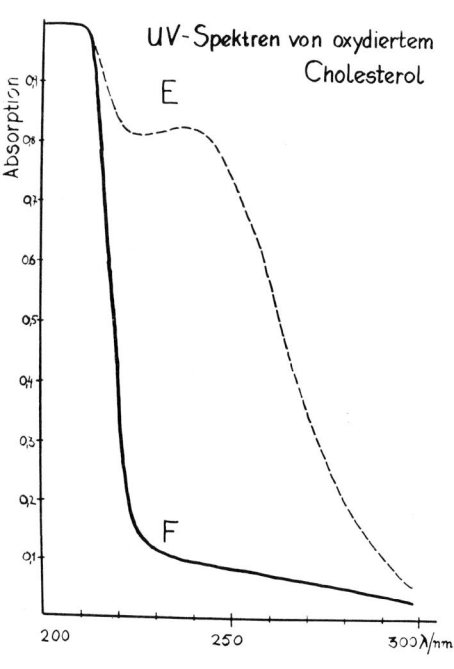

Abb. 49a: UV-Spektrum von oxydiertem Cholesterin (Kurve F = unbestrahltes Cholesterin; Kurve E = bestrahltes Cholesterin)

Probe	Absorption %	Bestrahlungsdauer/Minuten
A	39	5
B	42	10
C	45	15
D	72	20
E	82	25
F	9	0

Bemerkenswert ist bei diesem Versuch der Zusammenhang zwischen Expositionsdauer des isolierten und somit stark konzentrierten Cholesterins für die UV-Bestrahlung und der aufgetretenen prozentualen Absorption der Photonen. Dies hängt damit zusammen, daß die Eindringtiefe der UV-Strahlung in organisches Material nur relativ gering ist und erst durch das Auftreten von sekundärer Chemilumineszenz auch die tieferen Schichten des Cholesterins erreicht und damit der nachfolgenden Analyse bei der Bewertung der Veränderung der Gesamtmenge des eingebrachten Cholesterins zugänglich werden. Dies aber ist ein zusätzliches Indiz dafür, wie wichtig die bei der HOT durchgeführte Oberflächenvergrößerung u.a. für diesen Vorgang (Erhöhung der Möglichkeit der maximalen Photonenabsorption) ist.

IV.Q) IR-spektroskopische Untersuchungen des bestrahlten Cholesterins

Gegenüber dem reinen Cholesterin tritt im IR-Spektrum der bestrahlten Proben eine starke Absorption bei 1753 cm^{-1} auf. Dies weist auf die Bildung von Carbonylgruppen hin. Die integrale Absorption dieser Bande wird mit steigender Bestrahlungsdauer größer. Die Vergrößerung der Absorption bei 3100 cm^{-1}, die der Carboxyl-OH-Gruppe zugeordnet werden kann, stützt diese Aussage. Die beobachtete Verbreiterung der C=O-Absorption von 1753 cm^{-1} nach kleinerer Wellenzahl mit zunehmender Reaktionsdauer weist auf die Bildung von Carboxyl-Gruppen in Konjugation zu Doppelbindungen hin, d. h., IR- und UV-Spektrum zeigen eine Übereinstimmung auf die Bildung der Struktur IV. Es muß jedoch bemerkt werden, daß auch das Spektrum der Probe mit der längsten Reaktionszeit (E) in den wesentlichsten Details dem des unbehandelten Cholesterins entspricht. Demzufolge sind während der Reaktion offensichtlich nur Bruchstücke des Cholesterins umgesetzt worden.

Die Bildung der spektroskopisch gefundenen Carbonyl- bzw. Carboxyl-Verbindungen nach dem eingangs angedeuteten Reaktionsablauf konnte durch den Nachweis von Peroxyden gestützt werden, die als wesentliches Zwischenprodukt zu erwarten waren. So zeigen die Reaktionsprodukte zunehmende Fähigkeit, J_2 aus KJ freizusetzen. Bemerkenswert erscheint die Reaktion der Oxydate unter dem Einfluß der im biologischen Bereich vorhandenen Peroxydase, durch die biochemisch das Vorhandensein und die Wirkung von Peroxyden nachgewiesen werden konnte.

IV.R) HOT und Singulett-Sauerstoff, Prostaglandinwirkung bei der HOT

Durch grundlegende Überlegungen und Arbeiten von *Zilliken* [545] über Singulett-Sauerstoff ($^1O_2$) bei der HOT und die damit vorhandene mögliche Wirkung von Prostaglandinen ergeben sich auch in dieser Hinsicht neue Aspekte über ein Teilgebiet der biochemischen Wirkung bei der HOT. Daher scheint es notwendig, einen Überblick über die Biosynthese, Pharmakokinetik und -dynamik der Prostaglandine zu geben. Diese Kurzdarstellung ist nicht vollständig und kann es nicht sein und soll daher auch nur in knapper Form zum allgemeinen Verständnis einiger Aspekte dienen. Zu weitergehendem Informationsbedarf wird auf die spezielle Literatur verwiesen. Es kann ferner keine definitive Aussage gemacht werden, ob und wie in jedem Fall eine Wirkung im Zusammenhang mit den klinischen Ergebnissen bei der HOT vorhanden ist, obwohl in zahlreichen Beobachtungen aufgrund der Therapieergebnisse bei der HOT ein derartiger Zusammenhang wahrscheinlich ist. Aufgrund der Fülle des vorliegenden Materials über die Verbindungsklasse der Prostaglandine kann und muß die Darstellung ohne wesentliche Interpretation thesenhaft erfolgen.

Trotz vieler inzwischen vorhandener Erkenntnisse und Einzelinformationen kann die physiologische Bedeutung dieser Verbindungsklasse heute noch nicht voll abgeschätzt werden.

Dieser Umstand wird dadurch noch erschwert, daß die verschiedenen Prostaglandine teilweise entgegengesetzte, antagonistische Wirkungen (analog Sympathikus — Vagus) entfalten können. Diese Effekte unterscheiden sich ferner nach Substrat, Konzentration usw. [283].

I. Prostaglandine wurden vermutlich erstmalig von *Ulf Svante von Euler* und dem Engländer *Morris Goldblatt* vor 40 Jahren aus dem Prostatasekret isoliert.

II. Die Bezeichnung „Prostaglandine" wurde von *Euler* gewählt, da er annahm, sie würden nur in der Prostata gebildet.

III. Sie kommen jedoch in allen Geweben vor. Sie haben als Gewebshormone eine sehr hohe Wirkungsstärke (bis 10 µg/ml).

Durch ihre mögliche Wirkung auf benachbarte Zellen, Gewebe wie auch auf Organe werden sie und auch die ihnen verwandten Stoffe als „lokale Hormone", „Gewebshormone" oder „Parakrine Substanzen" bezeichnet [284].

Die Prostaglandinsynthese kann auf unterschiedliche Weise bewirkt und durch eine Vielzahl von Ursachen angeregt werden, z.B. durch mechanische, thermische, chemische und andere Stimuli (*Ritzmann*).

1962 gelang es durch die Forschungen von *Sune Bergström*, sie chemisch zu definieren und darzustellen. Insbesondere war wichtig, daß erkannt wurde, daß die in allen Zellen vorhandene, mehrfach ungesättigte Fettsäure — Arachidonsäure — als die Vorstufe der Prostaglandinsynthese anzusehen ist.

IV. Sie besteht aus ungesättigten C_{20}-Fettsäuren, deren 8. und 12. C-Atom zu einem Zyklopentanring verbunden sind, der 2 stereochemisch geordnete Seitenketten mit 7 und 8 C-Atomen enthält. Die

Prostaglandine besitzen außer der Carboxylgruppe im Ring neben Doppelbindungen funktionelle Hydroxy- und Ketogruppen.

Heute kennt man über 20 natürliche Molekülvarianten sowie chemisch-synthetische Abkömmlinge.

V. Grundsätzlich gibt es bei diesen Wirkstoffen immer die Gegensätzlichkeit von Hormonpaaren, z.B.

a) der Prostaglandine der E- und F-Gruppe sowie
b) Thromboxan A_2 und dem Prostacyclin.

Zu a)
- Prostaglandine der E-Gruppe wirken gefäßerweiternd.
- Prostaglandine der F-Gruppe haben eine kontrahierende Wirkung.

Zu b)
- Das Thromboxan in den Blutplättchen fördert die Thrombozytenaggregation.
- Prostacyclin aus den Endothelzellen der Arterien — PGE — hemmt die Verklumpung, außerdem wirkt es bronchodilatatorisch [368, 437].

D.h., eine überschießende Synthese der einen Wirkstoffgruppe aktiviert die vermehrte Bildung des Gegenspielers und reguliert damit das Gleichgewicht.

VI. Die Prostaglandine werden in 3 Hauptgruppen klassifiziert. Die Bildung ist in der Abb. 49b dargestellt.

PGA führen zur Gefäßdilatation,
    steigern die Natrium-Ausscheidung,
    hemmen die Magensaftsekretion,
    senken den Blutdruck.

PGE erhöhen die Hormonausschüttung im HVL,
    hemmen die Fettmobilisation,
    hemmen die Thrombozytenverklebung,
    steigern die Herzkraft,
    steigern die Durchlässigkeit von Blutkapillaren.

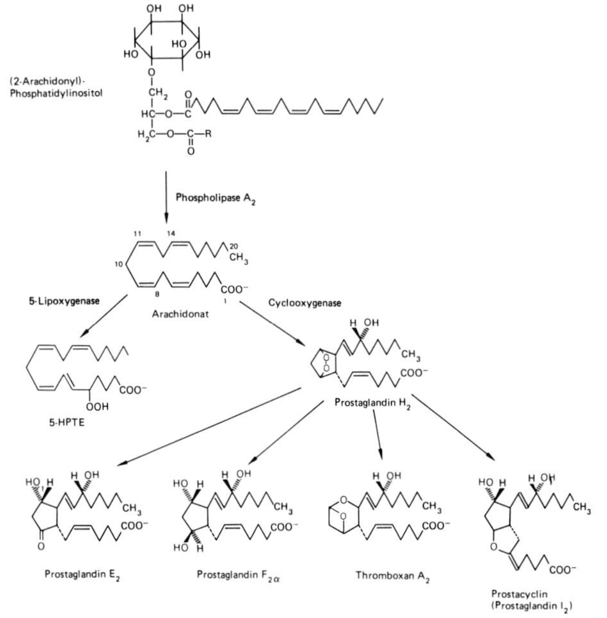

Abb. 49b: Die Biosyntheseschritte der Prostaglandine und des Thromboxan nach *G. Löffler* und *P. E. Petrides* in: Physiologische Chemie. Springer-Verlag. Berlin 1988.

PGF führen zur Gefäßkonstriktion,
  hemmen die Progesteronsekretion,
  fördern die Kontraktion der Bronchialmuskulatur,
  steigern den Blutdruck.

VII. Die Prostacyclinsynthese ist vermindert bei:
- Diabetikern,
- Hyperlipoproteinämie,
- Nikotinabusus,
- Hypertonie,
- Claudicatio intermittens [274].

Die Biosynthese wird durch Glukokortikoide gehemmt (siehe auch Kapitel III. E).

VIII. Prostaglandine werden nicht gespeichert. Durch einen entsprechenden Reiz werden sie sofort gebildet, ausgeschüttet, wirken und sind bereits nach Sekunden bzw. Minuten wieder inaktiv. Daher sind auch Blutspiegel von aktiven Prostaglandinen praktisch direkt nicht meßbar. Der größte Teil der Prostaglandine wird in der Lunge inaktiviert. Daraus erklärt sich hier die höchste Konzentration von abbauenden Enzymen.

IX. „Organeigentümliche Reizrezeptoren und organspezifische Antworten auf die jeweiligen Prostaglandine" begründen die Spezifität der Wirkung dieser Stoffe [284].

X. Prostaglandine spielen bei der Lipolyse der Triglyzeride eine wesentliche Rolle. Im ZNS wirken sie regulierend auf die Aktivität bestimmter Nervenzellen. In kleinen Dosen regen sie die glatte Muskulatur zu starken Kontraktionen an [368,437].

XI. Eine hohe Konzentration von Prostaglandin in der Samenflüssigkeit führt zur Erschlaffung der glatten Muskulatur des Uterus und erleichtert dadurch die Wanderung der Spermien durch den Uterushals.

XII. Prostaglandine können nach *Robert* et al. (1979) [396] den Rattenmagen vor Schäden durch kochendes Wasser, konzentrierten Alkohol, Säuren und andere Noxen schützen. Auch unter der HOT wurde mehrmals z.B. von *Doerfler* (Mitteilung im HOT-Kurs) das schnelle Abheilen von Ulzerationen im Magen-Darm-Trakt beobachtet.

XIII. Oral verabreichtes 16,16 Dimethyl-Prostaglandin E_2 bewirkt eine Hemmung der Säuresekretion und der Gastrinfreisetzung. Die für den gleichen Effekt notwendige i.v. Gabe lag bei 1/10 der oralen Dosis von 1 µg/kg Körpergewicht. Es kommt zu einer beschleunigten Abheilung von Ulzerationen des Magen-Darm-Traktes.

Das Prostaglandin (PG)$F_{2\alpha}$ wurde bisher erfolgreich bei Patienten mit paralytischem Ileus eingesetzt [112].

XIV. Das Derivat 16,16 Dimethyl-Prostaglandin E_2 schützt anscheinend Leber und Niere gegen toxische Substanzen, z.B. Tetrachlorkohlenstoff [368,437].

Diese Beobachtungen stammen aus Tierversuchen. Der Wirkungsmechanismus konnte bisher nicht aufgeklärt werden.

Intravenös infundiertes Prostacyclin (PGI_2) beseitigt beim im Tierexperiment erzeugten Myokardinfekt die typischen elektrocardiographischen und biochemischen Zeichen der Myokardischämie [322].

Die „instabile Angina pectoris" kann neben den sonstigen Faktoren wie Stenosen usw. im koronaren Gefäßsystem auch eine funktionelle Ursache haben. Nach den derzeitigen Erkenntnissen besteht die Ansicht über ein Ungleichgewicht zwischen Thromboxan A_2 und Thrombocyclinbildung [386]. Durch Blutplättchenaggregation über den veränderten Intimabereichen der Koronargefäße kommt es nach dieser Ansicht zur Freisetzung des Plättchenfaktors „Thromboxan A_2", der durch seine konstriktorische Wirkung zu einem Spasmus führt, der nicht sofort durch seinen Gegenspieler „Prostacyclin" dem Rest der normalen Gefäßwand ausgeglichen werden kann, d.h., ein bestehender Gefäßschaden stört das harmonische Gleichgewicht zwischen diesen beiden Substanzen. Da bei der HOT eine von *Zilliken* [544,545] beschriebene Bildung von Prostacyclin besteht, die möglicherweise durch die bis zu 42 Wochen nachgewiesene sekundäre Chemilumineszenz — Umsetzung von Steranperoxiden — über einen längeren Zeitraum aktiviert und unterhalten werden, sind die klinischen Ergebnisse bei Angina pectoris-Zuständen akut und auf einen längeren Beobachtungszeitraum deutbar.

Auch die positiven EKG-Veränderungen unter der HOT (*Paetz, Stadtlaender, Tietz, Wehrli* u.a.) könnten damit eine Erklärung finden.

XV. Nach einer klinischen Studie [436] kann Prostacyclin (PGI_2) bei Herzoperationen Gehirnschäden, die nach Eingriffen am offenen Herzen in etwa 50 % beobachtet werden, wirkungsvoll verhindern. Auffallend war jedoch bei diesen Versuchen, daß die mit PGI_2 behandelten Patienten etwa ein Drittel weniger Fentanyl zur Neuroleptanalgesie benötigten als die Kontrollgruppe.

XVI. Die Wirkung von Prostacyclin auf Gefäßerkrankungen wurde 1979 durch eine klinische Arbeit belegt (*Szczeklik, A.*, u.a. [486], Kopernikus-Akademie der Medizin Krakau, Polen).

Diese Untersucher hatten in einem gegenüber dem Vorgehen bei der HOT aufwendigen Versuch (arbeitsmäßig, materiell und finanziell), verbunden mit einer erheblichen Belastung für die Patienten, 72 Stunden lang (!) Prostacyclin intraarteriell (!) bei 5 Patienten infundiert. Alle Patienten hatten eine fortgeschrittene Arteriosklerose der Beine. In keinem Fall ließ sich ein distaler Puls nachweisen. Bei 4 Patienten fehlte der Popliteapuls. Bei allen waren Ulzera vorhanden, drei Patienten hatten Herdnekrosen. Alle vorhergehenden therapeutischen Maßnahmen waren erfolglos geblieben. Auch gefäßchirurgische Maßnahmen waren nicht mehr möglich. Den Patienten drohte die Amputation.

Nach 2 Tagen Infusion mit Prostacyclin war der Ruheschmerz völlig verschwunden und trat auch in der Zeit der sechswöchigen Beobachtung nicht wieder auf. Die Gehstrecke verlängerte sich deutlich. Die lokalen Defekte heilten ohne weitere Medikation ab (dreimal komplett, zweimal weitgehend).

Eine Überprüfung der Muskeldurchblutung mit Hilfe der Xenon-133-Clearance ergab innerhalb von 48 Stunden eine kräftige Durchblutung und war im Beobachtungszeitraum von 6 Wochen deutlich erhöht. Angiogramme der größeren Gefäße zeigten, analog den Beobachtungen bei der HOT, daß sich die Gefäßveränderungen innerhalb des Beobachtungszeitraumes nicht zurückgebildet hatten.

Die Autoren diskutierten, daß die möglichen potenten antiaggregierenden sowie disaggregierenden Eigenschaften des Prostacyclins die Kapillaren von Thrombozyten-Ablagerungen befreit haben. Zum anderen wurde von ihnen eine direkte Wirkung auf die kleinen Blutgefäße vermutet. Außerdem vermuteten sie eine Einsprossung von neuen Kapillaren in die ischämischen Gebiete.

XVII. Welche Bedeutung die Prostaglandine bei der Behandlung von arteriellen Verschlußkrankheiten haben, wurde auch von *Gruss* [166] bewiesen. Nach seinen Beobachtungen könnten „zwei von drei Beinen durch eine Dauerperfusion mit Prostaglandin E_1 selbst dann noch vor einer Amputation gerettet werden, wenn gefäßchirurgische Maßnahmen nicht mehr möglich sind." Nach seiner Ansicht ist allerdings der Wirkungsmechanismus von PGE_1 noch immer nicht vollständig aufgeklärt. Es wird vermutet, daß die Verbindung als starker Vasodilatator wirkt, sowohl auf die Hauptgefäße als auch auf die der Muskulatur. Ferner wird angenommen, daß PGE_1 die Fließeigenschaften des Blutes positiv beeinflußt und als Aggregationsinhibitor wirkt. Auch eine Beeinflussung der Kapillarpermeabilitätssteigerung, des Zellstoffwechsels wie ein analgetischer Effekt wird vermutet.

Wenn bis 1979 eine mögliche Wirkung von Singulett-Sauerstoff ($^1O_2$) und Prostaglandinen bei der HOT nur vermutet werden konnte (459), so gelang es *Zilliken* [545], dies überzeugend nachzuweisen. In seiner Arbeit wurde aufgezeigt, daß hier einer der wesentlichen biochemischen Parameter der HOT vorhanden ist. Außerdem konnte die klare biochemische Unterscheidung zur Ozon-Therapie herausgearbeitet werden.

In einem nachfolgenden Vortrag — 1981 — wies *Zilliken* ferner darauf hin, daß es ihm gelungen war, unter den Bedingungen der HOT mit Hilfe der HPLC- und Massenspektrometrie ein Cycloprostaglan-

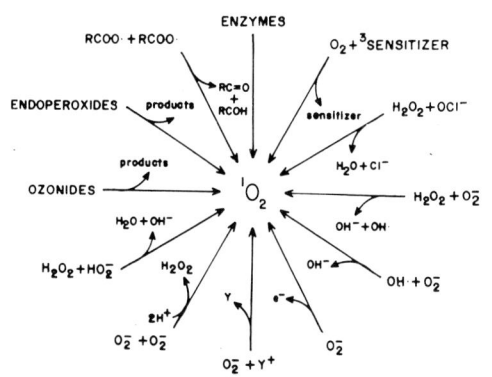

Abb. 49c: Die verschiedenen, im Uhrzeigersinn zu lesenden Entstehungsreaktionen von Singulett $^1O_2$.

din (6-Keto-PGF-1) zu identifizieren. Nach seiner Ansicht kann jedoch die Existenz dieses kurzlebigen Prostacyclins — Wirkdauer ca. 25 Sekunden — den von zahlreichen Untersuchern bei der HOT beobachteten „Gefäßeffekt" nicht erklären. Nach *Stadtlaender* und *Lippmann* ist er jedoch durch den Autokatalysezyklus (AKZ) — permanente und vermehrte Neubildung — durchaus vorstellbar.

Nach *Zilliken* wird jedoch mit zunehmender Bestrahlung ein ganzes Spektrum von Prostaglandinen gebildet.

Von *Zilliken* [544,545] wurde auf die verschiedenen Entstehungsmöglichkeiten des Singulettsauerstoffs ($^1O_2$) in einem Uhrzifferblatt-ähnlichen Übersichtsschema hingewiesen (Abb. 49c).

Neben der photosensibilisierten Entstehung von Singulett $^1O_2$ gibt es eine Anzahl von chemischen Reaktionen, die zur Bildung dieser aggressiven, hochreaktiven Form des Sauerstoffs führen.

Die Abbildung 49c ist im Uhrzeigersinn von 1 Uhr an zu lesen.

Bei 1 Uhr befindet sich die HOT nach *Wehrli* (molekularer O_2 + durch UV-Licht erzeugte Sensibilisierung des HbO_2 in $^3HbO_2$, Bildung von Singulett $^1O_2$ und Regeneration des normalen HbO_2).

Auf 2 Uhr ist die gebräuchlichste chemische Darstellungsmethode für Singulett $^1O_2$ wiedergegeben (Hypochloride + H_2O_2, ohne Licht; die Basis mancher Gurgelwasser zur Bekämpfung bakterieller Infektionen der Mundhöhle).

Auf 3 Uhr sieht man eine biologische Quelle für $^1O_2$, die sogenannte Haber-Weiß-Reaktion (1934).

Auf 4 Uhr ist eine andere Modifikation dieser Reaktion wiedergegeben.

Auf 5 Uhr ist die Basis der Photosynthese in belichteten Pflanzen-Chloroplasten skizziert.

Auf 9 Uhr ist dargestellt, was bei der Ozontherapie geschieht: Indirekte $^1O_2$-Bildung über Ozonide, die chemisch von den Peroxyden, die bei der HOT nach *Wehrli* entstehen (HOT-Peroxyde), eindeutig abweichen.

Bei 10 Uhr sind die Endoperoxyde, die bei der HOT nach *Wehrli* direkt entstehen, als biologische Quelle für Singulett $^1O_2$ dargestellt. Es handelt sich hierbei um Endoperoxyde des Cholesterins, des Ergosterins mit Cholesterinspiegel-senkender Wirkung, um Endoperoxyde der Psoralene (Photochemotherapie der Psoriasis, der Vitiligo und des Herpes zoster) und des Bilirubins, um nur wenige zu nennen.

Auf 11 Uhr ist die biologische Entstehung von Singulett $^1O_2$ aus dem Zerfall von Peroxyden ungesättigter Fettsäuren wiedergegeben. Sie entstehen in den Lebermikrosomen bei der normalen Fettsäurebiosynthese und oxidieren das Coenzym $NADPH_2$ zu NADPH.

Zu 12 Uhr: Bisher gibt es keinen Beweis, daß irgendeine enzymatische Reaktion direkt $^1O_2$ produziert. Aber fast alle in Abb. 34 aufgeführten Vorstufen (precursors) können enzymatisch entstehen, d.h., im biologischen Sinne haben sie „per se" die Fähigkeit, Singulett $^1O_2$ zu bilden. Mit der HOT verstärkt man diese Kapazität. Singulett $^1O_2$ ist in höherer Konzentration sicher ein schädliches Agens. Jedoch gibt es genügend natürlich vorkommende Quencher (= Auslöscher) wie Vitamin E, Carotinoide und noch weitere Substanzen, die eine solche Wirkung kompensieren können.

Zusammenfassung

Die Betrachtung der vielfältigen Wirkungsmöglichkeiten der Prostaglandine erlangt unter der Feststellung, daß bei der HOT eine verstärkte Bildung dieser Wirkstoffe möglich ist, besondere Bedeutung. Durch welche Regulationsmechanismen die jeweilige Biosynthese gesteuert wird, ist bei den Prostaglandinen allgemein und daher auch bei der HOT vollkommen offen.

Es kann darum nur vermutet werden, daß dies im Sinne eines „Biologischen Soges" bei gestörten physiologischen Gleichgewichtsverhältnissen erfolgt. Dieser energetische Ausgleich wird durch die HOT angeregt und erst ermöglicht.

Da die direkt unter der HOT gebildeten Prostaglandine nach der geltenden Lehrmeinung nur eine kurzfristige Wirkung ausüben können, muß, falls man den Prostaglandineffekt bei der HOT akzeptiert, ein Mechanismus vorhanden sein, der die permanente und verstärkte Neubildung initiiert. Da bekanntlich im Modellversuch an bestrahltem Cholesterin eine sekundäre Chemilumineszenz (durch Umsetzung von Steranperoxyden) beschrieben wurde, außerdem bei jeder Zerlegung von Peroxyden UV-Strahlung frei wird, das vermehrte Auftreten von „peroxydase-negativen Granulozyten" im Tierversuch durch *Gilgen* und *Wippler* [157] an Hühnern auch durch Gabe von bestrahltem Cholesterin erzeugt werden konnte, ist die Möglichkeit nicht auszuschließen, daß diese Strahlung, die im Modellversuch bis 42 Wochen nachweisbar war, sich dann allerdings entsprechend der *Stokes*schen Regel erschöpft, der „klassische zeitliche Reiz" für eine langanhaltende, verstärkte Neubildung von Prostaglandinen mit vasodilatatorischen, antiphlogistischen, antiallergischen und thrombozytenaggregationshemmenden Wirkungen ist. Weiterführende Experimente können diese Annahme, die sich auf Untersuchungen und Einzelbeobachtungen — z. B. Hemmung der Bioprostaglandinsynthese bei Patienten durch Kortikoide, Vitamin A und E, Rauchen, Diabetes mellitus usw. — stützt, einer definitiven Formel zuführen.

IV.5) HOT und körpereigenes Abwehrsystem

Seit den Untersuchungen von *Metschnikoff* ist bekannt, daß die Granulozyten die Fähigkeit der Phagozytose besitzen. Nach *Ehrlich* hat diese Phagozytose nicht nur die Aufgabe, in den Körper eingedrungene Erreger abzutöten, sondern sie stellt gleichsam die Initialzündung für die Einleitung der Antikörperbildung als Ausdruck der spezifischen Immunitätsvorgänge dar. Bei in der Vergangenheit durchgeführten Untersuchungen über die Phagozytosefähigkeit von Granulozyten wurde festgestellt, daß diese

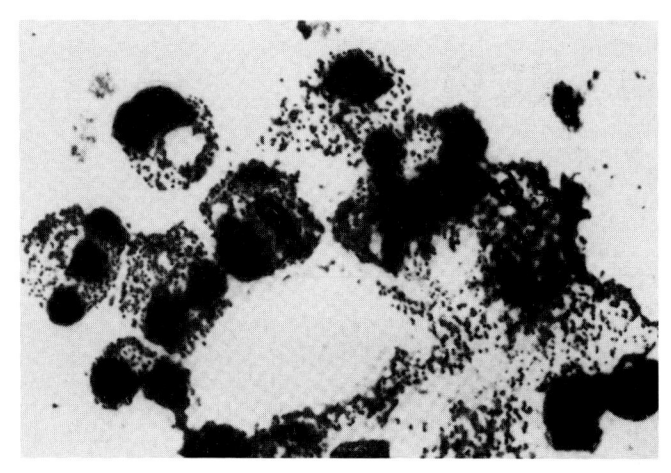

Abb. 50: Mikroaufnahmen von bestrahlten Leukozyten mit massenhaft phagozytierten Bakterien, z.T. durch Überladung geplatzt (nach *Wennig, F.*, Wiener med. Wschr. 10 (51-52), S. 1067–1069, 1956).

im Verhältnis zu gesunden Probanden bei *Patienten mit Infektionskrankheiten eine gesteigerte und bei Diabetes- und Tumorerkrankten eine verminderte Aktivität aufwies.*

Wennig [520] fand in seinen Untersuchungen zur HOT keine beweisenden Veränderungen an gewöhnlichen mikroskopischen Präparaten und Beobachtungen im Phasenkontrastmikroskop an Leukozyten in bestrahltem HOT-Blut. Bei Phagozytoseversuchen stellte er jedoch eine Steigerung der Aktivität der Leukozyten im bestrahlten Blut fest. Seine Phagozytoseversuche wurden mit Staphylococcus aureus durchgeführt. In der Abbildung 50 zeigt sich deutlich die erhebliche Phagozytosebereitschaft der Leukozyten, wobei von *Wennig* eine Steigerung um gut 50 % beobachtet werden konnte.

Mit großer Wahrscheinlichkeit wird die Aktivität ausgelöst durch die überwiegende UV-C-Bestrahlung des Blutes mit einer im Mikrobereich induzierten sekundären Chemilumineszenz [458,459,461,462,464], wie sie im Modellversuch nachgewiesen werden konnte. Da Leukozyten bei der Phagozytose immer eine Strahlung emittieren (*Fischer* und *Staudinger* [119], *Kato* et al. [234]), ist es wahrscheinlich, daß eine primäre Strahlungsaufnahme sekundär Aktivitäten auslöst.

Die gleichen Feststellungen konnte *Stadtlaender* 1967 bei Untersuchungen an isolierten Leukozyten bei der Phagozytose von Stärkepartikeln machen (*Hirsch-Herbst*-Effekt nach *Volkheimer*).

Neben der Stimulierung der Phagozytose, die ferner auch durch *Knott* [242] beobachtet worden war, kann bei dieser Therapie auch durch UV-Bestrahlung eine Anregung des Properdinsystems nachgewiesen werden [297,356]. Dieser Aktivierung des Properdinsystems ist in der Vergangenheit von den HOT-Therapeuten nur unzureichende Aufmerksamkeit geschenkt worden. Als eine mögliche Ursache ist die allgemeine Unkenntnis über dieses System anzusehen. Da jedoch zahlreiche klinische Ergebnisse und Beobachtungen sich sehr gut in Übereinstimmung mit einer Stimulierung dieses Abwehrsystems — z.B. Aktivierung des Organismus gegen virale Infekte, Verbesserung des klinischen Verlaufs und der paraklinischen Befunde bei der Hepatitis inf. — durch die HOT erklären lassen, sollen an dieser Stelle einige kurze Erläuterungen gegeben werden:

IV.T) Properdinsystem

Das *Properdinsystem* gehört zum biologischen Abwehrsystem von Mensch und Tier. Es durchläuft beim Menschen im Laufe des Lebens typische Konstellationen. Beim Abwehrsystem gegen Infektionen ist grundsätzlich aufgrund von epidemiologischen und experimentellen Untersuchungen zwischen einer im Laufe des Lebens „erworbenen" — durch positive Auseinandersetzung — und einer „angeborenen" oder „natürlichen" Immunität zu unterscheiden.

Die Kenntnisse über die „erworbene" Immunität sind heute fast nur noch vom Spezialisten zu überschauen. Dagegen ist das Wissen über die „natürliche Immunität" im allgemeinen wie auch in der Forschung noch bescheiden.

1954 wurde von *Pillemer* [358] und Mitarbeiter erstmalig das Properdinsystem beschrieben. Es zerstört in der Regel zusammen mit spez. Antikörpern in den Körper eindringende Organismen und Zellen (Bakterizide, Bakteriolyse, Hämolyse) und erleichtert deren Phagozytose.

Dieses System ist jedoch auch ohne Antikörper in der Lage, Bakterien abzutöten, Viruskörper zu neutralisieren — und damit zu inaktivieren — sowie gewisse anormale Erythrozyten aufzulösen (Zytolyse pathologischer Zellen).

Nach *Pillemer* handelt es sich bei diesem natürlichen Abwehrsystem um einen Komplex aus 3 Bestandteilen:

a) dem eigentlichen Properdin,
b) einem Komplement sowie
c) um Magnesium-Ionen.

Es ist bekannt, daß gesundes Serum eine gewisse antibakterielle Wirkung hat. Versetzt man ein derartiges Serum unter festgelegten Versuchsbedingungen mit Zymosan (Kohlenhydrat an den Zellwänden von Bäckerhefe), so wird ein Properdin-Zymosan-Komplex gebildet, der abzentrifugiert werden kann. Das nun vorhandene Serum ist properdinfrei und zeigt keine antibakterielle Wirkung mehr. Aus einem Properdin-Zymosan-Komplex konnte *Pillemer* Properdin isolieren und weiter identifizieren. Es hat ein Molekulargewicht von etwa einer Million und findet sich zu ca. 0,03 % in den Serumeiweißkörpern. Es handelt sich um ein Euglobulin mit einem isoelektrischen pH zwischen 4,8 und 6,5; es ist thermolabil und nicht Bestandteil des Gerinnungssystems. Für die Bildung von Properdin im menschlichen Organismus ist ein ausreichendes Angebot von Pantothensäure notwendig.

In Pflanzen und Tieren ist sie allgemein verbreitet; sie ist Wachstumsfaktor für Hefen und andere Mikroorganismen und bei allen höheren Tieren Bestandteil des Coenzyms A (Acetylcoenzym-A — aktivierte Essigsäure — , an der Übertragung von Zweikohlenstoffeinheiten beteiligt).

Biochemisch wird die Pantothensäure auch als ein Vitamin betrachtet und ist an zahlreichen Stoffwechselschritten beteiligt.

Bei Mangel kommt es zu einem deutlichen Absinken des Properdinspiegels.

Beim Vergleich der Synthese- und Abbaugeschwindigkeit des Properdins mit derjenigen von β- und γ-Globulinen ergibt sich für das Properdin eine deutlich kürzere Halbwertzeit, d.h., daß es als Faktor der unspezifischen Abwehr nach Inanspruchnahme wieder rasch nachgebildet werden kann.

Durch verschiedene Maßnahmen — z.B. durch die HOT — ist es möglich, dieses System zu stimulieren. Das Ergebnis eines derartigen Vorgehens ist in Abb. 51 dargestellt und deckt sich mit Erfahrungen und Beobachtungen bei der HOT.

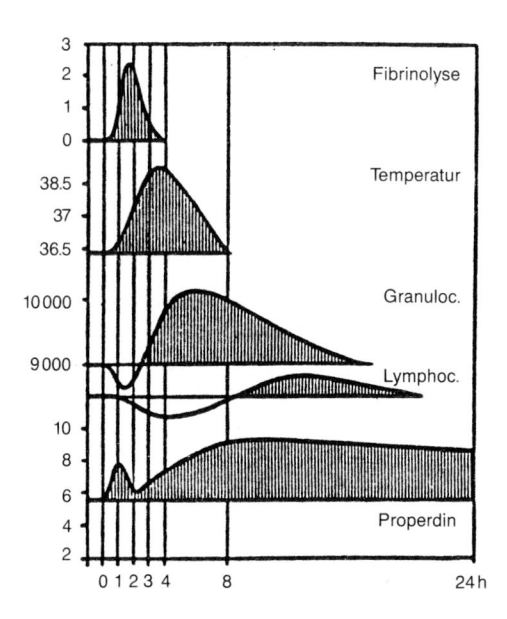

Abb. 51: Verhalten von verschiedenen Parametern im Vergleich zu Properdin nach Stimulierung (Mittelwerte von Fibrinolyse: 1 = völlige Lyse in vitro nach 24 Std., 2 = nach 12 Std., 3 = nach 6 Std.). Körpertemp. (°C), Leukozyten und Properdin (Einheiten/ml Serum).

Neben einer kurzdauernden Steigerung des fibrinolytischen Potentials des Blutes u.a. kommt es zu einem deutlichen, anhaltenden Anstieg des Properdintiters. Mit dem Anstieg des Properdintiters soll nach *Rowley* [405] gleichzeitig eine Aktivierung des RHS verbunden sein, wie es auch unter der HOT beobachtet wurde. Eine wesentliche Bedeutung kommt diesem System für die Hämolyse anormaler Erythrozyten zu. Bei der paroxysmalen nächtlichen Hämoglobinurie — einer erworbenen hämolytischen Anämie — werden diese Erythrozyten durch das eigene Serum aufgelöst, wenn Properdin vorhanden ist. Auch der Grad der erfolgten Hämolyse ist von der Höhe des Properdinspiegels abhängig. Properdinfreies Serum zeigt diesen Effekt nicht [202].

Von Interesse sind daher auch Untersuchungen über die Letalitätsrate von Versuchstieren bei Ganzkörperbestrahlungen im Bezug zum Properdinsystem.

Wie bekannt, bewirken Röntgen-Ganzkörperbestrahlungen eine gesteigerte Anfälligkeit für Infektionen. Eine biologisch schwere Schädigung wird mit einer Dosis von 500 r erreicht. Gleichzeitig kommt es zu einem starken Abfall des Properdintiters. Auf der Basis dieser Beobachtungen gelang es *Ross* [402], derartig belastete Tiere durch Gabe von Properdin vor dem Strahlentod zu schützen.

Southam und *Pillemer* [449] konnten auch Beziehungen zwischen Tumorwachstum und Properdinsystem feststellen.

Implantierte Ca-Zellen wuchsen bei Karzinomträgern weiter. Bei gesunden Versuchspersonen dagegen wurden die Krebszellen aufgelöst. Die benötigte Zeit bis zur völligen Abstoßung der Ca-Zellen stand in signifikanter Beziehung zur Höhe des Properdintiters.

Falls sich unter der HOT „Foci bemerkbar machen", z.B. ein Zahnwurzelgranulom, ist dies der Ausdruck der Steigerung der natürlichen Abwehrkräfte des Organismus und ein Beweis für die Richtigkeit des therapeutischen Vorgehens. Derartige Herde sollten soweit wie möglich aktiv saniert werden und zwingen in der Regel nicht zum Abbruch der HOT. *Es ist daher auch nicht richtig, in diesem Zusammenhang von einer „Aktivierung der Herde" zu sprechen, sondern durch die Steigerung der körpereigenen Abwehr wird eine positive Auseinandersetzung mit chronischen Entzündungsherden erreicht, die erst dann häufig klinisch zu erfassen sind.*

Bei Verdacht auf eine chronische Fokaltoxikose hat es sich daher als zweckmäßig erwiesen, vor und zwischen den HOT-Behandlungen dem Patienten Magnesium, z.B. 3 x 1 Magnesium-Diasporal, zu verordnen, da Magnesium ein Komplement des Properdinsystems darstellt.

IV.U) Verhalten der basophilen Granulozyten

(Die von *Frick* ermittelten Befunde wurden von ihm mit der UVB-Methode erhoben. Sie treffen aber — möglicherweise wie die Untersuchungen von *Paetz* und *Stadtlaender* (1981) beim Viskositätsverhalten — Verbesserung um durchschnittlich 20% — und auch, wie die Beobachtungen von Blutbildern ergeben haben, in noch stärkerem Umfang für die HOT zu. Daher erscheint es gerechtfertigt, diese Befunde auch im Orginal für die entsprechende Deutung bei der HOT mit heranzuziehen.)

Frick [134] untersuchte 1973 bei 286 UVB das Verhalten der Gesamtleukozyten und der basophilen Granulozyten in vitro und in vivo. Er fand dabei 15 Min. nach der Behandlung des Blutes eine geringe Verminderung der Gesamtleukozyten, die statistisch im Paarvergleich mit dem t-Test gesichert werden konnte. Diese Verminderung ist nach seiner Ansicht durch Zunahme der „Klebrigkeit der Leukozyten" bedingt, woraus er eine Aktivierung der „Phagozytoseaktivität" ableitet. Dies wäre in Übereinstimmung zu bringen mit den Phagozytoseversuchen von *Wennig* an Bakterien und den ähnlichen Versuchen von *Stadtlaender* an Stärkepartikeln mit isolierten Leukozyten vor und nach der HOT.

Bei den Untersuchungen von *Frick* stellt sich in dem Beobachtungszeitraum von 3 — 7 Tagen nach der HOT dann jedoch ein signifikanter Anstieg der Basophilen dar. Die von ihm untersuchten Patienten hatten zu Beginn der Behandlung fast ausschließlich pathologisch niedrige Werte (= bezogen auf altersentsprechende Normalwerte) und lagen bereits nach einer Behandlung im Normbereich.

Nach den Ausführungen von *Frick* ist in der Literatur keine Therapie bekannt, mit der es möglich ist, ein derartiges Behandlungsergebnis zu erreichen. Nach weiteren 3 — 4 Behandlungen sah der Autor ein Maximum des Anstiegs. Diese Beobachtung korrelierte häufig gut mit der Besserung der klinischen Beschwerden. Bei Patienten, die klinisch gut auf diese Therapie ansprachen, stieg bei einigen die Gesamtzahl der basophilen Leukozyten auf das Zwei- bis Dreifache des Normalwertes an. Es wurden je-

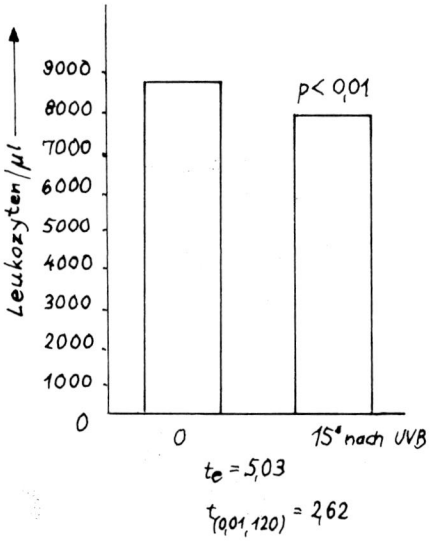

Abb. 52: Anzahl der Leukozyten in vitro vor und 15′ nach der UVB (nach *Frick*).

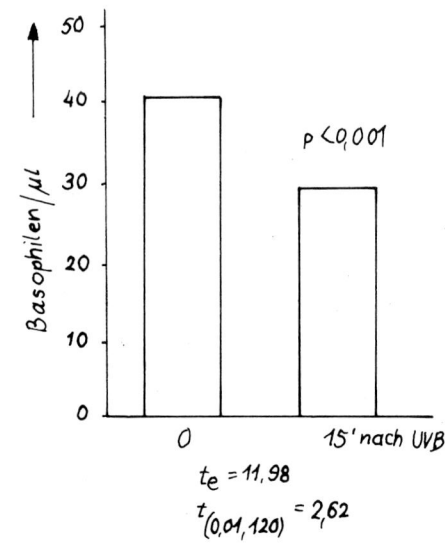

Abb. 53: Anzahl der basophilen Leukozyten in vitro vor und 15′ nach der UVB (nach *Frick*).

doch auch klinische Besserungen bei Patienten beobachtet, die nur mit einem geringen Anstieg der Gesamtbasophilen reagierten.

Auch bei der Gesamtleukozytenzahl war in dem Behandlungszeitraum einer Behandlungsserie ein Maximum festzustellen, das davon abhing, ob ein niedriger oder erhöhter Ausgangswert vorlag. Klinisch wurde beobachtet, daß vorhandene chronische Entzündungsprozesse stark reagierten, Wunden vermehrt Sekret absonderten mit nachfolgender schneller Abheilung, z.B. Ulcus cruris.

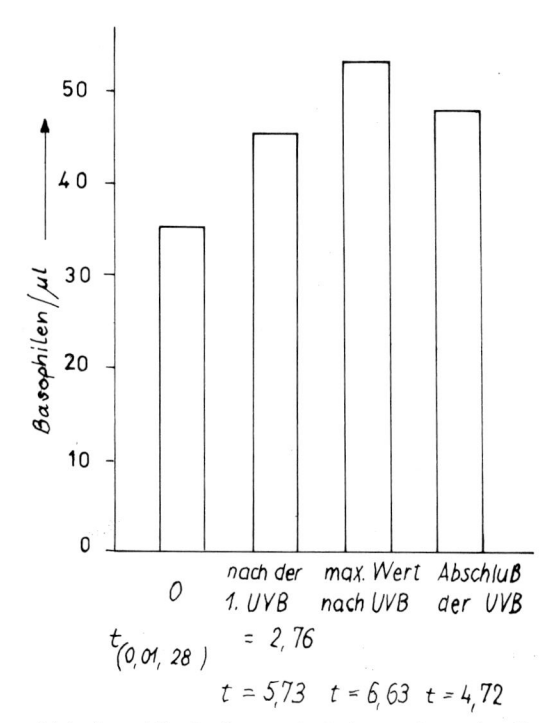

Abb. 54: Verhalten der Gesamtzahl der basophilen Leukozyten im Zeitraum einer Behandlungsserie (nach *Frick*)

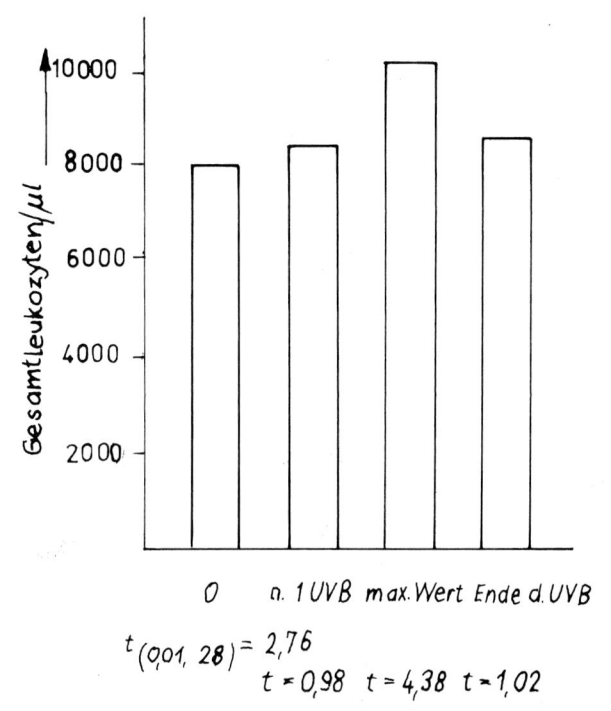

Abb. 55: Verhalten der Gesamtleukozytenzahl im Verlauf einer Behandlungsserie (nach *Frick*)

Nach ca. 6 Behandlungen pegelten sich die Gesamtleukozytenwerte auf ein Maß ein, das etwas über den Normwerten lag (siehe Abb. 55).

Frick sieht in dieser Therapie ein wirksames Mittel gegen pathologisch verminderte Werte der basophilen Granulozyten unter Beachtung der Altersabhängigkeit des Patienten. Diese Zellen, die gemeinsam mit den „Mastzellen" wegen ihres Gehaltes an *Heparin* als „*Heparinozyten*" bezeichnet werden, sind nur durch hormonelle Einflüsse (Schilddrüsen-, Ovarial- und Nebennieren-Hormone) zu beeinflussen. Um so erstaunlicher ist die Reaktion dieser Zellen auf die durchgeführte Therapie.

Die dadurch mögliche Aktivierung des körpereigenen Heparinpotentials würde erklären, warum es unter der HOT fast immer zu einer Verlängerung der Gerinnungszeit kommt, die besonders im höheren Lebensalter als ein wichtiger positiver Befund zu bewerten ist. Außerdem ist durch den biologisch aktiven Vertreter der Mukopolysaccharide — Heparin — ein deutlicher Eingriff in zahlreiche enzymatische Vorgänge und Regulationsvorgänge zu erwarten, insbesondere bei Störungen des Fettstoffwechsels, z.B. durch Aktivierung von Lipasen usw.

Dies scheint auch von Bedeutung zu sein bei der Therapie der arteriellen Verschlußkrankheiten — AVK —, da bei diesen nach *Buddecke* [64] der Mukopolysaccharid-Stoffwechsel gestört sein soll. *Fernes* [111] vertritt die Ansicht, daß die AVK durch eine pathologische Verminderung der basophilen Leukozyten bedingt sei.

Bereits 1983 hatte *Paetz* über seine gemeinsam mit *Stadtlaender* durchgeführten Untersuchungen der Viskosität des Blutes von Patienten vor und nach der 3.—4. HOT mit einer technisch einfachen Viskositätsüberprüfung (Auslaufverfahren durch eine standardisierte Kanüle unter ständig gleichen Bedingungen) berichtet. Hierbei konnte festgestellt werden, daß sich die Viskosität um durchschnittlich 20% bei den Patienten nach der HOT verbessert hatte (Durchlaufzeit war um ca. 20% verkürzt — Blut war dünnflüssiger geworden). Diese Festellungen wurden von *Weis* an seinen Patienten überprüft und bestätigt.

IV.V.1 Überprüfung der HOT auf Nebenwirkungen bei Durchführung der Behandlung nach dem Therapieschema

Um zu überprüfen, ob evtl. an Niere und Leber ein „therapiebedingter Schaden" gesetzt wird, da ja häufig Behandlungen unerwünschte Nebeneffekte haben können, wurden an 53 ausgewählten Patienten Laborwerte vor, unter und nach Abschluß einer HOT-Serie kontrolliert. Voraussetzung für die Aufnahme in das Untersuchungskollektiv waren normale Ausgangswerte, wobei Patienten mit Harnsäurebefunden im Grenzbereich nicht von der Untersuchung ausgeschlossen wurden. In keinem Fall konnte festgestellt werden, daß sich die Parameter

- SGOT
- SGPT
- Kreatinin
- Harnsäure
- Harnstoff
- α-Amylase

pathologisch — unter Beachtung der normalen Schwankungsbreiten — veränderten. Harnsäurewerte im Grenzbereich wiesen insgesamt eine Tendenz zur Normalisierung auf, ohne daß die ermittelten Senkungen jedoch statistisch signifikant gesichert werden konnten. Damit erscheint in Verbindung mit den Untersuchungen über das Knochenmark sowie entsprechend den Aussagen von *Albers* eine mögliche Schädigung durch diese Therapie, auch in Übereinstimmung mit den Resultaten von anderen Autoren, nicht wahrscheinlich, wenn die unter der HOT gesammelten Erfahrungen beachtet werden (Menge des eingesetzten Blutes, sterile Bedingungen, Therapiefrequenz usw.).

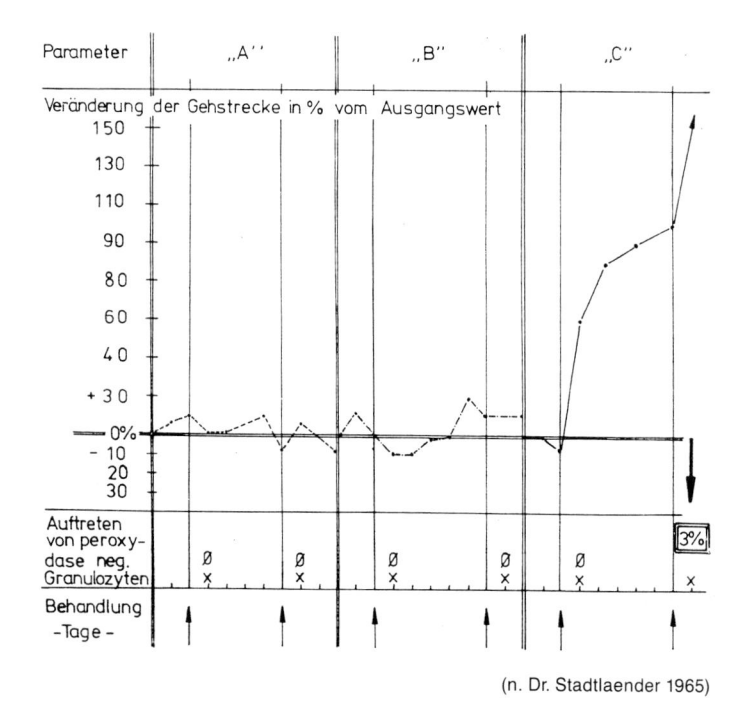

(n. Dr. Stadtlaender 1965)

Abb. 56: Nachweis der Wirksamkeit von HOT-Blut bei peripheren Durchblutungsstörungen Stadium II und III nach *Fontaine*. Vergleich im Blindversuch mit: „A" Citratblut — 80 ml — unbehandelt, „B" Citratblut — 80 ml — O$_2$-behandelt, „C" Citratblut — 80 ml — HOT-behandelt (Mittelwerte von 3 Kollektiven: „A" 11 Pat., „B" 12 Pat., „C" 10 Pat.)(x = Tag der Untersuchung)

IV.V.2 Untersuchungen zum Einfluß von Sauerstoff (O_2), Citrat und UV-C-Strahlung auf ihre therapeutische Wirkung bei der HOT

a) Um bei der HOT eine evtl. therapeutische Wirksamkeit der einzelnen Komponenten (O_2, Citrat, UV-C-Strahlung) zu überprüfen, wurden zur Orientierung an Patienten Doppelblindversuche unternommen. Als Kriterium für den therapeutischen Erfolg wurde neben der Zunahme der Gehstrecke das Auftreten von „peroxidase-negativen Granulozyten" zur Bewertung mit herangezogen.

Wie aus der Abb. 56 hervorgeht, ist bei dem Patientenkollektiv „A" (Citratblut) wie auch bei dem Kollektiv „B" (Citratblut — O_2-behandelt) keine beweisbare therapeutische Wirkung vorhanden. Erst wenn das Blut einer HOT-Prozedur unterzogen worden ist — Gruppe „C" —, kommt es klinisch (Zunahme der Gehstrecke) und haematologisch (Auftreten von peroxidase-negativen Granulozyten) zu einem Effekt.

In der Abb. 57 ist dieses Ergebnis nochmals an einem Einzelbeispiel dargestellt.

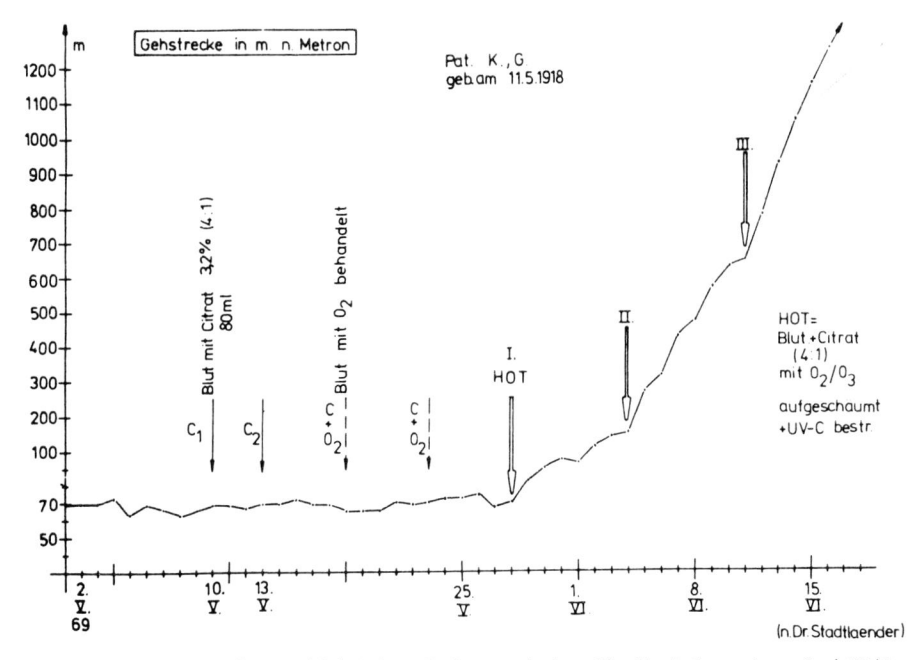

Abb. 57: Einzelbeispiel: Der Behandlungserfolg bei einem Patienten mit einer Claudicatio intermittens Stad. III (Doppelblindversuch bei gleichzeitiger Überprüfung der Wirkung Citrat, Citratblut + O_2, Citrat + O_2 + UV-C-Strahlung).

IV.V.3 HOT und evtl. Wirkung von UV-C-bestrahltem Citrat

Im Versuch konnte nachgewiesen werden (Abb. 56 + 57), daß weder Citrat- noch O_2-angereichertes Patientenblut mit Citrat ohne UV-C-Bestrahlung einen nachweisbaren positiven klinischen Effekt hat. Bekanntlich ist Citrat ein normaler Bestandteil des biologischen Stoffwechsels, somit ist auch von der Zugabe der 20 ml Citrat kein nachweisbarer biochemischer Effekt zu erwarten. Um jedoch eine — wenn auch nicht vorstellbare — Veränderung des bei der HOT eingesetzten Citrats mit Sicherheit auszuschließen, wurde es — 10 ml — 60 Min. mit dem HOT-UV-C-Brenner bestrahlt (Bestrahlung in Quarzglasküvette). Die nachfolgende Untersuchung mit einem UV-Spektrometer ergab, daß keine Änderung der ursprünglichen Struktur des bei der HOT eingesetzten Citrats eingetreten ist (s. Abb. 58). Damit ist im

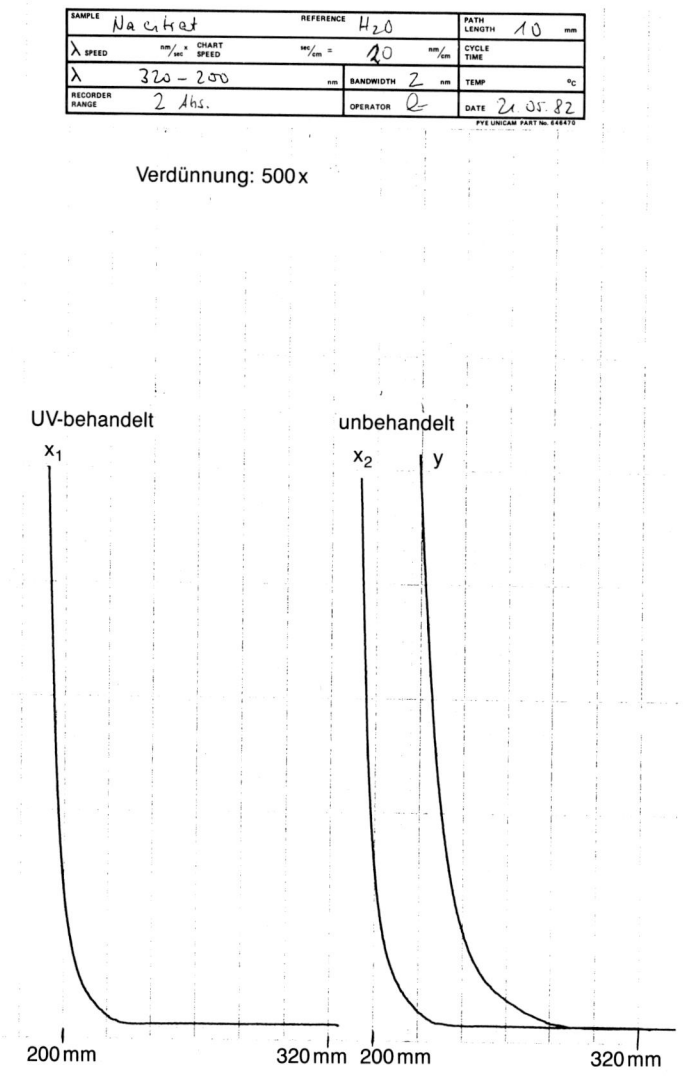

Abb. 58: Nachweis der Unveränderung von Citrat unter UV-Bestrahlung
Bedingungen (60 Min. mit HOT-Brenner bestrahlt)
Kurven: x_1 = Citrat — HOT-Brenner bestrahlt
       x_2 = Citrat — unbehandelt
       y = Gerät-Kontrollkurve, Gerät SP8-400 Fa. Pye Unicam

Kurve x_1 der Abb. 58 ist in den Frequenzen 200 — 300 nm identisch mit Kurve x_2 — Citrat — unbehandelt —, d.h., es ist keine Änderung der chemischen Struktur eingetreten.

Zusammenhang mit den Untersuchungen a) zur HOT weder eine direkte noch eine indirekte Wirkung des unbestrahlten wie auch UV-C-bestrahlten — chemisch unveränderten — Citrats vorhanden.

IV.W) Modellversuch zu den „HOT-Peroxyden" an Ratten mit künstlich erzeugter Arteriosklerose (Atmungsversuch im Warburg-Manometer-Versuch)

Bei Ratten wurde durch Vitamin-D-Intoxikation eine Gefäßschädigung erzeugt [137], die der Arteriosklerose ähnlich ist. Wird ein derartig verändertes Aortenhomogenat im Warburg-Versuch eingesetzt, so findet man charakteristische Veränderungen der Sukzinatoxydation und der Zytochromoxydaseaktivität. Die Sukzinatoxydation steigt im akuten Intoxikationsversuch steil an (DI). Bei protahierter Vitamin-D-Schädigung (DII prot.) ist dieser Anstieg nicht so ausgeprägt und liegt gering über den Werten der Normaltiere (N). Die Gesamtzytochromoxydaseaktivität ist insgesamt vermindert.

Arbeitet man bei der Messung der Zytochromoxydaseaktivität ohne Zytochrom-„C"-Zusatz, dann wird das endogene Zytochrom „C" (schraffiert) zum limitierenden Faktor dieser Reaktion. Es werden dann nur etwa 50 % der Aktivität der Zytochromoxydase gemessen. Werden dekristolgeschädigte Ratten gleichzeitig mit vorbehandeltem Öl (Leinöl in der HOT-Apparatur wie Blut behandelt, dadurch Bildung von „HOT-Peroxyden") gefüttert, so normalisieren sich Sukzinatoxydation und Gesamtzytochromoxydaseaktivität. Im Ansatz ohne Zytochrom-C-Zusatz findet man einen Anstieg dieser Fermentaktivität auf 68 % der Gesamtaktivität (DII + HOT-Öl). Fütterung von Normalöl hat diesen Effekt nicht (DII + N-Öl).

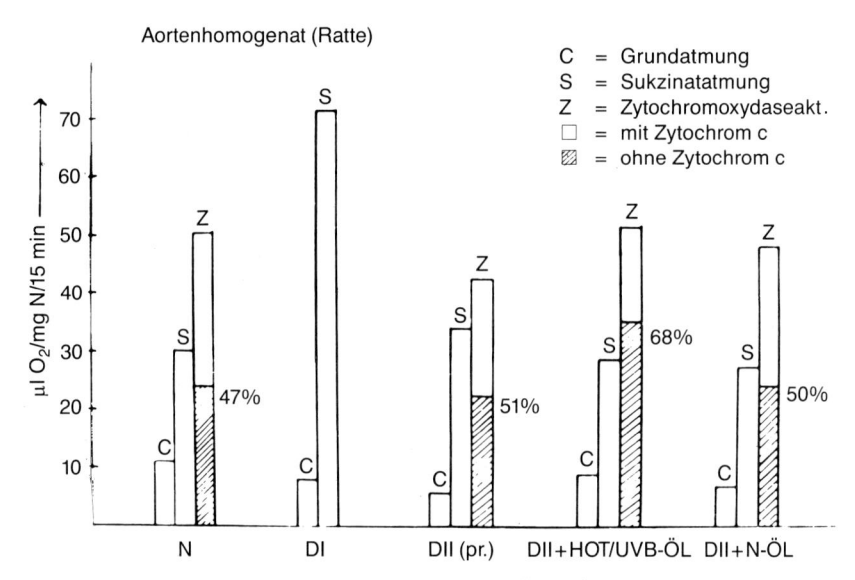

Abb. 59: WARBURG-Atmungsversuch bei künstlich erzeugter Arteriosklerose der Ratte.

Eine umfassende Interpretation dieser Befunde ist schwierig. Die beschriebenen Atmungsversuche mit Rattenleber-Homogenat und Rattenleber-Mitochondrien sprechen im Zusammenhang mit diesen Resultaten erneut dafür, daß es unter der HOT zu einer verbesserten Sauerstoffversorgung kommt.

Dies wird auch dadurch gestützt, daß unter der Behandlung regelmäßig eine Senkung der Blutlaktase gefunden wird. Der nachgewiesene vermehrte Lipoperoxydgehalt in arteriosklerotischen Gefäßbezirken beweist nicht unbedingt, daß er als pathogenetischer Faktor der Arteriosklerose anzusehen ist. Er könnte auch Ausdruck eines unvollständigen Kompensationsversuches des geschädigten Gewebes sein. Dies würde ebenfalls erklären, warum die Patienten bei der Behandlung von peripheren Durchblutungsstörungen mit der HOT, besonders in den erkrankten Extremitäten, subjektiv die stärksten Reaktionen bemerken.

IV.X) Sonstige chemische, experimentelle und paraklinische Befunde unter der HOT

Es ist nicht möglich, alle bei der HOT erhobenen Befunde, besonders die paraklinischen Ergebnisse, textlich darzustellen.

Auch eine Kurzinterpretation kann nicht erfolgen, da ein derartiger Versuch den Rahmen der vorliegenden Ausführungen sprengen würde. Sie ist ferner auch aus sachlichen Gründen nicht erlaubt, da diese Beobachtungen teilweise durch neuere Erkenntnisse wissenschaftlich überholt sind bzw. sich durch die verschiedenen Versuchsergebnisse bei erster Betrachtung teilweise widersprechen, obwohl sie nicht falsch sind. Dieser Umstand ist durch die Versuchsansätze bedingt und würde eine ausführliche kritische Analyse in jedem Fall erfordern, um diesen scheinbaren Widerspruch aufzuklären, z. B. Leukozytenanstieg ⟷ Leukozytenabfall unter der HOT. Um jedoch einen Überblick zu geben, wurde die nachstehende Form der Nennung der Befunde gewählt, wobei teilweise schon beschriebene nochmals erwähnt werden.

Veränderungen in vivo und in vitro bei HOT

1. Sauerstoffsättigung des HOT-Blutes
absolute Sauerstoffsättigung (*Wehrli* [507])
98 %ige Sauerstoffsättigung (*Wennig* [521])
94 %ige Sauerstoffsättigung (*Vacl* et al. [496])
der erhöhte O_2-Gehalt bleibt sehr lange erhalten (*Kubina*, [261])
der erhöhte O_2-Gehalt ist noch nach 4 Wochen feststellbar (*Schmidt-Burbach* [415])
erhöhter venöser pO_2 nach der HOT

2. Redoxpotential
Positivierung des ROP, Abnahme der Reduktionsfähigkeit (*Marquardt* [290]; *Ziegler* [543]; *Kampfhammer* u. *Ziegler* [230])

3. Peroxyde
Entstehung von „HOT-Peroxyden" (*Albers* [2-4])
Erhöhung der Peroxydzahl (*Wennig* [520,521])
Indirekter Nachweis von „HOT-Peroxyden" (*Stadtlaender* [457,49,138,139])

4. Erythrozyten
Volumenzunahme (*Wehrli* [512])
Hämatokritzunahme (*Wennig* [520,521])

5. Hämoglobin
wird praktisch nicht angegriffen, evtl. entstehen Peroxyde, die das Hämoglobin über Hämiglobin in „inaktive Produkte erweiterter Oxydation" überführen (*Albers* und *Kromphardt* [6])

6. Blutkörperchensenkungsgeschwindigkeit
„Abwandlung der Senkungsgeschwindigkeit" (*Pischinger* [359])
Abnahme der Senkungsgeschwindigkeit in vitro (*Wennig* [521]; *Kubina* [261]; *Vacl* et al. [496])

7. Erythrozytenresistenz
erhöhte Empfindlichkeit bzw. Hämolysebereitschaft der Erythrozyten (*Pischinger* [359])
Erhöhung der osmotischen Resistenz (*Stahl* [474])
Erhöhung der osmotischen und mechanischen Resistenz (*Vacl* et al. [496])
Leichte Erhöhung (*Wennig* [520,521]; *Kubina* [261]; *Albers* und *Kromphardt* [6])

8. Leukozyten
Abfall der Leukozyten bis auf 55 % der Ausgangswerte (*Pischinger* [359])
keine gesetzmäßige Veränderung der Zahl, Erhöhung der Phagozytoseaktivität um gut 50 % (*Wennig* [521])

Abnahme der Leukozytenwerte um 10 — 14 % (*Schmidt-Burbach* [415])
geringe Abnahme der Leukozytenzahl (*Vacl* et al., [496])
Peroxydaseverlust der Granulozyten in vivo nach Reinfusion (*Friedel* et al. [137—139]; *Bothe* et al., [49]; *Stadtlaender* [464,458, 461,462,459,457,460,463])

9. Thrombozyten
Abnahme der Thrombozytenzahl (*Wennig* [521]; *Kubina* [261])
Zunahme der Thrombozytenzahl (*Vacl* et al. [496])

10. Blutgerinnung
Abnahme des Fibrinogens um 5 — 8 % (*Vacl* et al. [496])
Erhöhung der fibrinolytischen Aktivität des behandelten Blutes (*Steinbart* [477,478])
durch Abbau des denaturierten Fibrinogens im Plasma entstehen hochaktive, sekundäre Reizstoffe von Polypeptidcharakter (*Albers* und *Kromphardt* [6])

11. Immunität
keine auffallenden Veränderungen der Erythrozytenagglutinabilität, des Titers und der Avidität (*Schmidt-Burbach* [415])
keine Erhöhung der immunbiologischen Aktivität (*Wennig* [520,521])
keine Immunisierung nach Reinfusion (*Albers* und *Kromphardt* [6])

12. Bakterien, Viren
Abtötung von Bakterien (*Steinbart* [477,478]; *Wehrli* [505])
Abtötung von Viren (*Wehrli* [510,512])

13. Proteine
Fehlen einer Proteinfraktion, vermutlich Vermehrung der Aminosäuren durch Eiweißabbau (*Steinbart* [477])
vermutlich Eiweißabbau (*Rietschel* [395])
Eiweißabbau (*Benthaus* [31])
keine Denaturierungserscheinungen der Bluteiweiße (*Kubina* [261]; *Vacl* et al. [496])
keine elektrophoretischen Veränderungen, Tendenz einiger Serumlabilitätsproben zur Rechtsverschiebung (*Wennig* [521])

14. Enzyme
erhöhte Proteolysefähigkeit des Serums durch aus abgebauten Leukozyten freigesetzte Proteasen (*Kubina* [261]; *Steinbart* [477])
keine Schädigung der Katalase (*Albers* und *Kromphardt* [6])
Aktivität der Katalase erhöht (*Joklik* [223])
Peroxydaseverlust der Granulozyten in vivo nach Reinfusion (*Friedel* et al. [137—139]; *Bothe* et al. [49]; *Stadtlaender* [457])
wie auch im Modellversuch [137]

15. ATP
vermehrte ATP-Synthese in alten Erythrozyten von Diabetikern (*Goebel, Kaffarnik* [159])
keine vermehrte ATP-Synthese in gesunden Erythrozyten (*Albers* und *Kromphardt* [6])

16. Kalium, Natrium
Abnahme des K^+, Zunahme des Na^+ im Serum in vitro und in vivo nach Reinfusion (*Steinbart* [477])
Abnahme des K^+, Zunahme des Na^+ im Serum (*Kubina* [261])
(Verbesserung der „Natrium-Kalium-Pumpe")

17. pH-Wert
Verschiebung nach der sauren Seite (*Steinbart* [477])

18. Cholesterin
Erniedrigung der Cholesterinwerte (*Wennig* [521])
Erniedrigung der Cholesterinwerte um 7—17% (*Schmidt-Burbach* [415]; *Stadtlaender* [458, 461, 462, 459, 460, 456])

19. Blutzucker
Senkung des Blutzuckers in vivo nach Reinfusion (*Steinbart* [477, 478]; *Stadtlaender* [458, 461, 462, 459, 460, 456])

20. Sekundäre Chemilumineszenz
(*Stadtlaender* [461,459,456,462])

21. Atmungsversuch im Warburg-Manometer mit Patientenblut — behandelt/unbehandelt —
(*Stadtlaender* [457,456])

22. Bioprostaglandinsynthese
(*Zilliken* [544,545])

V. Ist die HOT eine abgewandelte OZON-Therapie?

Um diese Frage beantworten zu können, sollen die wichtigsten Veröffentlichungen zu diesem Thema genannt werden.

Erneut wurde 1969 von *Albers* und *Weigel* [5] ausgeführt, daß die bei der HOT von ihm als „OZON-Peroxyde" (= „HOT-Peroxyde") beschriebenen, für den Organismus neuartigen und ungewohnten Verbindungen nicht in der Lage sind, die ebenfalls von *Albers* [2—4] beschriebenen „Hemmstoffe der autokatalytischen Oxydation" akut so zu inaktivieren, „daß eine therapeutische Wirkung als äußerlich erkennbarer Therapieerfolg sehr schnell eintritt".

Die Wirkung der HOT setzt tatsächlich in der Regel erst nach der 2. bis 4. Behandlung voll ein. Es sind jedoch auch immer wieder positive Therapieergebnisse sofort nach der 1. HOT beobachtet worden (z.B. Anstieg der Hauttemperatur der Beine, Nachlassen der Ruheschmerzen und Zunahme der Gehstrecke bei AVK), die mit dieser Feststellung nicht absolut zur Deckung gebracht werden können. Dies könnte möglicherweise auf einen zusätzlichen und anderen Mechanismus als den von *Albers* postulierten hinweisen, wie eine von *Zilliken* im Einzelversuch mit HOT-Blut am schwangeren Mäuseuterus nachgewiesene vermehrte Bioprostaglandinsynthese.

Ferner vertrat damals *Albers* (2—4) die Ansicht, daß die HOT wie auch die Ozon-Therapie sich grundsätzlich des gleichen Wirkungsmechanismus bedienen würden. Es würde sich nach seiner damaligen Darstellung nur um eine unterschiedliche Anwendungstechnik handeln. Nach dieser Einschätzung ist es unerheblich, ob die erzeugten Peroxyde durch ein direkt gebildetes Ozon oder indirekt im Blut bzw. bei der UV-Bestrahlung des Blutes entstehen. Dieser damaligen Vorstellung ist durch zahlreiche praktische Erfahrungen und auch durch die Untersuchungen von *Zilliken* [544, 545] über die Bedeutung und Wirkung des Singulett-Sauerstoffes bei der HOT und der sich daraus ableitenden Biosynthese von Prostaglandinen zu widersprechen. Wie in der Arbeit von *Zilliken* [545] eindeutig herausgestellt wurde, handelt es sich bei der HOT nach *Wehrli* „um eine photosensibilisierte Oxydation", d.h., um eine klassische photochemische Reaktion mit im Blut vorhandenen Metaboliten. Zu einer photochemischen Reaktion sowie zur Bildung von Singulett-Sauerstoff werden nach ihm drei Dinge benötigt:

1. eine Lichtquelle (das ist die UV-Lampe)
2. *ein Photosensibilisator* (ein möglicher Photosensibilisator im heterogenen Blutgemisch, der in der Lage ist, als absorbierendes Biomolekül für die Absorption von UV- und sichtbarem Licht (300—550 nm) zu dienen, ist das Hämoglobin) und
3. molekularer Sauerstoff (den man unter Erzeugung einer großen Oberfläche ins Blut einleitet).

Aus den Unterschieden zur Ozontherapie (siehe Pkt. 1 — 3) leiten sich auch die aufgetretenen verschiedenen chemischen Produkte ab.

Bei der OZON-Therapie entsteht ein OZONID.

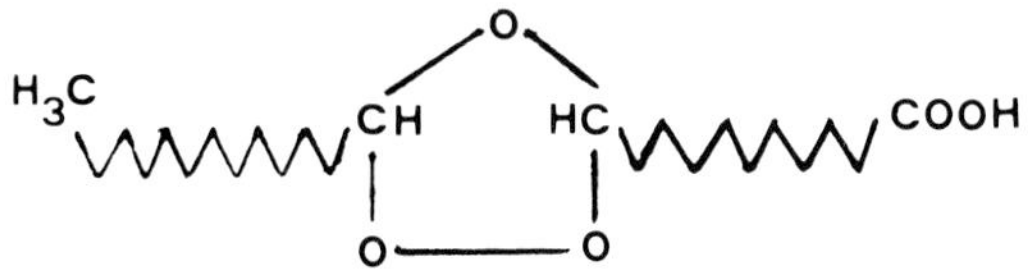

Abb. 60: Ozonid einer ungesättigten Fettsäure

Dieses aber unterscheidet sich struktur- und dementsprechend auch wirkungsmäßig von der chemischen Verbindung, die bei der klassischen HOT gebildet wird (HOT-Peroxyde), obwohl es auch alle Forderungen nach *Albers* wie „neuartig für den Organismus" usw. voll erfüllt.

Mit Sicherheit leiten sich auch die klinischen Resultate der Ozon-Therapie von diesen Verbindungen ab.

Die Struktur der unter der HOT gebildeten Verbindung, die nur durch die direkte UV-C-Bestrahlung entstehen kann, stellt sich wie folgt dar:

$$\text{R}\diagdown\diagup\diagdown_{\text{R'}} \xrightarrow{^1O_2} \text{R}\diagdown\diagup\diagdown\text{R'}_{\text{OOH}}$$

Abb. 61: „HOT-Peroxyd" Fettsäureperoxyd nach Einwirkung von UV-Strahlung bei der HOT und gleichzeitige Bildung und Einwirkung von Singulett ($^1O_2$) auf eine ungesättigte Fettsäure

Auch in den von *Albers* [2,3,4] dargestellten und bereits diskutierten Meßkurven ist, wie schon ausgeführt, eine deutliche Differenz vorhanden (siehe Abb.25) (O_2-Sauerstoffaufnahme der Kurve III (HOT) ist zu Kurve IV und V erheblich höher). *Auf diesen Umstand wurde bereits 1958 von Wehrli [511] hingewiesen.* Außerdem war *Albers* damals die Wirkung des Singulett-Sauerstoffs in Verbindung mit der gleichzeitigen UV-Bestrahlung des aufgeschäumten Blutes noch nicht bewußt. Er ging davon aus, daß bei der HOT durch den eingesetzten Brenner eine größere Menge von Ozon-Gas gebildet und auf das HOT-Blut einwirken würde. Um diese Aussage von *Albers* zu überprüfen und gleichzeitig den wirklichen Sachverhalt/Unterschied herauszuarbeiten und zu beweisen, wurde dies in mehreren Versuchsreihen überprüft und auch experimentell unterstrichen:

Stadtlaender konnte in den Untersuchungen zur sekundären Chemilumineszenz folgendes deutlich feststellen:

Im Gegensatz zu den starken Reaktionen des Cholesterins bei UV-Bestrahlung im Modellversuch war auch bei intensiver Begasung des Cholesterins mit OZON nur eine kurzfristige und schwache Chemilumineszenz zu erreichen, die bereits in Richtung des O_3-Gasstromes stark abnahm (siehe auch Abschnitt: Cholesterinuntersuchungen).

In den Abb. 62 und 63 wird dieser Befund dem Ergebnis bei der UV-Bestrahlung des Cholesterins gegenübergestellt.

In klinischen Vergleichsuntersuchungen — HOT zur Ozontherapie — wurde ferner in Übereinstimmung mit anderen Beobachtern ein deutlich besseres Therapieergebnis z.B. bei peripheren Durchblutungsstörungen in bezug auf

- Wirkungseintritt
- Wirkungsdauer und
- Wirkungsintensität

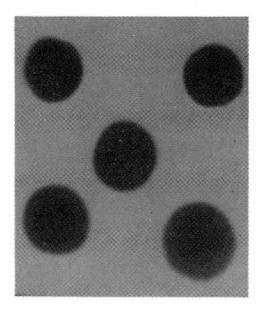

Abb. 62: Schwärzung eines Fotofilms durch sek. Chemilumineszenz, ausgehend von mit UV-HOT-Brenner bestrahltem Cholesterin. Verwendeter Schrägmetallraster mit Bohrungen kegelartig ansteigend von 1 auf 5 mm (Abb. = Filmnegativ) (s.a. Anhang 3: Farbteil ab S. 329).

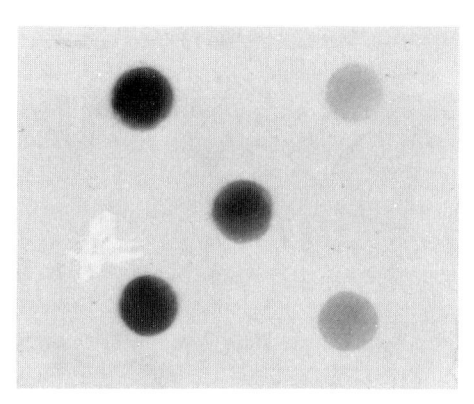

Abb. 63: Modellversuch mit Cholesterin zum Nachweis der sek. Chemilumineszenz. Gasstromrichtung des Ozons von links nach rechts (Versuchsanordnung siehe Abschnitt: Cholesterinuntersuchungen) (Abb. = Filmnegativ) (s.a. Anhang 3: Farbteil ab S. 329).

zugunsten der HOT festgestellt. Außerdem wurde bei der Ozon-Behandlung niemals das Auftreten von „peroxydase-negativen Granulozyten" beobachtet.

Zu übersehen ist ferner nicht, daß sich seit den Untersuchungen von *Albers* auch die Gerätetechnik der HOT, besonders die Leistung der UV-Brenner und damit die Intensität der abgestrahlten und vom Blut aufzunehmenden UV-Strahlung, deutlich geändert hat.

Wenn *Albers* 1960 bei dem verwendeten UV-Brenner Spektrumlinien bei

— 261 nm
— 265 nm
— 270 nm
— 275 nm
— 280 nm

angibt, so unterscheidet sich dieses erheblich von den seit Jahren in den KB-3- bzw. UV-MED eingesetzten Brennern, mit denen u.a. die Befunde der Bildung von Prostaglandinen und Singulett-Sauerstoff ($^1O_2$) ermittelt wurden.

Das von *Albers* angegebene Spektrum wird außerdem von *Wehrli* [512] nicht genannt, da dieser nicht eine Normalquarz-, sondern eine Niederdrucklampe eingesetzt und beschrieben hat. Das Spektrum dieses Brenners ist fast identisch mit dem der Brenner in den Geräten KB-3/UV-MED-Serie (siehe Abbildung 8).

Wie das Spektrum ausweist, befindet sich die Hauptlinie mit 78,5% bei 253,7 nm. Nur ein kleiner Anteil von 12% liegt bei 184,9 nm, der Wellenlänge, die OZON erzeugt. (Die übrigen Anteile von 9,5% der verschiedenen Wellenlängen haben keine praktische Bedeutung.)

Die Notwendigkeit, den Unterschied zwischen der HOT und der OZON-Therapie zu HOT aufzuzeigen und zu beweisen, wird durch folgendes untermauert:

I. *Zilliken* [544] u.a. haben die Unterschiede von der HOT zur OZON-Therapie klar herausgearbeitet. Trotzdem kann und darf, auch bei entsprechender Würdigung der beobachteten klinischen Unterschiede, bei einer sachlichen Darstellung der Problematik nicht übersehen werden, daß bei den z.Z. eingesetzten HOT-Brennern der Geräte ein kleiner Wellenbereich vorhanden ist, der Ozon erzeugt (HOT = Wellenlänge 78%, OZON = Wellenlänge 12%, bezogen auf den relativen spektralen Strahlungsfluß).

Zu diesem Problem Stellung zu nehmen ist notwendig, da man die Bildung einer zwar geringen Menge von Ozon bei der HOT nicht leugnen kann. Eine einseitige Darstellung dieser Tatsache aber wäre der Versuch, sich aus diesem Fakt „herauszumanipulieren". Den HOT-Anwendern wird immer wieder entgegengehalten, sie würden nichts weiter als eine „komplizierte OZON-Therapie" betreiben. Um diese Frage ausreichend beantworten zu können, wurden geeignete experimentelle Untersuchungen und klinische Überprüfungen vorgenommen.

Es wurde bereits ausgeführt, daß bei den Untersuchungen zur sekundären Chemilumineszenz des Cholesterins ein deutlicher Unterschied zwischen der HOT-Bestrahlung und der Ozon-Begasung vorhanden war.

Um jedoch festzustellen, ob der Effekt der sek. Chemilumineszenz beim bestrahlten Cholesterin nicht doch durch die Wellenlänge von 184,9 nm (Ozonbildung, 12 % des relativen Strahlungsflusses) bedingt sein könnte — obwohl theoretisch nicht zu erwarten — , wurde dies in einer Versuchsanordnung, analog den Untersuchungen zur sek. Chemilumineszenz, überprüft.

Diesmal wurden die Cholesterinträger, in denen das durch Chloroform gelöste Cholesterin (Cholesterin der Fa. *Merck*, Art.-Nr. 2471) auskristallisiert worden war, so gestaltet, daß sie in Länge und Breite dem Strahlungsschenkel des HOT-Brenners entsprachen.

Nach entsprechender Bestrahlung für den Modellversuch (24 Stunden) wurde ein passender Metallraster mit Bohrungen aufgelegt, auf diesen dann unter absolutem Lichtabschluß ein Film plaziert und die komplette Versuchseinheit 5 Tage unter Lichtabschluß aufbewahrt. Danach wurden die Filme entwickelt.

Ergebnis: (siehe Abb. 64, 65, 66):

A = unbehandeltes Cholesterin: *keine* Filmschwärzung im Bereich der Rasterbohrung
B = behandeltes Cholesterin mit UV-HOT-Brenner *mit* Wellenlänge 184,9 nm (ozonbildend): Filmschwärzung im Bereich der Rasterbohrung
C = behandeltes Cholesterin mit UV-HOT-Brenner *ohne* Wellenlänge 184,9 nm (*keine Ozonbildung*): Filmschwärzung im Bereich der Rasterbohrung.

Abb. 64:
siehe „A" (jeweils Positivdarstellung)

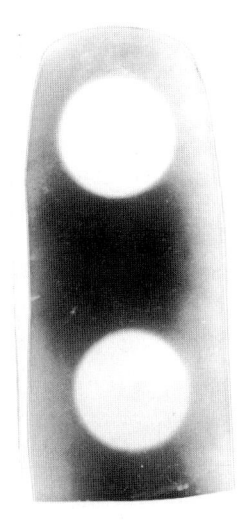

Abb. 65:
siehe „B" (jeweils Positivdarstellung)

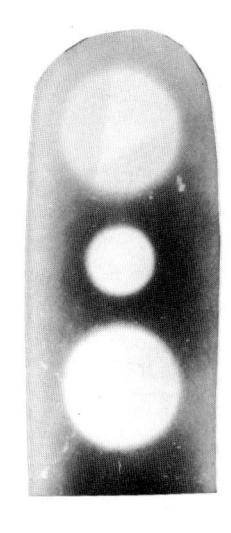

Abb. 66:
siehe „C" (jeweils Positivdarstellung)

In Auswertung dieses Versuches ist festzustellen, daß kein Unterschied vorhanden ist, ob das Cholesterin mit einem HOT-Brenner mit Ozon- (Abb. 65) oder ohne Ozonbildung bestrahlt wurde (Abb. 66).

Er bestätigte erneut die bereits bekannten, in den vorausgegangenen Abschnitten beschriebenen Untersuchungen zur sek. Chemilumineszenz und zeigt, daß dem Ozon bei diesem Modellversuch zur HOT keine Bedeutung zuzuordnen ist.

Folgendes Ergebnis war jedoch sehr aufschlußreich: Wurde bestrahltem Cholesterin — bestrahlt mit einem HOT-Brenner — ozonfrei wie auch schwach ozonbildend — in kleinen Mengen in-vitro-Blut zugesetzt und dies dann 24 Stunden unter physiologischen Bedingungen inkubiert, traten in beiden Fällen ebenfalls peroxidase-negative Granulozyten auf, wie sie bereits in Abb. 29 und 30 dargestellt wurden.

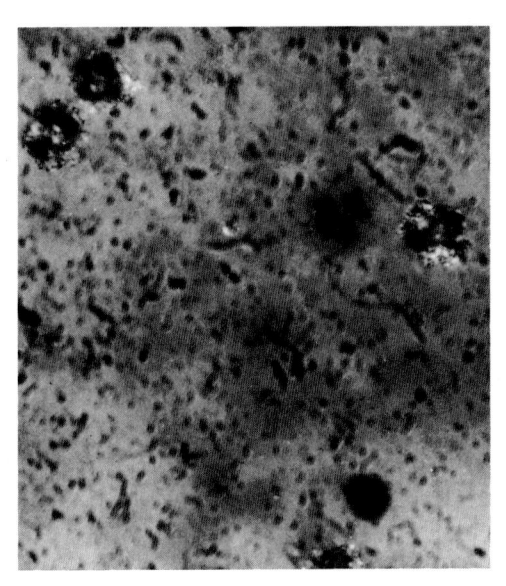

Abb. 67: Granulozyten im pheripheren Blut. Färbung nach *Sato* auf Peroxydase. Darstellung im polarisierten Licht. Rechts ein peroxydase-positiver neben einem peroxydase-negativen Granulozyten. Im Blickfeld links oben 2 weitere peroxydase-positive Zellen.

Die gleiche Versuchsanordnung mit unbestrahltem Cholesterin zeigt dagegen, wie erwartet, keine Wirkung auf die Peroxidase der Granulozyten dieser Versuchsanordnung. Damit hatten sich die Versuche in dieser Richtung bestätigt.

II. Nach *Schwarz* [431] soll *Wennig* [520] 1956 einen Anstieg der Retikulozyten unter der HOT gesehen haben. Diese Feststellung kann bei kritischer Durchsicht der angegebenen Arbeiten nicht bestätigt werden.

Wennig hatte aber nur die allgemeine Wirkung von verschiedenen Strahlungsarten wie Röntgenstrahlen, Kurzwelle, Infrarot- und UV-Bestrahlung auf die Blutbildungsorgane diskutiert und dabei ausgeführt, daß die Erythropoese am stärksten auf derartige Reize reagiert (siehe Zitate).

Er stellte heraus, daß bei „Regenerationsversuchen unter Lichteinwirkung eine höhere Leistung des Knochenmarks festgestellt" wird.

„Noch deutlicher ist der Einfluß des ultravioletten Lichtes, das eine Zunahme der Retikulozyten am peripheren Blut herbeiführt, ohne die absoluten Zahlen der Erythrozyten zu ändern. Eine Erklärung dafür lieferten *Teploff* und *Mescheritzkaja* am Tier und am gesunden Menschen. Sie konnten zeigen, daß gleichzeitig mit der Retikulozytenvermehrung ein gesteigerter Zerfall einsetzt, so daß der normale Erythrozytenspiegel erhalten bleibt. UV-Bestrahlung stellt also für den Gesunden einen Umsatzreiz dar. Bei erniedrigtem Erythrozytenspiegel überwiegt aber die Erythropoese, so daß es doch zu einer beschleunigten Regeneration kommt." „Über *direkte Einwirkung* von Strahlen und insbesondere von *UV-Licht* auf die Blutelemente sind den Autoren bis jetzt keine Darstellungen bekannt geworden" (*Wennig* 1956).

Da *Wennig* und auch andere Untersucher nach dem Wissensstand der Autoren über Retikulozyten bei der HOT keine Untersuchungen gemacht haben und außerdem noch in der vorliegenden Literatur der OZON-Therapie zu dem Verhalten der Retikulozyten keine Hinweise zu finden sind, wurde das Verhalten dieser Blutelemente unter den Bedingungen der HOT von *H.* und *M. Stadtlaender* untersucht, und zwar:

A) mit einem HOT-Brenner mit geringer OZON-Bildung und
B) mit einem HOT-Brenner ohne OZON-Bildung.

Wenn die Wirkung der HOT, wie *Albers* es vermutet hatte, nur durch die Ozon-Einwirkung bedingt sei, müßte sich

1. in den klinisch-chemischen Untersuchungen (Retikulozyten) und
2. auch im klinischen Bild bei den untersuchten Patienten

ein unterschiedliches Ergebnis herausstellen.

Um dies zu überprüfen, wurde wie folgt vorgegangen:

Zu „A" (Behandlung mit UV-HOT-Brenner *mit* geringer Ozonbildung): 12 Patienten mit verschiedenen Diagnosen wurden wie üblich mit HOT behandelt, davon

a) 8 „Erst"- und
b) 4 „Wiederholungsbehandlungen" mit der HOT.

Ergebnis:

- Alle Patienten reagierten prompt und deutlich mit einem Retikulozytenanstieg.*)
- Alle Patienten wiesen spätestens nach der 3. HOT positive klinische Ergebnisse auf.

Auffallend war jedoch, daß Patienten, die eine „Wiederholungsbehandlung" mit der HOT erhielten — d.h., die letzte HOT lag 3 — 4 Monate zurück —, bereits erhöhte Retikulozytenausgangswerte (normal max. 15‰) aufwiesen.

Ferner traten bei diesen im Gegensatz zu den Befunden bei „Erstbehandlungen" Retikulozyten der Stufe II auf, die in der Regel im peripheren Blut nicht vorhanden sind. Es werden üblicherweise hier nur die Stufen III und IV gefunden.

(Entsprechende Versuche aus jüngster Zeit mit der UVB brachten hier keinen überzeugenden Hinweis auf ein vermehrtes Auftreten dieser Zellen. Daher wird auf eine gesonderte Darstellung des negativen Resultates dieser Untersuchung verzichtet.)

Zu „B" (Behandlung mit UV-C-Brenner ohne Ozon-Bildung): 10 Patienten mit verschiedenen Diagnosen wurden wie üblich mit der HOT behandelt. Alle Patienten waren „Erstbehandlungen".

Ergebnis:

- Alle Patienten reagierten prompt mit einem Reticulozytenanstieg.
- Alle Patienten wiesen spätestens nach der 3. HOT positive klinische Ergebnisse auf.

Zur Demonstration wird dies in Abb. 68 an 3 klassischen Beispielen dargestellt, die aus den untersuchten Fällen die Reaktion der Retikulozyten aufzeigen.

Wie aus der Abb. 68 zu erkennen ist, verläuft die Kurve „Ab" scheinbar gleichförmiger als die Kurve „Aa". Das braucht jedoch nicht biologisch bedingt zu sein, sondern ist wohl eher durch die geringere Zahl der Bestimmungen, die unter ambulanten Bedingungen erfolgen mußte, bedingt.

In Auswertung dieser Untersuchungen ist festzustellen, daß sich durch die Behandlung der Patienten mit dem HOT-Brenner, der eine geringe Ozonbildung aufweist, gegenüber derselben Anwendung mit dem HOT-Brenner ohne Ozon-Entwicklung kein beweisbarer Unterschied beim Verhalten der Retikulozyten darstellt.

Auch war kein Unterschied in der klinischen Wirkung vorhanden.

---

*) Färbung und Zählung der Retikulozyten gemäß Standardmethode mit Brillantkresylblau (Leitfaden der Labormedizin — Meyer-Bertenrath; Deutscher Ärzte Verlag, II. Auflage — 1978 — S. 167–168) (höchster „Normalwert" der Retikulozyten 15 ‰).

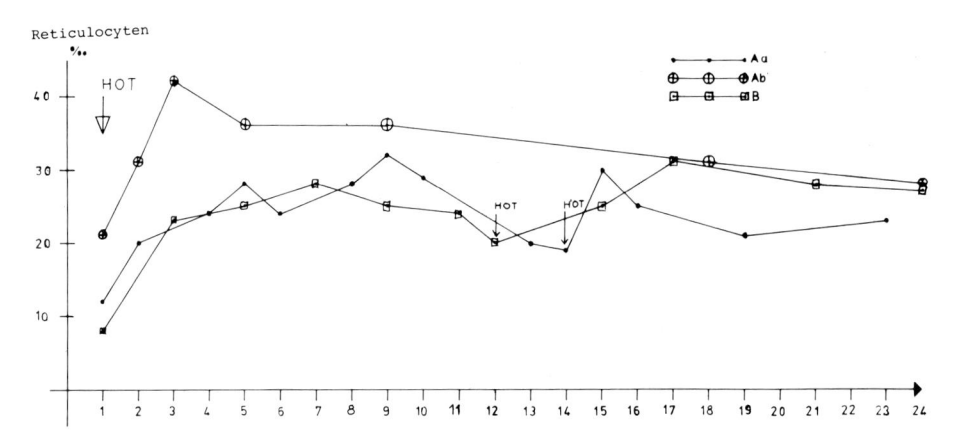

Abb. 68: Retikulozytenverhalten unter verschiedenen Bedingungen der HOT (siehe Text)
Aa) = Pat. „Erstbehandlung"
Ab) = Pat. „Wiederholungsbehandlung"
B) = Pat. „Erstbehandlung" mit HOT-Brenner — ozonfrei.

Damit werden die vor diesen Überprüfungen bekannten klinischen und experimentellen Befunde (*Zilliken* u.a.) in ihrer Richtigkeit nochmals unterstrichen. Das bei den üblichen HOT-Brennern anfallende Ozon hat in seiner Wirkung gegenüber der der UV-C-Strahlung eine untergeordnete Rolle.

Diese Unterschiede wurden von mehreren HOT-Autoren in der Vergangenheit eindeutig und klar definiert.

„Ärzte, die seit Jahren mit HOT und Ozon arbeiten, haben immer wieder berichtet, daß zwischen diesen beiden Therapien ein genereller Unterschied besteht, den sie bei ihren Patienten sahen, ohne ihn begründen zu können. *Wolff* u.a. führten dies irrtümlich auf die UV-Lichtquelle zurück, die nur eine unterschwellige Ozonbildung hervorrufe. Wir wissen heute durch die Untersuchungen im Biochemischen Institut in Bonn, daß die klinischen Beobachtungen an den Patienten richtig waren, denn O_3 spielt bei der HOT eine völlig untergeordnete Rolle. Das Hauptprinzip der Wirkung der HOT ist der „Singulett-Sauerstoff ($^1O_2$)", der durch die sekundäre Chemilumineszenz des Cholesterins im Blut über 42 Wochen laufend entsteht und dadurch den Zellstoffwechsel entscheidend beeinflußt." „Die HOT ist eine Therapie der Zukunft, weil wir mit dem Singulett-Sauerstoff in der Lage sind, die in ihrem Stoffwechsel gestörte Zelle wieder zu normalisieren. Wir sehen keine Verbindung mehr zur Ozontherapie. Sie hat andere Voraussetzungen. Aber es sollte aufgrund dieser Erkenntnis vermieden werden, wie dies bisher der Fall ist, daß die Ozontherapie als dieselbe, ja vereinfachte Behandlung einer HOT bezeichnet wird. Es sind zwei absolut verschiedene Therapien; jede hat ihre Berechtigung" [97].

Im gleichen Sinne äußert sich *Brand* 1981: „Die HOT ist keine Ozontherapie. Zwar entsteht durch die UV-Bestrahlung des mit Sauerstoff aufgeschäumten Blutes als Nebenprodukt auch Ozon, was jedoch nicht die therapeutische Wirkung der HOT ausmacht."

„Die HOT ist eine fotobiologische Therapie, d.h., die Entstehung der Wirkstoffe wird erst ermöglicht durch die UV-C-Bestrahlung" [57].

VI. Anwendung und klinische Ergebnisse der HOT

Allgemeine Vorbemerkungen und Beobachtungen unter der HOT

Unabhängig von den speziellen Wirkungen bei den einzelnen Krankheitsgruppen werden häufig von den Untersuchern folgende allgemeine Beobachtungen gemacht:
- Erwärmungsgefühl in den Extremitäten.
- Leichte bis deutliche Hyperämie im Bereich der Gesichtshaut, häufig direkt unter der i.v.-Injektion (kein Flush).
- Unter der i.v. Injektion berichteten die Patienten über „einen nicht genau zu definierenden Geschmack" im Mund.
- Ca. 1/3 der Patienten hatte nach der HOT „ein Schweregefühl in den Gliedern", verbunden mit einem ausgeprägten Schlafbedürfnis; Ein- und Durchschlafstörungen waren häufig nach der 1.—2. HOT beseitigt.
- 1/3 der Patienten klagte nach der HOT über leichte innere Unruhe, Tachykardien (von ca. 1 — 2 h Dauer) mit Frequenzen bis 100/min (konnte durch Gabe von 5 mg Diazepam beseitigt werden).
- 1/3 der Patienten hatte eine deutliche Polyphagie, was auf ein Absinken des Blutzuckers zurückgeführt wird. Ferner:
- Allgemeine Steigerung des Leistungsvermögens und Verbesserung des Allgemeinbefindens.
- Häufig eine Polyurie.
- Bei Patienten mit Fokalherden leichter bis deutlicher Temperaturanstieg, manchmal bereits nach der 1. HOT.

Dieser Temperaturanstieg wie auch das Schwanken der Leukozytenzahl sind *nicht* auf eine „Aktivierung der Focalherde" (wie es in einigen Publikationen unrichtig definiert wird) zurückzuführen, sondern ist der Beweis für die erfolgte Stimulierung/Restaurierung des körpereigenen Abwehrsystems (RES/RHS und Properdinsystem) und die daraus resultierende mögliche Auseinandersetzung mit diesen Herden. Erst dadurch wird häufig der Therapeut wie auch der Patient auf einen derartigen Herd (z.B. Schwellungen und Schmerzen bei einem Zahnwurzelgranulom) hingewiesen, der dann umgehend saniert werden sollte.
- Ferner wurde von *Bothe* [48], der eine günstige Beeinflussung des akuten Schalltraumas durch diese Therapie verzeichnen konnte, bei Patienten in mehreren Fällen in den ersten 2 h nach der HOT der Abgang von kleineren Nierenkonkrementen beobachtet. Bei einem Teil der Patienten war eine Nierenanamnese bekannt, der Rest hatte bisher nie derartige Beschwerden gehabt. Diese Feststellung konnte in den folgenden Jahren besonders bei bekannten Nierensteinträgern mehrmals gemacht werden; eine definitive Erklärung dafür gibt es z.Z. noch nicht.
- Als Nebenbefund wurden bestehende Paradontopathien mit Zahnfleischblutungen und Zahnlockerungen eindeutig positiv beeinflußt.
- Dysmenorrhöen ohne nachweisbare gynäkologische Ursache normalisierten sich nach 2 — 4 Behandlungen. Die beobachteten Fälle sind jedoch nicht ausreichend, um eine allgemeingültige Aussage machen zu können.
- Häufig werden vegetativ bedingte Schlafstörungen beseitigt.
- Bei kardialer Dekompensation, die vor der HOT immer ausreichend digitalisiert sein sollte, kommt es häufig nach der 1.—3. HOT zu einer Harnflut. Tritt dies auf, ohne daß bereits sichtbare Zeichen einer Dekompensation vorliegen, ist dies als der Ausdruck einer noch nicht manifesten kardialen Leistungsschwäche zu werten, und der Patient ist in dieser Hinsicht zu betreuen und zu überwachen.

Von *Seng* [439] wird das Auftreten der starken Diurese direkt als „stoßartige Steigerung" beschrieben.

VII. Stellenwert von Herz-Kreislauf-Erkrankungen (HKK) — unter Einschluß der AVK

Die Herz-Kreislauf-Krankheiten stellen eines der wesentlichsten Gesundheitsprobleme des Gesundheitswesens jeden Staates dar. Die Mortalitätsrate steht weltweit an erster Stelle und ist mit 40 — 51 % je nach der statistischen Aussage und Fragestellung extrem hoch. So starben z.B. in der Bundesrepublik Deutschland 1980 rund 359.500 (50,3 %) Personen an Herz-Kreislauf-Krankheiten. Dies ist eine Zunahme von ca. 0,5 % der Todesfälle in dieser Gruppe gegenüber 1979. Ein positiver Trend allgemein ist, außer in den USA, in dieser Hinsicht derzeit nicht zu erkennen.

Ähnlich waren die Zahlen aus der DDR. So ging aus ihren Statistiken hervor, daß in diesem Teil Deutschlands jährlich 100.000 Patienten an dieser Krankheitsgruppe sterben, davon befanden sich 25 — 28 % in den Altersgruppen unter 65 Jahren.

Im Arbeitsprozeß fielen nach dortigen Angaben von 1.000 Beschäftigten jährlich 50 für 30 — 40 Tage aus dem Arbeitsprozeß aus. Das entsprach in der DDR z.B. 1973 — 12.000.000 Arbeitstagen pro Jahr. Es kann angenommen werden, daß die Größenordnung in der Bundesrepublik Deutschland pro 1.000 Beschäftigten annähernd gleich ist und daher aufgrund der Beschäftigtenzahl für die Gesamtbevölkerung mit dem Faktor von ca. 3 — 4 multipliziert werden kann, d.h. 30 — 48.000.000 Arbeitstage pro Jahr. Auch die Zahl der Invaliditätsfälle ist hoch. Sie sind z.B. in der DDR etwa bei 35 — 45 % durch Herz-Kreislauf-Krankheiten bedingt. Nach Beurteilung und Einschätzung der Weltgesundheitsorganisation (WHO) wird in den kommenden Jahren sowohl bei der Morbiditäts- als auch bei der Mortalitätsrate gesamt ein Ansteigen zunehmend auch in jüngeren Altersgruppen zu erwarten sein, das je nach Land natürlich ein unterschiedliches Maß oder sogar teilweise einen gegenläufigen Trend haben kann. Diese Tendenz zeigt jedoch die Notwendigkeit des Einsatzes aller vorhandenen wirksamen Therapien zur Behandlung und Prophylaxe bei dieser Erkrankungsgruppe.

Es muß die Aufgabe sein, die HKK wirksam zu bekämpfen, ihre Auswirkungen zu mindern und die HKK-Sterblichkeit, besonders bei der stärker betroffenen Gruppe, dem männlichen Geschlecht, in immer höhere Altersgruppen zu verschieben. An diesen Zahlen beweist sich erneut die Richtigkeit der Aussage des hervorragenden Geriaters *Bürger*: „Der Mensch ist so alt wie seine Gefäße."

Wie Sektionsbefunde von US-Pathologen an jungen in Korea und Vietnam gefallenen Soldaten ergaben, ist die Arteriosklerose nicht primär schicksalhaft kausal abhängig vom kalendarischen Alter eines Patienten.

Sie wird, und das ist heute unumstritten, durch das Einwirken von zahlreichen Risikofaktoren gefördert.

Obwohl die Erkrankung vom pathologisch-anatomischen Blickwinkel als systemische Erkrankung aufzufassen ist, wird sie für den Patienten durch seine Beschwerden, für den Kliniker durch die Symptome der organbezogenen Durchblutungsstörung erkennbar in Form der
- peripheren arteriellen Durchblutungsstörungen
- Koronarsklerose und
- zerebrovaskulären Insuffizienz.

VII.1 Die arterielle Verschlußkrankheit — AVK — allgemeine Hinweise

Die periphere arterielle Verschlußkrankheit (AVK) ist im allgemeinen Sinne ein Sammel-/Oberbegriff, unter dem Krankheitsbilder, die durch Verengung oder Verschluß größerer Arterien der Extremitäten bedingt sind, zusammengefaßt werden.

90% aller Gliedmaßenverschlüsse sind auf dem Boden einer Arteriosklerose enstanden. Nur etwa 10% sind rein entzündlich, posttraumatisch oder embolisch, z.B. durch ein bestehendes kardiales Vitium, bedingt.

Mit der Baseler Studie ist belegt worden, daß die periphere AVK in den Altersgruppen von 45 — 65 Jahren etwa 4% beträgt.

In England konnte in einer Studie festgestellt werden, daß bei Männern ab 65 Jahren eine Erkrankungsrate in dieser Hinsicht von 10%, bei Frauen dieser Altersgruppe von 7% besteht.

Die auftretenden Verschlüsse bei der AVK betreffen zu 90% die unteren Extremitäten [209].

In der nachstehenden Abbildung 69 sind die Lokalisationen der Verschlüsse bei der AVK schematisch dargestellt.

Wie hieraus zu entnehmen ist, treten ca. 90% aller Verschlüsse in den unteren Extremitäten auf. Dagegen sind in den oberen Extremitäten nur 10% vorhanden.

Werden die 90% der Verschlüsse der unteren Extremitäten weiter analysiert, stellt sich folgendes dar:
— 50% treten als Verschluß vom Oberschenkeltyp auf.
— 35% sind zu definieren als „Beckentyp". Hier ist auch mit eingeschlossen der distale Aortenverschluß unterhalb der Nierenarterie (*Leriche*-Syndrom).
— 15% stellen den peripheren Typ dar, der sich differenzieren läßt in:
   a) Unterschenkelverschluß und
   b) peripher-akralen Typ.

Diese Einteilung ist nicht isoliert zu betrachten, da häufig kombinierte Verschlüsse wie auch erhebliche Stenosen in verschiedenen Etagen nachzuweisen sind.

Für die Therapie der peripheren arteriellen Durchblutungsstörungen/arteriellen Verschlußkrankheiten (AVK) steht eine größere Zahl von konservativen wie auch chirurgischen Maßnahmen zur Verfü-

Häufigkeit der Verschlußlokalisation

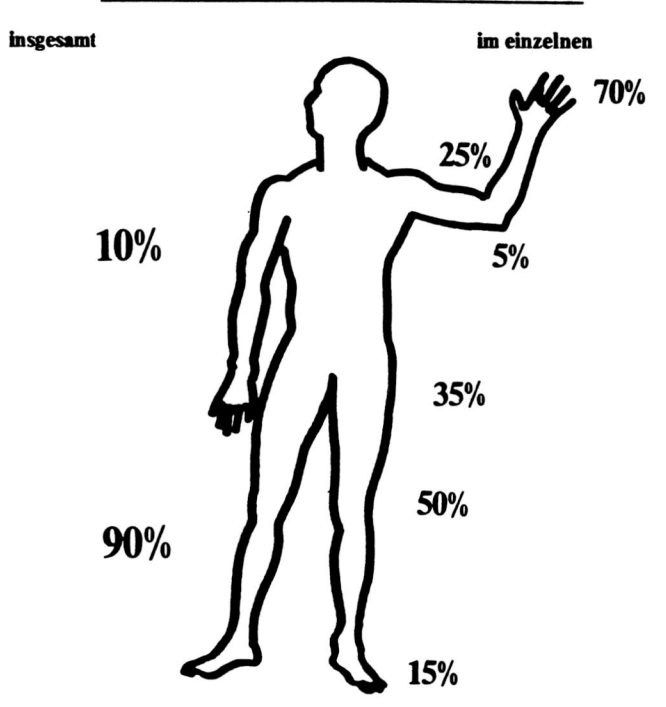

Abb. 69: Häufigkeit der Verschlußlokalisation bei der AVK [209].

gung. Gemeinsam haben sie das Ziel, die Funktionseinschränkungen in den Stadien II aufzuheben bzw. so weit zu mildern, daß keine Einschränkungen der Leistungsbreite durch diese Krankheit für den Patienten mehr vorliegen. In den Stadien III — IV besteht die Aufgabe des Therapeuten primär in einer Erhaltung der Extremität bzw., falls eine Amputation nicht zu umgehen ist, diese durch entsprechende Therapie auf ein Minimum zu beschränken, um eine optimale prothetische Versorgung zu gewährleisten.

Einer der wesentlichsten Erfolgsnachweise für den Wert einer Therapie bei der Behandlung von arteriellen Durchblutungsstörungen ist, neben klinischen Parametern, das Resultat der schmerzfreien Gehstrecke unter standardisierten Bedingungen.

Außerdem sollten beurteilt werden:
- Abklingen des Ruheschmerzes
- Abheilung einer evtl. vorhandenen Gangrän
- Rückgang von Raynaud-Attacken.

Bei der Diagnostik sollte immer eine genaue klinische und laborchemische Befunderhebung zur Erreichung eines Gesamtüberblicks erfolgen, um z.B. einen Diabetes mellitus als Ursache für eine Angiopathie auszuschließen, da die Behandlung einer diabetischen Gefäßkrankheit mit der HOT Besonderheiten in der Vorbereitung des Patienten, in der Durchführung der Therapie wie auch in den klinischen Resultaten zeigt.

VII.2 Diagnostik*), Therapie und Therapieergebnisse der arteriellen Verschlußkrankheiten (AVK) der unteren Extremitäten zur Vorbereitung und Durchführung der HOT — ambulant und stationär

Die Domäne der HOT ist, wie in zahlreichen Publikationen klinisch bewiesen, die Behandlung von Herz- und Kreislauferkrankungen besonders der arteriellen Genese (AVK):
a) peripher
b) kardial
c) zerebral — mit Einschränkung bei der absoluten senilen Demenz.

Es ist auch hier das Verdienst von *Wehrli*, auf diesem Gebiet klinische Pionierarbeit mit der HOT geleistet zu haben, indem er in großem Umfang bei dieser Diagnosegruppe die von ihm zur klinischen Reife entwickelte Therapieform schwerpunktmäßig einsetzte.

Als Voraussetzung ist auch für die HOT die exakte Diagnosestellung zu nennen. Für die peripheren arteriellen Verschlußkrankheiten hat sich in der Praxis ein einfaches, angiologisches Untersuchungsprogramm bewährt, das auch in der täglichen Praxis ohne größere Belastung durchgeführt werden kann. Dieses Vorgehen kann natürlich — je nach Erfordernis oder Möglichkeit sowie unter klinischstationären Bedingungen nach den technischen Möglichkeiten, z.B. Angiographie, Oszillographie, Thermographie usw. — vergrößert werden. Ziel der Untersuchungen muß es jedoch primär sein, die Gefäßerkrankung als solche sowie den Grad und die Lokalisation eindeutig zu diagnostizieren. Nur dadurch wird gewährleistet, daß eine gezielte Behandlung bzw. Prophylaxe rechtzeitig begonnen werden kann.

Das „Angiologische Kurzprogramm" für die Praxis sollte durchgeführt werden bei
a) Patienten über 45 Jahren
b) Patienten mit Risikofaktoren und
c) Patienten mit einer koronaren Herzkrankheit.

Unter Risikofaktoren werden in der Literatur nahezu übereinstimmend folgende Faktoren genannt:

---

*) Kurze Darstellung in *Mörl, Hubert:* Arterielle Verschlußkrankheiten der Beine. Springer Verlag 1979.

- Zigarettenrauchen
- Übergewicht
- Bewegungsmangel
- Fettstoffwechselstörungen
- Hypertonie
- Psychosozialer Streß
- Diabetes mellitus
- Hyperurikämie

Die Reihenfolge dieser Aufzählung ist keine Wertung der einzelnen Faktoren, da sie, je nach Grad der Ausbildung, für die klinische Symptomatik eine unterschiedliche Bedeutung haben können.

Die Behandlung bzw. Beseitigung der Risikofaktoren ist die Basis jeder angiologischen Therapie, wenn sie, auf Dauer gesehen, therapeutischen Erfolg haben soll. In der Praxis hat sich folgendes Vorgehen bewährt (Angiologisches Kurzprogramm):

VII.2.a) Anamnese (Eigen- und Familienanamnese)

a) Erfassung der Risikofaktoren durch Erfragung, Laborchemie und Blutdruckmessung, Schmerzauslösung (Lokalisation und Dauer).
b) Erfassung der komplexen Symptomatik, z.B. genaue Ermittlung der Gehstrecke, evtl. durch einen Versuch unter standardisierten Bedingungen.

VII.2.b) Inspektion des Patienten

a) Hautfarbe
b) Hautveränderungen (Läsionen)
c) periphere Ödeme
d) Hauttemperatur zur Feststellung von Differenzen
e) Venenfüllung
f) Phlebitis oder Restzustände von durchgemachten Venenentzündungen

Allein die Inspektion des Patienten in Verbindung mit entsprechenden Angaben aus der Anamnese führt in fortgeschrittenen Fällen schon zu einer Verdachtsdiagnose. Eine marmorierte, wachsfarbene oder blasse Haut, die sich besonders bei Hochlagerung der Extremität ausbildet oder verstärkt in Verbindung mit einer mangelhaften Venenfüllung, außerdem wenn dieser Befund sich einseitig ausgeprägter darstellt, ist (fast) immer schon ein beweisender Hinweis auf einen arteriellen Verschluß. (Eine marmorierte Bauchhaut stellt sich auch beim akuten Verschluß der Mesenterialgefäße dar.)

Wenn die Anamnese in Verbindung mit der Inspektion des Patienten den Verdacht auslöst, daß eine periphere arterielle Durchblutungsstörung vorliegen könnte, muß dieser durch weitere diagnostische Maßnahmen durch Vorgehen nach Punkt VII.2.c) und VII.2.d) abgeklärt werden.

VII.2.c) Palpation

Die Palpation sollte bei Hinweisen auf arterielle Durchblutungsstörungen grundsätzlich an folgenden Stellen kontrolliert und unter Beachtung von Abschwächungen und Seitendifferenzen dokumentiert werden:
— Aorta abdominalis
— A. iliaca communis
— A. iliaca externa
— A. femoralis

— A. poplitea
— A. tibialis posterior
— A. dorsalis pedis

Die nachstehende Abbildung 70 [209] zeigt die obligaten Palpationspunkte unter Einschluß der Punkte der oberen Extremitäten.

OBLIGATE PALPATIONSSTELLEN

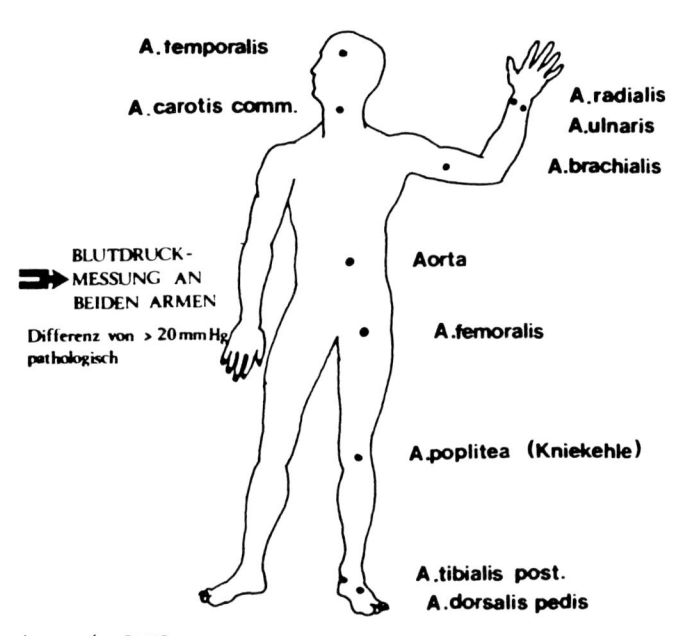

- A. temporalis
- A. carotis comm.
- A. radialis
- A. ulnaris
- A. brachialis
- BLUTDRUCKMESSUNG AN BEIDEN ARMEN — Differenz von > 20 mm Hg pathologisch
- Aorta
- A. femoralis
- A. poplitea (Kniekehle)
- A. tibialis post.
- A. dorsalis pedis

Abb. 70: Obligate Palpationspunkte [209].

Die Untersuchung muß immer in einem Raum mit Behaglichkeitstemperaturen durchgeführt werden. Kälte kann die normalen Fußpulse deutlich abschwächen. Außerdem ist darauf zu achten, daß die häufigste Fehlerquelle — Verwechslung des Patienten- mit dem eigenen Fingerkuppenpuls — nicht auftritt.

VII.2.d) Auskultation

Wichtige Ergebnisse können bereits mit der Auskultation der arteriellen Gefäße an spezifischen Punkten erzielt werden. Sie liefert bei sachgerechter Durchführung — Stethoskop muß ohne Druck aufgesetzt werden, um Kompressionsgeräusche zu vermeiden — in der Praxis wertvolle Hinweise und Befunde für die weitere Diagnostik und für die Enddiagnose.

Einschränkend muß jedoch betont werden, daß Gefäßgeräusche in der Regel erst dann wahrgenommen werden können, wenn das Gefäßvolumen bereits zu 50% verengt ist. Bei sehr leisen Geräuschen oder auch bei geringerer Lumeneinengung als 50% können Stenosegeräusche hörbar gemacht werden, wenn man die Strömungsgeschwindigkeit des Blutes durch körperliche Belastung, z.B. Kniebeugen, Treppensteigen, Zehenstände usw. steigert.

Bei der Untersuchung muß immer eine Blutdruckmessung an *beiden* Armen und, falls entsprechende Hinweise vorliegen, *auch an den Beinen* erfolgen. Besonders bewährt hat sich bei dieser Vorgehensweise eine zusätzliche Beurteilung mit der Ultraschall-Dopplersonde.

In der nachstehenden Abbildung 71 werden die wichtigsten Auskultationspunkte schematisch dargestellt.

Mögliche akzidentelle Geräusche ohne pathologische Bedeutung

Obligate Auskultationsstellen

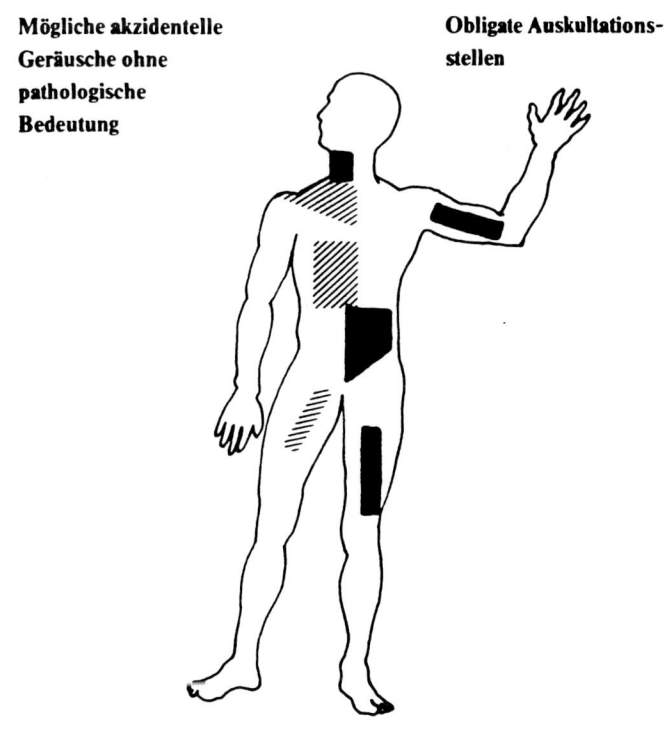

Abb. 71: Auskultationspunkte [209]

VII.2.e) Lagerungsprobe nach Ratschow

Eine sehr einfache Untersuchung mit einem relativ hohen Aussagewert ist die Lagerungsprobe nach *Ratschow*. Der Patient führt hierbei in Rückenlage mit steil hochgehobenen Beinen 2 Minuten Fußrollbewegungen oder Flexion und Extension im Sprunggelenk durch. Diese Tätigkeit führt, im Gegensatz zu dem gesunden Probanden, beim Vorliegen von arteriellen Durchblutungsstörungen bereits innerhalb von 2 Minuten zu Schmerzen.

Vom Untersucher sollte auf folgendes geachtet werden:
- kommt es beim Hochheben der Extremität zu einer schnellen Abblassung?
- Erfolgt die Abblassung der Haut gleichzeitig und seitengleich?
- Werden hierbei Schmerzen angegeben?
- Wann treten die Schmerzen bei der Lagerungsprobe auf?

Bei dem nachfolgenden Herabhängen der Beine des sitzenden Patienten darf die Zeit des Auftretens der reaktiven Hyperämie wie auch die Wiederauffüllung der Venen nicht mehr als 5 — 7 Sekunden betragen. Je stärker die Erkrankung der Gefäße ausgebildet ist, desto länger wird der normale Zeitraum überschritten. Bezeichnend für die AVK ist auch bei dieser Untersuchung, daß es bei der erkrankten Extremität oft zu einer typischen „Nachrötung" der Haut kommt.

In Abbildung 72 wird die *Ratschow*sche Lagerungprobe schematisch dargestellt [209].

Aufgrund der anamnestischen Angaben, der klinischen Untersuchungen — falls erforderlich, mit weitergehenden technischen und invasiven Methoden — Ultraschall-Dopplersonde, Oszillographie vor und nach der Belastung, Venenverschlußplethysmographie, Angiographie, Rheographie, Muskelge-

RATSCHOW'SCHE LAGERUNGSPROBE

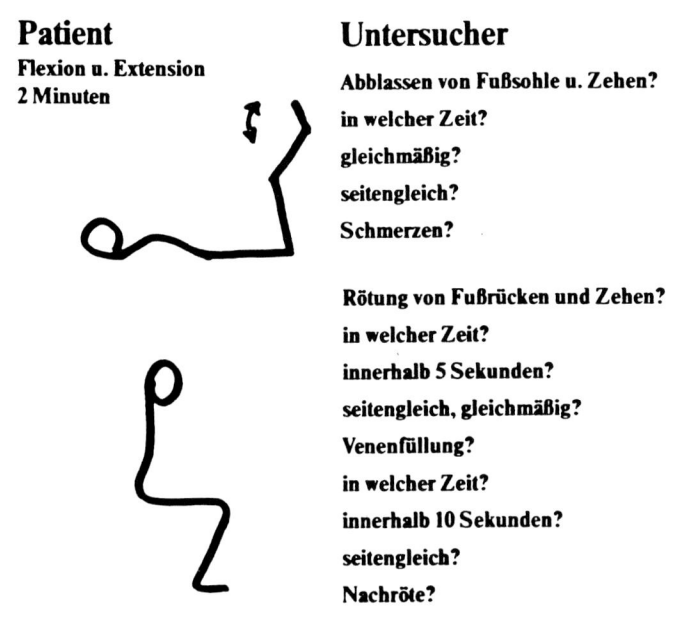

Patient
Flexion u. Extension
2 Minuten

Untersucher
Abblassen von Fußsohle u. Zehen?
in welcher Zeit?
gleichmäßig?
seitengleich?
Schmerzen?

Rötung von Fußrücken und Zehen?
in welcher Zeit?
innerhalb 5 Sekunden?
seitengleich, gleichmäßig?
Venenfüllung?
in welcher Zeit?
innerhalb 10 Sekunden?
seitengleich?
Nachröte?

Abb. 72: Schematische Darstellung der *Ratschow*schen Lagerungsprobe.

websclearence, EKG, Augenhintergrunduntersuchung, Sauerstoffmessung u.v.a — hat der Untersucher die Möglichkeit, das Ausmaß, Art und Sitz der Gefäßerkrankung einzuschätzen.

Ferner kann dadurch eine Differenzierung der Stadieneinteilung von *Fontaine* bei der AVK erfolgen.

Diese Objektivierung der arteriellen Durchblutungsstörungen erfordert nur in seltenen Fällen eine invasive Methode. In der Praxis hat sich neben der allgemeinen Untersuchung besonders das Ultraschall-Doppler-Verfahren bewährt.

Die richtige Bewertung der in allen 4 Stadien vorhandenen Beschwerden/Schmerzen gemäß der Stadieneinteilung von *Fontaine* ist eine der dominierenden Aufgaben des Therapeuten, da sie eine der Basisstützen für die Diagnostik, für die Indikation zur Therapie und deren Erfolgsaussichten darstellt. Die peripheren arteriellen Durchblutungsstörungen äußern sich primär fast ausschließlich in Schmerzen, die aber nur beim Überschreiten einer bestimmten Muskel-Dauerbelastung in Erscheinung treten. Die Ursache liegt in einer unphysiologischen Ansammlung von Stoffwechselprodukten im Gewebe, die zeitlich und mengenmäßig unzureichend abtransportiert werden. (Laktat ist biochemisch eine Sackgasse.)

Dieses Ansammeln von sauren Stoffwechselprodukten erfordert eine gewisse Zeit und ist abhängig von der Stärke der Muskelbelastung, der Dauer der Belastung sowie dem Grad der Gefäßeinengung.

Aufgrund dieser Mechanismen ergeben sich die Unterschiede der Stadieneinteilung nach *Fontaine*.

VII.3 Klinische Stadieneinteilung nach Fontaine

Stadium I
Relative Beschwerdefreiheit, aber bereits Frühsymptome wie:
- Müdigkeit in den Beinen
- uncharakteristische Gehbeschwerden
- Mißempfindungen bei schnellem Gehen

Obwohl der Patient im wesentlichen „klinisch noch beschwerdefrei" ist, kann der erfahrene Untersucher auf der Basis der geschilderten Beschwerden häufig in der Anamnese wie in Untersuchungen bereits in diesem Stadium Hinweise auf eine ernsthafte Gefäßerkrankung finden. Dies sind:
- abgeschwächter oder fehlender Fußpuls
- pathologischer Befund bei der Lagerungsprobe nach *Ratschow*
- Stenosegeräusche in Ruhe
- Seitendifferenzen von Stenosegeräuschen nach Belastung
- Seitendifferenzen der Hauttemperaturen der Extremitäten an korrespondierenden Stellen
- Seitendifferenzen peripherer Pulse
- Häufung von Risikofaktoren (anamnestisch, klinisch, laborchemisch)
- Arcus senilis
- Potenzstörungen

Häufig ist die Feststellung des Stadiums I ein angiologischer „Zufallsbefund". Dies traf z. B. in der Baseler Studie bei 2/3 der Erkrankten in dieser Gruppe zu.

Stadium II:
Claudicatio intermittens, gekennzeichnet durch einen Latenzschmerz, der nach bestimmter Belastung auftritt. Das Auftreten des Schmerzes, wegen der charakteristischen Gehstrecken auch als „intermittierendes Hinken oder als Schaufensterkrankheit" bezeichnet, ist abhängig von der Verschlußlokalisation (Oberschenkel- oder Wadenbereich). Die Unterteilung in zwei Untergruppen kann nach einer erweiterten Beschreibung der Symptomatik oder nach anderen Autoren auch nach der Länge der noch möglichen Gehstrecke erfolgen.
IIa: Gehstrecke noch über 200 m
IIb: Gehstrecke unter 200 m
(Von einigen Autoren wird auch das Stadium IIa als Gehstrecke über 100 m, das Stadium IIb als Gehstrecke unter 100 m definiert [209].)

Stadium III:
Nächtliche Ruheschmerzen, da die Durchblutung in der Horizontallage nicht mehr ausreicht und zu schweren, schmerzbedingten Schlafstörungen führt. Herabhängenlassen der Beine oder kurzes Herumlaufen schafft dem Patienten kurzfristig etwas Linderung, da es durch die Erhöhung des hydrostatischen Druckes zu einer partiellen Überwindung des kritischen Gewebedruckes kommt. Dies bewirkt eine zeitweilige, allerdings nur kurzfristige Besserung der muskulären Ischämiezustände.

Stadium IV:
Das Fortschreiten der Erkrankung über das Stadium III hinaus führt zu permanenten Ruheschmerzen. Durch die in diesem Stadium auftretenden schweren trophischen Störungen bilden sich Nekrosen, Ulzerationen oder Gangrän. Sie stellen sich an den Akren als die typischen „Rattenbißnekrosen" dar, z.B. an den Zehenkuppen. Eine gefürchtete Komplikation ist hierbei die „feuchte" Superinfektion mit Erregern.

Sensibilitätsstörungen wie auch ein Kältegefühl können in allen Stadien der AVK auftreten. Hautkoloritveränderungen sind ausschließlich auf das Stadium III und IV beschränkt. Hier stellt sich Blässe, Zyanose oder Marmorierung dar. Beim Anheben der erkrankten Extremität verstärkt sich dieser Befund deutlich. Im Stadium IV kommt es häufig zusätzlich zu einer Atrophie und einer Tonusverminderung der Muskulatur. Auch ist häufig als Ausdruck der verminderten Durchblutung ein Osteoporose der entsprechenden Knochen nachweisbar usw.

VII.3.a) Bedeutung und Durchführung des kontrollierten Gehstreckentests

Für den Erfolgsnachweis bei der Behandlung einer AVK stehen die klinischen Parameter im Vordergrund.

Viele ambulant und klinisch ermittelten Resultate der AVK werden bei diesbezüglichen Publikationen nur mit allgemeinen Formulierungen wie „Besserung", „Gutes Resultat" usw. umschrieben. Dies schränkt eine vergleichende Beurteilung der einzelnen Ergebnisse erheblich ein.

Für den Patienten persönlich z. B. mit einer Claudicatio intermittens ist es primär unwichtig, wie der Therapeut das erzielte Resultat bei ihm bezeichnet. Für ihn zählt, daß er z.B. vor der Therapie nur 75 m, nach einer erfolgten Behandlung aber 850 m ohne Schmerzen gehen kann.

Unter diesem Aspekt hat auch 1980 das Bundesgesundheitsamt die Relevanz der zahlreichen Untersuchungsmethoden bei den arteriellen Durchblutungsstörungen in einem Symposium diskutiert. Dabei kam man zu dem Ergebnis und der Schlußfolgerung, daß das Kriterium *„Verbesserung der Gehstrecke"* bei allen anderen Parametern im Vordergrund stehen müsse.

Die „Gehzeit" liefert nur gering reproduzierbare Vergleichswerte, da sie erheblich in Abhängigkeit steht zu der Schrittlänge.

Der Gehtest ist neben den sonstigen Untersuchungen eine relativ zuverlässige Aussage über den Schweregrad einer arteriellen peripheren Durchblutungsstörung, besonders wenn er als standardisierter Gehtest ausgeführt wird. Er ist ein direktes Maß für den Schweregrad der Erkrankung. Er gestattet aber nur, das Stadium II genau zu definieren bzw. zu beurteilen, ob sich zum Beispiel das Stadium III durch eine Therapie in das Stadium II / I hat zurückführen lassen. Gehstrecken über 200 m weisen auf eine relativ gute Kollateralversorgung hin. Gehstrecken unter 100 m sind der Ausdruck für schlecht kompensierte Verschlüsse. Bei permanent vorhandenen Ruheschmerzen (Stadium III) oder sogar Nekrosen (Stadium IV) ist dieser Test eine *Kontraindikation.* Bei der Bewertung des Tests ist aber immer zu beachten, daß auch einige nicht vaskulär bedingte Erkrankungen zu einer deutlichen Verminderung der Gehstrecke führen können (Osteoporose, Arthrosen, vertebrogene Beschwerden, toxische Neuritis, Fußdeformitäten usw.). Auch eine chronisch-ischämische Herzerkrankung kann das Resultat dieses Testes in Frage stellen oder sogar unmöglich machen. Von der psychologischen Seite ist ferner zu beachten, daß mit dem Gehtest nur verwertbare und vergleichbare Einzelresultate zu erzielen sind, wenn der Patient kooperationsbereit ist. Für gutachterliche Fragen ist er damit fast immer ungeeignet. Es ist daher auch bei einer vergleichenden wissenschaftlichen Fragestellung immer erforderlich, ein relativ großes Patientenkollektiv auszuwerten, um subjektive Fehler so klein wie möglich zu halten. Eine Beurteilung und Einschätzung des Wertes einer Therapiemethode an den Resultaten z.B. von einem Kollektiv von 6 Patienten vorzunehmen, kann nur Skepsis hervorrufen.

Nach *Schoop* stellt er „bisher auch die einzige Methode dar, mit der man bei Fortbestehen des arteriellen Strombahnhindernisses die therapeutische Besserung einer Claudicatio objektivieren kann". Leider werden nur in ganz vereinzelten Publikationen über medikamentöse Therapie neben der verbalen Einschätzung und der Angabe der Zeitdauer der Therapie auch Daten über die Verbesserung der Gehstrecke (60 m oder 100 m Minutentest sowie über die absolute Zunahme der schmerzfreien Gehstrecke) genannt.

Diese Tatsache war die Ausgangsbasis von *Stadtlaender* und Mitarbeiter, eigene Kriterien und Bewertungsrichtlinien (HOT-Erfolgsgruppeneinteilung) — besonders im Stadium II — III nach *Fontaine* — aufzustellen, um zu gewährleisten, daß sich die überzeugenden Resultate der HOT bei der AVK nicht nur verbal, sondern objektiv meßbar und *vergleichbar* mit anderen Therapieverfahren — überwiegend medikamentös — gegenüberstellen lassen. (Alle Therapeuten mit der HOT sollten sich dieser „HOT-Erfolgsgruppeneinteilung" nach Durchführung des standardisierten Gehtestes bedienen. Dadurch wären in kurzer Zeit weitere umfangreiche Statistiken bei der Therapie der AVK mit der HOT vorhanden und könnten zu einer Anerkennung dieser Therapiemethode wesentlich beitragen.)

VII.3.b) Bedingungen und Voraussetzungen für den Gehtest

Folgende Bedingungen müssen bei der Durchführung des kontrollierten Gehtestes (Gehstrecke) eingehalten werden:
1. Er kommt zum Einsatz überwiegend bei den Stadien I und II nach *Fontaine* und soll damit den Grad der Erkrankung an einer AVK wie auch den negativen Verlauf oder das positive Therapieresultat dokumentieren.
2. Der Gehtest muß immer unter den gleichen Bedingungen (Gehstrecke, Zeit des Testes, vorausgegangene Ruhepausen usw.) durchgeführt werden.
3. Der Sinn des Testes und die technische Durchführung (Zeit, Schrittempo, Art des Schmerzes usw.) sollten dem Patienten vor *der ersten Durchführung* erläutert werden.
4. Die ersten Gehtests sollten mit einer Überwachung durch ausreichend informiertes Fachpersonal erfolgen.

VII.3.c) Technische Durchführung des Gehtests

A) Der Patient und eine Kontrollperson gehen mit einem bestimmten Schrittempo (60 m/Minute oder 100 m/Minute, 60 Schritte/Minute, 100 Schritte/Minute) eine abgemessene *ebene* Strecke. Dabei wird die zurückgelegte Strecke in Metern oder Schritten bis zum Eintritt der Schmerzen genau registriert (Strecke A).

B) Dieser Versuch kann bei bestimmten Fragestellungen erweitert werden auf die Feststellung des Beginns und Endes des „Schonganges" (siehe Abbildung 73). Damit ist die Strecke definiert, die noch vom Beginn der ersten Schmerzen (verlangsamtes Gehen) bis zur absoluten Gehunfähigkeit zurückgelegt werden kann (Strecke B).

Die Zusammenfassung der Resultate von A und B zu einer absoluten Gehstrecke ist bei einer exakten Fragestellung *nicht* zweckmäßig und zulässig. Es kann durchaus der Fall eintreten, daß die dann ermittelten Befunde (A + B) stark schwanken, da besonders die Werte der Teststrecke unter den Bedingungen von B relativ große Streuungsbreiten aufweisen. Dagegen kann das Resultat unter den Vorgaben von A sogar häufig am gleichen Tag mit einem geringen Unterschied reproduziert werden. Vorteilhaft hat es sich unter klinischen Bedingungen erwiesen, den Patienten, sobald er das Verfahren verstanden hat, mit einem tragbaren Metronom auszurüsten und eine tägliche Selbsttestung mit Protokollierung vornehmen zu lassen. Auch unter ambulanten Bedingungen hat sich dieses Verfahren bewährt.

In der nachstehenden Abbildung 73 wird die Durchführung des standardisierten Gehtests schematisch dargestellt.

Die von *Stadtlaender* und Mitarbeiter unter der HOT ermittelten Gehstrecken bei der AVK wurden ausschließlich nach den Bedingungen A ermittelt, eine Erfolgsgruppeneinteilung (Gruppe I—III, siehe bei Erfolgsgruppeneinteilung) vorgenommen und entsprechend publiziert. Es kann davon ausgegangen werden, daß auch die Resultate von *Wiesner* [527] (mit der *HOT* bis zum Jahr 1973) bei der AVK unter den Bedingungen A, allerdings ohne Zuordnung zu der Erfolgsgruppeneinteilung I — III, ermittelt worden sind.

Die den eigentlichen therapeutischen Ergebnissen der HOT bei Durchblutungsstörungen vorangestellten diagnostischen Hinweise waren erforderlich, um deutlich zu machen, daß positive Resultate der jeweiligen Therapie nur dann zu akzeptieren sind, wenn die ermittelten Ergebnisse durch eine gezielte, sorgfältige Diagnostik und Auswertung ermittelt wurden.

Gleichzeitig sollten jedoch die diagnostischen Ausführungen dazu dienen, für alle HOT-Anwender ein vergleichbares diagnostisches Vorgehen anzuregen und auf die Notwendigkeit hierfür hinzuweisen.

Eine derartige Vorgehensweise war und konnte aus den verschiedensten Gründen in den Anfängen der HOT nicht immer der Fall sein.

KONTROLLIERTE GEHSTRECKE

2 Schritte / Sekunde ~ 100 m / Minute

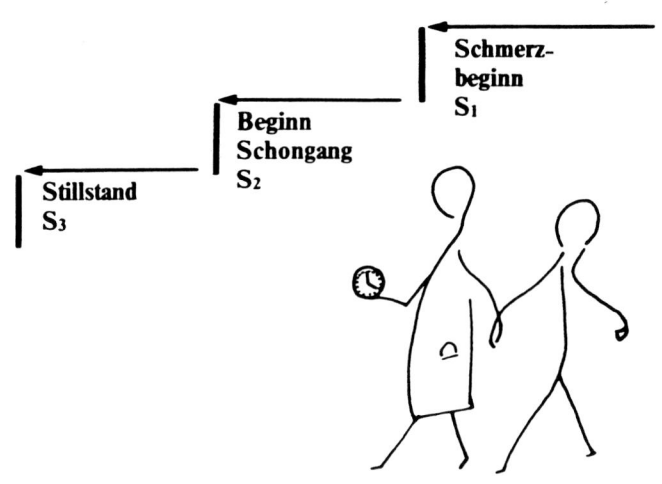

- Schmerzbeginn S_1
- Beginn Schongang S_2
- Stillstand S_3

Abb. 73: Gehtest = Kontrollierte Gehstrecke (nach *Hürlimann*)

Nur so ist es zu erklären, daß trotz einwandfreier, überdurchschnittlicher Erfolge der HOT bei der AVK fast ausschließlich Angaben über Einzelfälle oder nur kleinere statistischen Angaben vorliegen.

Erst in den letzten Jahren wurden größere Statistiken über die Therapieerfolge der HOT bei der AVK publiziert (*Stadtlaender, Krimmel* und *Wiesner* [HOT bis 1973]). Sie ermöglichen es in beschränktem Umfang, einen Vergleich mit den Resultaten der klassischen Schulmedizin vorzunehmen.

Trotzdem wäre und ist es nicht zu vertreten, Einzelbefunde der HOT, die als medizinische Pionierarbeit bei dieser Therapie zu betrachten sind, nicht zu erwähnen und damit abzuwerten.

Auch Kasuistiken oder kleinere statistische Sammlungen beweisen als Summe, wenn sie immer das gleiche therapeutische Resultat zeigen, daß sie keine Zufallsbefunde oder falsch-positive Ergebnisse sind.

Im nachfolgenden werden auszugsweise die in der HOT-Literatur vorhandenen allgemeinen und speziellen Beobachtungen und Ergebnisse dargestellt.

VIII. HOT und periphere arterielle Durchblutungsstörungen (AVK)

Kasuistik von Wehrli über einen Morbus Raynaud:
Die ersten Angaben über die Resultate mit der klassischen HOT bei der AVK liegen von *Wehrli* vor. Bereits 1954 berichtete er über einen 38jährigen Patienten, bei dem wegen einer Endangitis obliterans 1952 schon der linke Unterschenkel unter dem Knie amputiert werden mußte. Danach war im Oktober 1953 wegen einer beginnenden Gangrän eine Nachamputation bis zum oberen Oberschenkeldrittel ausgeführt worden. Im gleichen Zeitraum trat eine Ulzeration am rechten Unterschenkel und an der Hand auf. Hier handelte es sich um einen *Morbus Raynaud*. An beiden Extremitäten war die Amputation vorgesehen. Um dies für den Patienten zu umgehen, entschloß sich *Wehrli* zur HOT.
Nach der 7. HOT waren die Ulzerationen abgeheilt, und eine Amputation war nicht mehr erforderlich.

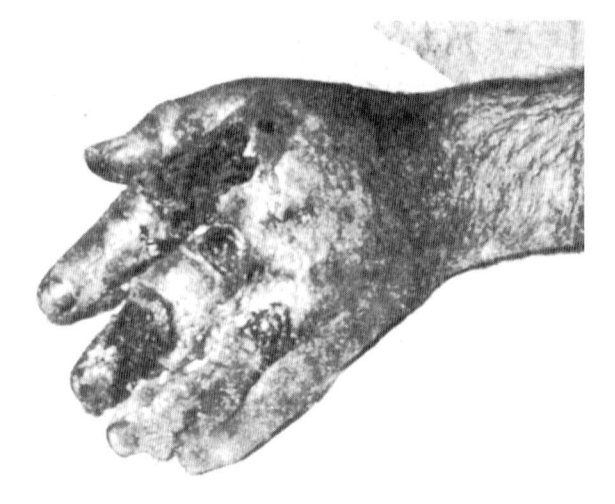

Abb. 74: Vor der 1. HOT.

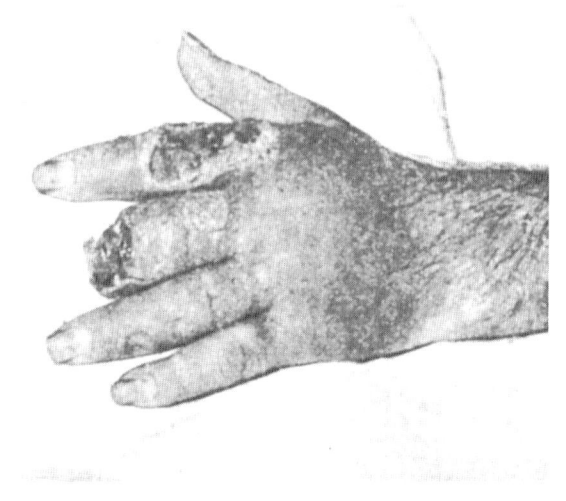

Abb. 75: Befund nach der 4. HOT

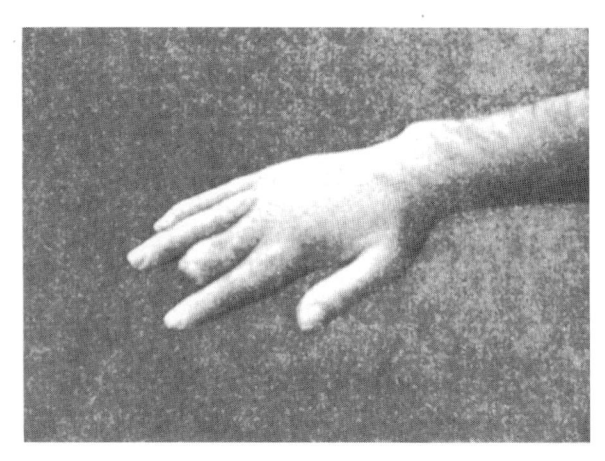

Abb. 76: Befund nach der 7. HOT

Nachdem *Wehrli* [505—516] über zahlreiche positive Befunde referiert hatte, berichtete auch *Steinbart* [477,478] ab 1956 über die Ergebnisse von 120 Einzelbehandlungen bei 32 Patienten. Nach dieser Mitteilung handelte es sich überwiegend um therapieresistente Fälle.

Die besten Ergebnisse wurden mit der HOT bei Durchblutungsstörungen erzielt.

Auch *Seng* [439], Kraus [254] u.a. weisen auf die guten Ergebnisse der HOT bei Durchblutungsstörungen hin.

1970 berichtete *Zettel* [541,542] über seine Ergebnisse mit der HOT bei peripheren Durchblutungsstörungen. Von ihm wurde das Ergebnis an zwei Patienten diskutiert:

Bei beiden Patienten konnte eine erhebliche Vergrößerung der Gehstrecke durch die HOT erreicht werden.

Von *Hildmann* [196] wurde 1972 der damalige Stand des therapeutischen Vorgehens bei dieser Krankheitsgruppe dargestellt.

Nach seiner Darstellung hat sich bei seinem Patientengut in fast 300 Fällen von schweren obliterierenden Gefäßerkrankungen die HOT als „die erfolgreichste Therapieform bewährt und viele chirurgische Eingriffe und auch Beinamputationen unnötig gemacht".

Interessant in diesem Zusammenhang sind die von *Hildmann* [197] 1976 erneut gemachten Ausführungen über seine Resultate mit der HOT bei der AVK an 350 Patienten. Es hat sich dabei um Patienten im Stadium III nach *Fontaine* gehandelt. Auch er bestätigt in einer Kasuistik, daß bei einem schlecht eingestellten Diabetiker mit der HOT kaum therapeutische Erfolge zu erzielen sind. Besonders wichtig scheint bei seinen Resultaten jedoch ein anderes Ergebnis zu sein:

Auch er hatte festgestellt, daß trotz deutlicher, schmerzfreier Gehstreckenverlängerung unmittelbar nach der Durchführung der HOT-Serie — in der Regel 4 x HOT — gegenüber dem Ausgangsbefund an den geprüften Punkten unverändert pathologische oder keine Fußpulse nachzuweisen waren. Dies deckt sich mit den Resultaten von *Stadtlaender* aus den Jahren 1970 — 1975. Auch von *Krimmel* [256] liegen derartige Beobachtungen vor. Sie fand z.B. bei einem ihrer Patienten bei der Nachkontrolle der vor der Therapie erhobenen Gefäßbefunde (Sonographie und Oszillographie), 3 1/2 Monate nach der erfolgten HOT-Serie, keine beweisende diesbezügliche Befundverbesserung, obwohl die schmerzfreie Gehleistung von 10 m auf über 3.000 m angestiegen war.

Um so überraschender sind die rheographischen Befunde, die *Hildmann* bei einer Kontrolle nach einem größeren Zeitraum fand.

Er sah bei einer Nachkontrollzeit von 1 1/2 bzw. 2 Jahren auch hier eine deutliche Befundverbesserung, die die Schlußfolgerung zuläßt, daß eine echte Reorganisation der von der AVK befallenen Gefäß-

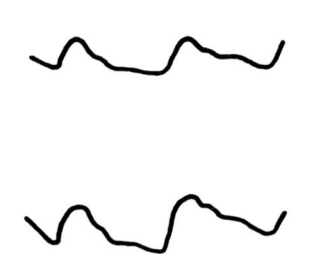

Abb. 77: 61jährige Frau: vor der HOT.

2 Jahre nach der HOT.

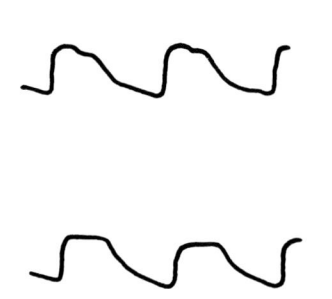

Abb. 78: 55jährige Frau, Gehstrecke 80 m vor der HOT.

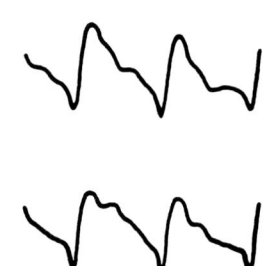

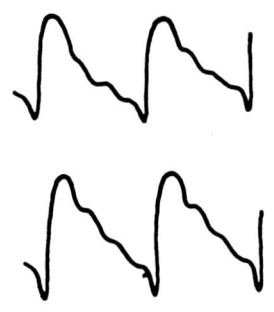

1½ Jahre nach der HOT.
Gehstrecke nicht mehr beweisbar eingeschränkt.

abschnitte stattgefunden hat. In den Abbildungen 77 und 78 werden die von ihm ermittelten Rheogramme dargestellt.

Aus diesen Ergebnissen leitet *Hildmann* folgendes bei der Behandlung der AVK mit der HOT ab:
„In der Behandlung der AVK stellt wegen ihrer unter Umständen möglichen Dauererfolge die HOT nach Prof. *Wehrli* die Therapie der Wahl dar. Keine andere Behandlungsmethode vermag in vergleichbarer Weise das Gehvermögen zu erhalten und zu verbessern".

Offensichtlich ist von den HOT-Anwendern bisher unzureichend beachtet worden, nach einem längeren Zeitraum gefäßdiagnostische Kontrollen der Ausgangsbefunde zur Bestätigung der positiven Resultate der HOT durchzuführen. In der Literatur wurden, außer allgemeinen Hinweisen von *Wehrli*, keine diesbezüglichen konkreten Angaben gefunden.

Im Gegensatz zu positiven Beobachtungen der Wirkung der HOT bei der AVK steht die Mitteilung von *Rietschel*, der „bei funktionellen und organischen Gefäßerkrankungen — bei Eigen- oder Fremdblut — keine entscheidende Besserung" beobachtet hat [395].

1966 berichtete *Wiesner* [525] über seine Ergebnisse mit der HOT (*nicht UVB*) bei der Behandlung von 47 Patienten mit peripheren Durchblutungsstörungen im Stadium II — IV nach *Fontaine*. Der jüngste Patient in seiner Therapiegruppe war 27, der älteste 69 Jahre alt, 45 Patienten waren männlich. Nach dem Lokalisationstyp bestand:

- 34 x ein Oberschenkel-,
- 11 x ein Becken- und
- 2 x ein Unterschenkeltyp.

22 Fälle wiesen eine Arteriosklerose, 17 Fälle eine Endangitis auf. Die restlichen Fälle waren nicht sicher einzuordnen. Alle Patienten waren bereits erfolglos medikamentös behandelt worden. Seine Ergebnisse stellen sich tabellarisch wie folgt dar:

	stark gebessert	gebessert	unverändert	verschlechtert	Summe
Stadium II	11	10	3	0	24
Stadium III	3	3	1	0	7
Stadium IV	3	9	0	4	16
	17	22	4	4	47

In Übereinstimmung mit anderen Beobachtern sah *Wiesner* ebenfalls bei seinen Patienten mit Ruheschmerz im Stadium III und IV nach *Fontaine* häufig schon unter der i.v. Injektion des mit der HOT-Therapie behandelten Blutes eine deutliche Minderung bis zum völligen Verschwinden der Schmerzen. Ferner wird von ihm dargestellt, daß oft anschließend typische Hyperämieschmerzen auftraten, wobei die erkrankte Extremität deutlich wärmer wurde. Bestehende Nekrosen stießen sich unter heftigen, entzündlichen Reaktionen ab. Von 4 Fällen mit Gangrän (Stadium IV) konnte in einem Fall eine vorübergehende Symptomfreiheit bis zu einem Jahr erreicht werden. Insgesamt war jedoch eine Amputation in allen 4 Fällen nicht zu umgehen.

Zur Darstellung seiner Einzelergebnisse zwei Beispiele aus seinen Angaben:

1. Pat.: *K. A.*, 68 Jahre, Beckentyp Stadium III

Seit 3 Monaten zu Hause völlig bettlägerig mit Ruheschmerzen im rechten Unterschenkel. Bei der Aufnahmeuntersuchung in beiden Leistenbeugen keine Femoralarterienpulsation mehr. Eine Aortographie mißlang. Nach 100 ml HOT-Blut lief der Patient bereits am folgenden Tag im Zimmer umher, und am übernächsten Tag betrug die Gehstrecke 100 m. Innerhalb von 3 Wochen führten wir dreimal HOT durch, ohne daß Medikamente verabreicht wurden. Die Gehleistung steigerte sich auf 200 m, die Ruheschmerzen verschwanden völlig. Auch nach einem Jahr ist der Erfolg ohne weitere Therapie erhalten geblieben.

2. Pat. *J. F.*, 62 Jahre, Beckentyp Stadium IV

Seit 3 Jahren als „Ischias" behandelt. Claudicatio intermittens. 4 Wochen vor Behandlungsbeginn Ruheschmerzen im linken Unterschenkel. Vor der Behandlung Gehstrecke 50 m, Fußrückenödeme, Eiterung der Großzehe, Oberschenkelatrophie. Hauttemperatur deutlich im Vergleich zu rechts herabgesetzt. In beiden Leistenbeugen keine Pulsation der Femoralisarterien. Die Behandlung erfolgte seit Februar 1965 vier Wochen lang wöchentlich einmal, später nur noch monatlich einmal. Medikamente wurden nicht verabreicht. Inzwischen ist das Nagelbett abgeheilt, ein neuer Nagel gewachsen und die Ruheschmerzen sind verschwunden. Die Gehstrecke ist auf 600 m angestiegen, der Patient arbeitet wieder.

Ein ähnliches, allerdings akutes Ereignis beobachteten *Wiesner, Seidenstricker* und *Stadtlaender* bei einem jungen Mann, der beim Motorradfahren eine „reitende" Embolie der A. iliaca communis erlitt. Der Femoralispuls war rechts nicht mehr tastbar, links kaum noch feststellbar. Beide Beine waren gefühllos, kalt und anämisch. Nach kurzer Zeit begannen sich überwiegend am rechten Bein Nekrosen an den Zehen zu bilden. Eine Amputation schien unumgänglich. Die von *Wiesner* durchgeführte HOT zeigte bereits unmittelbar nach der 1. Behandlung eine erstaunliche Wirkung. Beide Beine wurden wieder warm. Die einsetzenden Hyperämieschmerzen waren so stark, daß die Therapeuten gezwungen waren, den Patienten mehrere Tage unter Dolcontral zu setzen.

(Dieser Fall war für *Stadtlaender* der 1. Kontakt mit der HOT und gleichzeitig ein Schlüsselerlebnis und führte in der Folgezeit zu klinischen und experimentellen Untersuchungen über die HOT durch ihn.)

Wiesner [527] wies in einer weiteren Arbeit 1973 darauf hin, daß die schmerzfreie Gehstrecke nach 1 – 3 HOT nicht selten auf das 10fache gesteigert wird. Ein Befund, der in den späteren Publikationen über die klinische Wirkung der UVB bei der AVK in dieser Deutlichkeit nicht mehr zu finden ist. Zur Deutung des Therapiebefundes führte *Wiesner* bei 11 Patienten ferner arterielle und venöse Messungen des O_2-Gehaltes und des Stromzeitvolumens durch. Dabei stellte er bei gleichbleibender Durchblutung und unverändertem arteriellen O_2-Gehalt ein Absinken des venösen O_2-Gehaltes fest. Daraus wird von ihm geschlußfolgert, daß die klinischen Ergebnisse durch eine verbesserte O_2-Utilisation bedingt sind.

Einem derartigen Vorgang sind jedoch physiologische Grenzen gesetzt. Ferner ist festzustellen, daß bei den beobachteten Messungen nur in zwei Fällen der physiologische Grenzbereich erreicht wird.

Die Erhöhung der arterio-venösen Utilisation war bereits 1968 von *Friedel* und *Stadtlaender* [137] diskutiert worden. Diese Theorie war dann jedoch aufgrund orientierender Versuche, die allerdings das Gegenteil auswiesen — Anstieg des venösen pO_2 —, wieder fallengelassen worden, da eine Gerätefehler vermutet wurde (siehe auch IV. F).

Insgesamt ergibt sich jedoch hier ein Ansatzpunkt für weitere Untersuchungen, die von *Stadtlaender* und *Lippmann* auch bereits an einer kleineren Probandengruppe vorgenommen wurden. Sie stellen mit der modernen Gerätetechnik im Prinzip keine wesentlichen technischen Probleme mehr dar.

Zuzustimmen ist jedoch der Ansicht von *Wiesner* u.a., daß eine deutliche Besserung der Stoffwechselsituation im durchblutungsgestörten Gewebe aufgetreten ist [524—527].

Klinische und biochemische Ergebnisse und Untersuchungen über die positive Wirkung der HOT bei unterschiedlichen Indikationen wurden von *Günzler* und *Seeger* [167] mitgeteilt.

Von diesen beiden Autoren wurden die Behandlungen an 100 Patienten mit 620 Einzelbehandlungen im Zeitraum vom 01.06.1975 bis 30.04.1976 systematisch ausgewertet.

Die Mehrzahl der Patienten war bereits je nach Art der Erkrankung mit den üblichen Therapieformen ohne den erwarteten Erfolg behandelt worden und daher seit Jahren von einem Arzt zum anderen gewandert.

Bei den Patienten mit peripheren Durchblutungsstörungen, die von diesen Therapeuten behandelt wurden, waren 12 Patienten mit Bypass-Operationen, die im Durchschnitt weniger als zwei Jahre zurücklagen.

Von beiden Autoren wurde entsprechend ihrem Krankengut bei folgenden Indikationen die HOT angewandt:

1. Periphere Durchblutungsstörungen nach chirurgischer Intervention (Bypass-Operationen).
2. Zustände nach schwerer Polytraumatisierung mit schwersten Quetsch- und Rißwunden der Extremitäten, Zustände nach Doppelnagelungen, d.h. nach Nagelung des Ober- und Unterschenkels und weiterer Polytraumatisierung.
3. Periphere Durchblutungsstörungen genereller Art unter Ausschluß von bekanntem Diabetes mellitus.
4. Schmerzbehandlung bei Karzinompatienten (nach Prostatakarzinom oder Zustand nach Mammaamputation).
5. Zustand nach Hepatiden mit noch vorhandenen Leberfunktionsstörungen.
6. Zerebrale Durchblutungsstörungen (Parkinsonismus, Verdacht auf Multiple Sklerose).
7. Behandlung von chronischen Migräneleiden, die weder durch konservative Therapie noch durch Akupunktur in irgendeiner Form zu beeinflussen waren.

In der nachfolgenden Tabelle die Aufgliederung der Indikationen bei den HOT-Behandlungen durch diese Autoren sowie deren Behandlungsergebnisse:

	Gesamtzahl	gut	Erfolg mäßig	kein
periphere Durchblutungsstörungen *nach Bypass-Operationen*	12	10	2	
periphere Durchblutungsstörungen	23	19	4	
zerebrale Durchblutungsstörungen	22	16	4	2
Leberfunktionsstörungen, Zustand nach Hepatitis usw.	24	20	2	2
Migräne	8	7		1
Karzinompatienten	5	2	2	1
Zustand nach Polytraumatisierung	6	6		

Von den 100 Patienten, die vom 01.06.1975 bis zum 30.04.1976 mit insgesamt 620 HOT-Behandlungen betreut wurden, waren 25% stationäre und 75% ambulante Patienten.

Die differenzierte Aufgliederung dieser 100 Patienten durch die Autoren [167] ergab folgendes:

1. 24 Patienten nach Lebererkrankungen, die auch ein Jahr nach der Entlassung aus dem Krankenhaus noch immer über pathologische Leberwerte und über ein dementsprechendes Allgemeinbefinden verfügen. Ein Steinleiden war auszuschließen.

2. 6 Patienten waren stationär aus dem Klinikbetrieb, zum Teil nach schwersten Verkehrsunfällen, bei denen der Versuch gewagt wurde, Restgewebe und Restgliedmaßen zu erhalten, die sonst unweigerlich dem Skalpell zum Opfer gefallen wären.

3. 23 Patienten litten an peripheren Durchblutungsstörungen beider Beine.

4. 12 Patienten litten an peripheren Durchblutungsstörungen nach Gefäßtransplantationen und Bypass-Operationen, die nicht länger als ein Jahr zurücklagen.

5. 22 Patienten hatten zerebrale Durchblutungsstörungen (ein Fall Parkinsonismus, ein Fall von Multipler Sklerose).

6. 5 Patienten mit vom Pathologen eindeutig histologisch bestätigten Karzinomen wurden behandelt, deren Tumor nur zum Teil entfernt werden konnte und bereits metastasiert hatte.

7. 8 Fälle waren Patienten, die seit vielen Jahren an einer schweren Form der Migräne litten und seit Jahren von zahlreichen Ärzten ohne Erfolg behandelt worden waren.

Erstaunlich waren die Ergebnisse dieser Autoren bei der HOT-Behandlung von Patienten mit schwerer Polytraumatisierung. Bei sechs unfallverletzten Patienten wurden u.a. folgende Ergebnisse erzielt:

● Weitreichende Amputationen konnten vermieden werden, da sich traumatisiertes Gewebe unter der HOT trotz teilweise erheblicher Gefäßzerstörung in seiner Durchblutung erholte und dadurch überdurchschnittliche Heilungstendenz aufwies.

● Dadurch wurden bessere Voraussetzungen für erforderliche prothetische Versorgung geschaffen.

● Bei notwendigen Amputationen wurde eine überdurchschnittliche Wundheilungstendenz festgestellt.

● Die allgemeine Wundheilungstendenz war ausgezeichnet.

Die nachstehend aufgeführte Kasuistik von *Günzler* und *Seeger* bei der Behandlung einer peripheren arteriellen Durchblutungsstörung soll als Einzelbeispiel das Ergebnis ihrer Therapie dokumentieren.

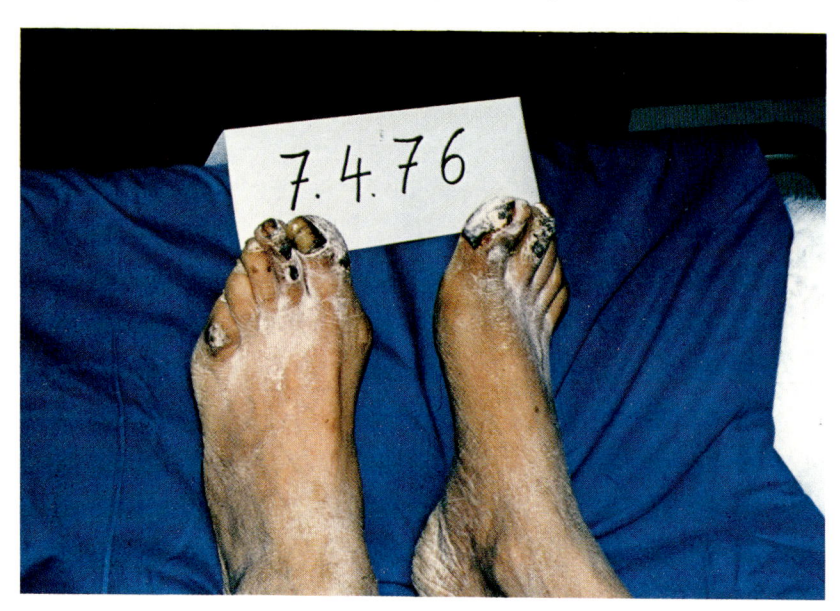

Abb. 79: Vor der 1. HOT.

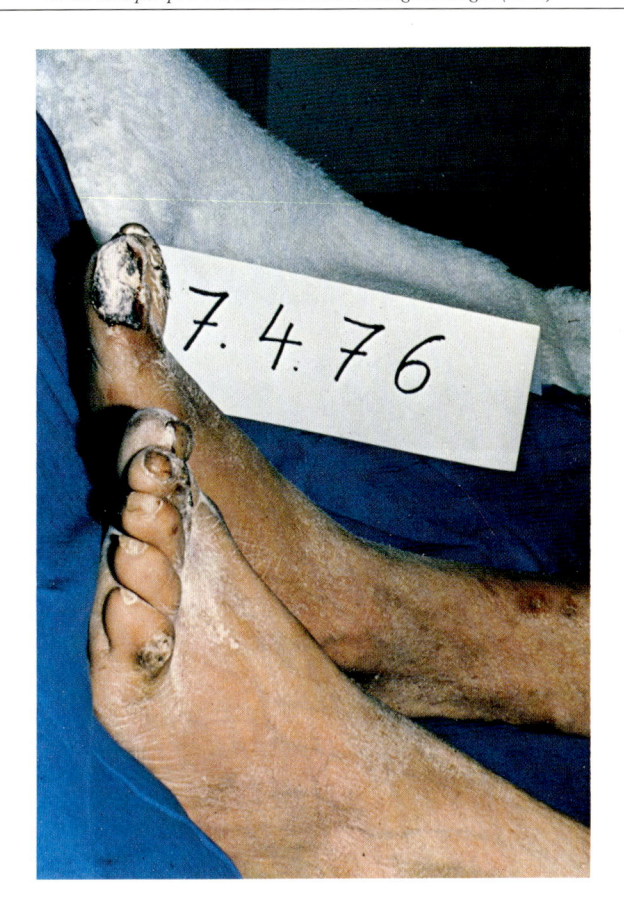

Abb. 80: Vor der 1. HOT.

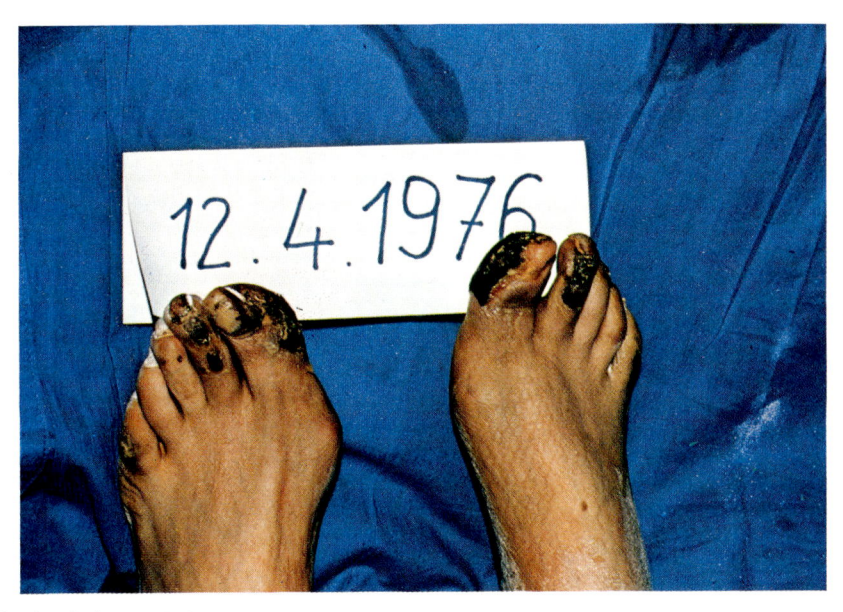

Abb. 81: Befund nach der 3. HOT.

Bei einem 62jährigen Patienten, der primär zur doppelseitigen Unterschenkelamputation stationär eingewiesen war, stellte sich folgender Befund dar:

Beide Unterschenkel und Füße waren blauschwarz verfärbt; Pulsationen waren nicht mehr zu tasten. Der Patient klagte über starke Schmerzen im Großzehen- und Mittelzehenbereich. Außerdem war es schon zu einer starken Nekrose an den Zehen gekommen (siehe Abb. 79).

Bereits nach der 3. HOT am 12.04.1976 stellte sich frische Granulation unter dem sich abstoßenden schwarzen Gewebe dar (Abb. 81 und 82).

Wie aus beiden Aufnahmen zu ersehen ist — besonders an der Großzehe —, kommt es zur Abstoßung mit darunterliegender frischer Granulation.

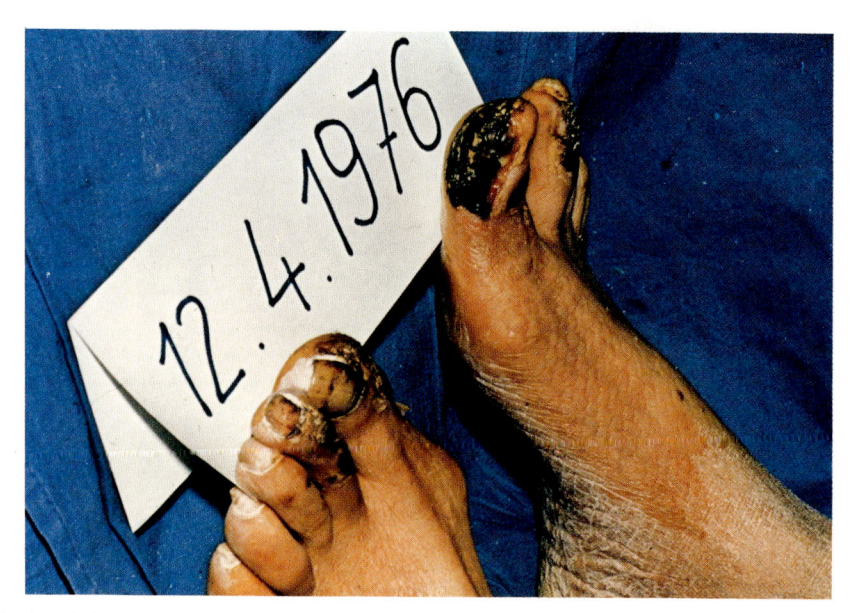

Abb. 82: Befund nach der 3. HOT.

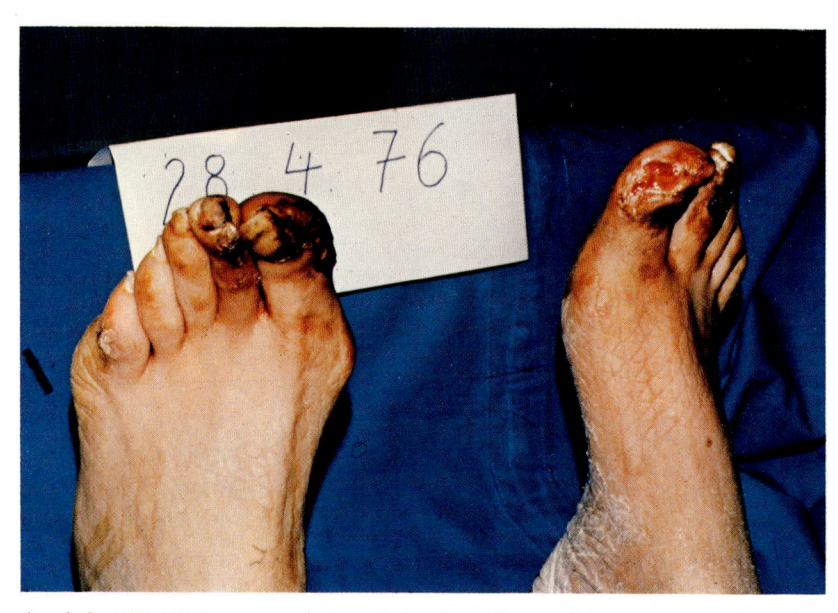

Abb. 83: Befund nach der 4. HOT: Hervorragende Granulation, besonders deutlich am rechten Fuß zu erkennen.

Nach der 4. HOT ergab sich der in Abb. 83 dargestellte Befund.

Am 09.07.1976 waren der rechte und auch der linke Fuß fast vollständig verheilt. Beide Unterschenkel und Füße waren gut durchblutet. Demarkierungen sind nicht mehr vorhanden. Die ausgestanzten Ulzera sind verschwunden und durch neues Gewebe ersetzt. Der Patient ist absolut gehfähig.

Die Abbildung 84 zeigt dieses ausgezeichnete Ergebnis.

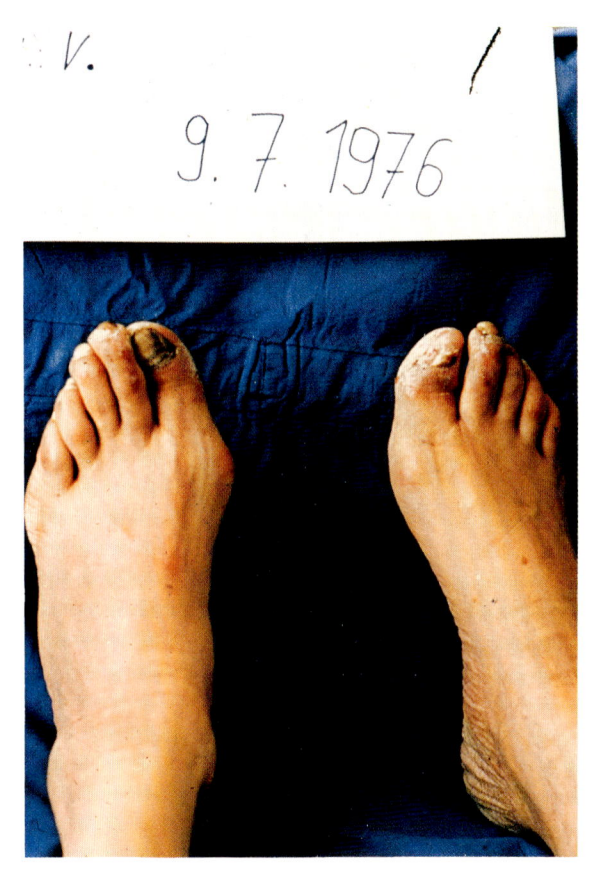

Abb. 84: Befund nach Abschluß der Behandlung.

Bei den Patienten mit peripheren Durchblutungsstörungen, die von *Günzler* und *Seeger* behandelt wurden, waren, wie bereits erwähnt, 12 Patienten mit Bypass-Operationen, die im Durchschnitt *weniger* als 2 Jahre zurücklagen.

Die Gehstrecke dieser Patienten betrug im Mittel nur noch 20 m, dann kam es zu den typischen Beschwerden und Wadenkrämpfen usw. Bei diesen Fällen wurden von den Therapeuten die besten Ergebnisse gesehen.

Hier konnte schon in kürzester Zeit eine Steigerung der Gehstrecke von 20 m auf 2000 m, in einigen Fällen auf 5000 m erreicht werden. Eine prophylaktische Nachbehandlung erfolgte bei diesen Patienten nach ca. 6 Monaten.

Diese Angaben decken sich mit den Beobachtungen anderer Autoren.

Von den Kasuistiken dieser Therapeuten waren ferner folgende Krankheitsfälle in ihrer klinischen Besserung eindrucksvoll:

1. Fall:
Patient mit Parkinsonismus mit ausgeprägter Schüttellähmung sowie deutlicher Sprachstörung (alle schon durchgeführten Maßnahmen waren ohne Erfolg geblieben). Nach einer HOT-Serie waren die Beschwerden so weit gebessert, daß nur noch ein leichter, geringfügiger Tremor der Finger bei Aufregungen usw. in besonderen Streßsituationen nachweisbar war. Sprechstörungen sind nicht mehr vorhanden. Der Patient ist voll leistungsfähig.

2. Fall:
42jähriger Patient mit der Diagnose Encephalomyelitis disseminata (MS). Bei diesem Patienten standen subjektiv die starken Schmerzen in beiden Unterschenkeln im Vordergrund der Beschwerden. Gehen und Stehen war nicht möglich. Blickrichtungsnystagmus bds., Fazialisparese bds. mit Spasmus, Miktions- und Defäkationsstörungen bei einem insgesamt desolaten Gesamtbild.

Nach der HOT konnte der Patient mit einem Gehwagen wieder 10 m laufen. Die Schmerzen waren fast völlig beseitigt; die Fazialisparese hatte sich weitgehend zurückgebildet. Auch psychisch war der Patient von seiner depressiven Gemütslage befreit worden.

Zusammenfassend kommen *Günzler* und *Seeger* bei der Beurteilung der HOT zu der Einschätzung, daß diese Behandlungsmethode nicht nur für die allgemein angegebenen sowie die von ihnen genannten Indikationen eingesetzt werden kann. Aufgrund ihres Wirkungsmechanismus und der gezeigten Ergebnisse bietet sich die HOT besonders in der Anästhesie zur Erhaltung und Wiederherstellung vitaler Funktionen an, was zu einer deutlichen Senkung der Komplikationsrate führt.

Nach ihren Erfahrungen sollte es möglich sein, mit dieser Therapie auch als Operationsvorbereitung die Sauerstoffversorgung des anästhesierten Patienten optimal zu gestalten, um dadurch irreguläre Schäden im Zerebrum oder Myokard zu verhindern.

Wie *Brand, Doerfler, Günzler, Hildmann, Krimmel, Paetz, Senger, Stadtlaender, Tietz, Wehrli, Wiesner* u.a. hat auch *Bertram* [36] neben der günstigen Beeinflussung von Beckenvenenthrombosen, bei Zerebralsklerose, chronischen Cephalgien, Koronarinsuffizienz, gute bis ausgezeichnete Ergebnisse bei der Behandlung von arteriellen Durchblutungsstörungen gesehen.

Seine Ergebnisse werden anhand zweier kasuistischer Fälle dargestellt:

1. Fall: Pat. Z., geb. 10.03.1926
Vor 5 Jahren traten erstmals Claudicatio-Beschwerden in der linken Wade auf. Die Gehstrecke betrug ca. 300 m. Die Behandlung sogenannter „rheumatischer Beschwerden" zeigte keinen Erfolg und wurde nach dreimonatiger Dauer eingestellt. Eine weitere Behandlung beim Orthopäden war erfolglos. Dieser überwies den Patienten in eine Spezialklinik. Dort wurde eine abdominale Aorta-Arteriographie durchgeführt.

Diagnose: arterielles Verschlußleiden (Claudicatio) bei Obliteration der distalen A. femoralis superficialis-poplitea und der Arteria tibialis posterior.

Eine Thrombektomie der A. femoralis-poplitea und der Versuch der antegraden Thrombektomie der A. tibialis posterior hatten nicht den gewünschten Erfolg. Postoperativ waren die Fußpulse infolge der Rethrombosierung bei ungenügender Abflußbahn nicht palpabel.

Der Gehtest ergab knapp 150 Schritte. Ultraschallmessung und Oszillogramm sprachen ebenfalls in diesem Sinne. Der Vorschlag einer weiteren Operation — lumbale Sympathektomie, die die Möglichkeit einer gewissen Verlängerung der Gehstrecke bieten sollte — wurde vom Patienten abgelehnt.

Der Patient wurde entlassen, und in der Folgezeit verringerten sich die Gehstrecken auf ca. 80 m, hinzu kam ein ständig bleibender Schmerz im linken Kniegelenk. Der Zustand verschlechterte sich weiter.

Wegen der starken Schmerzen im linken Fuß mußte der Patient nachts zwischen 10 — 12mal aufstehen (Ruheschmerz). Zur Nachbehandlung wurde er in eine Klinik in Bayern überwiesen, wo sich der Zustand aber noch weiter verschlechterte und er den Aufenthalt vorzeitig abbrach. Dort wurde ihm bei der Entlassung eine Oberschenkel-Amputation vorgeschlagen.

Der Patient kam zur HOT-Behandlung. Bereits nach der dritten Anwendung berichtete er, daß die Schmerzen wesentlich zurückgegangen seien und er nur noch selten nachts aufstehen müsse. Nach weiteren HOT-Behandlungen wurde er völlig schmerzfrei, konnte nachts auch wieder durchschlafen. Parallel hierzu verlief eine Zunahme der schmerzfreien Gehstrecke. Der Patient kann nach Fortführung dieser Behandlung jetzt beschwerdefrei große Spaziergänge unternehmen und ist voll dienstfähig.

2. Fall: Pat. K., geb. 09.07.1936

Im Herbst 1966 stellten sich bei dem Patienten Wadenkrämpfe ein. Die Gehstrecke verkürzte sich auf ca. 20 m. Im Juni 1967 mußte wegen einer Nekrose an der linken Großzehe der Nagel entfernt werden. Da die Wunde nicht heilte, entschloß sich der Patient im August 1967 zur Sympathektomie. Danach keine Besserung des Zustandes, Fortschreiten der Nekrose. Die linke Großzehe mußte amputiert werden. Diese Operationswunde heilte auch nicht ab. Auf persönlichen Wunsch wurde er in ambulante Behandlung entlassen. Im September 1967 erlitt er eine Oberschenkelhalsfraktur, die dann genagelt wurde.

Im Dezember 1967 war die Nekrose so weit fortgeschritten, daß der Mittelfußknochen amputiert werden mußte. Auch diese Amputationswunde heilte nicht, der Patient ging an zwei Krücken. Im März 1968 kam er zur HOT-Behandlung. Die Wunde war schmierig eitrig belegt und sehr schmerzhaft. In ca. 8 Wochen war die Wunde geheilt, der Patient hatte keine Beschwerden mehr.

VIII.1 Kasuistik über das Ergebnis der HOT bei einem Morbus Buerger

1983 berichtete *Engelbrecht* [107] in Form einer Kasuistik über die Behandlung eines Morbus v. *Winiwarter/Buerger* (Endangitis obliterans, sog. Jugendkrankheit der Männer) mit der HOT. Diese Erkrankung stellt eine eigenständige Gefäßentzündung — überwiegend der Intima — mit (Thrombangitis obliterans) oder ohne Thrombosen dar. Sie führt zu fibrinoiden Verquellungen im Gefäß, die Resorptions- und Ernährungsstörungen bewirken. Der Endzustand ist ein starkes Narbengewebe. Häufig sind die Venen mit beteiligt oder sogar ein frühes Leitsymptom. Bevorzugt tritt diese Erkrankung bei jungen Männern auf. Als Ursache werden u.a. infektiös-toxische Schädigungen wie Nikotin, Kälteeinwirkung usw. vermutet. Von einigen Untersuchern wird diese Erkrankung dem rheumatischen Formenkreis zugeordnet.

Die Vorgeschichte des in der Kasuistik beschriebenen, damals 38jährigen Patienten ging in den September 1979 zurück. Zu diesem Zeitpunkt waren erstmals Thrombophlebitiden im Bereich des rechten Fußknöchels medial sowie zu einem gering späteren Zeitpunkt in der rechten Wade wiederholt aufgetreten. Der Patient klagte über Schmerzen, Brennen und Taubheitsgefühl in beiden Füßen. Die schmerzfreie Gehstrecke betrug nur noch ca. 100 m. Zu diesen Symptomen gesellte sich in der Folgezeit „Absterben der Finger" bei Kälte und Beanspruchung. Ferner war bei dem Patienten ein seit 1969 gut eingestellter Diabetes mellitus bekannt. Die durchgeführten Untersuchungen ergaben keinen Hinweis auf diabetische Polyneuro- und Angiopathie. Im September 1980 verschlechterte sich der Zustand des Patienten und führte zu einer stationären Einweisung. Der damalige Aufnahmebefund ergab folgendes:

Schwellung des rechten Fußes durch eine Thrombophlebitis. Gangrän der gesamten 4. Zehe sowie nekrotische Veränderungen der Großzehe. Diagnose: Morbus Buerger.

Beweisend hierfür war:
- die klassische Anamnese
- das klinische Bild
- angiographische Veränderungen mit segmentalen Obliterationen,
- auffallend englumige distale Extremitätenarterien
- korkenzieherartige gewundene Kollateralen (nach *Engelbrecht*).

Trotz 7wöchiger stationärer Therapie (durchblutungsfördernde Infusionen) war keine Verbesserung des klinischen Bildes zu erreichen, so daß eine Amputation der rechten Großzehe erwogen wurde. Der ursprünglich einweisende Hausarzt schlug als letzte Maßnahme vor der Amputation die HOT vor, die von *Engelbrecht* durchgeführt wurde.

Die erste HOT wurde am 19.01.1981 durchgeführt. Der linke Fuß war kalt und blaß. Am rechten Fuß bestand eine Spontanamputation der 4. Zehe sowie eine Gangrän der Großzehe. Es wurden 6 x HOT in wöchentlichen Abständen mit dem HOT-Gerät KB-3 durchgeführt.

Die Abb. 85 zeigt den Zustand am 19.01.1981 bei Behandlungsbeginn mit der HOT.

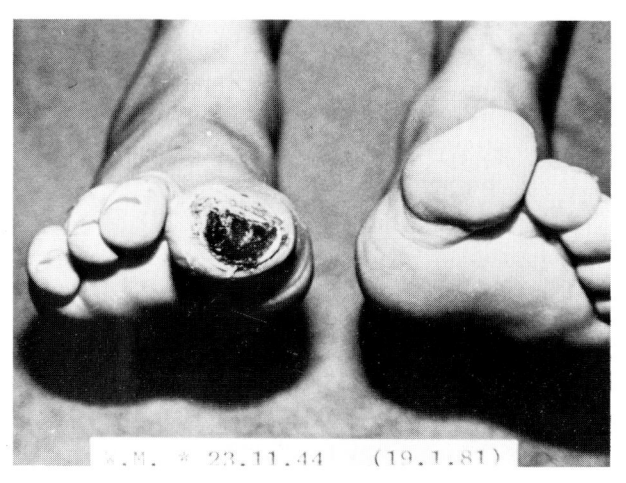

Abb. 85: Endangitis obliterans (M. Buerger) vor der 1. HOT (19.01.1981).*

Nach 4 Wochen (d.h., nach 4 x HOT) (19.2.1981) hatten sich die Nekrosen abgestoßen. Es zeigte sich frisches Granulationsgewebe.

Nach weiteren 4 Wochen, am 20.03.1981, konnte die Heilung der Wundränder in verstärktem Maße beobachtet werden.

Diese Befunde waren der Anlaß, die HOT nur noch zweiwöchentlich durchzuführen. 4 Monate nach Therapiebeginn, d.h. nach 11 x HOT, war die Wunde epithelisiert. Die nächsten 3 HOT erfolgten von

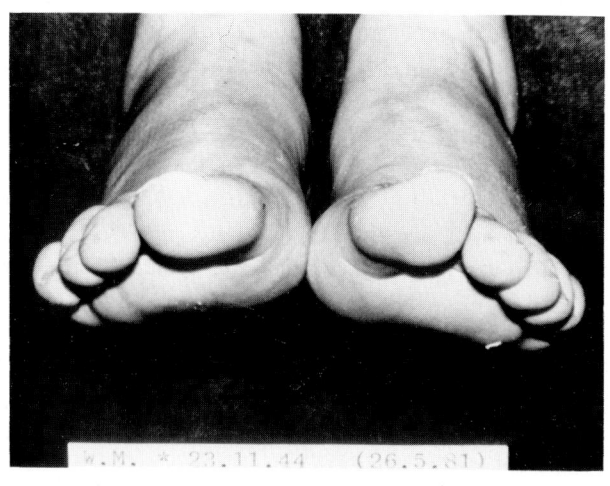

Abb. 86: Endangitis obliterans (M. Buerger) nach der 15. HOT (1. HOT am 19.01.1981; 15. HOT 26.05.1981).*

---

*) entnommen aus EHK 5/1985, S. 355.

Engelbrecht in 4wöchentlichen Abständen, d.h. die zeitliche Folge der HOT entsprach dem vorgegebenen Erfahrungsschema (Therapieschema) bei der AVK. Vorsorglich wurden danach die HOT in achtwöchigen, später in vierteljährlichen Abständen verabfolgt. Somit wurden insgesamt 19 x HOT durchgeführt. Der Patient hatte keine Ruheschmerzen mehr. Die schmerzfreie Gehstrecke, in Abhängigkeit von dem Gehtempo, beträgt einige hundert Meter bis zu Spaziergängen von über 1 Stunde.

Die Abbildung 86 zeigt das Resultat nach der 15. HOT.

VIII.2 HOT bei Erfrierung (Congelatio) — Kasuistik

Allgemeine Bemerkungen

Erfrierungen durch Kälteeinwirkungen entstehen besonders an den Akren (Finger, Nase, Ohren, Zehen). Man unterscheidet drei Grade (n.Pschyrembel):

1. Grades — Congelatio erythematosa
Blässe, Abkühlung, Gefühllosigkeit, nach Wiedererwärmung tritt eine Hyperämie auf, die mit Schmerzen und häufig mit Juckreiz verbunden ist.

2. Grades — Congelatio bullosa
sofort oder nach Stunden entstehen Blasen, die ohne Narbenbildung abheilen.

3. Grades — Congelatio escharotica
trockene Nekrosen oder blaurote Blutblasen, nach deren Platzen nasse Nekrosen verschiedener Tiefe sichtbar werden. Abheilung *nur* unter Narbenbildung.

Bei der Erfrierung liegt ein akut entstandener Gewebsschaden vor. Besonders beim 3. Grad kommt es durch einen Gefäßschaden zu einer Mangeldurchblutung. Die Folgen können Stase und Agglutinationsthrombose sein.

Kasuistik

Ein sehr sportlicher, durchtrainierter 55jähriger Mann, Gewicht 69 kg, Größe 1,69 m, Nichtraucher, nimmt am 1.3.1987 ab 09.00 bei einer Temperatur von — 30° C (auf den Kammlagen teilweise — 40° C) als Mannschaftsmitglied eines großen Automobilkonzerns an dem WASA-Lauf teil. Seine Laufzeit für die rd. 90 km beträgt 8 Std. 17 Minuten.

Während des Laufes treten für ihn keine außergewöhnlichen Beschwerden auf. Am Ziel angekommen, stellt er fest, daß die Fingerkuppen I — IV der re. Hand weiß sind. Das Endglied des kleinen Fingers re. ist dunkel-bläulich verfärbt. An beiden Wangenknochen starkes Kribbeln und Brennen. Ein hinzugezogener Sportarzt gibt den Rat, die Hand mit Schnee zu massieren und später warm zu halten. Zu diesem Zeitpunkt sind noch keine Schmerzen, aber eine Gefühllosigkeit in allen Fingerkuppen vorhanden.

Am 2.3.1987 Rückreise in die Bundesrepublik Deutschland.

In diesem Zeitraum treten starke Schmerzen im gesamten kleinen Finger der rechten Hand auf, verbunden mit einer starken Schwellung. Die Fingerkuppe diese Fingers ist absolut gefühllos („als wenn er tot sei"). Auch die anderen Finger weisen, allerdings in geringerem Maße, Schwellungen, Schmerzen und Brennen auf.

In der Nacht vom 2. zum 3.3.1987 kommt es an beiden Wangen zur bullösen Blasenbildung. Am Morgen des 3.3.1987 sind die Schmerzen in der rechten Hand, besonders jedoch im V. Finger, für den Patienten fast unerträglich geworden. Die Fingerkuppen I — IV sind weiß, die Kuppe des V. Fingers ist inzwischen schwarz verfärbt. In diesem Zustand stellt sich der Patient ratsuchend beim Werksarzt vor.

Dieser diagnostiziert:
Erfrierung 1. Grades an der re. Hand (I.—IV. Finger),
Erfrierung 2. Grades an beiden Wangenknochen,
Erfrierung 3. Grades am kleinen Finger der rechten Hand (V. Finger).

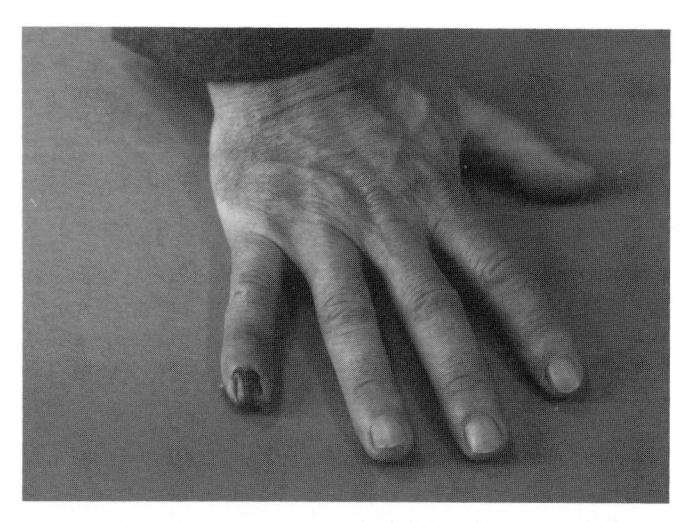

160 *HOT und periphere arterielle Durchblutungsstörungen (AVK)*

Abb. 87: Zustand der rechten Hand nach der 4. HOT am 16.3.1987.

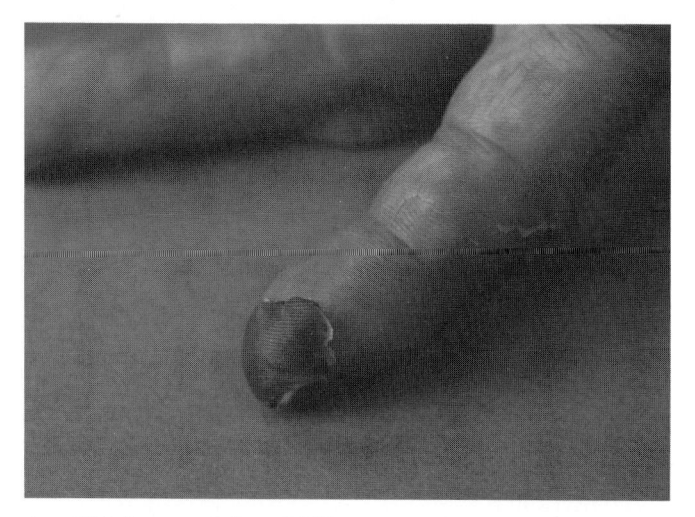

Abb. 88: Zustand des rechten Kleinfingers nach der 4. HOT am 16.3.1987.

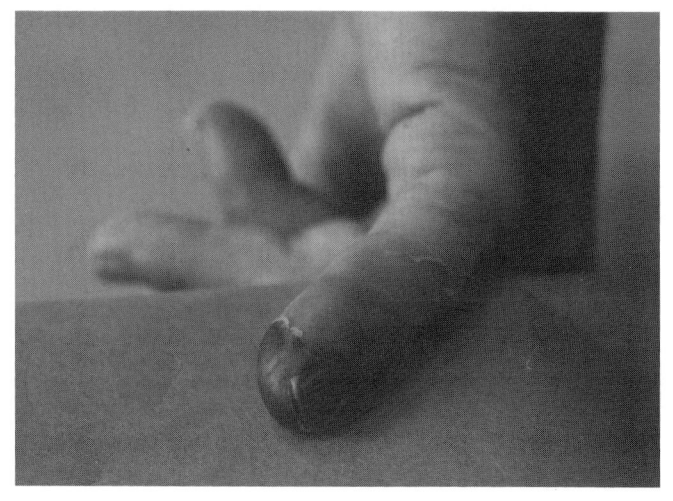

Abb. 89: Zustand des rechten Kleinfingers nach der 4. HOT am 16.3.1987. Seitliche Ansicht.

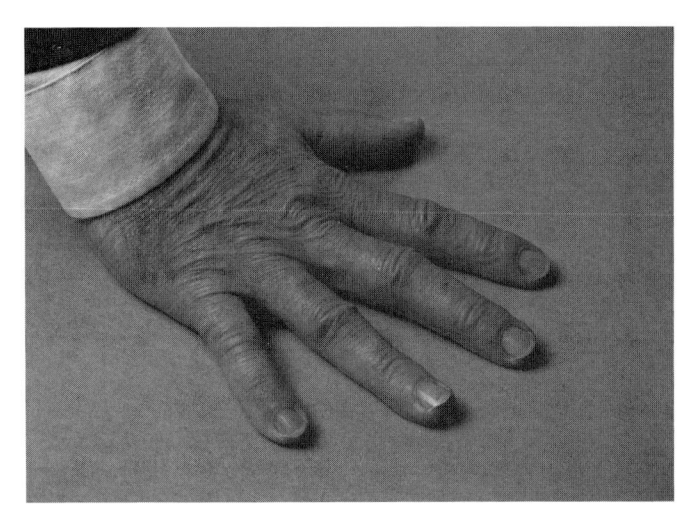

Abb. 90: Zustand der rechten Hand 4 Monate nach der Erfrierung.

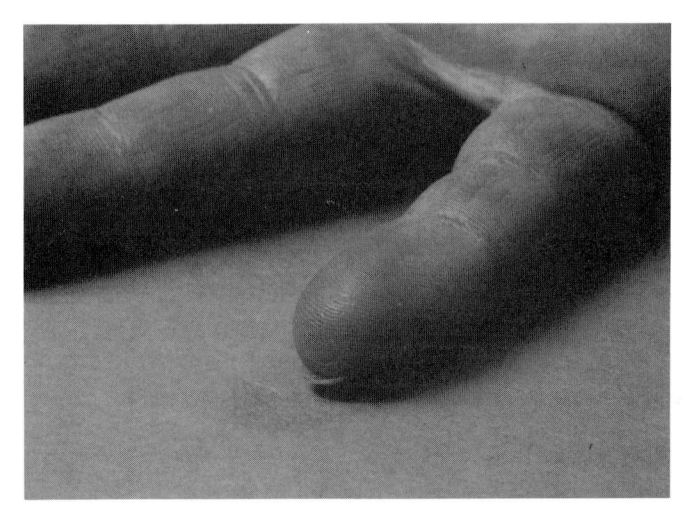

Abb. 91: Zustand der rechten Hand — Kleinfinger — 4 Monate nach der Erfrierung.

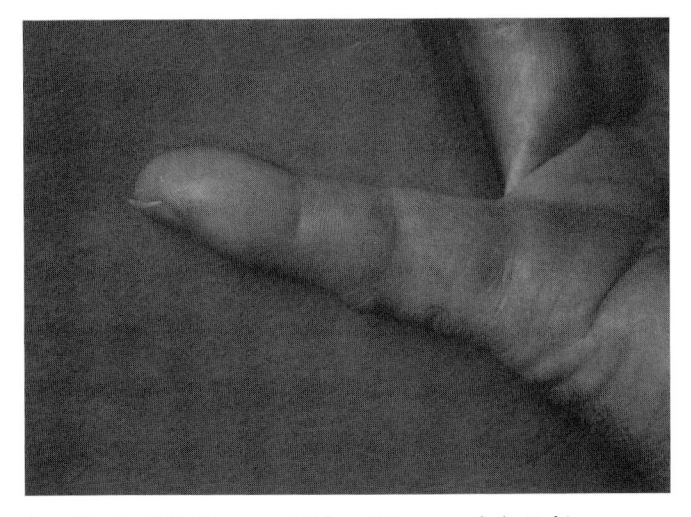

Abb. 92: Zustand der rechten Hand — Kleinfinger — seitlich — 4 Monate nach der Erfrierung.

Ein hinzugezogener Chirurg vertritt die Ansicht, daß eine Amputation des Endgliedes dieses Fingers nicht zu umgehen sei.

Der Werksarzt überweist den Patienten zu einem Kollegen, der die HOT durchführt, mit der Bitte, sofort eine Behandlungsserie durchzuführen.*)

Die einzelnen HOT wurden an folgenden Tagen durchgeführt: 3.3., 5.3., 10.3., 16.3. und 23.3.1987.

Unmittelbar nach der 1. HOT ließen die starken Schmerzen nach. Nach der 2. HOT war in den ersten vier Fingern wieder ein fast normales Gefühl vorhanden, die Schwellungen in diesen Fingern waren nicht mehr nachweisbar. Die Blasen an den Wangenknochen bildeten sich deutlich zurück. Auch die Schwellung des V. Fingers war bis auf das Endglied zurückgegangen. Der Patient gab an, „er würde sogar in der Fingerkuppe wieder etwas spüren".

Die Abbildungen 87, 88 und 89 zeigen den Zustand nach der 4. HOT am 16.3.1987. Die Schwellung ist nur noch gering am V. Finger vorhanden. Die erfrorenen Gewebepartien des kleinen Fingers beginnen sich unter der Neubildung von Gewebe abzustoßen.

Die Abbildungen 90, 91 und 92 zeigen den Zustand der re. Hand und des kleinen Fingers 4 Monate nach der erlittenen Erfrierung.

Auffallend ist die gute Durchblutung der Hand.

Die Endkuppe des V. Fingers hat sich *vollständig, ohne Hinterlassung einer Narbe, regeneriert.*

---

*) Die Behandlung wurde freundlicherweise sofort vom Kollegen *Wollny,* Arzt für Urologie, durchgeführt. Für die zur Verfügungstellung der Verlaufsdaten zu dieser Kasuistik wird an dieser Stelle gedankt. Leider ist eine von ihm vor Behandlungsbeginn am 3.3.87 angefertigte Fotografie aus technischen Gründen nicht gelungen.

IX. Bewertungsmaßstäbe und Statistiken über die AVK und HOT

Durch den Mangel von vergleich- und verwertbaren HOT-Statistiken bei der AVK in den zurückliegenden Jahren wurden von *Stadtlaender* und Mitarbeiter Anfang der 70er Jahre eigene Kriterien und Bewertungsrichtlinien — besonders im Stadium II — III nach *Fontaine* — definiert, um zu gewährleisten, daß sich die überragenden Resultate der HOT bei der AVK nicht nur verbal, sondern objektiv meßbar und *vergleichbar* mit anderen Therapieverfahren — überwiegend medikamentös — gegenüberstellen und vergleichen lassen. Eine entsprechende Bewertung und Eingruppierung erfolgte auch durch *Krimmel* bei ihren Untersuchungen [256].

Welche Kriterien und Bewertungsmaßstäbe wurden damals festgelegt?
Kriterium und Bewertung der HOT-Ergebnisse bei peripheren Durchblutungsstörungen — Stadien II — III n. Fontaine — nach HOT-Erfolgsgruppen I—III:
HOT-Erfolgsgruppe I: Gutes Therapieergebnis = Erhöhung der Ausgangsgehstrecke auf mehr als das Vierfache (z.B. von 100 m auf über 400 m = über 400%)
HOT-Erfolgsgruppe II: Befriedigendes Therapieergebnis = Erhöhung der Ausgangsgehstrecke auf das Zwei- bis Vierfache (z.B. von 100 m auf 200 m bis max. 400 m = von 200% bis max. 400%)
HOT-Erfolgsgruppe III: Kein oder unzureichendes Therapieergebnis = Erhöhung der Ausgangsgehstrecke bis maximal auf das Zweifache (z.B. von 100 m auf max. 200 m = max. 200%)

Stadtlaender führte die HOT an einem umfangreichen geriatrischen Patientengut in der DDR bis zum Jahr 1975 durch.
231 Patienten mit peripheren Durchblutungsstörungen im Stadium II — III nach *Fontaine* wurden in einem begrenzten Zeitraum vor und nach der HOT (Therapie erfolgte gemäß Behandlungsschema der

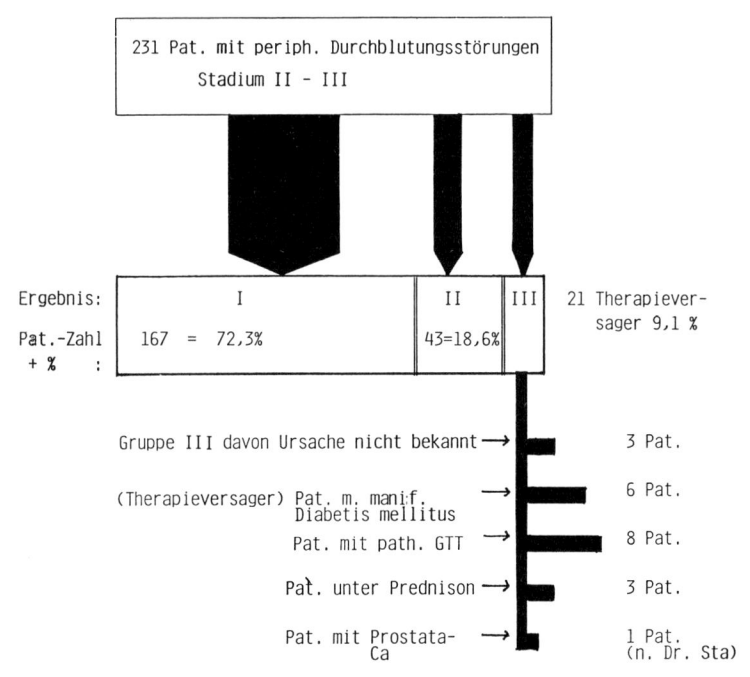

Abb. 93: Ergebnis der HOT, aufgegliedert nach HOT-Erfolgsgruppen bei 231 Patienten im Stadium II — III nach *Fontaine* (unbereinigte Statistik — siehe auch Text).

HOT bei der AVK) statistisch erfaßt, ausgewertet und den HOT-Erfolgsgruppen nach dem erzielten Resultat zugewiesen:

HOT-Erfolgsgruppe I   = 167 Patienten = 72,3%
HOT-Erfolgsgruppe II   =   43 Patienten = 18,6%
HOT-Erfolgsgruppe III   =   21 Patienten =   9,1%

(Diese Statistik wurde im Herbst 1975 abgeschlossen und erstmalig 1976 publiziert.) Auffallend ist der relativ hohe Anteil an befriedigendem Ergebnis = 18,6 % (Gruppe II), der durch die strengen Maßstäbe bei der Beurteilung bedingt ist. Der Anteil an unzureichendem Ergebnis beträgt bei dieser Form der Bewertung (unbereinigte Diagnosen) 9,1% in der Gruppe III.

Bei einer weitergehenden späteren Diagnostik wie auch einer „Neubewertung" (1987) — die sogenannten „Therapieversager" stammten überwiegend aus der Zeit, in der noch unzureichende Erkenntnisse über die Bedeutung des Diabetes mellitus, Kortison, Vitamin E usw. bei der HOT vorlagen — konnten die Versagerursachen für die HOT-Erfolgsgruppe III weiter eingeengt werden.

Es war daher erforderlich, auch um weitgehend genaue Vergleichsmöglichkeiten zu anderen Therapieverfahren zu erhalten, eine Neubewertung (1987) in der HOT-Erfolgsgruppe III bei 21 Patienten vorzunehmen und folgende Diagnosen zu berücksichtigen:

— 6 Patienten hatten einen manifesten Diabetes mellitus.
— 8 Patienten hatten einen pathologischen GTT.
— 3 Patienten standen überwiegend wegen Erkrankungen des rheumatischen Formenkreises unter einer Kortisontherapie.

Gesamt: 17 Patienten.

Dadurch ergibt sich folgende bereinigte Statistik und Aufgliederung:
214 Patienten im Stadium II — III nach *Fontaine*.
Zuweisung nach der HOT zu den obengenannten HOT-Erfolgsgruppen I—III:

I   = 167 Patienten = 78,0%
II   =   43 Patienten = 20,1%
III =   4 Patienten =   1,9%

Krimmel [256] befaßt sich seit 1968 in einer Allgemeinpraxis mit der Therapie von durchblutungsgestörten Patienten.

Seit 1979 wurden von der Therapeutin 89 Patienten mit peripheren Durchblutungsstörungen mit der HOT behandelt und statistisch ausgewertet.

69 Patienten wurden unter der Diagnose „Arterielle Verschlußkrankheit — AVK — " erfaßt. Das Alter der Patienten lag zwischen 50 — 84 Jahren, Verhältnis Männer : Frauen bei den arteriellen Erkrankungen 3:1, bei venösen Durchblutungsstörungen 1:4. Bei allen Patienten waren die bis dahin angewendeten Therapien ohne einen „dauerhaften Erfolg" geblieben.

Bei 7 Patienten war bereits eine ein- bzw. beidseitige Sympathektomie, bei 3 Patienten Bypassoperationen sowie bei 3 Patienten weitere gefäßchirurgische Maßnahmen vorgenommen worden.

Die Behandlung erfolgte entsprechend dem zeitlichen Therapieschema. In regelmäßigen Abständen wurde von *Krimmel* die Kontrolle der Parameter, insbesondere die Bestimmung der mittleren Gehstrecke, vorgenommen.

Dabei wurden nach 4 — 6 HOT folgende Ergebnisse festgestellt:

Stadium nach *Fontaine*	Patientenzahl	Subjektive und objektive Besserung der Beschwerden		
		Patientenzahl	=	%
I	8	8	=	100%
II	43	41	=	95%
III	12	9	≈	75%
IV	6	2	=	34%
Gesamt	69	60	=	87%

Um den Vergleich HOT-Resultate zu anderen Therapieergebnissen durchführen zu können, wurde von *Krimmel* [256] ebenfalls eine Aufgliederung nach den HOT-Erfolgsgruppen I—III bei Stadium II — III nach *Fontaine* vorgenommen.

Sie fand bei 55 Patienten im Stadium II—III nach *Fontaine* nach Durchführung der HOT gemäß Behandlungsschema bei der AVK (siehe Abb. 22) folgende Zuweisung zu den HOT-Erfolgsgruppen:

HOT-Erfolgsgruppe I   = 38 Patienten = 69,1%
HOT-Erfolgsgruppe II   =   9 Patienten = 16,4%
HOT-Erfolgsgruppe III =   8 Patienten = 14,5%

Gesamt: 55 Patienten = 100 %

Krimmel überprüfte ebenfalls bei „HOT-Versagern" der HOT-Erfolgsgruppe III = 8 Patienten durch weitere Diagnostik.

Sie führt hierzu aus, daß bei der letztgenannten Patientengruppe „bei eingehender internistischer Untersuchung 1 *diabetische Stoffwechsellage* nachgewiesen werden" konnte.

Ein Patient stand wegen eines Asthma bronchiale unter Kortison.

Da aber, wie schon ausgeführt, die AVK beim Diabetes mellitus und bei bestehender Kortisontherapie mit der HOT-Behandlung anderen Gesetzmäßigkeiten gehorcht, ist es erforderlich, diese Statistik aus Gründen der Vergleichbarkeit nach den Kriterien einer primären Erkrankung um diesen Faktor „2 Patienten" zu bereinigen. Daraus resultiert dann folgende Berechnung:

53 Patienten im Stadium II — III nach *Fontaine*.
Zuweisung nach der HOT zu den HOT-Erfolgsgruppen I—III; Resultate:

HOT-Erfolgsgruppe I   = 38 Patienten = 71,7%
HOT-Erfolgsgruppe II   =   9 Patienten = 17,0%
HOT-Erfolgsgruppe III =   6 Patienten = 11,3%

Summe: 53 Patienten = 100 %

In Gegenüberstellung der Resultate (Behandlung der Stadien II und III nach *Fontaine*) von 2 HOT-Anwendern (*Stadtlaender/Krimmel*) — bereinigte Statistik — ergibt sich folgende Übersicht:

Ergebnis bei:

HOT-Erfolgsgruppe	*Stadtlaender* Anzahl der Patienten	%	*Krimmel* Anzahl der Patienten	%	*Gesamt* Anzahl der Patienten	%
I	167	78,0	38	71,7	205	76,78
II	43	20,1	9	17,0	52	19,48
III	4	1,9	6	11,3	10	3,74
Gesamt	214	100 %	53	100 %	267	100%

Auffallend ist die im Rahmen der erlaubten Schwankungsbreite nahezu identische Übereinstimmung der Ergebnisse beider Untersucher, besonders in der HOT-Erfolgsgruppe I. Die geringe Differenz in der HOT-Erfolgsgruppe II wie auch der deutliche Unterschied in der HOT-Erfolgruppe III ist mit hoher Wahrscheinlichkeit durch das unterschiedliche Patientengut und auch durch die Unterschiede der diagnostischen Möglichkeiten (stationär/ambulant) bedingt.

Die Gegenüberstellung der ermittelten Resultate bestätigt erneut die sichere therapeutische Wirkung der HOT bei dieser Indikation und auch die exakte Vorgehensweise beider Therapeuten bei der Befundbewertung.

Krimmel wertete ebenfalls die HOT-Ergebnisse bei Ulcus cruris aus.

60 % dieser Geschwüre waren venöser Genese. Bei den Patienten mit Ulcus cruris waren 25 Patienten an einem Diabetes mellitus erkrankt. 15 x konnte das Ulkus zum Abheilen gebracht werden.

Nach den Beobachtungen von *Krimmel* waren bei Patienten ohne Diabetes mellitus rein venöse Ulzerationen mit 4 HOT, Verödung der Varizen und Anlegung von Kompressionsverbänden ohne Komplikationen zur Abheilung zu bringen.

Eine entsprechende zusätzliche Therapie mit Herzglykosiden, Antidiabetika, wurde von *Krimmel* weitergeführt, außerdem Herdsanierung mit Neuraltherapie, besonders Injektionen an Narben und dem unteren Grenzstrang.

Von den zahlreichen Fällen von *Krimmel* wird nachstehender kasuistisch auszugsweise zitiert:
„78jähriger männlicher Patient mit arterieller Verschlußkrankheit beider Beine vom Oberschenkel-Beckentyp. Links stärker als rechts. Stadium II b — III nach *Fontaine*.
Anamnese: 1970 Endoprothese re., seit 1979 Claudicatio intermittens. 1979 Sympathektomie li., seit April 1981 renale Hypertonie, Erhöhung des diastolischen Blutdrucks auf 120 mmHg.

Die mittlere Gehstrecke betrug noch etwa 10 m (!) Die Amputation des linken Beines war bereits vorgesehen.

Von Juli 1981 bis 28.10.1981 Durchführung von insgesamt 14 HOT. Zu Beginn der Therapie Erhöhung der Lipide (bekannter „Mobilisierungseffekt" unter der HOT) und des Serum-Kreatinins auf 1,8 mg%. Die 3 1/2 Monate nach Beginn der HOT durchgeführte Kontrolle der vor der Therapie erhobenen doppelsonographischen und oszillographischen Befunde ergab keine signifikante Verbesserung der Durchblutungsgrößen. Klinisch scheint die Gesamtdurchblutung leicht gebessert zu sein. Die mittlere Gehstrecke hatte sich bei dem Patienten von 10 m auf über 3 km verlängert. Der Blutdruck beträgt durchschnittlich 170/80 mmHg. Die Serumlipide wie auch das Serumkreatinin haben sich normalisiert.

Die vor der HOT beim Patienten vorhandene Konzentrations- und Merkschwäche hat sich wesentlich gebessert. Der Patient ist vital und unternehmungslustig.

Diese Kasuistik von *Krimmel* deckt sich mit den Erfahrungen von anderen HOT-Anwendern und stellt keinen auserlesenen Fall dar.

Zu beachten ist, daß bei venösen Ulzerationen wie auch in abgeschwächter Form beim arteriosklerotisch bedingten Unterschenkelulkus unter der HOT folgendes auftreten kann:

● Das Geschwür kann eine stark seröse Flüssigkeit absondern.

● Vorübergehend kommt es zur Vergrößerung des Ulkusbereiches, indem schlecht durchblutete Randgebiete abgestoßen werden (Phase der Reinigung der Ränder und des Geschwürgrundes). In dieser Phase verlieren die Geschwüre fast regelmäßig den typischen Ulkusgeruch.

● Häufig — unter Juckempfindung — sprießen aus dem Grund des Geschwürs zarte rote, punktförmige Gefäße.

● Das Ulkus wird flacher und verkleinert sich von den Rändern und unter Granulation vom Ulkusgrund her.

X. Thermographiebefunde bei der HOT (Foto-Thermographie)

Die häufig unter der HOT von den Patienten bemerkte und auch von zahlreichen Untersuchern beobachtete Erwärmung der Extremitäten bei peripheren arteriellen Durchblutungsstörungen, besonders ausgeprägt an der schwerer erkrankten Extremität, legte es nahe, diese subjektive wie auch objektive Feststellung durch ein modernes Verfahren zu dokumentieren. Dies war auch notwendig, um ein zusätzliches Indiz für die möglichen physiologischen/biochemischen Vorgänge zu finden. Oszillographie und auch Röntgen-Kontrast-Darstellungen der Gefäße hatten vor und nach mehreren HOT-Einzelbehandlungen keine beweisenden Gefäßveränderungen — insbesondere keine kurzfristige Ausbildung von Kollateralen — ergeben. Ein derartiger Vorgang ist auch nicht möglich, da bei einem chronisch fortschreitenden Verschluß die physiologisch mögliche Ausbildung der Kollateral-Kreisläufe von der betroffenen Extremität bereits zur Erhaltung der Durchblutung versucht wird.

Außerdem kommt es häufig unmittelbar nach der 1. HOT im Stadium II und III zu einer deutlichen Besserung der klinischen Beschwerden und einer signifikanten Zunahme der Gehleistung, d.h. in einem Zeitraum, in dem die Neubildung der Kollateralen unwahrscheinlich, wenn nicht sogar ausgeschlossen ist.

Abzulehnen ist jedoch nicht, wie es *Hildmann* [197] mit Hilfe der Rheographie belegen konnte, daß nach einem längeren Beobachtungszeitraum, z.B. 18 — 24 Monate nach Therapiebeginn, neben dem unmittelbar aufgetretenen positiven klinischen Ergebnis auch eine direkte Zunahme der arteriellen Durchblutung in den Hauptgefäßen festzustellen ist.

Zur Objektivierung und Dokumentation der Stoffwechsellage entschlossen sich daher *Senger* und *Stadtlaender* [473], an Probanden aus dem Patientengut von *Senger* mit der Diagnose „Arterielle periphere Durchblutungsstörungen" diese vor und nach der HOT-Grundbehandlung mittels der Fotothermographie zu überprüfen und zu dokumentieren.*)

Bei der klinischen Thermographie, z.B. als Mammathermographie, oder bei den durchgeführten Untersuchungen an den Extremitäten der Patienten wird, vereinfacht dargestellt, mit Hilfe einer Spezialtechnik die Wärmestrahlung (Infrarottechnik) in Form von abgestuften Farben sichtbar gemacht. Das entstehende Wärmebild (Thermogramm), das eine Farbabstufung von dunkelblau über rot — gelb — zum weiß hat, weist pro Farbabstufung (gemäß der Temperaturskala am Bildrand) eine Temperaturdifferenz von 0,5° C auf. Hierbei sind die dunklen gegenüber den hellen Farben kältere Zonen und umgekehrt. Das Bild entsteht dadurch, daß sich im Thermographen ein meist mit flüssigem Stickstoff gekühlter, infrarotempfindlicher Sensor befindet (IR-Sensor).

Auf diesem Sensor wird das zu untersuchende Objekt, z.B. die unteren Extremitäten, mittels einer Rasteroptik, die aus einem rotierenden Spiegelpolygon und einem Kippspiegel bestehen kann, zeilen- und punktweise abgebildet. Diese Abbildungspunkte erzeugen je nach ihrem Energiegehalt unterschiedliche elektrische Signale. Die Signale ergeben, nach Klassifizierung auf einem Bildschirm dargestellt, das Thermogramm mit seinen verschiedenen Grau- oder Farbabstufungen. Von diesem Bildschirm kann dann zur Dokumentation eine Fotografie angefertigt werden.

Wenn bei der Thermographiemessung bzw. bei der Anfertigung eines Fotothermogramms kein bekannter Temperaturmeßpunkt angegeben bzw. mitgemessen wird, ist nur eine vergleichende Untersuchung, keine absolute Temperaturmessung möglich.

---

*) Die entsprechenden Aufnahmen wurden angefertigt von Herrn Prof. Dr. *O. Anna*, Abt. Biomedizinische Technik der Med. Hochschule Hannover. Für das freundliche Entgegenkommen und die ständige Hilfsbereitschaft sei an dieser Stelle herzlich gedankt.

Das heißt in praxi, bei der Beurteilung von Durchblutungsstörungen an den unteren Extremitäten kann der Erfolg einer Therapie daran gemessen und bewertet werden, inwieweit sich Temperaturdifferenzen zwischen dem „erkrankten" und dem relativ „gesunden" Bein ausgeglichen haben. Diese Technik hat den Vorteil, daß sie von äußeren Einwirkungen, individuellen Tagesschwankungen usw. unbeeinflußbar ist durch ihren absolut vergleichenden Charakter. Sie hat jedoch den Nachteil, daß sie ein positives Therapieergebnis „abwertet", wenn durch die Therapie auch in dem „gesunden Bein", das als Meßbezugspunkt angenommen wird, eine Verbesserung der Durchblutung erfolgt. Dies kann im Extremfall sogar so weit führen, daß ein falsches negatives Ergebnis auftritt, z.B. wenn in beiden Beinen mengenmäßig und topographisch gleichartig der normale Stoffwechsel gestört ist, jedoch durch die Therapie gleichartig in beiden Extremitäten normalisiert wird. In diesem Fall wäre zwar das klinische Ergebnis positiv, die Meßtechnik würde jedoch zwangsläufig als vergleichende Methode keinen Unterschied feststellen können.

Daher wurde im nachfolgenden kasuistischen Beispiel aus der Patienten-Gruppe der mit dieser Methode dokumentierten Therapieergebnisse ein Fall ausgewählt, bei dem es als vergleichende Untersuchung — re. ← → li. — möglich ist, das Behandlungsergebnis an dem stärker erkrankten Bein zu verdeutlichen. Über die Verbesserung des Stoffwechsels im „relativ gesunden Bein" kann keine definitive Aussage gemacht werden, wenn auch nach den klinischen Erfahrungen mit hoher Wahrscheinlichkeit angenommen werden kann, daß auch hier noch zusätzlich ein positiver Effekt eingetreten ist.

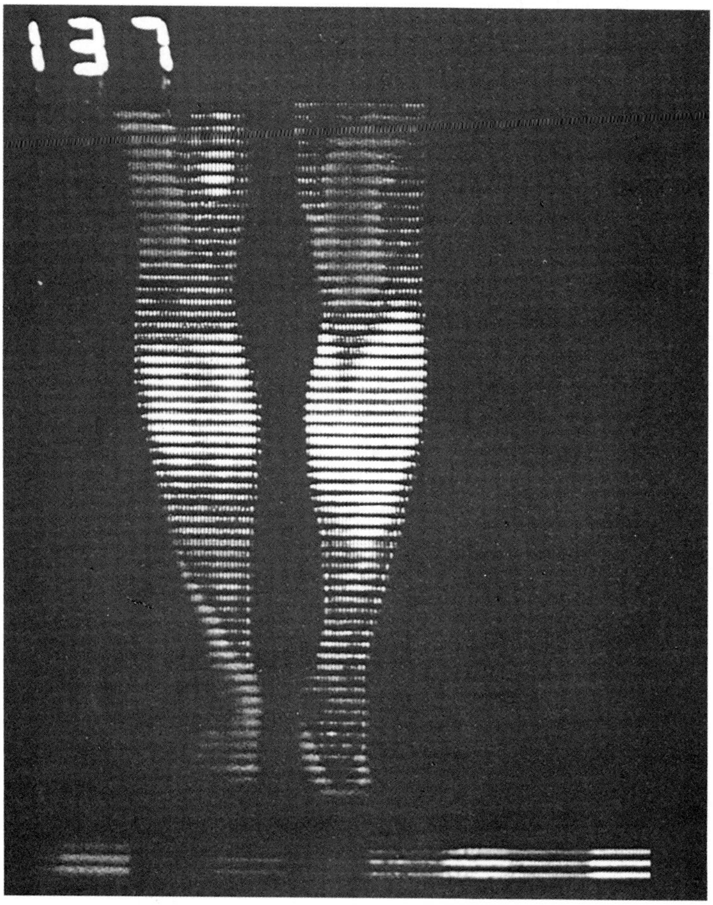

Abb. 94: Thermographieaufnahme vom 2.2.1982 (Nr. 137) vor 1. HOT. *Befund:* Starke Temperaturdifferenz; Bein re. < 11/2° C Bein li. Im Bereich des Kniegelenks re. auffälliger Spot ca. 1,5° C. (Die Farbskala hat einen Maßstab von 0,5° C/Farbstufe.) (S.a. Anhang 3: Farbteil ab S. 329.)

Kasuistischer Fall (Kurzfassung)

48jähriger männlicher, normalgewichtiger Patient in gutem Allgemeinzustand. Laborbefunde im Normbereich, RR 170/100 mm Hg.

Pulse: A. femoralis   bds. —
       A. poplitea   bds. —
       A. dorsalis pedis bds. —

Beide Füße kalt, schlecht durchblutet, ständige Schmerzen im rechten Bein, im linken bereits nach kurzer, geringer Belastung. 1977 hatte der Patient einen Myokardinfarkt überstanden. Im gleichen Jahr traten die ersten Gehbeschwerden auf. 1978 betrug die Gehstrecke ca. 300 — 400 m. Wegen der zunehmenden Verschlechterung wurde 1979 in einer großen, renommierten medizinischen Einrichtung versucht, eine Verbesserung der Durchblutung im rechten Bein durch den operativen Einbau einer künstlichen Gefäßprothese zu erreichen. Die Operation brachte keinerlei Erfolg, Beschwerden ständig zunehmend, bds. kalte Füße, Schmerzen in den Waden, besonders stark rechts.

Gehstrecke im Januar unter 100 m.

Diagnose: Periphere arterielle Durchblutungsstörungen beider unteren Extremitäten, rechts stärker als links. Stadium II — III nach *Fontaine*.

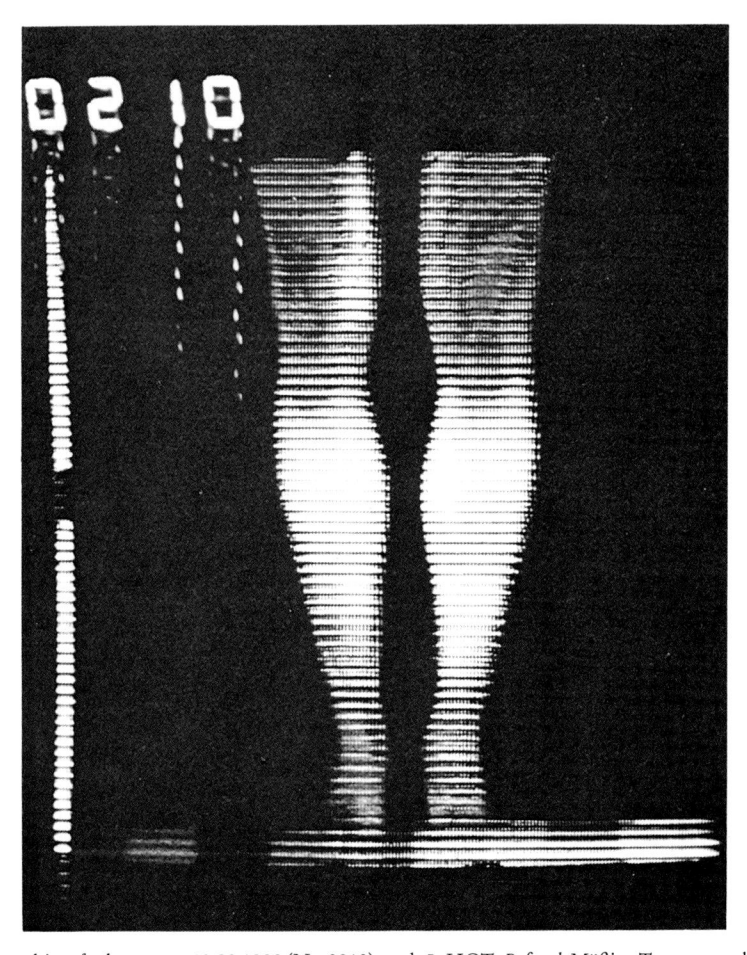

Abb. 95: Thermographieaufnahme vom 23.02.1982 (Nr. 0210) nach 5. HOT. *Befund:* Mäßige Temperaturdifferenz Bein re. < 0,5° C li. Im Bereich des Kniegelenks re. auffälliger Spot, ebenfalls 0,5° C. (Die Farbskala hat einen Maßstab von 0,5° C/Farbstufe.) (S.a. Anhang 3: Farbteil ab S. 329.)

Am 02.02.1982 erste HOT, danach weitere Behandlung gemäß Therapieschema, bis zum 25.02.1982 insgesamt fünfmal. Nach den ersten Behandlungen sofortige erhebliche Besserung des subjektiven wie auch klinischen Bildes. Beide Beine gut durchblutet, warm. Im linken Bein keine Beschwerden mehr, rechts noch geringe Schmerzen. Die Gehstrecke beträgt über 800 m, d.h., sie hat sich vervierfacht. (= HOT-Erfolgsgruppe I des Therapieergebnisses (gutes Ergebnis) bei der HOT im Stadium II — III.)

Vor dem Therapiebeginn (am 02.02.1982, Nr. 137) und nach der 5. HOT (am 23.02.1982, Nr. 0210) wurde eine Thermographieaufnahme angefertigt (siehe Abb. 94 und 95).

Erstmalig wurde hiermit bei der HOT das ausgezeichnete klinische Ergebnis durch die Thermographietechnik dokumentiert. Wie aus den Temperaturdifferenzen der beiden Aufnahmen hervorgeht, beträgt der Unterschied rechts gegenüber links vor der Therapie 1,5° C, nach der 5. HOT nur noch 0,5° C. Aufgrund der angewandten technischen Anordnung, d.h. dem Vergleich des besser durchbluteten linken Beines in Gegenüberstellung zum stärker erkrankten rechten Bein, kann jedoch der volle therapeutische Effekt, der klinisch beobachtet wurde, nicht dokumentiert werden, da ja auch im gesünderen Bein noch eine Verbesserung des Stoffwechsels erfolgte.

Nach der 5. HOT bestanden im linken Bein keinerlei Beschwerden mehr, rechts traten erst wieder Beschwerden nach längerer Belastung auf. Der Patient wird entsprechend dem Therapieschema weiterbehandelt.

Zusammenfassung

Die Darstellung dieser Fälle ist und kann bei der Fülle des vorliegenden Materials nicht vollständig sein. Aber auch die Ergebnisse der nicht im einzelnen genannten Untersucher beweisen in Verbindung mit den dargestellten Befunden die hervorragende Wirkung der HOT bei dieser Indikationsgruppe. Daher wird im folgenden Kapitel der Versuch unternommen, eine vertretbare Vergleichsmöglichkeit zu den Resultaten der klassischen medikamentösen Therapien zu finden.

XI. HOT im Vergleich zu anderen Therapieverfahren bei peripheren Durchblutungsstörungen

Nach *Schuster* [428] sind die besten Erfolge der Behandlung von Durchblutungsstörungen im „nichtmedikamentösen, im chirurgischen Bereich" zu sehen. Derzeit sind ca. 250 Einzelstoffe — nicht mitgerechnet die Kombinationspräparate von diesen Einzelstoffen — zur Behandlung von Durchblutungsstörungen auf dem pharmazeutischen Markt. Demgegenüber stehen die jährlich in der Bundesrepublik Deutschland erforderlichen ca. 20.000 Amputationen im Bereich der unteren Extremitäten.

Gottstein [161] bemängelt, daß er in zwanzigjähriger klinischer Arbeit mit Vasodilatantien „so gut wie nie eine Mehrdurchblutung im Gewebe hinter einem verengten oder verschlossenen Blutgefäß gesehen habe". Von ihm wurde daher die Anwendung von „Vasodilatantien" inzwischen endgültig aufgegeben.

Es wird bei dieser Medikamentengruppe diskutiert, ob eine dauerhafte Mehrdurchblutung von minderversorgten Organen erreicht werden kann, oder ob es nicht nur zu einer „Luxusversorgung" von normal gut versorgten Körperabschnitten kommt. Häufig wird von Untersuchern vermutet, daß die Vasodilatatoren sowie andere durchblutungsfördernde Medikamente in ihrer Wirkung so viel leisten würden wie „gezieltes Bewegungstraining und Muskelarbeit".

Der Vergleich der Ergebnisse eines Untersuchers mit denen eines anderen erlaubt nur dann, bindende Schlüsse zu ziehen, wenn alle Bedingungen einer Studie einschließlich eines selektierten Patientengutes identisch sind. Jedes andere Vorgehen kann in seinem Vergleich der Therapieergebnisse nur grob orientierenden Charakter haben. Daher ist auch eine Gegenüberstellung der Behandlungserfolge bei der peripheren arteriellen Verschlußkrankheit, auch bei Sichtung der internationalen Literatur, nahezu ausgeschlossen. Erschwert wird dies noch zusätzlich, wenn in Publikationen z.B. das Ergebnis einer Studie an 189 Patienten [170] in seiner prozentualen Auswertung mit „Erfolgskriterien" wie „sehr gute Besserung", „Besserung anhand subjektiver und objektiver Kriterien" usw. angegeben ist, ohne daß zu erkennen ist oder ausgeführt wird, auf welche Parameter sich die Klassifizierung der Erfolgskriterien bezieht.

Um trotzdem einen „Trendvergleich" von Therapieverfahren unter Beachtung der vorhandenen Einschränkungen zu ermöglichen, wurden Untersuchungen ausgewählt, bei denen als eines der wesentlichen Bewertungsmerkmale die „Gehstrecke" genannt wurde (siehe A — D).

A) *Baumann* [25] behandelte 179 Patienten mit peripheren arteriellen Durchblutungsstörungen über einen Zeitraum von 4 — 5 Wochen mit einem Kombinationspräparat aus Inositolkotinat, Etofyllin und Ethaverin. Dabei kam es unter dieser Therapie u.a. zu einer Verlängerung der mittleren Gehstrecke.

	179 Patienten Mittlere Gehstrecke		Noch keine Besserung
	Meter	% Zunahme	%
Vor Behandlung	271,6	—	—
Nach 2 Wochen Behandlung	433,7	+ 59,7	23,8
Nach 4 — 5 Wochen Behandlung	607,8	+ 123,8	12,6 *

D.h., die mittlere Gehstrecke von 271,6 m hat sich auf das 2,2fache erhöht.

Dieser Wert wurde als Vergleichsmaßstab angesetzt, wobei bewußt zum Nachteil der Vergleichs-HOT-Werte der Prozentsatz von 12,6%,* Patienten ohne Besserung, nicht berücksichtigt wurde.

B) *Mühleder* und *Öhner* [310] therapierten mit einem vasoaktiven Rauwolfiaalkaloid 43 Patienten über 4 1/2 Monate. Dabei kam es bei 37 Patienten (86 %) zu einer Besserung. Bei den vergleichbaren Stadien nach *Fontaine* befanden sich

- 19 Patienten im Stadium II mit einer Zunahme der Gehstrecke von ca. dem 1,5fachen der Ausgangsgehstrecke (+ 153 %);

● 12 Patienten im Stadium III mit einer Zunahme der Gehstrecke von ca. dem 1,0fachen der Ausgangsgehstrecke (+118 %).

Daraus läßt sich mathematisch der Mittelwert der Gehleistungszunahme vom 1,4fachen des Ausgangswertes ermitteln. Dieser Wert wurde in den Trendvergleich mit einbezogen.

C) *Schoop* [420] untersuchte in dreiwöchiger Therapie die Wirkung von 3 x 2 Tabl. Benzaron auf die Gehleistung von 12 männlichen Patienten im Stadium II nach *Fontaine*. Der Gehleistungstest wurde unter standardisierten Bedingungen durchgeführt. Ein Trainingseffekt während der Behandlung wurde ausgeschlossen. Vor Beginn und nach Abschluß der Therapie wurde die Gehstrecke nach 2 Kriterien beurteilt:
a) Gehleistung bis zum 1. Schmerzeintritt,
b) maximale Gehleistung bis zur Gehunfähigkeit.
Ergebnis zu a): Gehleistungszunahme von 190 m auf 270 m,
Ergebnis zu b): max. Gehleistungszunahme von 293 m auf 384 m.

Zur Auswertung im Vergleich zur HOT wurden die Minimal- und Maximalwerte (190 m und 384 m) in Ansatz gebracht.

D) *Kakkar* [227] untersuchte an 40 Patienten mit peripheren arteriellen Durchblutungsstörungen die Wirkung einer Substanz, die im thrombozytären Stoffwechsel angreift (Hemmung der Plättchenaggregation, Entleerung der Serotoninspeicher der Thrombozyten, Normalisierung der Plättchenüberlebenszeit). Die Behandlung erstreckte sich über 6 Monate, die Dosierung betrug 3 x 1 Tabl. à 100 mg.

Nach dieser Therapie hatte im arithmetischen Mittel die Gehstrecke von 179 m um 90 m auf 269 m zugenommen (signifikant nach dem Wilcoxon-Test, $p < 0,01$). Das entspricht einer Zunahme um das 0,67fache vom Ausgangswert.

Werden die Therapieergebnisse bei der HOT nach *Stadtlaender* (S) und *Krimmel* (K) im Stadium II und III nach *Fontaine* graphisch als Trend verglichen mit den Werten der Autoren mit anderen Therapieverfahren (A — D), so ergibt sich in etwa die in Abb. 87 dargestellte Graphik.

Um den aufgezeigten Trendvergleich trotz aller Einschränkungen statistisch weiter zu veranschaulichen, wurden alle Werte summarisch zusammengefaßt, um auf jeder Seite nur jeweils einen Parameter für die Zunahme der Gehstrecke — z — in Beziehung zum Ausgangswert und der Behandlungsdauer — t — zu haben. Dies erfolgte bei den Ergebnissen der Autoren A — D durch die Formeln I und II:

$$\text{I. } Z = \frac{PA \times Z_1 + PB \times Z_2 + PC \times Z_3 + PD \times Z_4}{PA + PB + PC + PD}$$

(Z = Zunahme der Gehstrecke in Beziehung zum Ausgangswert; PA, PB, PC, PD = Anzahl der Patienten pro Untersucher.)

$$\text{II. } t = \frac{tA + tB + tC + tD}{4}$$

(t = Therapiezeit in Wochen)

Um einen vergleichbaren Trendparameter bei der HOT zu ermitteln, wurden nur die geringsten Gehsteigerungen der Erfolgsgruppe sowie absichtlich die unbereinigte Statitik (K + S)
I   = 4fache der Gehstreckenzunahme und mehr
II = 2fache der Gehstreckenzunahme
III = 0fache der Gehstreckenzunahme
(siehe Bewertungskriterien = HOT-Erfolgsgruppeneinteilung I—III)

zuungunsten der HOT in Ansatz gebracht. Daraus leitet sich für die Gehstreckenzunahme z in bezug zum Ausgangswert bei der HOT folgende Formel ab (III):

III. $Z_{HOT} \dfrac{4 \cdot PGr.\ I + 2 \cdot PGr.}{PGr.\ 1 + PGr.\ II + PGr.\ III}$

(Z = Zunahme der Gehstrecke in Beziehung zum Ausgangswert; PA, PB, PC, PD = Anzahl der Patienten in den Gruppen I — III)

Ergebnisse:

Zu I.
$$Z_{A-D} = \dfrac{179 \times 2{,}2 + 37 \times 1{,}4 + 12 \times 2 + 40 \times 0{,}67}{179 + 37 + 12 + 40}$$

I. $Z_{A-D} = 1{,}85$ (Durchschnitt für Summe A, B, C, D)

Zu II.
$$t_{A-D} = \dfrac{4 + 18 + 3 + 24}{4}$$

II. $t_{A-D} = 12{,}25$ Wochen (Durchschnitt für Summe A, B, C, D)

Zu III.
$$Z_{HOT} = \dfrac{205 \times 4 + 2 \times 52}{205 + 52 + 29}$$

III. $Z_{HOT} = 3{,}2$
  $t_{HOT} = 4$ Wochen

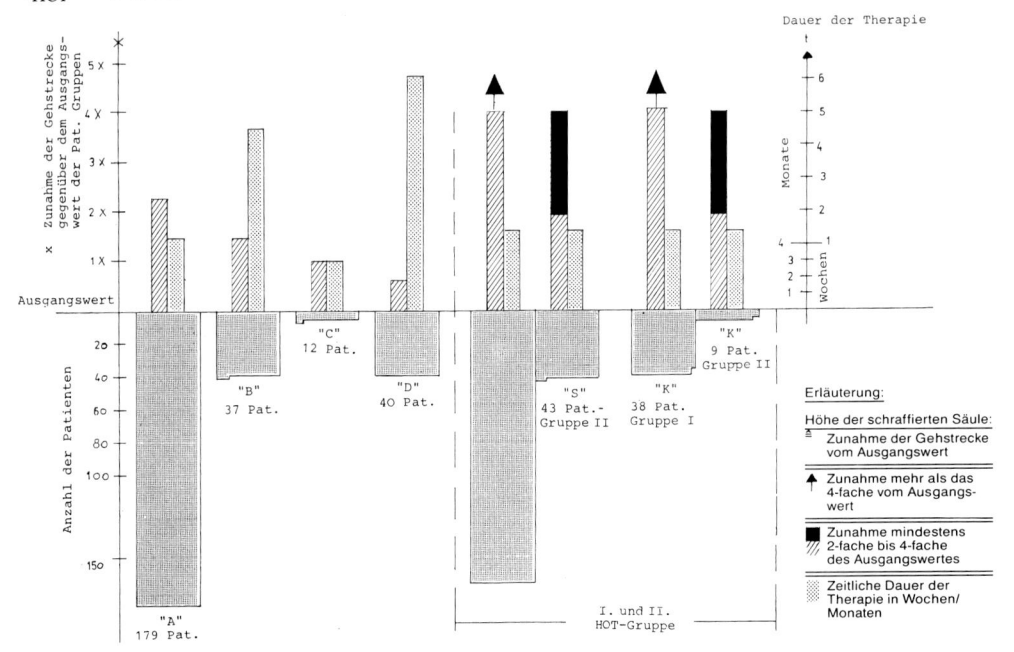

Abb. 96: Trendvergleich von Therapieergebnissen von vier Untersuchern bei peripheren arteriellen Durchblutungsstörungen zu den Ergebnissen bei der HOT (Zunahme der Gehstrecke in Beziehung zum Ausgangswert).

Zusammengefaßt ergeben sich folgende Werte:

	Untersucher A—D	Untersucher S + K (HOT)	absolute Relation zur HOT
Gehstreckenzunahme „Z" bezogen auf den Ausgangswert	1,85	mindestens 3,25	mindestens + 1,40
Dauer „t" der Therapie in Wochen	12,25	4	— 8,25

Graphisch stellen sich diese Werte als Trend — unter Einschluß der „Negativ-Gruppen III bei der HOT ohne Bereinigung" — durch folgendes Diagramm dar:

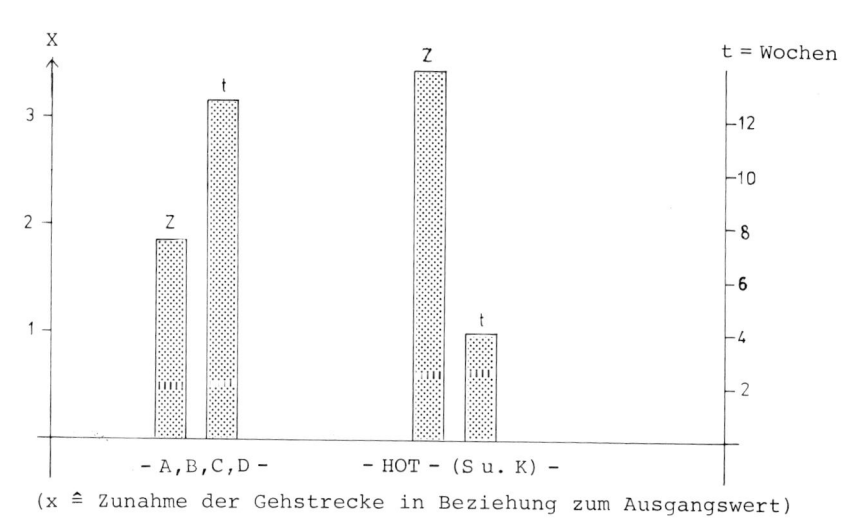

Abb. 97: Trendvergleich der Maximalwerte der Gehstrecken von Untersuchern A, B, C und D zu den zusammengefaßten Minimalwerten der „HOT-Erfolgsgruppen I, II und III" von *Krimmel* und *Stadtlaender* (Gruppe I — III unter Erfassung der *Minimal*-Werte)

Diese vergleichende Betrachtungsweise konnte entsprechend den bekannten und bewußt bedachten Einschränkungen keine wissenschaftlich gesicherte Aussage sein. Um jedoch eine positive (evtl. falsche) Trendaussage zugunsten der HOT zu vermeiden, da ferner exakt vergleichbare Ergebnisse auch nicht bei den Untersuchern A — D vorlagen, wurden bei den Befunden A — D maximal positive Werte in Vergleich gesetzt zu den minimal positiven Erfolgen — unter Beachtung der sog. Versagergruppe III — bei der HOT. Damit wird mit hoher Wahrscheinlichkeit die positive klinische Aussage in der Trendbewertung bei der HOT erheblich vermindert, gleichzeitig aber auch ein falsch-positives Bild der klinischen Erfolge der HOT vermieden.

Betrachtet man unter Beachtung der Einschränkungen sowie der möglichen Vorbehalte den Trendvergleich, so ist doch nicht zu übersehen, welche erheblich besseren klinischen Ergebnisse (Z : 1,85/3,2 x Gehstreckenausgangswert) wie auch günstigere Therapiezeiten (t : 12,25/ 4 Wochen) die HOT aufzuweisen hat (Z = Zunahme der Gehstrecke, t = Zeitdauer).

Bei diesen Aussagen zugunsten der HOT ist und kann auch nicht berücksichtigt werden, daß die HOT in vielen Fällen bei Patienten durchgeführt wurde, bei denen bereits zahlreiche „klassische Therapien wie auch Gefäßoperationen" ohne wesentliche oder bleibende Erfolge durchgeführt worden waren. Ferner sind die finanziellen Kosten — die nach vorliegenden Erfahrungen bei der HOT im Gegensatz zu sonstigen Therapiemaßnahmen erheblich geringer sind — weder statistisch auszuweisen noch zu ermitteln. Auch eine Trend-Vergleichsbildung ist wegen der stark divergierenden oder fehlenden Angaben mit dem vorliegenden und ausgewerteten Untersuchungsmaterial nicht möglich.

Insgesamt bestätigt die Darstellung jedoch die zahlreichen Beobachtungen der HOT-Anwender über bessere Ergebnisse im klinischen wie zeitlichen Vergleich zu sonstigen Therapieresultaten bei der Behandlung von peripheren arteriellen Durchblutungsstörungen. Die versuchte Darstellung sollte die Ausgangsbasis und Anregung für exakte Vergleichsuntersuchungen an ausgewählten Patientenkollektiven unter absoluten „Standardbedingungen" sein.

XII. HOT und diabetische Angiopathie

Die Behandlung von Durchblutungsstörungen bei Diabetikern mit dieser Methode ist schwierig, da besonders die diabetische Angiopathie allgemein sehr schwer zu beeinflussen ist. 1972 — 1974 wurde von *Stadtlaender* versuchsweise eine größere Anzahl von Patienten, die entweder auf orale Antidiabetika oder Insulin eingestellt waren, behandelt. Dabei konnte er folgendes feststellen:

Der Blutzucker stabilisierte sich und wies bei Patienten, die in ihren Werten häufig erheblich schwankten, keine derartig starken Unterschiede mehr auf. Die Angiopathie selbst konnte jedoch entweder gar nicht oder nur in unzureichendem Maße günstig beeinflußt werden. Bei diesen Patienten, die 6 — 8 Behandlungen erhalten hatten, fand sich in keinem Fall das Auftreten von peroxydase-negativen Granulozyten, so daß das Vorhandensein dieser Zellen nach der Behandlung allgemein auch als Kriterium für ein Ansprechen auf diese Therapieform angesehen werden kann. So wurde auch bei „Versagern" bei der HOT in fast jedem Fall ein latenter bzw. manifester, bisher nicht erkannter Diabetes mellitus festgestellt, bzw. unter dem Glukosetoleranztest traten pathologische Werte auf. Es wurde daher damals vermutet, daß das Vorhandensein einer diabetischen bzw. prädiabetischen Stoffwechsellage einen Hemm-Mechanismus aufbaut, der die Bildung der organischen Peroxyde entweder verhindert oder in einem derartigen Umfang einschränkt, daß der erforderliche therapeutische Spiegel an wirksamen Substanzen nicht erreicht wird.

Zur Stützung dieser Arbeitshypothese wurde in vitro Patientenblut mit Spuren von Aceton versetzt und mehrmals intensiv behandelt. Es gelang nicht, hierbei in vitro peroxydase-negative Granulozyten zu bilden. Durch die Untersuchungen und Überlegungen von *Zilliken* [544, 545] sowie die Feststellungen von *Albers* über die Höhe der „Hemmstoffe" der biologischen Oxydation (2 — 4) bei Diabetikern ist diese Reaktion jetzt deutbar. Es ist anzunehmen, daß die beim Diabetiker im zellulären Bereich vorhandenen Ketokörper, auch wenn sie noch nicht im Urin erscheinen („Überlaufreaktion" bei positiver Reaktion im Urin), als „Quencher-Substanz" wirken können, da sie sehr stark UV-Strahlen absorbieren. Eine Aussage, durch die HOT wäre ein Diabetes mellitus zu heilen, wäre und ist unwissenschaftlich und falsch.

Bessere klinische Ergebnisse waren beim Diabetiker zu erzielen, wenn neben der konsequenten Einstellung des Blutzuckers vor und zwischen den einzelnen HOT-Behandlungen Hafertage eingeschaltet wurden, die die Voraussetzungen für einen Erfolg beim Diabetiker schaffen (starke antiketogene Wirkung des Hafers). Diese als „antiketogene Kost" bezeichnete Ernährungsform sollte nach *B. Willms* [528] wie folgt gestaltet werden:

1. Hafertage

Fettfrei und salzarm gekochter Hafer, täglich 5 — 6 Einzelportionen zu 150 — 200 g in Suppen- oder Breiform. Zusätzlich schwarzer Kaffee, Tee oder entfettete Bouillon ad libitum. Die Haferzubereitungen können durch Zitronen-, Gurken- oder Tomatensaft schmackhafter gemacht werden.

Auch eine Kombination mit Obst als „Hafer-Obsttage" ist möglich.

2. Hafer-Obsttage

Morgens, mittags und abends ein Teller warme Hafersuppe, dazu erhält der Patient Obst. Insgesamt werden 150 — 200 g Kohlenhydrate, davon etwa 30 — 50 g als Obst oder Obstsaft, verabreicht.

Aber auch reine „Obsttage" führen zu einer deutlichen Entschlackung des Körpers von diesen Substanzen.

3. Obsttage

Rohes oder ungesüßt gekochtes Obst innerhalb der vorgesehenen Kohlenhydratmengen (etwa 1500 g Obst oder Obstsaft), dazu morgens und abends jeweils eine Tasse Kaffee oder Tee, evtl. als Hafertee.

Wird diese spezifische Ernährungsform konsequent für 2 — 4 Tage eingehalten, kann gelegentlich ein leichter Anstieg des Blutzuckers beobachtet werden. Diesem folgt jedoch dann nach Tagen eine deutliche Blutzuckertoleranzverbesserung.

Ebenfalls kann vorübergehend ein leichter Anstieg der Glukosurie auftreten.

Durch diese Kost werden auch schwere und hartnäckige Ketosen sicher unter Kontrolle bzw. zum Verschwinden gebracht.

Es ist selbstverständlich, daß in diesen Tagen eine adäquate Reduzierung der Insulin-Menge vorzusehen ist.

Unter diesen Voraussetzungen stabilisiert die HOT nicht nur den Blutzucker, sondern kann, dann nicht mehr durch Ketokörper wesentlich abgeschwächt, die Behandlungsmöglichkeit der beim Diabetes mellitus häufig vorhandenen Angio- und Neuropathien erheblich verbessern.

Gingivitis, Parodontosen und Alveolarpyorrhoe sind häufig die ersten klinischen Zeichen eines Diabetes mellitus. Es sollte daher immer bei Vorhandensein dieser Erscheinungen an eine diabetische bzw. prädiabetische Stoffwechsellage gedacht werden. Interessant scheint im Zusammenhang mit der Bioprostaglandinsynthese zu sein, daß beim Diabetiker vom Typ I und II die Prostaglandinsynthese in den Blutgefäßen reduziert ist [274].

Insgesamt waren die klinischen Ergebnisse z.B. bei diabetischen Angiopathien nicht überzeugend und nicht zu vergleichen mit den Resultaten der HOT bei den Durchblutungsstörungen. Sie wurden um so schlechter, je jünger die Patienten und je höher die erforderliche Insulindosis war.

XIII. HOT bei Patienten mit gleichzeitiger Kortikoidtherapie

Auch unter Prednison stehende Patienten zeigten keine überzeugende Befundverbesserung.

Erst nachdem diese Medikation abgesetzt und die Nebennierenrinden durch Gaben von ACTH über 4 Wochen stimuliert worden waren, konnten auch allergische Hauterkrankungen, Colitis ulcerosa, Asthma bronchiale usw. therapeutisch günstig beeinflußt werden.

Ein derartiges Vorgehen ist verständlich, wenn man in Erwägung zieht, daß diese Krankheitsbilder häufig durch eine Störung im endogenen Hormonhaushalt ausgelöst bzw. unterhalten werden. Eine Aktivierung und damit Normalisierung des Hormonhaushaltes — egal, wo primär die Schädigung liegt — durch die HOT kann jedoch nur dann erfolgen, wenn das „Erfolgsorgan" nicht durch therapeutische Maßnahmen, z.B. Dauertherapie mit Kortikoiden, insuffizient geworden ist. Der praktische Erfolg bestätigte diese Vorstellung und wurde durch *Brand, Doerfler, Günzler, Seeger, Paetz* u.a. ebenfalls bestätigt.

XIV. HOT und Nierenerkrankungen

Doerfler (Kongreß Freudenstadt 1970) gibt an, daß er beobachtet hat, daß sich bei chronischen Nierenerkrankungen „nach einer HOT-Behandlung für ein bis zwei Tage vorübergehend der Harnstoff erhöht, um dann nach vier Behandlungen und mehr in die Norm zurückzugehen und über Jahre in der Norm zu bleiben".

Er versucht dies anhand der Befunde und Laborwerte von sechs Kasuistiken zu belegen, die natürlich aufgrund der geringen Anzahl und einer nicht durchführbaren Signifikanzberechnung keinen Anspruch als wissenschaftlicher Beweis haben können.

Die von diesem Autor behandelten Patienten mit chronischen Nierenerkrankungen zeigten eine deutliche Besserung der Laborbefunde.

Der von ihm beobachtete passagere leichte Anstieg des Harnstoffes dürfte durch die allgemeine Stoffwechselsteigerung mit einer nachfolgenden „Entschlackung" des Gewebes bedingt sein.

Seiner Aussage, „daß der Sauerstoffbedarf (a) der Niere etwa dem 10fachen anderer Gewebe entspricht und daß die Niere von allen Organen den höchsten Energiebedarf (b) hat", sowie daß die Niere Acetonkörper „abbaut" — womit vermutlich eine „Ausscheidung" gemeint ist — , kann jedoch nicht gefolgt werden. Zur Richtigstellung werden folgende Angaben gemacht:

Nach „Documenta Geigy"* beträgt der

a) Sauerstoffverbrauch der Nieren 61 ml/min/kg und liegt damit deutlich unter dem Wert des Herzens von 94 ml/min/kg. Wird der Sauerstoffverbrauch auf die Organe bezogen, ergibt sich diese Reihenfolge:

Leber   66 ml/min
Gehirn   46 ml/min
Herz   23 ml/min
Nieren   18 ml/min

Auch beim Grundumsatz (b) sind nachstehende Zahlen zu nennen (% Anteil am Gesamtgrundumsatz):

b) Leber   26,4 %
   Gehirn   18,3 %
   Herz   9,2 %
   Niere   7,2 %

Diese Richtigstellung erschien erforderlich, um beim kritischen Lesen der Originalarbeit keinen physiologisch-falschen Eindruck entstehen zu lassen, der dann der HOT abträglich sein könnte.

Die Ergebnisse von *Doerfler* aus dieser Arbeit sollen an einem kasuistischen Fall dargestellt werden:

„60jähriger männlicher Patient mit einer röntgenologisch bestätigten chronischen Nephritis. Über Jahre hatte er jährlich 7 — 8 kleine Nierensteine verloren, die jeweils mit einer mehr oder weniger starken Kolik abgingen."

Dieser Patient wurde erstmalig 1969 von *Doerfler* mit HOT behandelt. Seit diesem Zeitpunkt kam es nicht mehr zu einer Nierensteinbildung. Folgende Laborwerte wurden bei dem Patienten ermittelt (4 HOT im Januar 1970):

	Rest N	Harnstoff	Harnstoff-N	Kreatinin
01.12.1969	44,2 mg %	68,5 mg %	32,0 mg %	1,30 mg %
20.02.1970	25,4 mg %	39,0 mg %	18,2 mg %	1,31 mg %

---

*) Georg Thieme Verlag, 1975, Seite 535.

Der Abgang von Nierenkonkrementen wurde ebenfalls von *Bothe* und *Stadtlaender* beobachtet, die diese Therapie erfolgreich bei der Behandlung des akuten Schalltraumas einsetzten [49].

Sie sahen erstmalig bei jungen Wehrpflichtigen bei der Behandlung des akuten Schalltraumas in mehreren Fällen in den ersten Stunden nach der 1. HOT den Abgang kleinerer Nierenkonkremente. Nur bei einem Teil der Patienten war eine Nierenanamnese bekannt. Der restliche Teil hatte bisher nie derartige Beschwerden gehabt.

Diese Beobachtung hat sich an dem Patientengut von *Stadtlaender* in den folgenden Jahren immer wieder bestätigt, wie auch in jüngster Zeit erneut ein derartiges Phänomen beobachtet werden konnte. Auffallend ist jedoch bei bekannten Steinträgern, daß diese nach Abgang von ausscheidungsfähigen, nicht operationsbedürftigen Konkrementen entweder (im Beobachtungszeitraum von 4 Jahren) keine mehr bildeten oder nur noch spontan in unregelmäßigen Abständen „Nierengrieß" ausschieden. Dies führte dazu, daß mehrere Patienten vom Autor mit bekannter „Nierensteinanamnese" nach entsprechender Operation bzw. erfolgreichem Nierensteinabgang in eine „spezifische HOT-Dispensaire-Betreuung" genommen wurden.

1979 wurde von *Doerfler* erneut zu dem Thema „HOT bei Nieren- und Blasenerkrankungen" Stellung genommen.

Die Quintessenz dieser Veröffentlichung ist neben der allgemeinen Beschreibung von Nierenerkrankungen die mit Sicherheit richtige Forderung, Foci generell zu sanieren und das körpereigene Abwehrsystem mit der HOT zu stimulieren.

Der Ausdruck dieser Stimulierung ist bei Nierenerkrankungen zuweilen das Auftreten von kurzzeitigen Schüttelfrösten.

Aus dieser Beobachtung ist abzuleiten, daß *generell* vor der HOT Foci, wenn solche bekannt sind, saniert werden sollten. Das Auftreten von Temperaturen unter der HOT ist ein Hinweis dafür, daß eine akut stattfindende Auseinandersetzung des durch die HOT aktivierten Abwehrsystems mit einem bisher nicht bekannten Herd erfolgt. Voraussetzung ist natürlich, daß bei der HOT „lege artis" gearbeitet wurde.

XV. HOT und Migräne

Die Migräne stellt auch heute trotz zahlreicher Therapiekonzepte und einschlägiger Medikamente einschließlich Psychopharmaka ein noch weitgehend ungelöstes Behandlungsproblem dar. Nur der Therapeut, der über einen längeren Zeitraum eine größere Anzahl von solchen Patienten behandelt und beobachtet hat oder selber ein „Migränepatient" ist, weiß, welche therapeutischen und menschlichen Fragen hierbei auftreten können. Es gibt für die Kausalität dieser Erkrankung kaum einen organischen oder psychischen Deutungsversuch, der nicht in der einschlägigen internationalen Literatur anzutreffen ist. Mit Sicherheit — und das ist unumstritten — handelt es sich, unabhängig von der primären Ursache, im Anfall um einen gestörten Gefäßtonus. Dieser kann von der Verengung der Zerebralgefäße bis zu deren maximalen Weitstellung reichen. Häufig ist bei diesen Patienten neben organisch nicht nachweisbaren Ursachen ein Mißverhältnis zwischen Sympathikus — Vagus anzutreffen. Dementsprechend enthalten auch fast alle Migränemedikamente neben sedierenden bzw. Psychopharmaka- und analgetischen Anteilen gefäßaktive Substanzen, überwiegend Ergotamin-Abkömmlinge.

Bei den relativ großen Medikamentenmengen, die teilweise diesen Patienten verordnet werden müssen, besteht immer die Gefahr einer

- Abhängigkeit, sek. Sucht
- Tachyphylaxie
- sek. Leber-, Nieren- und Knochenmarkschäden

sowie des

- Ergotismus, der bis zum *Raynaud*schen Syndrom führen kann.

Unter diesem Gesichtspunkt sind die positiven Ergebnisse beeindruckend, wenn die HOT als „Basistherapie" für die Migräne im Rahmen eines modernen, nach den vielfältigen Kausalitäten der Krankheit ausgerichteten Therapiekonzeptes angewandt wird.

Welche Überlegungen liegen dieser „Basistherapie" zugrunde?

1. Neben den sonstigen allgemeinen Maßnahmen wie Milieuänderung, Konfliktanalyse, Medikamentenentwöhnung, autogenem Training usw. ist die HOT durch die Verbesserung/Normalisierung des Stoffwechsels der Leber, Niere, Knochenmark eine wirksame allgemeine Entgiftungsmaßnahme (*Brand, Paetz, Krüger, v. Rosen, Stadtlaender* u.a.). Zahlreiche medikamentös-toxisch bedingte Laborparameter wie Transaminasen, Bilirubin, Kreatinin usw., die vor der Behandlung pathologische Werte aufwiesen bzw. im Verdachtsmoment lagen, normalisierten sich kurzfristig.

2. Wie im biologischen Teil ausgeführt, wird durch die HOT die Fließeigenschaft des Blutes nachhaltig und deutlich durch Abnahme der Viskosität, Senkung von pathologischen Lipidwerten, leichte Senkung der Quickwerte durch Anstieg der endogenen Heparinbildung gesteigert. Außerdem wird dadurch eine Verbesserung der Kapillardurchlässigkeit für Stoffwechselprodukte usw. erreicht. Im Vordergrund steht jedoch auch die von *Zilliken* [545] aufgezeigte Möglichkeit, daß es unter der HOT zu einer im Einzelversuch nachgewiesenen vermehrten Bildung von Prostaglandinen/Prostacyclinen der verschiedenen Strukturen kommen kann.

Bei Migränepatienten soll nach *Masel* et al. [292] eine vermehrte Aggregation der Blutplättchen bestehen. Diese soll besonders im Migräneanfall gesteigert sein unter Anstieg des Serotoninspiegels im Plasma.

Die Autoren versuchten daher — mit positivem Ergebnis —, die Aggregationsneigung der Thrombozyten mit einem Plättchenfunktionshemmer (Acetylsalicylsäure — Aspirin) einzuschränken. Eine derartige Therapie (tgl. 650 mg Aspirin und zusätzlich tgl. 75 mg Dipyridamol) ist jedoch wegen der möglichen Nebenwirkung auf Dauer nicht unbedenklich. *Brand* behandelt daher auf biologischem Weg mit der HOT und schafft so auf physiologische Art die Voraussetzung für eine mögliche vermehrte Bildung des Prostacyclins, das sich durch seine hohe antikoagulatorische und vasodilatatorische Wirkung therapeutisch auszeichnet. Zusätzlich kann bei diesem Vorgehen die bereits erwähnte Schutz- und Entgiftungswirkung für Leber und Nieren des Derivates 16,16-Dimethyl-Prostaglandin E_2 zum Tragen kommen [368,437].

3. Häufig wird für eine Migräne auch eine Lebensmittel-Allergie — somit eine hyperergische Reaktionslage auf bestimmte Nahrungsmittelbestandteile — als auslösende Ursache verantwortlich gemacht. Objektiviert werden konnte diese Vermutung durch britische Kliniker [61,369] mit dem „Radioallergosorbent-Test" (RAST).

a) Zwei Drittel der Patienten reagieren allergisch auf bestimmte Nahrungsmittel.

b) Bei einem Drittel konnte dies trotz gewissen Verdachts nicht nachgewiesen oder aber ausgeschlossen werden. Bei dieser Gruppe spielten jedoch Faktoren wie Kettenrauchen oder Einnahme von Kortikoiden eine Rolle.

c) Die Migränepatienten mit einer Nahrungsmittelallergie wiesen hohe Spiegel von nahrungsmittelspezifischem IgE auf (!).

Da die HOT sehr gut auf allergische Erkrankungen wie Asthma bronchiale oder allergische Hauterkrankungen (siehe Kapitel Hauterkrankungen — endogenes Ekzem) wirkt, sind hiermit zusätzlich die klinischen Erfolge von *Brand* deutbar und finden zumindest theoretisch eine weitere mögliche Wertung. Außerdem läßt sich bei der Gruppe b) die Arbeitshypothese ableiten, daß auch durch den starken Nikotinabusus bzw. durch die Einnahme von Kortikoiden die zwar reduzierte, aber noch vorhandene endogene Bildung von Prostaglandin/Prostacyclin des betreffenden Patienten beeinträchtigt wurde.

Ein ähnlicher Effekt, dessen letzte Ursache bisher nicht abgeklärt ist — chronische Erschöpfungsinsuffizienz der Nebennierenrinde — , wird auch bei HOT-Patienten beobachtet, die Kortikoide einnehmen bzw. starke Raucher sind. Es ist bewiesen, daß dadurch die vermehrte Bildung von Prostaglandinen, somit auch die bei der HOT unterdrückt wird.

Paetz [210,454] konnte nachweisen, daß durch die HOT nachhaltig ein gestörtes Sympathikus-Vagus-Verhalten normalisiert werden kann.

Hier liegt ein weiterer Ansatzpunkt für die Wirksamkeit der HOT bei Migränepatienten, die häufig im vegetativen Bereich eine Fehlregulation aufweisen.

Bei der Behandlung von Migränepatienten wurde von *Brand* und *Stadtlaender* im Zusammenhang mit der HOT eine interessante Beobachtung gemacht.

Wie aus der älteren Literatur zu entnehmen ist, hatten *Wehrli, Doerfler* u.a. aus grundsätzlichen Überlegungen empfohlen, vor jeder HOT eine Darmreinigung vorzunehmen sowie einen Diät- bzw. einen Fastentag u.v.m. einzuhalten. Maßnahmen, die von anderen Therapeuten, z.B. *Paetz, Stadtlaender* u.a., nicht praktiziert und auch, wie es die Praxis bei ambulanten Patienten bestätigt hat, nicht als erforderlich betrachtet wurden und werden. *Brand* führte dies jedoch konsequent bis zum Jahr 1976 bei seinen Patienten durch. Das Ergebnis war bei den Migränepatienten häufig sofort bzw. Stunden nach der HOT ein starker Migräneanfall, was zwangsläufig zu einer psychischen Ablehnung der HOT bei den Patienten führte.

Aufgrund der Feststellung über das Verhalten des Blutzuckers unter der HOT [456,461] und der Auswertung der gemeinsam gemachten Beobachtungen war das Auftreten dieser therapiebedingten Anfälle erklärbar.

Das Gefäßsystem des Migränepatienten reagiert nicht nur auf zahlreiche äußere Reize mit überschießendem, teilweise paradoxem Verhalten, sondern häufig auch auf derartige „Belastungen des Stoffwechsels". Bei den Migränepatienten war offensichtlich durch das Abführen und Fasten eine latente Hypoglykämie entstanden. Die darauf noch zusätzliche „Stoffwechselsteigerung des Energiehaushaltes — Absinken des Blutzuckers" durch die HOT führte dann akut zu einer überschießenden Gefäßreaktion mit einem Migräneanfall. Daß durch die Minderung des Blutzuckers eine, wenn auch klinisch nicht immer nachweisbare Keto-Azidose resultieren kann, ist wahrscheinlich.

Es ist sogar zu vermuten, daß die partielle Azidose mit der Ketokörperbildung nicht nur die Bildung der HOT-Peroxyde wie auch der möglichen vermehrten Synthese von Prostaglandin/Prostacyclin unterbunden hat (Quencher-Funktion für den Singulett-Sauerstoff [$^1O_2$]), sondern evtl. sogar sich auch passager negativ auf die endogene körpereigene Bildung dieser Verbindung ausgewirkt hat.

In Auswertung dieser Beobachtungen wurden die Patienten *nicht mehr abgeführt* und erhielten normale Ernährung. Dadurch war ab sofort ein normales Therapieverhalten festzustellen. Die Entschlackung durch eine „Mayr-Diät" ist in diesem Zusammenhang eine „normale Ernährung", da ausreichend Kohlenhydrate zugeführt werden.

XVI. HOT und Hauterkrankungen

Obwohl die Domäne der HOT die Durchblutungsstörungen in ihrer mannigfaltigen Form sind, wurden von zahlreichen Therapeuten positive Ergebnisse mit dieser Methode bei Hauterkrankungen beobachtet. Teilweise waren diese Beobachtungen Zufallsbefunde, z.B. Behandlung einer peripheren Durchblutungsstörung mit einer Psoriasis vulgaris oder einem endogenen Ekzem, oder die Behandlung wurde in Einzelfällen versuchsweise gezielt gegen Hautkrankheiten eingesetzt, z.B. bei allergischen Hauterscheinungen und -erkrankungen sowie bei der Keloidbildung nach Verbrennungen. *Stadtlaender* sah bei zwei Fällen von therapieresistenten endogenen Ekzemen ein völliges Verschwinden der akuten Hauterscheinungen, insbesondere des starken Juckreizes. Dieses Resultat konnte nach Durchführung der Grundbehandlung durch eine systematische, prophylaktische Nachtherapie (alle 4 — 5 Monate HOT) stabilisiert und aufrechterhalten werden. Beide Patienten waren bereits jahrelang vorher mit einschlägiger dermatologischer Therapie in renommierten deutschen Hautkliniken mit nur geringem, für die Patienten unzureichendem Erfolg behandelt worden. Eine der Patienten (32 Jahre alt, Angestellte einer Baufirma, wegen ihrer Hauterscheinungen geschieden!), hatte bereits zweimal wegen der seelischen Belastung und des besonders nachts quälenden Juckreizes Suizidversuche unternommen.

Trotzdem bleiben diese wie auch die als kasuistisch nachstehend beschriebenen Fälle von *Paetz, Stadtlaender* [471,472] und *Hildmann* [195—200] Einzelbeobachtungen. Es existieren aus den situationsbedingten Gründen keine verwertbaren statistischen Angaben in der HOT-Literatur. Auch keine dermatologische Klinik hat sich bisher mit dieser Therapie auseinandergesetzt, obwohl in einer derartigen Einrichtung in kürzester Zeit ein entsprechendes statistisch-vergleichendes Material gesammelt werden könnte. Auch der positive Wirkungsmechanismus der HOT bei den verschiedenen Hauterkrankungen ist bisher nicht geklärt. Er kann daher aufgrund der Einzelbefunde und der bekannten biochemischen Grundlagen nur hypothetisch — als Arbeitsgrundlage — angenommen werden.

Aber diese Feststellung ist keine negative Aussage über die Wirkung der HOT bei Hauterkrankungen, da auch die Ursachen zahlreicher Erkrankungen in der Dermatologie bisher nicht bekannt sind und daher als „idiopathisch" oder „endogen" gedeutet und bezeichnet werden.

Dementsprechend kann auch in vielen Fällen nur die *klinische Wirkung* von Pharmaka und Anwendungen der Schulmedizin genannt werden und nur in wenigen Fällen ihr biochemischer Wirkungsmechanismus. Damit stellt sich aber die HOT nicht nur gleichberechtigt auch in dieser Hinsicht in eine Reihe mit der Schulmedizin, sondern sie hat auch den Vorteil, bei sachgemäßer Anwendung keinerlei negative Nebenwirkungen zu haben.

Wie sind nun die einzelnen positiven Ergebnisse der HOT bei Hauterkrankungen allgemein deutbar?
- Bei pyogenen Hauterkrankungen spielt mit Sicherheit die Steigerung der allgemeinen Stoffwechsellage — insbesondere die Stimulierung des RHS — sowie das Properdinsystem eine wesentliche Rolle.

Dieser Vorgang ist jedoch nicht mit den positiven Erscheinungen der sogenannten Reizkörpertherapie — Injektionen von Eigenblut in die Muskulatur — zu verwechseln, obwohl *Havlicek* [185] eine derartige Wirkung von bestrahltem Eigenblut vermutete.
- Bei allergischen und endogen bedingten Hauterkrankungen ist ferner zu vermuten, daß durch die HOT neben der Stimulierung der Wirkung von Enzymen, Hormonen — hier besonders der Hormone der Nebennierenrinde (NNR-Kortikoide) und des Hypophysenlappens (HVL) — auch eine antiallergische Wirkung angeregt wird. Diese Vermutung kann dadurch gestützt werden, daß häufig unter der HOT vorübergehend ein leichtes Absinken des Calciumspiegels im Blut beobachtet wurde, ohne daß jedoch pathologische Werte erreicht wurden. D.h., das Calcium-Ion ist aus seinem „Transportzustand" in einen „Wirkzustand" an einem Organ, z.B. der Haut, gebracht worden. Ferner konnte *Frick* [134] sogar mit der deutlich schwächeren UVB-Methode (DDR) nachweisen, daß es zu einem Anstieg der „basophilen Leukozyten" kam.

Die Vermehrung der basophilen Leukozyten zusammen mit den Mastzellen als Träger und Produzent des endogenen Heparins führt zwangsläufig zu einer Vermehrung des Heparins im Blut. Heparin wiederum *hemmt* das Histamin und *aktiviert* die Histaminase. Durch diese biochemischen Grundlagen wäre auch die positive Beeinflussung der allergischen Erkrankungen einschließlich solcher der Haut erklärbar. Aus dieser Sicht wären dann aber auch die positiven Ergebnisse beim allergischen Asthma bronchiale deutlich, da es sich hier um eine pathologisch-hyperergische Reaktionslage der „Schleimhaut" handelt.

An dieser Stelle sollen neben den allgemeinen Beobachtungen drei Krankheitsbilder wegen ihrer relativ hohen Verbreitung bzw. ihres außergewöhnlichen therapeutischen Ergebnisses als kasuistische Fälle dargestellt werden.

XVI.1 Die Behandlung des endogenen Ekzems mit HOT in Kombination mit Actihaemyl® Creme 5% als lokale Maßnahme

Das endogene Ekzem ist sowohl in der Praxis als auch in der Klinik ein besonderes Problem innerhalb des Bereichs der chronischen Hauterkrankungen. Schon die Vielzahl der Synonyma wie Neurodermitis disseminata, N. generalisata, N. constitutionalis, Asthma-Prurigo, früh- und spätexsudatives Ekzematoid, atopische Dermatitis u.a. spiegelt diesen Sachverhalt wider. In der Arbeitswelt ist das endogene Ekzem insofern von Bedeutung, als es für den Betroffenen gewisse Restriktionen in der Berufswahl und der Berufsausübung bedeuten kann. Quälender Juckreiz, besonders nachts, belastet den Patienten körperlich wie auch seelisch. So entwickeln sich Situationen aufgrund dieses Krankheitsbildes, die den Patienten überfordern und seine berufliche Existenz gefährden.

Auch heute noch sind die Ursachen des endogenen Ekzems unklar. Häufig findet man bei den Patienten eine Hypoproteinämie, eine Eosinophilie, eine erhöhte Immunglobulin E-Konzentration im Serum oder eine geschwächte zelluläre Immunität. Die Überempfindlichkeit der Haut gegenüber verschiedenen Stoffen läßt sich bei einer Vielzahl dieser Patienten beobachten, ohne daß typische allergische Reaktionen auftreten. Aufgrund der Abwehrschwäche kommt es häufig zu Infektionen mit Bakterien oder Herpesviren, die sich zu gefährlichen Komplikationen entwickeln können.

Die bisherige Standardtherapie, vor allem mit Glukokortikosteroiden, ist wegen der bekannten Nebenwirkungen nicht unproblematisch. Zwar werden akute Schübe im Krankheitsverlauf mit fluorierten Glukokortikosteroiden oft kurzfristig gut beherrscht, ohne daß für den betroffenen Patienten jedoch dauernde Besserung erreicht werden kann. Eine Langzeittherapie sollte mit diesen Substanzen nicht durchgeführt werden. Begleitend sollen Ölbäder die Geschmeidigkeit der Haut verbessern und Teerbäder den oft unerträglichen Juckreiz lindern.

Aufgrund genereller Überlegungen versuchten *Stadtlaender* und *Paetz* [471,472], das endogene Ekzem mit einer Kombination von HOT als systemische und Actihaemyl® Creme 5% als lokale Maßnahme zu behandeln. (Die HOT wurde als klassische Methode nach Prof. *Wehrli* — Blutaufschäumung mit O_2-Gas bei gleichzeitiger UV-Bestrahlung — durchgeführt.)

Allgemeine Feststellungen zur Begründung der Kombinationstherapie

A) HOT nach Prof. Wehrli

Wie schon beschrieben, konnte durch die HOT beim endogenen Ekzem in mehreren Fällen eine deutliche Besserung des Juckreizes beobachtet werden. Auch die Abheilung der Haut wurde ohne zusätzliche Maßnahmen gefördert. Allerdings konnte in den Beobachtungen von *Stadtlaender* aus den Jahren 1970 — 1975 nur in zwei Fällen eine vollkommene Beseitigung der Krankheitssymptome erreicht werden, wobei jedoch immer wieder Nachbehandlungen mit der HOT erforderlich waren.

B) Zusätzlicher Einsatz von Actihaemyl® Creme 5%

Pro Gramm Creme bzw. Salbe sind 2 mg deproteinisiertes Dialysekonzentrat aus Kälberblut enthalten. Die topischen Zubereitungen des Dialysekonzentrates haben sich bereits in der Wundbehandlung gut bewährt.

Actihaemyl aktiviert den Energiestoffwechsel durch Verbesserung der Glukosepenetration, des Glukosetransportes in die Zellen sowie der Glukoseutilisation und durch die Verbesserung der Sauerstoffverwertung. Dadurch werden Granulation und Epithelisierung in der Wundheilung gefördert.

Als Anwendungsgebiete sind Unterschenkelgeschwüre als Folge von Varizen, von Gefäßverschlüssen oder von arteriellen Durchblutungsstörungen sowie Gewebeschäden bei Wundliegen, Verbrennungen/Verbrühungen oder nach Bestrahlungen bekannt. Gezielte Hinweise auf die Einsatzmöglichkeit bei chronischen Hauterkrankungen fehlen.

Ergebnis der Kombinationsbehandlung von A) + B), dargestellt als Kasuistik:

Kasuistik

Eine 46jährige Patientin mit endogenem Ekzem an Händen, Arm- und Kniebeugen wurde der Kombinationsbehandlung mit Actihaemyl® Creme 5% und HOT unterzogen.

Seit dem 15. Lebensmonat trat die Erkrankung bei dieser Patientin immer wieder auf. Als Kleinkind wurde sie mit teer- und schwefelhaltigen Salben, Bädern und Puder behandelt.

Während der Schulzeit verschlechterte sich der Zustand immer im Frühjahr und im Herbst. Die Pubertät brachte ein verstärktes Auftreten des Ekzems an Kopf, Hals, Gesicht, Armen, Händen und Ober-

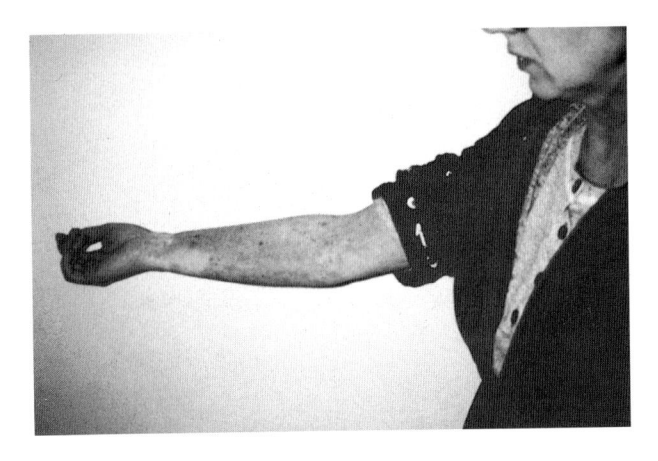

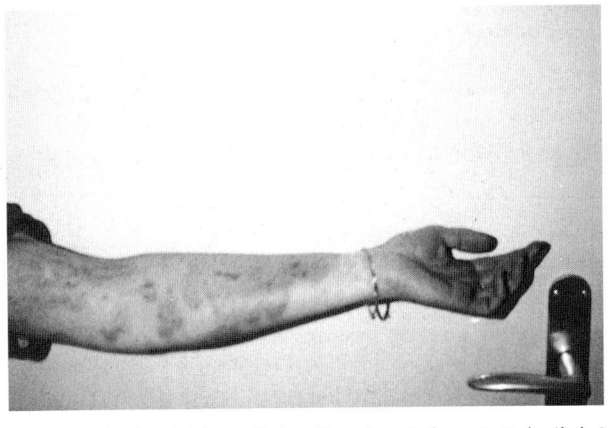

Abb. 98: Zustand Dezember 1984 vor der kombinierten Behandlung (s.a. Anhang 3: Farbteil ab S. 329).

schenkeln. Nach der Behandlung mit zinkhaltigen Salben folgte ab dem 15. Lebensjahr die Anwendung von Glukokortikosteroidsalben. Mit 17 Jahren wurde sie stationär mit teer- und zinkhaltigen Salben (je eine Körperhälfte) behandelt. Nach 7 wöchigem Aufenthalt auf Norderney war sie für ca. 6 Monate ekzemfrei.

Während der 1. Schwangerschaft traten keinerlei Hauterscheinungen auf. 9 Monate danach war der ganze Körper befallen, so daß ein erneuter 8 wöchiger Klinikaufenthalt mit Teerbehandlungen nötig wurde. Danach wurden nur noch Glukokortikosteroidsalben, auch während der 2. Schwangerschaft im 24. Lebensjahr, verordnet.

Es folgten zwei beschwerdefreie Jahre, was mit der Einnahme von Ovulationshemmern zusammenhängen könnte. Die erneute Ekzembildung, diesmal mit starkem Juckreiz und Quaddelbildung nach Sonnenbestrahlung, konnte mit schwefelhaltigen homöopathischen Mitteln zurückgedrängt und die Patientin ca. 5 Jahre relativ beschwerdefrei gehalten werden. Ab und zu auftretende Schübe wurden mit Glukokortikosteroiden behandelt. Im Winter 1982/1983 erfolgte ein besonders starker Befall am ganzen Körper mit stärkstem Juckreiz, Schlafstörungen und Gewichtsverlust. Eine Glukokortikosteroid-Injektion brachte eine rasche Besserung. Im Dezember 1984 wiederholte sich das Ereignis.

Daraufhin wurde mit der Kombination aus HOT und lokaler Anwendung von Actihaemyl® Creme 5 % therapiert. Ende Dezember 1984 wurde in kurzen Abständen zweimal HOT als Basistherapie durchgeführt. Dadurch trat eine subjektive Verminderung der Beschwerden ein, ohne daß jedoch der Juckreiz vollständig beseitigt werden konnte. Anfang Januar 1985 wurde erstmals zusätzlich Actihae-

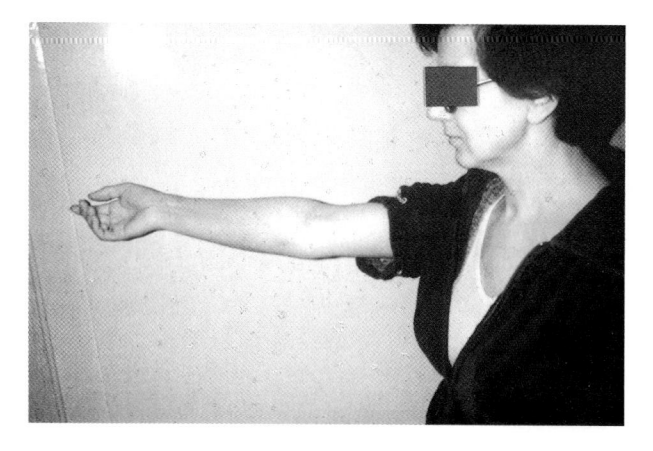

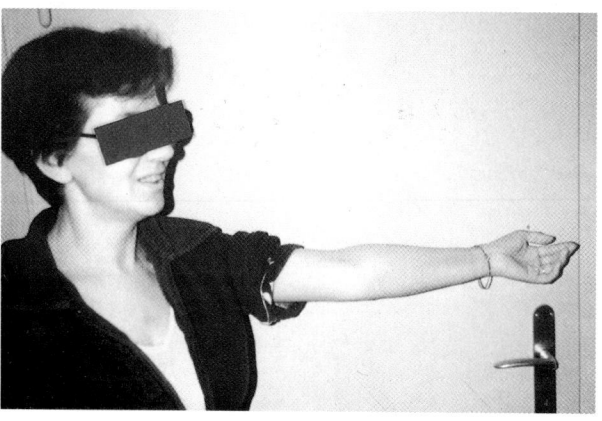

Abb. 99: Zustand Ende Januar 1985 nach erfolgter Kombinationsbehandlung mit A + B (s.a. Anhang 3: Farbteil ab S. 329).

myl® Creme 5% eingesetzt. Bereits nach 2 Tagen ließ der Juckreiz nach, die Rötung verschwand nach einer Woche, und nach ca. drei Wochen war die Patientin völlig frei von Hauterscheinungen.

Die Patientin ist bis zur Drucklegung dieses Buches von seiten der Haut beschwerdefrei geblieben. Die HOT wird alle 10 — 12 Wochen wiederholt und Actihaemyl® Creme wird kontinuierlich angewandt. Auffallend war im Verlauf, daß in den ersten 3–4 Wochen ein „Regenerationseffekt" der Haut auftrat, indem sich ganze Hautpartien flächenhaft, wie bei einem Zustand nach Sonnenbrand, abstießen.

Das in Abb. 99 dargestellte Resultat entspricht dem derzeitigen Zustand.

Diskussion

Die Kasuistik hat in erster Linie neben der Darstellung des erzielten Befundes die Zielstellung, den derzeitigen wie auch zukünftigen HOT-Anwender zu einer generellen Überprüfung dieser Vorgehensweise an einer größeren Anzahl von Patienten mit endogenem Ekzem anzuregen.

Es kann derzeit für das überzeugende Resultat der Kombinationsbehandlung noch kein Wirkprinzip angegeben werden. Neben der positiven Beeinflussung der immer vorhandenen Gewebsläsionen bei einem Ekzem durch die HOT und Actihaemyl, was als gesichert angenommen werden kann und wahrscheinlich auf einen verbesserten Energiestoffwechsel zurückzuführen ist, müssen weitere biochemische Mechanismen für diese Kombinationstherapie diskutiert werden. So ist die Beeinflussung der humoralen und zellulären Komponenten des Immunsystems sowohl für die HOT als auch für Actihaemyl möglich.

XVI.2 HOT und Psoriasis vulgaris

Neben den allergischen Hauterkrankungen reagiert auch die Psoriasis vulgaris teilweise gut auf die HOT. So sah *Papayannis* [351] überdurchschnittlich positive Ergebnisse bei der Behandlung dieser weit verbreiteten Krankheit.

Trotzdem sind diese Ergebnisse nach Beobachtungen von *Stadtlaender* skeptisch zu beurteilen, da die Psoriasis vulgaris aufgrund der Vielschichtigkeit ihrer Verlaufsformen auch auf zahlreiche therapeutische Verfahren und Reize positiv wie auch negativ reagieren kann (Sanierung von Herden, Streßsituationen, Umstellung der Lebensweise und Ernährung, Schwangerschaften, Antibabypille, Vitamintherapie, UV-Bestrahlung, Klima-UV-Therapie am Toten Meer — Ostseeküste, blacklight-Therapie u.v.a.). Die noch vereinzelt durchgeführte zytostatische Therapie mit Methotrexat sollte im Interesse der möglichen allgemeinen Schädigung der Gesundheit des Patienten — besonders im Hinblick auf mögliche Spätschäden — nicht mehr durchgeführt und nur noch bei besonders malignen Verlaufsformen in Erwägung gezogen werden.

Auffallend ist bei dieser chronischen, bis jetzt nicht heilbaren Dermatose, daß sie, abgesehen von den schweren sowie atypischen Verlaufsformen, besonders bevorzugt an Körperteilen und Partien auftritt, die eine physiologische Minderdurchblutung gegenüber anderen Hautpartien am Körper aufweisen bzw. bei denen die Durchblutung durch „Belastungen" reduziert ist.

Derartige Bereiche sind u.a. die Streckseiten der Extremitäten, Haaransatz, Nacken, Hautpartien im Bereich der Ränder von Büsten-, Strumpf- und Hüfthaltern bei Frauen usw.

Da als mögliche Pathogenese bei der Psoriasis ein Enzymdefekt/Enzymasthenie vermutet wird, der zu einer örtlichen Störung des normalen Verhornungsvorganges der Hautzellen führt, ist es denkbar, daß die Aktivierung der gestörten Enzyme in Quantität wie auch Qualität zu einer Normalisierung der Verhornungsvorgänge führt. Die positive Beeinflußbarkeit von gestörten physiologischen und biochemischen Prozessen durch UV-Strahlung ist in zahlreichen Untersuchungen belegt worden.

Bei der HOT erfolgt, wie schon ausgeführt, nachweislich eine Aktivierung der Zellatmung sowie zahlreicher anderer biochemischer Vorgänge. Außerdem kommt es durch die Bildung von organischen Peroxyden durch den Autokatalysezyklus mit nachfolgender Zerlegung durch die Peroxydase zu einer

„Speicherung" von Energie (UV-Photonen) mit nachfolgender intrazellulärer Freisetzung (bei jeder Peroxydzerlegung wird UV-Strahlung frei).

Diese UV-Strahlung konnte bis über 42 Wochen im Modellversuch nachgewiesen werden [458, 459, 461, 462, 464].

Somit sind auch Voraussetzungen für eine günstige Beeinflussung der Psoriasis vulgaris durch die HOT gegeben.

Auffallend sind häufig bei den Patienten mit einer Psoriasis vulgaris, die mit HOT behandelt wurden, folgende Erscheinungen:

a) Bereits vorhandene Herde heilen relativ schnell ab.
b) Noch nicht „aufgeblühte" Herde, die aber bereits zu erkennen sind, entwickeln sich in kurzer Zeit, ohne jedoch wesentlich an Größe zuzunehmen.

Ein derartiger Vorgang (b) ist durchaus verständlich:

Bereits eingeleitete inkomplette Verhornungsvorgänge sind nicht rückläufig zu beeinflussen. Sie werden aber durch die verstärkt angelaufenen normalisierten Vorgänge zeitlich verkürzt, gleichzeitig wird dadurch eine Ausbreitung der Herde verhindert.

Grundsätzlich sollte jedoch auch, wie bei allen anderen Erkrankungen, bei dieser Dermatose *vor* der HOT nach Foci gesucht und diese nach Möglichkeit durch geeignete Maßnahmen therapiert bzw. saniert werden.

Da die HOT zu einer Stimulierung des RHS und des Properdinsystems führt, ist der Organismus dann besser befähigt, Restzustände einer Fokaltoxikose zu überwinden.

Eine Beseitigung von Fokalherden durch die HOT ist entgegen den manchmal geäußerten Ansichten *nicht* möglich.

XVI.3 HOT und Prurigo subacuta simplex

Paetz [349, 350, 472] behandelte mit der HOT einen 34jährigen Patienten wegen dieser Erkrankung, die sich in der Übergangsphase zum „Prurigo nodularis — (Hyde) —" befand.*)

Vorgeschichte

Die Krankheit war erstmalig vor 9 Jahren — d.h. im 25. Lebensjahr — im Bereich der Oberschenkelaußenseiten mit Papeln und heftigem Juckreiz aufgetreten. Im Verlauf der Erkrankung griffen diese Erscheinungen auf Beine, Gesäß, Rücken, Hals und Arme unter Aussparung der Hände über.

Eine vermutete allergische Reaktionslage wurde durch Epikutantests objektiviert und zeigte eine starke positive Reaktion auf Bakterien. Wegen der objektiven wie auch subjektiven Schwere der Erkrankung wurde der Patient systematisch einer Kortikoidtherapie unterzogen, die jedoch keine Besserung des Krankheitsbildes bewirkte.

Zwei Jahre vor der Behandlung durch *Paetz* wurde zusätzlich versucht, die bestehenden Hauterscheinungen, die sekundär den Patienten erheblich psychisch alteriert hatten, durch eine intensive stationäre Behandlung in einer Spezialklinik zu beeinflussen. Auch dieser Therapieversuch brachte nur eine kurzfristige Besserung.

Aufgrund der positiven Erfahrungen mit der HOT bei allergischen Erkrankungen entschloß sich *Paetz*, diese Methode anzuwenden.

Abb. 100 zeigt den Patientenrücken zum Zeitpunkt der 1. HOT: Das Prurigo nodularis ist stark ausgebildet mit deutlicher Hautrötung. Der Patient befand sich zu diesem Zeitpunkt durch den ständigen Juckreiz in einem vegetativ-psychisch deutlich reduzierten Zustand.

---

*) Die Autoren danken Herrn Dr. med. *Günter Paetz*, Hamburger Str. 26, 3170 Gifhorn, für die freundliche Überlassung der Unterlagen und Fotografien zu diesem Fall.

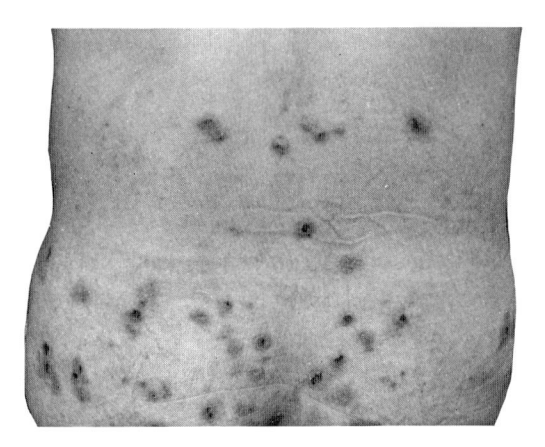

Abb. 100: Patientenrücken vor der 1. HOT (s.a. Anhang 3: Farbteil ab S. 329).

Außer der HOT wurde bewußt auf jede weitere Therapie, auch auf Lokalbehandlung mit Salben, verzichtet.

Die Abb. 101 zeigt den dermatologischen Zustand des Patienten nach der 4. HOT. Deutlich ist der Rückgang der Noduli zu erkennen. Die Haut ist insgesamt blasser geworden. Die Abheilung hat gut sichtbar begonnen. Juckreiz ist kaum noch vorhanden, das Allgemeinbefinden des Patienten hat sich deutlich stabilisiert.

Nach 5wöchiger Behandlung sind die Erscheinungen vollständig abgeklungen. Der Patient unterzieht sich einer regelmäßigen Nachbehandlung (siehe Schema Abb. 22), um einem Rezidiv vorzubeugen.

Bereits 1957 hatte *Kubina* [261] auf positive Ergebnisse bei chronischen Ekzemen hingewiesen. Eine seiner Patientinnen hatte an einem stark juckenden Ekzem gelitten, das 5 Jahre (!) lang ohne Erfolg in mehreren Hautkliniken behandelt worden war.

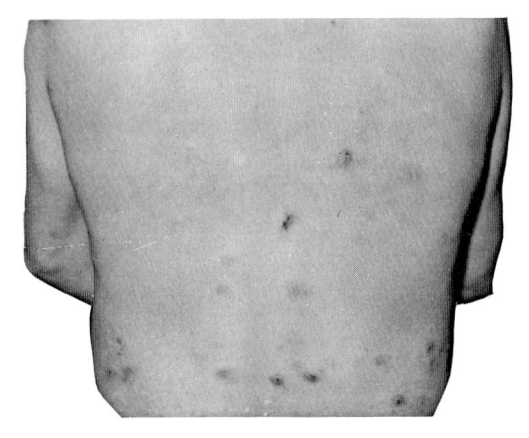

Abb. 101: Patientenrücken vor der 4. HOT (s.a. Anhang 3: Farbteil ab S. 329).

XVII. HOT und Keloidbehandlung

Verbrennungen, teilweise in größerem Umfang, sind häufig die Folgen von Arbeits-, Verkehrs- und häuslichen Unfällen, die an erster Stelle in der Gesamthäufigkeit aller Unfälle stehen. Bei den Verbrennungen/Verbrühungen im Haushalt sind wiederum fast 80 % aller größeren Verbrennungen bei Kindern anzutreffen. Häufig führen Verbrennungen oder auch Fremdkörperverletzungen bei prädisponierten Personen bereits wenige Wochen nach dem Trauma, das unter Umständen auch nur aus einer Akne pustulosa einer nicht primär geheilten Wunde zu bestehen braucht, zur Bildung des benignen Tumors *Keloid* [417]. In einem Zeitraum von 2 — 3 Jahren erreichen sie in der Regel ihre maximale Ausdehnung. Eine Rückbildungstendenz ist auch nach Jahrzehnten meist kaum festzustellen, im Gegensatz zu den Narbenhypertrophien, die sich manchmal zurückbilden. In Gelenknähe führen sie häufig — neben den schweren ästhetischen und psychischen Problemen für den betroffenen Patienten und seine Mitmenschen — zu erheblichen Funktionseinschränkungen. Außerdem belasten die Keloide die Patienten zusätzlich durch Juckreiz, Hyperästhesien und Schmerzen. Oft führen „klassische Behandlungsverfahren" zu Rezidiven, die in ihrem Ergebnis noch größer und unschöner sind als der ursprüngliche Hautdefekt [260].

Histochemisch kommt es bei der Keloidbildung zu einer Fehlfunktion des Enzyms Kollagenase, das bei der gesunden Haut die Polymerisation und Depolymerisation entsprechend den Erfordernissen der Hornhaut steuert. Warum es zu einer Störung des Wirkungsmechanismus des Enzyms kommt, ist bisher noch nicht definitiv bekannt.

Die klassische Therapie besteht bisher in lokalen Kortikoidanwendungen, Röntgenbestrahlungen und der operativen Spaltung der Narbenstränge.

Bei der Röntgenbestrahlung wird eine Gesamtdosis von etwa 2.500 R fraktioniert verabfolgt [262].

Außerdem werden Druckverbände nach *Jobst* [296,260] empfohlen, die 4 — 12 Monate (!) Tag und Nacht, anschließend weitere 3 — 4 Monate nur nachts getragen werden müssen.

Diese Druckverbände „sollen die Population der Myofibroblasten im Granulationsgewebe sowohl durch direkte Druckschädigung als auch durch die verursachte Gewebehypoxie vermindern". Besondere Probleme bereiten trotz dieser Therapie die sogenannten „unstabilen Narben", die die Neigung haben, unter mechanischer oder physikalischer Belastung immer wieder auftreten und ulzerieren zu können. Aus diesen Narben bildet sich später häufig ein Hautkarzinom.

Ferner wurde immer wieder versucht, oft allerdings ohne nennenswerten Erfolg, die Narben mit Heparin und Hyaluronidase zu infiltrieren, um ihre häufig starke Rötung abzuschwächen.

Wie es für die Entstehung des Keloids keinen schlüssigen, umfassenden Beweis gibt, ist auch für die aufgezeigte Therapie außer den Erfolgswerten der Anwender kein wissenschaftlich geschlossenes und begründetes Konzept vorhanden.

Bei dieser Situation entschloß sich *Hildmann* [198,199]* aus der Überlegung, daß die Keloidgeschwulst ein *stoffwechselarmes Hautgebiet* sei, Patienten mit Keloidbildung mit HOT zu behandeln. Seine Behandlungsergebnisse sollen an den folgenden kasuistischen Fällen dargestellt werden:

Fall 1: Im August 1975 zog sich die Patientin, eine 55jährige Frau, durch die Explosion eines Propangasofens an den Armen, Beinen, über der Brust und im Gesicht ausgedehnte Verbrennungen zu.

Sie mußte 10 Wochen stationär behandelt werden, nachdem die Nekrosen abgetragen worden waren. Bereits in der Zeit der stationären Behandlung bildeten sich die ersten flachen, pigmentierten Hyperkeratosen. Vier Monate nach dem Unfall bestanden ausgedehnte, „manschettenartig" ineinander übergehende Narbenkeloide von Geschwulstcharakter an den Extremitäten, besonders stark an den Kniekeh-

---

*) Die Autoren danken Herrn Dr. *H. Hildmann*, Plattenbichelstr. 14, 8980 Oberstdorf, für die freundliche Überlassung der Unterlagen und Fotografien zu den angeführten Fällen.

len und Ellenbogen. Die Narbengeschwülste waren derb, saßen fest und waren nicht verschiebbar. Dadurch war die Beweglichkeit der Extremitäten erheblich eingeschränkt. Das Gehen und die Körperpflege waren deutlich behindert. Manuelle Verrichtungen und Arbeiten konnten nur noch mit fast durchgestreckten Armen erfolgen.

Die ausgedehnten Keloidflächen, die nahezu 20 % der Gesamthautoberfläche ausmachten, waren durch ihre zyanotische Verfärbung sehr entstellend. Außerdem bestand ein erheblicher Juckreiz, der sich besonders durch die Bettwärme verstärkte. Daraus resultierend permanente Schlafstörungen sowie eine depressive Verstimmung der Patientin.

Hildmann entschloß sich bei diesem Status, versuchsweise die HOT anzuwenden.

Bereits nach der 1. HOT (!) stellte sich ein überraschender und in diesem Umfang nicht erwarteter Erfolg ein. Es kam zu einem Farbumschlag der Keloidnarbenoberfläche, die zyanotische Verfärbung blaßte ab, und die übliche rosa-bräunliche Hautfarbe stellte sich wieder dar. Dieses Ergebnis konnte in den folgenden Monaten noch weiter ausgebaut werden. *Hildmann* führte in 11 Monaten 16 Einzelbehandlungen durch. In diesem Zeitraum hatten sich die Hyperplasien durch Abflachung insgesamt zurückgebildet, was zu einer deutlichen Verbesserung der Beweglichkeit der Extremitäten führte. Ein operativer Eingriff an den Narben war auch nach Ansicht des Gutachters der Berufsgenossenschaft nicht mehr erforderlich. Eine Maßnahme, die bei derartigen Verbrennungen in der Regel an den Extremitäten im Gelenkbereich häufig nicht zu umgehen ist. Ebenfalls ist bei der Patientin das Brennen und Jucken im Bereich der Narben, die natürlich auch durch die HOT nicht beseitigt werden konnten, nicht mehr vorhanden.

Fall 2: Bei dem 2. Fall handelt es sich um eine starke Keloidbildung bei einem 12jährigen Mädchen, das sich die Verletzung durch einen Unfall zugezogen hatte. Auch hier brachte die Behandlung mit HOT ein überraschendes positives Ergebnis. Wie aus den Abbildungen zu ersehen ist, besteht eine starke, wulstige, strangförmige Keloidbildung an der Vorderseite des Stammes, die besonders bei einer Frau sehr entstellend ist (Abb. 102 vor der HOT).

Nach der Durchführung und dem Abschluß der Behandlung ist, analog dem vorher beschriebenen Fall, eine farb- wie auch strukturmäßige Veränderung und Abflachung der Keloidnarben eingetreten (Abb. 103).

Auch bei weiteren Behandlungen von *Hildmann* an anderen Fällen mit Keloidbildungen konnte er das gleiche Ergebnis erzielen.

Die definitive, beweisende theoretische Deutung dieser eindrucksvollen klinischen Ergebnisse ist schwierig. Sie wäre nur durch histologische Untersuchungen vor und während der HOT möglich, was jedoch dem Patienten nicht ohne weiteres zuzumuten ist. Daher kann der Wirkungsmechanismus der Behandlungserfolge auch nur als Arbeitshypothese aufgestellt werden.

Mit Sicherheit kann davon ausgegangen werden, daß analog der letzten thermographischen Untersuchungen von *Stadtlaender* und *Senger* [441] auch in dem Keloidgewebe eine verbesserte Stoffwechsellage aufgetreten ist. Ferner ist anzunehmen, daß die unter der UVB von *Frick* [134] festgestellte Vermehrung der endogenen Heparinbildung — die damit einen deutlich-positiven Eingriff in den Mucopolysaccharidstoffwechsel darstellt — eine wesentliche Bedeutung hat. Es ist bekannt, daß klassisch auch die Keloidbehandlung örtlich mit Heparininfiltrationen erfolgen kann, die dann manchmal auch eine leichtere Besserung der bestehenden Erscheinungen bringt.

Bei der HOT wird jedoch dieses Phänomen generalisiert und anhaltend über einen längeren Zeitraum erreicht, so daß sich daraus besonders günstige Verhältnisse ergeben können. Ein Indiz für die Richtigkeit dieser Annahme könnte neben dem Anstieg der basophilen Granulozyten auch die von vielen HOT-Anwendern immer wieder beobachtete leichte Verringerung der Viskosität des Blutes von HOT-Patienten sein (*Paetz* 1981 = durchschnittlich 20% Verminderung der Viskosität). Letztlich wäre auch noch die Möglichkeit der Unterdrückung einer „hyperergischen Reaktionslage" bei Patienten mit Keloidbildung zu diskutieren, da die gute antiallergische Wirkung der HOT ebenfalls immer wieder von

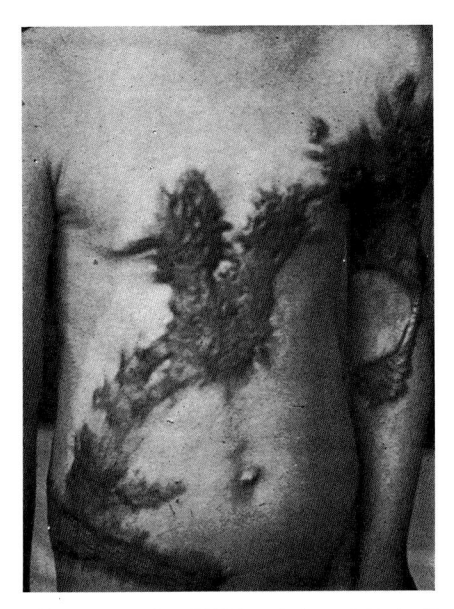

Abb. 102: Vor der HOT (s.a. Anhang 3: Farbteil ab S. 329).

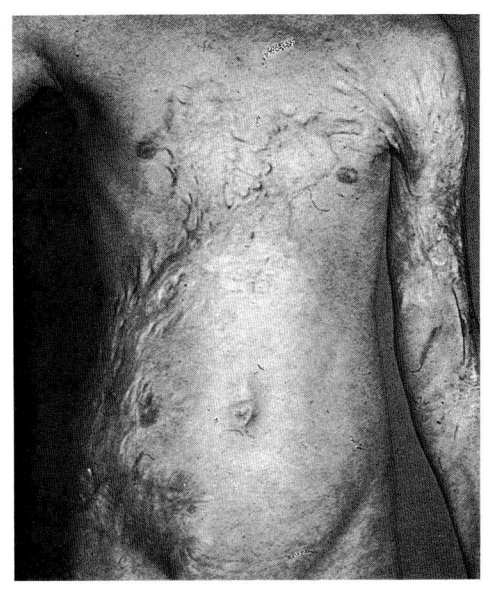

Abb. 103: Nach Abschluß der HOT-Serie (s.a. Anhang 3: Farbteil ab S. 329).

zahlreichen Therapeuten z.B. beim Asthma bronchiale oder der allergischen Rhinitis festgestellt werden konnte. Insgesamt ist jedoch anzunehmen, daß die HOT auch in den Fällen mit Keloidbildung komplex — über mehrere Wirkungsmechanismen — die positive Wirkung entfaltet.

XVIII. HOT und Augenerkrankungen

Die Behandlung von Durchblutungsstörungen im Auge ist auch heute noch trotz Kortikoiden, sogenannten Vasodilatatoren, Antikoagulantien usw. ein schwieriges Problem und zeigt nur in wenigen Ausnahmen befriedigende Erfolge.

Auf diese Problematik wurde eingehend 1974 durch *Hager* [169] in seiner Arbeit „Probleme bei der Behandlung okulärer Durchblutungsstörungen" hingewiesen.

Häufig wird nach Abschluß der HOT-Grundbehandlung, z.B. bei peripheren Durchblutungsstörungen bei visuseingeschränkten Patienten, von diesen eine Zunahme der Visusleistung bemerkt, die in einzelnen Fällen eine Verminderung der Dioptrienzahl bei Sehhilfen ermöglichte.

Bereits 1954 hatte *Wehrli* [506] bei einem seiner Patienten beobachtet, daß sich nach der HOT der Visus so weit gebessert hatte, daß die Sehhilfe in Wegfall kommen konnte. Auch *Krimmel* [256] sah bei einem Patienten unter der HOT eine Verbesserung des Gesichtsfeldes. 1965 wurde von *Tiralla* [491] auf die Möglichkeit des Einsatzes der HOT in der Augenheilkunde hingewiesen. Es gelang ihm mit dieser Behandlungsart, bei einer Glaskörperblutung eine Erblindung bzw. schwere Sehstörung zu verhindern.

Diese Beobachtung wurde von *Seng* [439] ebenfalls an einem Einzelfall bestätigt. Bei einer Patientin war durch eine Glaskörperblutung die Sehkraft nur noch auf ein „Hell-Dunkel"Sehen beschränkt. Nach 5 HOT-Einzelbehandlungen kam es zu einer deutlichen Verbesserung des Visus sowie einer erstaunlich guten Resorption der Glaskörperblutungen. Drei Monate nach der HOT konnte die Patientin mit ihrer ursprünglichen Lesebrille wieder Zeitung lesen.

Wegen der in der Literatur genannten guten Ergebnisse bei der Behandlung von arteriellen, peripheren Durchblutungsstörungen mit der HOT entschlossen sich *Melzer* et al. [298], die Behandlungsmethode UVB bei Augenerkrankungen anzuwenden.

Obwohl es sich bei der UVB im Vergleich zur HOT um die physikalisch schwächere Methode handelt, scheint es gerechtfertigt, die nachstehenden Resultate auch im Zusammenhang mit der HOT zu nennen, da mit Sicherheit das gleiche oder ein besseres Ergebnis mit der Methode nach *Wehrli* zu erreichen gewesen wäre.

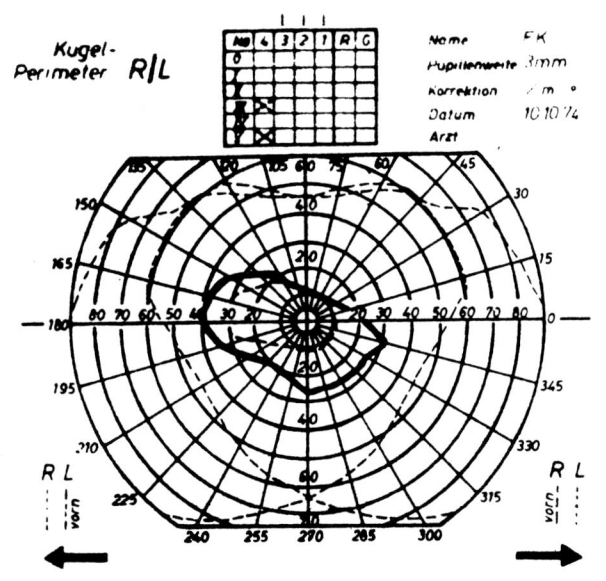

Abb. 104: Gesichtsfeld vor der Behandlung mit der UVB, Fall 1.

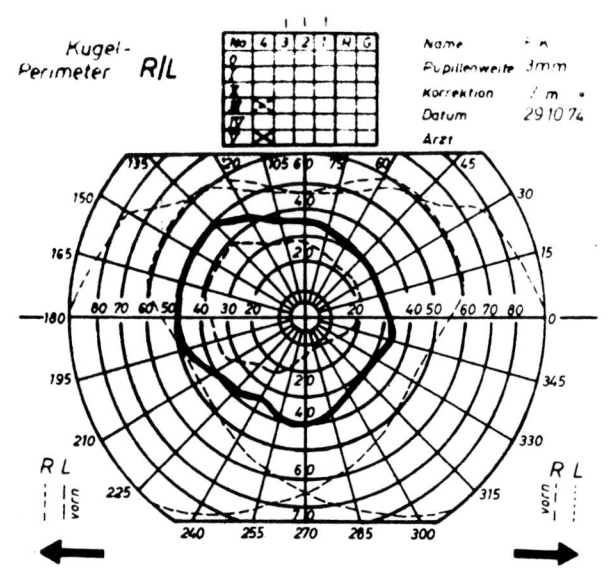

Abb. 105: Gesichtsfeld nach der Behandlung mit UVB, Fall 1.

Folgende Fälle werden von den Autoren beschrieben:
1. 70jähriger Mann:
re.: trockene Makuladegeneration
li.: seit längerem bestehende feuchte Makuladegeneration nach Junius Kuhnt
Sehvermögen li.: Handbewegungen in 30 cm
re.: + 3,0 = 0,6
Nach 3maliger Behandlung mit der UVB in Abständen von jeweils 2 Tagen (häufiger als bei der HOT üblich) ergab sich folgender Befund:
re.: Verbesserung des Sehvermögens auf 0,8,
Nebenbefund: deutliche Minderung der rheumatischen Schmerzen.
Das Behandlungsergebnis nach 10 UVB, die in unterschiedlichen Intervallen durchgeführt wurden:
re.: Sehvermögen 1,0
li.: keine Befundänderung.
Eine Änderung des Fundusbefundes konnte ophthalmoskopisch nicht festgestellt werden.
2. 75jähriger Mann:
Seit 1973 abs. Glaukom re., akute Visusverschlechterung li. (von 1,0 — 0,3). Hervorgerufen durch eine Papillenischämie bei engen, gestreckten Fundusarterien und Venenstörung.
Es bestand nur noch ein Gesichtsfeld von 30° nasal bis 40° temporal und von 10° oben bis 25° unten vom Fixierpunkt.
Wegen einer bestehenden Hypertonie (RR 200/110 mmHg) sahen die Autoren von einer Antikoagulantientherapie ab, die nach *Hager*[169] in diesem Fall sogar eine Kontraindikation dargestellt hätte. Der hinzugezogene Internist trat für eine Weiterführung der bereits bestehenden Glykosidtherapie ein und empfahl eine Intensivierung der antihypertensiven Maßnahmen.
Da bei diesen Maßnahmen trotzdem mit hoher Wahrscheinlichkeit eine Erblindung des betroffenen Auges zu erwarten war, entschloß man sich zur UVB.
Nach 8maliger Behandlung in 2tägigen Abständen (!) betrug das Sehvermögen li. 0,6; Fundusbefund unverändert, das Gesichtsfeld hatte sich vergrößert.
3. 71jähriger Mann mit einer Zentralvenenthrombose, die vor 7 Tagen abgelaufen war.

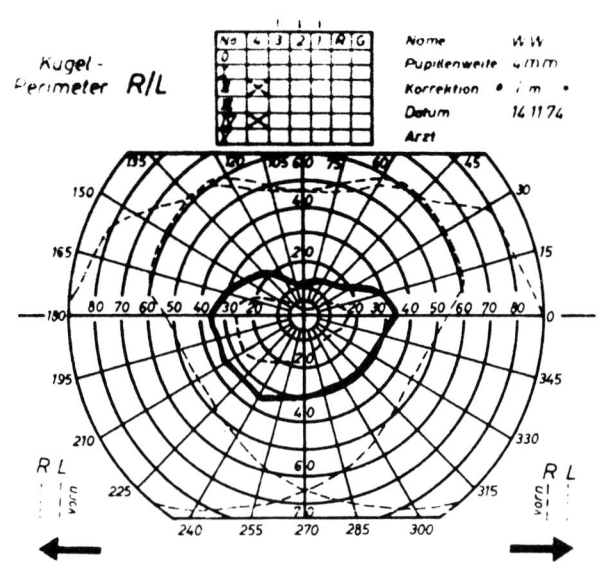

Abb. 106: Gesichtsfeld vor der Behandlung mit UVB, Fall 2.

An beiden Fundi deutliche Zeichen einer Gefäßsklerose.
Visus re.: 0,8
Visus li.: Fingerzählen in 30 cm
Gesichtsfeldgrenze re. normal, li. Ausfall der oberen Hälfte bis auf 10° vom Fixierpunkt (s. Abb. 97).

Nach insgesamt 9 Behandlungen, die in 2tägigem Abstand durchgeführt wurden, konnte eine Visusverbesserung auf 1/35 erreicht werden. Auch das Gesichtsfeld hatte sich nach links oben bis auf 20° vom Fixierpunkt vergrößert (s. Abb. 107).

Weitere Behandlungen brachten keine weitere Visusverbesserung am linken Auge.

Auffallend ist die gute Wirkung der UVB bei dieser Art der Durchblutungsstörung. Das Resultat konnte aber offensichtlich nur dadurch erreicht werden, daß die Therapie in sehr kurzen Abständen durchgeführt wurde.

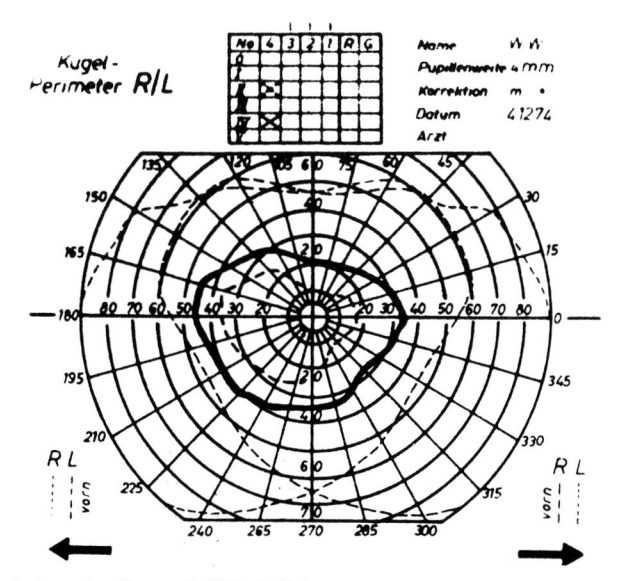

Abb. 107: Gesichtsfeld nach der Behandlung mit UVB, Fall 2.

Insgesamt ist zu bemerken, daß mit großer Wahrscheinlichkeit aufgrund der vorliegenden Befunde die sonst bei diesen akuten Erkrankungen des Auges angewandten üblichen therapeutischen Maßnahmen nicht das vorliegende Ergebnis gezeigt hätten; mit Erblindung des betroffenen Auges mußte gerechnet werden. An diesen Fällen hat sich gezeigt, daß die Behandlungsergebnisse desto günstiger sind, je eher derartige Maßnahmen, z.B. die HOT, nach einem akuten Ereignis eingesetzt werden. Daraus leitet sich die Forderung ab, mit der HOT-Therapie so früh wie möglich zu beginnen.

Dies deckt sich auch mit den Erfahrungen von *Bothe* [48] mit der HOT bei der Therapie des akuten Schalltraumas bzw. mit denen der Autoren bei der Behandlung von arteriellen, peripheren Embolien.

Da *Melzer* [298] keine Erfahrungen mit der HOT bei der Behandlung von Erkrankungen dieser Art in der Augenheilkunde hatte und ihm außerdem nur die physikalisch schwächere UVB zur Verfügung stand, ist es auch verständlich, warum er sie so oft und in relativ kurzen Abständen eingesetzt hat. Ein derartig intensiver Therapieeinsatz wäre — wie im allgemeinen Teil bereits ausgeführt — mit der HOT nicht erforderlich gewesen. Eine so relativ große Anzahl von HOT-Anwendungen in einem so kurzen Zeitraum hätte wahrscheinlich zu einer „Überdosierung der HOT" mit möglichen negativen Folgen führen können, wie *Stadtlaender* sie bei einer seiner Mitarbeiterinnen beobachten konnte.

Ein Kriterium für die Sequenz der Behandlungserfolge bzw. das Erreichen der therapeutischen Wirkung hätte die Kontrolle des Auftretens von peroxidase-negativen Granulozyten im peripheren Blutbild sein können.

Insgesamt muß abschließend zu dem Kapitel „HOT und Augenerkrankungen" jedoch festgestellt werden, daß diese Einzelbefunde zwar für den betroffenen Patienten wie auch für den Therapeuten beeindruckend sind, jedoch nicht daraus abgeleitet werden kann, die HOT als eine allgemeine, generelle Therapie bei Augenerkrankungen einzusetzen. Eine definitive Aussage könnte nur gemacht werden, wenn sich eine spezialisierte Klinik mit kritischer Fragestellung diesem Thema zuwendete. Wenn dies aber unterbleibt, wird es auch in Zukunft bei nicht wissenschaftlich zu beweisenden Einzelbefunden bleiben.

XIX. HOT und Lebererkrankungen

Die kritische Durchsicht der in dieser Hinsicht erschienenen HOT-Literatur zeigt auf, daß von zahlreichen Autoren, z.B. *Wehrli, Steinbart* u.a., immer wieder positive Ergebnisse in Einzelfällen beschrieben werden. Leider sind jedoch auch diese Kasuistiken nicht in der Lage, eine wissenschaftlich gesicherte Aussage oder sogar statistische Berechnungen zuzulassen. Dies war auch nicht zu erwarten, da die beschriebenen Fälle nicht aus klinischen Bereichen, sondern aus dem „Einzelpatientengut der allgemeinen Praxis" stammen.

Um trotzdem auf die positive therapeutische Möglichkeit bei dieser Indikation hinzuweisen, referierte *Doerfler* 1970 auf dem Kongreß für Naturheilverfahren die Ergebnisse von *Hötzl* (1959) aus den Berliner Krankenanstalten, die die Resultate der HOT bei der Hepatitis epidemica untersuchten. *Hötzl* stellte nach Hepatitiserkrankungen (mit HOT behandelt)
a) deutlich geringere Behandlungszeiten und
b) im Nachbeobachtungszeitraum weniger Leberschäden fest.

Diese Resultate hoben sich deutlich positiv von denen vergleichbarer Patientenkollektive mit den sonst üblichen Therapiemaßnahmen ab.

Anhand seiner Patientendaten weist auch *Doerfler* auf seine positiven klinischen Ergebnisse hin. Die in dieser Arbeit angegebenen laborchemischen Befunde können bei kritischer Betrachtung jedoch nicht absolut überzeugen, da z.B. teilweise vergleichbare Parameter nicht erhoben wurden.

Gute Erfahrungen bei der Behandlung der Hepatitis infectiosa konnte *Olney* [342] sammeln.

1971 wurde von *Hildmann* [195] über positive Ergebnisse bei der Behandlung der „primär chronisch-aggressiven Hepatitis" berichtet.

1956 hatte bereits *Steinbart* [477] auf die Senkung des Bilirubins im Serum in Rahmen einer Kasuistik hingewiesen.

Krüger [259] setzt in seiner Klinik für Naturheilverfahren die HOT bei „Hepatopathien" der verschiedensten Genese ein. Neben der allgemeinen Besserung der Laborparameter und des klinischen Bildes war immer auffallend die Senkung von Bilirubinwerten im Serum unter der HOT (s. Statistik).

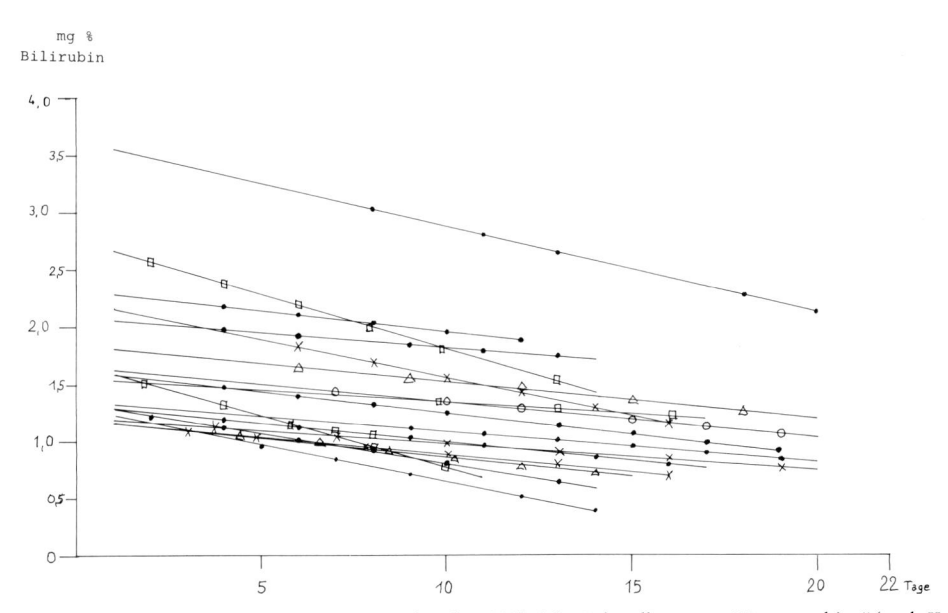

Abb. 108: Verhalten der Bilirubinwerte im Serum vor und nach HOT bei der Behandlung von „Hepatopathien" (nach *Krüger*).

Fall Nr.	Anzahl der HOT	Zeitraum der Behandl. in Tagen	Bilirubin im Serum vor HOT	nach HOT
1	5	19	2,08 mg %	1,75 mg %
2	6	25	1,62 mg %	0.97 mg %
3	5	26	3,56 mg %	2,13 mg %
4	6	18	2,16 mg %	1,19 mg %
5	5	18	2,31 mg %	1,90 mg %
6	6	14	1,32 mg %	0,79 mg %
7	6	25	1,66 mg %	1.01 mg %
8	5	25	1,80 mg %	1,19 mg %
9	6	19	2,67 mg %	1,46 mg %
10	6	19	1,30 mg %	0,62 mg %
11	6	17	1,19 mg %	0,73 mg %
12	5	25	1,37 mg %	0,87 mg %
13	6	25	1,21 mg %	0,86 mg %
14	6	15	1,25 mg %	0,41 mg %
15	5	15	1,60 mg %	0,81 mg %
16	4	23	1,55 mg %	1,27 mg %
17	6	18	1,19 mg %	0,81 mg %

XIX.1 HOT und Hepatitis A, B, C (Non A — Non B) Wirkung der UV-Strahlen auf Viren

Die von dem HOT UV Brenner überwiegend emittierte Strahlung von 253,7 nm ist die optimale Wellenlänge für die Abtötung/Inaktivierung von Bakterien, Viren, Sporen, Hefen, Algen, Protozoen und Schimmelpilzen. Die Wirkung beruht darauf, daß von den Nukleinsäuren der Bakterien, Viren usw. diese Wellenlänge stark absorbiert wird. Dieses Phänomen der UV-C-Strahlung wurde erstmalig genauer und ausführlicher von *Downes* und *Blount* untersucht. Als Ursache kann angenommen werden, daß ein fotomechanischer Prozeß vorliegt, der eine Vermehrung von Einzellern (Bakterien) verhindert bzw. die Viren inaktiviert.

Wenn im vorangegangenen Kapitel in allgemeiner Form darauf hingewiesen wurde, daß sich die HOT ausgezeichnet zur Behandlung der Hepatitis infectiosa eignet, so ist es doch erforderlich, zur möglichen „therapiebedingten" Übertragung einer Virusinfektion dieser Art Stellung zu nehmen, da natürlich bei vielen neuen HOT-Anwendern die Sorge besteht, daß eine Serumhepatitis bei der HOT übertragen werden könnte, speziell, wenn aus therapeutischen Gründen, z.B. bei der unterstützenden Behandlung von Ca-Patienten, Fremdblut eingesetzt wird. Eine derartige Befürchtung erscheint nach den vorliegenden Erfahrungen unbegründet zu sein, wenn die gesetzlichen und einschlägigen medizinischen Vorschriften der Sterilität eingehalten werden.

Dies ist auch für einen medizinischen Therapeuten, der mit einer invasiven Methode — bei der HOT mit Patienten- oder Spenderblut — arbeitet, eine unumgängliche Voraussetzung. Trotzdem stellt sich dem neuen HOT-Anwender die Frage, ob bei dieser Therapieform nicht die Übertragung einer Hepatitis epidemica doch möglich ist. Reicht die Sterilisation in einem Heißluftsterilisator bzw. eine vergleichbare Maßnahme in einem Autoklaven entsprechend den geltenden medizinischen Vorschriften wirklich aus?

Die klinischen Beobachtungen bei mehreren hunderttausend HOT-Behandlungen haben bisher keinen bewiesenen Fall einer übertragenen Hepatitis feststellen lassen (*Wehrli, Brand, Hildmann, Doerfler, Stadtlaender, Bertram* u.v.a.).

1959 sollen nach *Olney* [342] — Präsident der American Blood Irradiation Society — innerhalb von 5 Jahren 800.000 Patienten ohne negative Erscheinungen behandelt worden sein.

Besonders *Wehrli* hat auch sehr viel mit Fremdblut oder Plasma gearbeitet und konnte bei 12.000 statistisch bearbeiteten Fällen nachweisen, daß keine Serum-Hepatitis aufgetreten war (*Schmidt-Burbach*). Bereits die durchzuführenden Sterilisationsmaßnahmen schließen eine derartige Übertragung aus, da sonst ja auch jeder Bohrer beim Zahnarzt, jedes Skalpell, jeder Hegarstift usw. verworfen werden müßte. Bei dieser Betrachtungsweise ist noch nicht einmal die Viren-inaktivierende Wirkung der intensiven UV-Strahlung berücksichtigt.

Es ist bekannt und bewiesen, daß UV-C-Strahlen in Verbindung mit dem entstehenden Singulett-Sauerstoff eines der stärksten Mittel zur Inaktivierung von Viren usw. sind.

Auch die Amerikaner *Kaplan* und *Friedemann* sahen in der UV-Bestrahlung eine wirksame Maßnahme zur Zerstörung des Hepatitis-Virustyps. Welche Bedeutung UV-Strahlen gegen Viren haben, geht auch aus folgendem hervor (*Schmidt-Burbach*):

Mit der Entwicklung eines Gerätes zum Auseinanderziehen einer Virussuspension durch Wissenschaftler der Michael-Reese-Foundation in Chicago wurde eine Vorrichtung geschaffen, mit der es möglich war, durch UV-Bestrahlung Viren völlig zu zerstören. Ziel war es, Impfseren absolut virusfrei herstellen zu können. Die immunologischen Eigenschaften des Serums oder eines Impfstoffes blieben dabei voll erhalten. Bei diesem in den USA angewandten Verfahren wird das zu bestrahlende Material auf eine Schichtdicke von 0,0025 mm gebracht, während bei der HOT die Stärke der Blutblasensepten nur 0,001 – 0,005 mm betragen soll. Hinzu kommt, daß in den neuen HOT-Geräten nicht nur eine Bestrahlung, sondern eine UV-Durchstrahlung der Blutblasen erfolgt.

Da auch im intravasalen, intrazellulären Bereich eine Freisetzung von UV-Strahlung bei der enzymatischen Zerlegung der unter der HOT im AKZ gebildeten HOT-Peroxyde erfolgt, ist nicht nur die Verhinderung der Übertragung einer Virusinfektion erklärbar, sondern auch die therapeutischen Ergebnisse bei akuten oder persistierenden Virusinfektionen, speziell bei der Hepatitis infectiosa, deutbar.

Zur Feststellung des Übertragungsweges bzw. der Verhinderung der Übertragung einer Serumhepatitis machten amerikanische Wissenschaftler Versuche mit Hepatitisviren. Sie injizierten 15 freiwilligen Probanden mit Hepatitisviren beladenes Serum. 9 dieser Versuchspersonen erkrankten klinisch an einer Hepatitisinfektion. Von einer Kontrollgruppe von 11 Personen, die das gleiche Serum — allerdings vorher UV-bestrahlt — erhielt, erkrankte keiner der Probanden! Die „ärztliche Ethik" aber ist bei diesen Versuchen, trotz der wissenschaftlichen Befunde, nicht nachzuvollziehen.

Voraussetzung für diesen Effekt ist jedoch, daß die Bestrahlung des eingesetzten Blutes oder Serums optimal ist, d.h., es darf nicht nur bestrahlt, sondern alle Blasen müssen durchstrahlt werden, wie dies bei den neuen HOT-Geräten durch die erfolgte Aufschäumung stattfindet.

Durch die Konstruktion der HOT-Geräte mit dem Gradrohrsystem ist gewährleistet, daß jede Blutblase mit ihrer nur einige μm starken Wandstärke an dem UV-HOT-Brenner vorbeigeführt und durch die UV-C-Strahlung und die Eigenreflexion des Gerätegehäuses nochmals intensiv bestrahlt wird.

Dadurch bewirkt dieses Verfahren nicht nur Sterilität, sondern die HOT ist auch geeignet zur Behandlung von bestehenden Virusinfektionen, z.B. einer Hepatitis epidemica.

Aus diesen dargelegten Tatsachen und Beobachtungen leiten die Ärzte, die die HOT anwenden, die Forderung ab, generell bei Bluttransfusionen das Transfusionsblut durch eine geeignete HOT-Apparatur zu leiten (*Brand*).

Schon 1952 hatten *Hellbrügge* und *Marx* [188] zur Vermeidung einer Serumhepatitis die Behandlung von Spenderblut mit der HOT verlangt. *Doerfler* u. a. hatten bei ihren Transfusionen, die vorher durch die HOT-Apparatur gelaufen waren, nie eine Hepatitis-Infektion gesehen. Daher wurde auch von zahlreichen HOT-Anwendern immer wieder gefordert, diese Maßnahme generell einzuführen. Allerdings hat sich die Schulmedizin dieser Forderung bisher verschlossen — dies, obwohl nach *Schmidt-Burbach* [415] die Finnen *Sonck*, *Kaneda* und *Blank* die sehr starke viruzide Wirkung dieser Strahlen beweisen konnten und jede modern ausgerüstete Blutbank, Neugeborenen-Stationen, Infektionsstationen zur allgemeinen Desinfektion, speziell zur Verhütung von Virusinfektionen, mit derartigen Strahlungsgeräten ausgerüstet sind.

Diese sicher berechtigte Forderung ist jedoch nur erfüllbar, wenn es sich um die Transfusion von kleineren Blutmengen (bis max. 250 ml) in nicht zu kurzen zeitlichen Abständen handelt, da sonst toxische Effekte nicht auszuschließen sind und vergleichbar wären mit den Beobachtungen einer „Überdosierung" der HOT bei 24 Behandlungen in nur 48 Tagen (*Stadtlaender*). Größere HOT-Blutmengen können, wie die empirischen Feststellungen von zahlreichen Beobachtern ergeben haben, negative Effekte auslösen. Es hat sich daher bewährt, wenn es klinisch möglich ist, notwendige Transfusionen in kleinen Mengen in Abständen von mehreren Tagen durchzuführen oder einen Teil einer 500 ml-Konserve, z.B. max. 250 ml, vor der Infusion einer Vorbehandlung mit der HOT zu unterziehen. Neben allen kausalen Effekten wird hierdurch eine Stimulierung des RHS und damit eine Verbesserung der Abwehrlage für eine evtl. Infektion mit Viren der Hepatitis-Gruppe erreicht. Dieses Vorgehen wurde bereits 1958 von *Schmidt-Burbach* [415] vorgeschlagen.

Stadtlaender beobachtete in einem Laborkollektiv, das überwiegend mit infektiösem Material arbeitete, über einen größeren Zeitraum, daß *keiner* der Mitarbeiter, die in gewissen Abständen mit der HOT behandelt wurden, an einer Hepatitis infectiosa erkrankte im Gegensatz zu dem unbehandelten Kollektivanteil.

Absichtlich wurde an dieser Stelle zu den Virusinfektionen so relativ ausführlich Stellung genommen, da sich Möglichkeiten für die spezifische Prophylaxe und Therapie, speziell der infektiösen und Serumhepatitis, zwar perspektivisch abzeichnen, jedoch z.Z. noch nicht vorhanden sind. Aus der jüngsten internationalen Literatur ist zu entnehmen, daß die Hepatitiden durch Viren (A, B, C [Non A — Non B]) häufiger in der Bevölkerung vorhanden sind, als bisher angenommen werden konnte. Offensichtlich ist diese Erkenntnis der Ausdruck der verbesserten und verfeinerten Diagnostik.

XX. HOT und AIDS — Überlegungen zu einem Therapieansatz und erstes Resultat in Form einer Kasuistik

Einführende, allgemein orientierende Bemerkungen

Nach den neuesten Verlautbarungen der WHO (Stand Juni 1990) sollen ca. 8—10 Millionen Menschen mit dem AIDS-Virus infiziert sein, und dies erhöht sich permanent rapide. Von den ca. 10 Millionen Infizierten leiden ca. 1 Million bereits an der Erkrankung. Im kommenden Jahrzehnt werden ca. 10 Millionen Kinder durch den Tod ihrer Eltern als Folge dieser Krankheit zu Waisen werden. Die WHO geht ferner derzeit davon aus, daß vom Jahre 1990 bis zum Ende des Jahrhunderts mindestens 3 Millionen Kinder durch eine übertragene AIDS-Infektion sterben werden. Allein in Deutschland betrug im Juni 1990 die Zahl der AIDS-Erkrankten 4.941 **erfaßte** Fälle. Die Erkrankungshäufigkeit dürfte jedoch erheblich höher sein, da mit einer relativ hohen Dunkelziffer bei dieser Virusinfektion gerechnet werden muß. Diese erschreckenden Zahlen weisen auf die große Problematik hin, vor der die medizinische Wissenschaft und die Menschheit stehen. Daher sollte auch keine Möglichkeit ausgelassen werden, jedem möglichen Therapieansatz nachzugehen und in einem Therapieversuch zu überprüfen, ob der Ansatz/Arbeitshypothese richtig ist. Diese Forderung ist besonders berechtigt, wenn ein derartiger Therapieversuch dem Patienten gesundheitlich nur helfen und nicht schaden kann. Auch wenn bei positivem Resultat dadurch nur eine Verzögerung des Krankheitsausbruches oder eine Milderung und Verlängerung eines lebenswerten Lebens erreicht werden kann.

Auf einen möglichen Therapieansatz wurden *Stadtlaender* und *Lippmann* durch arbeitsmedizinische Grundlagenuntersuchungen an Schweißern geführt, die permanent bei diesen Arbeitsvorgängen auch mit UV-C-Strahlung über die Haut und Singulett-Sauerstoff über die Atmungswege in Berührung kommen.

Künstlich erzeugte wie auch natürliche UV-Strahlung spielt heute in vielen Bereichen der Medizin, Biochemie, der Chemie und der Technik eine Rolle. So ist z. B. die Freisetzung von Photonen in kurzen Wellenlängenbereichen bei Phagozytosevorgängen der Leukozyten ein Ausdruck ihrer Vitalität, ein Parameter für ablaufende biochemische Reaktionen [7]. Bei zahlreichen chemischen Prozessen wird ebenfalls UV-Strahlung in Form von Chemilumineszenz frei [119,234,455a]. Biologische und auch chemische Vorgänge können in verschiedenen Medien durch Bestrahlung mit UV-Strahlen und deren Absorption Ketten- und Autokatalyse-Reaktionen auslösen und unterhalten.

Es ist bereits ausgeführt worden, daß UV-Strahlen, also auch die HOT, in der Lage sind, das menschliche und tierische Immunsystem kräftig und nachhaltig zu stimulieren [520—522,455b,242,449]. Da in Produktionsprozessen, z. B. bei Schweißvorgängen, ebenfalls häufig UV-Strahlen auftreten (Wellenlängen auch im UV-C-Bereich), wurden theoretische Überlegungen und praxisbezogene allgemeine Voruntersuchungen und orientierende Modellversuche über die Auswirkung derartiger UV-Anteile durchgeführt. Um methodische Ansätze und Vergleichsmaßstäbe für eventuell breit anzulegende arbeitsmedizinische Untersuchungen zu erlangen, wurden zur Überprüfung der Photonenaktivität Messungen an Blutproben der an dieser Problematik interessierten Probanden vorgenommen, nachdem sie sich zu diesem Zweck im Modell-Selbstversuch der HOT-Methode [454] unterzogen hatten.

In vorläufiger Auswertung dieser Modell-Eigenversuche konnte bei den bisher orientierenden Untersuchungen ermittelt werden, daß das Blut dieser Probanden nach mehrmaliger HOT einen Anstieg des *venösen pO_2 aufwies*. Dies stand im Gegensatz zu den Resultaten der UVB und weist daher bei der HOT hier auf einen höherwertigen, zusätzlichen chemischen Nebenweg in der Oxydation hin [455c]. Auch wies das Blut nach der erfolgten HOT-Behandlung eine Veränderung der Intensität der Photonenfreisetzung auf.

Diese war im Prinzip durch zwei grundsätzliche Charakteristika gekennzeichnet:
1. Der Ausgangswert der Photonenaktivität war im Blut bei der HOT-Eigenversuchsgruppe nach der

venösen Abnahme in der Regel stets deutlich höher als die Werte der Blutproben von UV-unbelasteten Probanden (H_2O diente als Leerwert).

2. Bei den Messungen fiel auf, daß es nach einer Latenzzeit von mehreren Minuten beim überwiegenden Teil der untersuchten Blutproben der HOT-Probanden zu einem lawinenartigen Anstieg der Photonenaktivität kam. Diese fiel dann nach einigen Minuten mäßig ab, um danach ein relativ hohes Steady-State-Niveau über den gesamten zeitlichen Bereich der Messung beizubehalten.

Diese Resultate und die Werte der Messungen, die wegen ihrer beeindruckenden Größe zuerst als technischer Gerätefehler betrachtet wurden und auch biologisch zunächst nicht deutbar waren, konnten in einer zweiten orientierenden Versuchsreihe jedoch erneut reproduziert und beobachtet werden.

Nach Literaturstudium lassen sie sich, auch bei äußerster Zurückhaltung in der vorläufigen Interpretation dieser Ergebnisse, jedoch u.a.

a) in die Reaktionsabläufe der von *Albers* [5,6] ermittelten Meßkurven bei den Versuchen zur HOT mit Leinölemulsionen und HOT-Blut wie auch

b) zu dem von *Stadtlaender* postulierten Autokatalysezyklus der HOT [455d], den Warburg-Atmungsversuchen zur Atmungssteigerung bei der HOT und der langanhaltenden sekundären Chemilumineszenz bei bestrahltem Cholesterin (Modellversuch zur HOT) [454,455e,458,459,461,462,464] einordnen, ohne daß der direkte kausale Zusammenhang derzeit jedoch schon definitiv abgeklärt und bewiesen werden kann.

Bei der HOT kommt es durch den Aufschäumungsvorgang zu einer hohen Absorption der UV-Photonen an und in bestimmten Blutbestandteilen, u.a. an den Lipiden/Cholesterinen [454] usw.

Es sei nur erwähnt, daß im Modellversuch bestrahltes Cholesterin (Cholesterol) eine bis zu 42 Wochen nachzuweisende, sekundäre Chemilumineszenz aufweist, d.h., über einen langen Zeitraum werden im UV Bereich Photonen, die zuvor absorbiert worden waren, wieder emittiert [454].

Wie könnten die vorstehend gemachten Ausführungen im Zusammenhang mit einer erfolgreichen Therapie — HOT — bei einer bestehenden Virusinfektion — AIDS — stehen?

Viren sind körperfremde Partikel, die als Kern eine von einer Proteinhülle umgebene Nukleinsäure (DNS oder RNS) enthalten [242].

Bei dem AIDS-Virus soll sich nach den bisher vorliegenden Forschungsergebnissen in der Literatur [149] in der Wand der Hülle ein Anteil von Lipoproteinen und Cholesterinen befinden. Viren selbst können sich nicht vermehren, sondern bedürfen dazu einer entsprechenden Wirtszelle, die dann über einen bekannten Mechanismus zur Vermehrung der eingedrungenen Viren veranlaßt wird. Es ist ferner bekannt und braucht daher an dieser Stelle nicht im einzelnen ausgeführt zu werden, daß Viren durch kurzwellige UV-Strahlen inaktiviert werden [241,540] (s.a. S. 119—121). Sehr vereinfacht dargestellt kommt es bei dieser Inaktivierung zur Vernetzung von bestimmten Aminosäuren in der Erbinformation des Virus. Gleichartige Vorgänge in normalen Zellen bei UV-Bestrahlung werden durch verschiedene Reparaturmechanismen, die teilweise Enzymcharakter aufweisen, sofort und ohne bleibende Schäden für die Zelle z.B. mit der zelleigenen Transkriptase wieder behoben und ausgeglichen.

Nach den bisher vorliegenden Erkenntnissen in der Literatur über das AIDS-Virus fehlen ihm, analog den bisher bekannten Virusformen, aber derartige „Reparaturmechanismen". Dies gab zu der Arbeitshypothese Anlaß, daß es auch möglich sein könnte, die AIDS-Viren mit der Technik der HOT im menschlichen Organismus bei einer bestehenden HIV-Erkrankung zu inaktivieren. Gleichzeitig sollte eine Stimulierung des Immunsystems durch die HOT möglich sein. Gestützt wurde diese Annahme durch die bereits vorliegenden klinischen und experimentellen Resultate, die bei der Bestrahlung von virushaltigem Blut bekannt und in der Literatur belegt sind [415,455f], ferner durch die positiven Resultate der HOT bei einer virusbedingten Hepatitis [455g]. Auch die erneuten Beobachtungen von *Stadtlaender*, *Lippmann* und *Wollny*, daß die HOT bei akuter Herpes zoster-Erkrankung ausgezeichnete klinische Resultate erbringt, wenn sie unmittelbar nach dem Auftreten der ersten Erkrankungserscheinungen eingesetzt wird, unterstützen diese Ansicht.

Nach Aufstellung dieser Arbeitshypothese gemeinsam mit *G.Paetz*, Landarztpraxis in Gifhorn-Gamsen, entschloß sich dieser, eine bestehende HIV-Erkrankung, die labormäßig und klinisch gesichert war, gezielt mit der HOT zu behandeln. Für die Durchführung dieser Behandlungen wurde das HOT-Gerät UV-MED-S benutzt, da es sich nach übereinstimmender Ansicht der Autoren, bedingt durch seine physikalischen Parameter, um das derzeit leistungsstärkste HOT-Gerät handelt, das zur Durchführung dieser Therapie zur Verfügung steht [468].

Die dabei erzielten subjektiven wie auch klinischen Ergebnisse werden in der nachstehenden, auf die HIV-Erkrankung bezogene, sehr stark gekürzten Kasuistik dargestellt und sollen das Therapieresultat belegen wie auch zu weiteren Überprüfungen Anlaß geben:

Kasuistik

Eine jetzt 24jährige Patientin erlitt 1980 einen schweren Verkehrsunfall mit Polytrauma und Massentransfusionen. Im weiteren Verlauf wurde eine akute Non-A/Non-B Hepatitis diagnostiziert. Im April 1984 wurde diese Hepatitis bioptisch als chronisch-progrediente Hepatitis Non-A/Non-B verifiziert. Die Enzymaktivitäten normalisierten sich in der Folgezeit. Im Juli 1986 konnte erstmalig ein normales Enzymmuster festgestellt werden. Zum damaligen Zeitpunkt waren fast alle gängigen Laborparameter im Normbereich. Lediglich die Gammaglobulinfraktion war mit 21% erhöht und die BSG n.W. mit 36/65 beschleunigt. Erstmalig wurde jedoch einer schon vorher beobachteten Leukopenie von 1.700/µl (bei noch unauffälligem Differentialblutbild) sowie einer normochromen Anämie von 11,8 g% bei 3,92 Millionen Erythrozyten, einem Hämatokrit von 35%, Thrombozyten mit 150.000/µl im unteren Normbereich — bei nachfolgender Kontrolle weiter erniedrigt auf 107.000/µl — erhöhte Aufmerksamkeit zugeordnet. In der virologischen Diagnostik ergab sich kein auffälliger Titer gegen Zytomegalie, Herpes simplex, Toxoplasma gondii, Ornithose, Epstein-Barr-Virus und Reo-Viren.

Eine im Dezember 1986 durchgeführte Kontrolle zahlreicher Laborparameter zeigte u.a. eine zunehmende Leukopenie von 1.300 und eine Monozytose von 15% bei sonst unauffälligem Differentialblutbild. Auffallend war ferner ein weiteres Absinken der Thrombozyten auf 63.000. Eine erneute Untersuchung im Januar 1987 erbrachte jedoch den Beweis einer HIV-Infektion/Erkrankung. Es stellte sich heraus, daß bei der Patientin jetzt Antikörper gegen HTLV3-Viren (HIV-Virus) nachgewiesen werden konnten, so daß die entscheidenden, pathologischen Laborparameter sich kausal auf diese Infektion zurückführen ließen. Eine 2. diesbezügliche Laboruntersuchung bestätigte die Diagnose der AIDS-Erkrankung. Sowohl im Enzym-Essay wie auch im Immunblot waren Antikörper nachweisbar. Als Therapie wurde eine Immunglobulinmedikation ins Auge gefaßt und auch partiell durchgeführt.

Insgesamt wurde nun folgende Diagnose (14.01.1987) formuliert:
HIV-1-Infektion nach Polytransfusion 1980.

Subjektiv klagte die Patientin über zunehmende Schwäche, Leistungsverlust sowie aufgrund der jetzt bekannten Erkrankung über schwere Depressionen.

Eine weitere Kontrolluntersuchung am 23.02.1987 ergab folgende diagnostische Bewertung: Zustand nach Polytrauma und Masseninfusion 1980. Unterschenkelamputation links. HIV-1-Infektion, Stadium WR (Walter-*Reed*-Klassifikation): 5.

Bis auf einen Lymphknoten, axillär, ca. 1 cm Durchmesser, war an der Haut kein pathologischer Befund, auch kein *Kaposi*-Sarkom nachweisbar. Die Hepar war mit 2 cm in der MCL unter dem Rippenbogen vergrößert. Milz nicht pathologisch palpabel.

Von den erhobenen Laborwerten imponierten u.a. folgende Werte: BSG 36/70 n.W., Leukozyten 1.500, Thrombozyten 111.000.

Bemerkenswert war ferner das Resultat der Bestimmung der zellvermittelten Immunität (Immunreaktion vom verzögerten Typ [Typ IV] mit dem Multitest-Merieux: Zusammengesetztes Ablesungsergebnis: 0/0 (Normwert mindestens: weiblich 5/2). In klinischer Hinsicht bedeutet dieser Befund eine Anergie im Sinne eines schweren Immundefektes. Die Therapie zu diesem Zeitpunkt bestand in Infusionen von Gammagard.

Eine Kontrolle des Merieux-Testes am 06.05.1987 war negativ, d.h. somit der Beweis für ein Fehlen jeglicher Abwehrkräfte. Außerdem war noch ein starker Haarausfall eingetreten, der die Patientin zusätzlich psychisch stark belastete. Eine Vorstellung und Behandlung wegen dieser Problematik in einer Hautklinik ergab kein positives Resultat. Die Progredienz dieser Erscheinung konnte *nicht* gestoppt werden.

Aufgrund der bereits eingangs erwähnten UV-Modellversuche und der daraus abgeleiteten Therapieüberlegungen — HOT/AIDS-Erkrankung — entschloß sich *Paetz* wegen des sehr schlechten Allgemeinzustandes der Patientin, nach eingehender Beratung mit ihr die HOT mehrmals in Form einer Serie durchzuführen. Die einzelnen HOT-Behandlungen wurden am 09.07., 16.07., 23.07., 28.07., 06.08., 13.08., 20.08., 27.08.1987 durchgeführt.

Am 03.09.1987 gab die Patientin spontan an:
„Der Haarausfall sistiert, es bilden sich kleine neue Haare. Sie fühle sich nach der letzten HOT in ihrem Beruf deutlich leistungsfähiger. Sie könne jetzt den Tag ohne Erschöpfung durcharbeiten. Einen bronchialen Infekt habe sie schneller als bisher überstanden. Auf ihr besseres Aussehen wäre sie von Arbeitskollegen angesprochen worden. Sie fühle auch, daß durch diesen gesundheitlichen Umschwung die Depressionen über die Schwere ihres Leidens abklingen." (Zitat aus den Patientenunterlagen Dr. *Paetz*).

Am 28.08.1987 durchgeführte Laborwerte ergaben u.a. folgende Resultate:
Leukozyten 2.900(!), Thrombozyten 156.000. BSG 52/87 n.W. Diff.BB.:69 Seg., 3 Stab., 15 Lymph., 12 Mono., 1 Atyp. Lymph. Die Anämie besteht unverändert. HIV-Viren konnten im Blut *nicht* nachgewiesen werden (was aber evtl. durch die eingesetzte Methode bedingt sein kann).

Nach wie vor wird die Erkrankung als eine bestehende HIV-1- Infektion WR 5 beurteilt.

Zusammenfassung und Diskussion

Die in einer Landarztpraxis durchgeführte HOT-Serie bei einer HIV-erkrankten Patientin erbrachte neben positiven laborchemischen Befunden eine erhebliche Besserung des subjektiven wie auch des klinischen Zustandes. Zu diskutieren ist, ob die biochemische Wirkung der bei der HOT verwendeten kurzwelligen UV-Strahlung und deren Absorption — besonders vom Cholesterin und den Lipoproteinen der Virushülle [149] sowie der erneuten permanenten weiteren Freisetzung im AKZ — zu einer Blockierung der Vermehrungsinduktion der AIDS-Viren über die Vernetzung von Aminosäuren, z.B. Thyminen, geführt hat. Ein Vorgang, der die Virusvermehrung hemmen könnte, auf die normalen Zellbestandteile und auf die Zellfunktion aber aufgrund der in der Einzelzelle vorhandenen zahlreichen Rekombinations- und Reparaturmechanismen in dieser Hinsicht ohne Einfluß bleibt. Zusätzlich könnte eine Restauration und Stimulierung des Immunsystems eine wesentliche Rolle spielen.

Erschwert wird die Beurteilung und somit auch die prognostische Bewertung des weiteren Verlaufes der HIV-Erkrankung bei dieser Patientin jedoch durch den Umstand, daß der Lebenspartner der Erkrankten ebenfalls HIV-positiv ist, eine Behandlung mit der HOT bisher von ihm jedoch abgelehnt wird. Dadurch besteht durchaus die Möglichkeit, daß das positive Therapieresultat und die offensichtlich auch erreichte Immun-Restauration im Sinne eines „Pingpong-Effektes" permanent wieder negativ beeinflußt wird.

Die Autoren sind trotz des beschriebenen positiven Resultates der Kasuistik der Ansicht, daß es nach wie vor fraglich bleiben muß, ob es mit der HOT grundsätzlich möglich ist, die HIV- Infektion/Erkrankung *kausal* behandeln zu können.

Die durchgeführten Untersuchungen an dieser Patientin geben Anlaß, entsprechenden Forschungseinrichtungen einen Denkanstoß zu vermitteln. Dies erscheint durch das von *Paetz* mit der HOT erzielte Resultat nicht nur wünschenswert, sondern sogar im Interesse der betroffenen Patienten unumgänglich zu sein. Auch wenn es mit der HOT nur gelingen könnte, den Ausbruch der Infektion und den Verlauf der HIV-Erkrankung zeitlich zu verzögern, das klinische Bild subjektiv zu mildern, wäre eine derartiges Resultat im Interesse der betroffenen Patienten nicht hoch genug einzuschätzen.

XXI. HOT und Vegetativum

Wie das Vegetativum, dessen Fehlreaktionen viele Krankheitsprozesse auslöst oder unterhält, durch die HOT zu beeinflussen ist, zeigt Abb. 109.

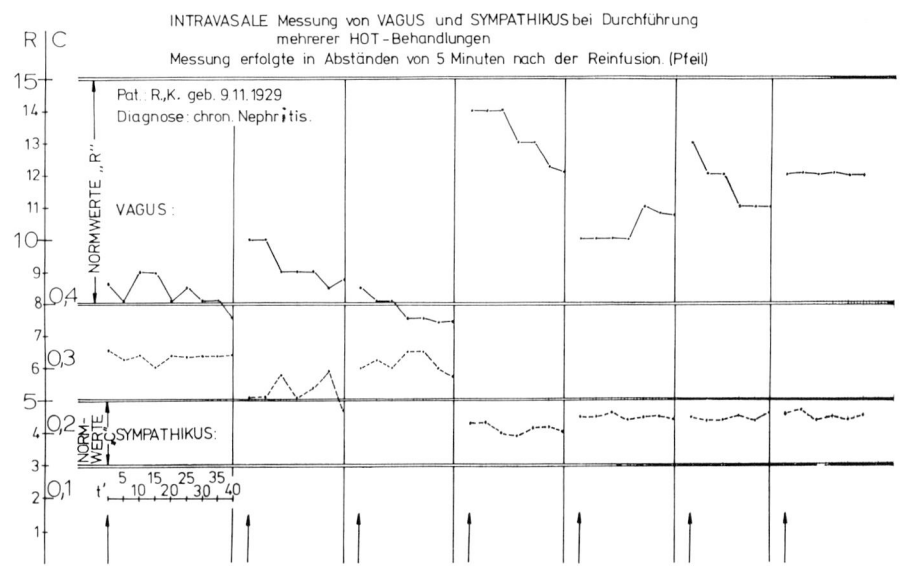

Abb. 109: Messungen von Dr. G. *Paetz* [210]

Die Befunde haben erhebliche Bedeutung im Zusammenhang mit den positiven HOT-Ergebnissen bei vegetativen Störungen wie Kreislauflabilität, vegetativen Erschöpfungssyndromen, Migräne, Sexualneurosen, Asthma bronchiale, Ulcus ventriculi et duodeni usw. (s. a. Morbus Sudeck, Sudecksches Syndrom; Kap. XXIII).

Diese Ergebnisse von *Paetz* könnten jedoch auch eine Erklärung anbieten für die Erfolge der HOT bei allergischen Erkrankungen und die auch immer wieder beobachteten Besserungen des klinischen Bildes bei der Colitis ulcerosa.

XXII. HOT — eine biologisch-aktive Vorbeugungsmöglichkeit gegen Krebserkrankungen sowie eine unterstützende Maßnahme bei der Behandlung von Tumorpatienten

Einleitung

Die Hämatogene Oxydationstherapie — HOT —, deren primäre Indikation die Behandlung von Durchblutungsstörungen ist, hat sich aufgrund ihres Biochemismus als eine wirksame Maßnahme bei der Aktivierung/Stimulierung und Stabilisierung des körpereigenen Abwehrsystems (spezifisch und unspezifisch) erwiesen. Dadurch wurde und wird sie als positive, *unterstützende* Therapieform bei der Behandlung und Nachsorge von Ca-Patienten eingesetzt. Es ist ferner zu vermuten, daß sie als ein Prophylaktikum gegen Ca-Erkrankungen angesehen werden kann. Im nachfolgenden werden daher einige Gedankengänge und Befunde zu dieser Thematik vorgestellt, die als kritische Betrachtungsweise gelten sollen. Diese Überlegungen sollen zur Diskussion und Überprüfung auf breiter Basis anregen, um ein mögliches zusätzliches Therapeutikum bei dem Krebsproblem ausschöpfen zu können, das in diesem Zusammenhang bisher relativ unbekannt ist. Inwieweit die vorgestellten Arbeitshypothesen bis auf die gesicherten Ergebnisse zutreffend sind, muß einer breiten, gezielten klinischen und experimentellen Überprüfung im Interesse der Patienten und der HOT-Methode vorbehalten bleiben.

XXII.1 Allgemeine Vorbemerkungen

Die Diskussion in der Medizin wie auch in der Öffentlichkeit über neue Denkansätze, Ursachen und Behandlung der verschiedenen Krebsformen hat besonders in der letzten Zeit erheblich zugenommen. Im Vordergrund steht hierbei unter anderem, wie die Aufklärung über multilaterale gesundheitsfördernde Verhaltensweisen (Arbeitswelt, Lebens- und Eßgewohnheiten, Abbau des Nikotinabusus, Körperhygiene, Beseitigung von „Schwachstellen im Immunsystem" [Foci], psychische Ursachen der Karzinomentstehung usw.) aktiviert werden kann, um die Möglichkeit der Entstehung eines Krebses einzuschränken oder bei der Rehabilitation bessere Ergebnisse erzielen zu können.

Obwohl fast täglich neue Erkenntnisse über Teilkausalität und Erscheinungsformen, biochemische und toxikologische Parameter sowie Fakten zum Krebsproblem allgemein in der medizinischen Weltliteratur erscheinen, die mit Sicherheit das Raster der Erkenntnis immer enger werden lassen, kennen wir die eigentlichen Grundursachen doch nicht vollständig. Es bleibt unklar, warum der eine Patient ein Karzinom entwickelt im Gegensatz zu einem anderen, der vergleichsweise die gleiche Konstitution in bezug auf Alter, Geschlecht, Lebensgewohnheiten, Belastung durch die Um- und Arbeitswelt usw. hat. Bei der familiären Häufung von Karzinomen (Family Cancer Syndrom [280]) könnte eine genetisch fixierte Schwäche des Immunsystems die vordergründige Ursache sein. Auch ist der Streit noch immer nicht entschieden — bis auf wenige Ausnahmen, z.B. bei der Belastung durch Vinylchlorid (VC) oder Asbest —, ob wirklich international ein linearer Anstieg der Krebserkrankungen festzustellen ist oder ob dies nicht durch den Fakt der besseren Vorsorge und Diagnostik seine Erklärung findet.

Solange nicht durch eine internationale Vereinbarung hier für alle Länder ein gleichwertiger Level an Datensammlungen durchgeführt und damit die Vergleichbarkeit gesichert wird, werden alle Statistiken nur unvollkommene, in der Aussagekraft eingeschränkte Studien bleiben.

Als vorbildlich müssen auf diesem Gebiet bisher die Krebs-Kataster in der DDR und einigen osteuropäischen Ländern angesehen werden.

Unverständlich ist, warum die Bevölkerung mit der doch vorhandenen „Krebsangst" nicht in ausgedehntem Maße von der Möglichkeit Gebrauch macht, ihr gesetzlich verankertes Recht auf Krebsvorsorge wahrzunehmen. Nur 33,5 % der vorsorgeberechtigten Frauen und 15,7 % der Männer in der Bundesrepublik Deutschland lassen sich untersuchen.

Das grundlegende Ziel der Krebsforschung war immer, die eigentlichen, tieferen Ursachen für die maligne Entartung der Zelle — abgesehen von sogenannten Spontanmutationen — zu finden. Denn wenn es gelingt, diese eindeutig zu definieren, könnte man sie meiden oder evtl. sogar beseitigen. Dies ist jedoch nur bei wenigen der über 200 bekannten Arten der Krebserkrankung gelungen.

Als eine mögliche Hauptursache für gewisse Ca-Formen hat man als Schadstoffe (Noxen) — meist am Arbeitsplatz (Berufskrebse) — auftretende Substanzen erkannt, die bei entsprechend langem Kontakt und in unphysiologischer Konzentration eine bösartige Neubildung bewirken können. Durch Überwachung und Gestaltung des Arbeitsplatzes usw. und der entsprechenden Vorsorgeuntersuchungen der Beschäftigten ist hier die Möglichkeit einer primären Prävention gegeben.

Leider ist ein derartiger ursächlicher Zusammenhang mit einem zweifelsfrei zu definierenden Schadstoff für die Mehrzahl der Erscheinungsformen der einzelnen Krebserkrankungen primär nicht gegeben. Wahrscheinlich ist auch erst das Zusammentreffen von zahlreichen, den Organismus und damit das Immunsystem belastenden Faktoren die Ursache für das Auslösen einer derartigen Erkrankung (multifunktionelle Ätiologie). Zu nennen wäre hierfür u. a.:

- höheres Alter
- hormonelle, chemische und physikalische Einflüsse
- erbbedingte und konstitutionelle Umstände und Faktoren
- Virusinfektionen
- Mitogen- bzw. Protoonkogen-Aktivierungen
- Verlust von Tumorsuppressorgenen u. a.
- Radikalische Kettenreaktionen und toxische Folgeendprodukte

D.h., eine Tumorerkrankung ist nicht ein akut ausbrechendes Leiden, da es aufgrund der vorhandenen Abwehrfunktionen des Immunsystems einen gewissen Zeitfaktor für die histologische und klinische Manifestation benötigt. Die bösartige Entwicklung eines Malignoms erfolgt über Jahre und Jahrzehnte. Sie ist chronisch, vom Patienten zunächst völlig unbemerkt und symptomarm bis symptomfrei. Beschwerden, akute Symptome und der Kräfteverfall finden sich erst in späteren Stadien der Erkrankung. Diese Beurteilung wird auch nicht dadurch ungültig, daß schon bei Neugeborenen bösartige Erkrankungen — z.B. ein Hypernephrom — festgestellt werden können. Hier kann als Erklärung herangezogen werden, daß das aktive wie passive Abwehrsystem noch nicht oder nur unzureichend entwickelt ist und aufgrund toxischer, viraler und unbekannter Einflüsse versagt hat. Außerdem sind bekanntlich im Embryonalstadium die Zeitintervalle der Zellteilung erheblich verkürzt bei gleichzeitig gesteigerter Zellteilungsrate.

Bei der Feststellung von Tumorerkrankungen im Frühstadium zeichnen sich international zwei Grundzüge der verfeinerten Diagnostik ab:

a) Verbesserung der Technik in den Bereichen

- Computertomographie
- Kernspintomographie
- Sonographie
- Thermographie und Thermoregulation
- Radiologie
- Szintigraphie

Nach G. *Birkmayer* [43] liegt die Nachweisgrenze von Tumormassen bei einer Größenordnung von 10^9 Zellen = ca. Haselnußgröße. Da aber bereits eine Absiedlung von etwa einer Million Tumorzellen als echte potente Masse gelten muß (ca. von der Größe 1/4 Stecknadelkopfes), ist zu ermessen, welch enorme Bedeutung besonders einer Früherkennung auch der Absiedlung von Metastasen beizumessen ist.

Die nachstehende Abbildung 110 stellt das Problem noch einmal schematisch dar [225].

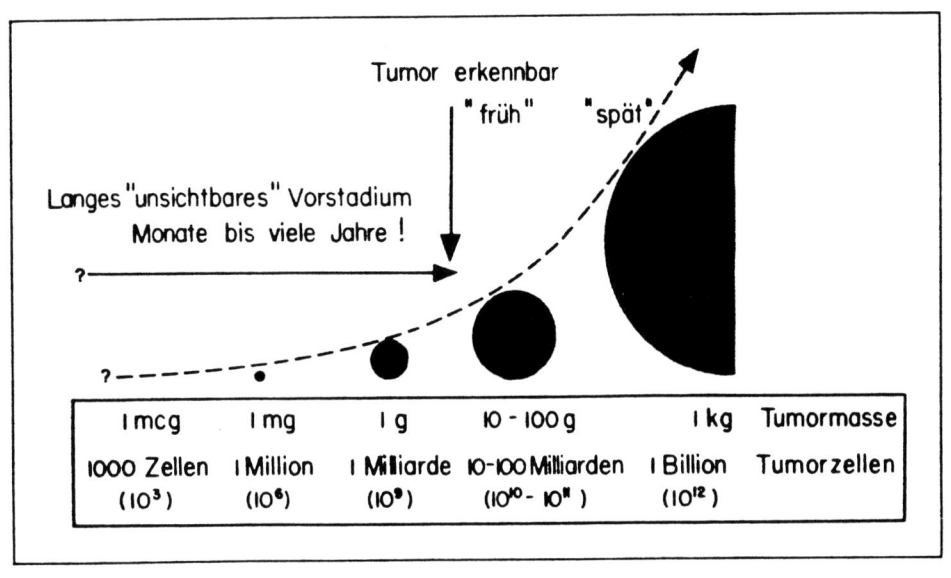

1 mcg	1 mg	1 g	10 - 100 g	1 kg	Tumormasse
1000 Zellen	1 Million	1 Milliarde	10-100 Milliarden	1 Billion	Tumorzellen
(10^3)	(10^6)	(10^9)	(10^{10} - 10^{11})	(10^{12})	

Abb. 110: Kinetisches Schema der Tumorentwicklung und -erfassung (nach *H.J. Senn*).

Die Früherfassung eines Tumors oder kleiner Metastasen kann jedoch nur äußerst schwer oder überhaupt nicht mit rein physikalischen Methoden erfolgen. Aus diesem Grund wird international an der Krebsfrühdiagnostik mit Hilfe des
b) immunologischen Vorganges des Tumormarker gearbeitet.

Das Biomarkerkonzept versucht hierbei, Tumorzellen mit Hilfe von biologischen Substanzen aufzuspüren und zu identifizieren. D.h., Tumorzellen bereits zu entdecken und der Therapie zugänglich zu machen, bevor das Immunsystem, das mit hoher Wahrscheinlichkeit die Schlüsselstellung für das „Angehen oder für die permanente Vernichtung von Tumorzellen" darstellt, in der Funktion stark geschwächt wird. Das Immunsystem muß also so funktionstüchtig sein, daß es Tumorzellen als atypisch für den Organismus erkennen, attackieren und eliminieren kann.

Dieser Erkennungsmechanismus wird nach dem heutigen Wissensstand dadurch ausgelöst, daß Tumorzellen auf ihren Oberflächen verschiedene spezifische Antigene produzieren, die dann zu einer gezielten Immunreaktion führen. Voraussetzung ist, daß dieses System intakt und mobilisierbar ist. Es ist heute nicht mehr umstritten, daß auch in einem Organismus mit gesunden Zellverbänden immer wieder spontan entartete Zellen entstehen können und auch gebildet werden. Diese durch Spontanmutation hervorgebrachten Zellen mit einer für den Organismus malignen Potenz können, wenn sie nicht vom Immunsystem als „atypische Zellen" erkannt, geortet und eliminiert werden, zu einem autonomen Tumor profilieren. Dieser bildet dann neben seinem abartigen Stoffwechsel wahrscheinlich auch eigene Schutz- und Wachstumsstoffe — vermutlich von Lipidcharakter —, die ihm sein eigenes „Überleben" gegen Attacken des Abwehrsystems ermöglichen sollen. Dieses rekrutiert sich bei der versuchten Elimination der atypischen Zellen nach dem Stand der Forschung zellmäßig in erster Linie aus den thymusgeprägten T-Zellen (Killer-Lymphozyten).

Ferner spielen bei den spezifisch-immunologischen Abwehrmechanismen die B-Lymphozyten als Bildner von Antikörpern eine wesentliche Rolle.

Die Wirkung der T-Lymphozyten besteht darin, daß sie indirekt oder direkt mit den Lymphokinen (Mediator-Substanzen) auf die Tumorzelle zytotoxisch einwirken.

Die B-Lymphozyten werden durch zahlreiche, vom Stoffwechsel des Tumors ausgelöste Faktoren aktiviert und wandeln sich zu Plasmazellen um. Dadurch erfolgt die Bildung von Immunglobulinen, die dann in Gegenwart von Komplementfaktoren eine Lysierung der Tumorzellen bewirken.

D. h., die erste Abwehrstreitkraft gegen atypische Zellen wird durch die Killer-Zellen gebildet. Hat ein Tumor erst diese Abwehrschwelle durchbrochen, z. B. weil das natürliche Abwehrsystem geschwächt oder blockiert ist, wird die verbleibende Abwehrpotenz der allgemeinen wie auch der spezifischen Antitumorwirkung noch weiter unterdrückt, und der Tumorausbreitung sind keine Grenzen mehr gesetzt.

So lassen sich aus dem Blut von Tumorkranken kaum oder keine Lymphozytenkolonien züchten [386]. D. h., ein intaktes — angriffbereites —, nicht durch sonstige Belastungen, z. B. chronische Herde, geschwächtes Immunsystem ist die Voraussetzung für die biologische Verhütung der Entstehung bzw. Vernichtung von Tumorzellen.

Jede biologische Tumortherapie muß also das Ziel haben, neben der Ausschaltung aller schädlichen Noxen und der Beseitigung der das Immunsystem belastenden Herde (Foci) die Abwehrlage und Reaktionsbereitschaft des Abwehrsystems zu mobilisieren und zu erhöhen.

Hierzu gehört auch die psychische Betreuung von Tumorpatienten, da diese Kranken häufig durch das Wissen um ihr Leiden in Depressionen verfallen. Depressionen allgemein schwächen jedoch nach neuesten Erkenntnissen erheblich das Immunsystem.

Untersuchungen an einer Gruppe von 15 Probanden, die als akut depressiv eingeordnet worden waren, ergaben im Vergleich zu einer normalen Gruppe als Resultat, daß die Leukozyten aus Blutproben von depressiven Patienten erheblich geringer und schwächer auf verschiedene Testsubstanzen reagierten als die Leukozyten von gemütsmäßig gesunden Probanden [217].

Aus der Forderung, eine Stärkung des körpereigenen Abwehrsystems zu gewährleisten, leitet sich auch die Überlegung der generellen Sanierung von Foci als Prophylaxe bzw. als Basisbehandlung bei Tumorpatienten ab (Immunrestauration). Ferner kann versucht werden, eine Immunsubstitution mittels Immunmedikatoren (Interleukine = Lymphokine, Interferon usw.) durchzuführen.

Welche Bedeutung ein intaktes Immunsystem für die Reaktion und Abwehr des Organismus auf experimentell erzeugte Ca-Bildung beim Tier (Mäuse) hat, wurde von *Alterauge* [8] überzeugend belegt. Er ging bei seinen Überlegungen und Versuchen davon aus, daß gesunde Tiere mit einem intakten und stimulierbaren Immunsystem in der Lage sind, gegen Tumorzellen bzw. deren Zellbestandteile ausreichende Antikörper zu bilden.

Diese müßten dann die Fähigkeit aufweisen, eine Remission des Tumors unter gleichzeitiger Hinterlassung einer Immunität zu bewirken (positive Allergie).

In den Versuchen von *Alterauge* wurde mit Sarkom 180 und dem *Ehrlich*-Mäuse-Karzinom gearbeitet:
- Aus lebenden Tumorzellen wurde ein Homogenat hergestellt, das gewährleistete, daß die Antigenstruktur der Krebszellen zwar erhalten blieb, jedoch keine vitalen Zellen übertragen wurden. Der zellfreie Überstand wurde verwendet.
- Die 5malige, kurzfristige Injektion von ständig verdoppelter Menge des zellfreien Überstandes bewirkt innerhalb von 6 — 14 Tagen bei den Versuchstieren die Ausbildung eines deutlichen Tumors. Nach ca. 4 Wochen ist der Tumor jedoch einer Remission zugeführt.

Als Nebenbefund fand der Untersucher, daß die Tiere neben der Rückbildung des Tumors „Verjüngungserscheinungen" aufwiesen, ohne diese näher zu definieren.*)

Wurden die Mäuse, die den „Impftumor" zurückgebildet hatten, mit Tumormaterial, auch mit Überdosen, erneut infiziert, war in keinem Fall die Ausbildung eines Tumors zu erreichen.

---

*) Anmerkung der Autoren: Bekanntlich weisen häufig Ca-Patienten ein „jugendliches Gefäßsystem" auf. Interessant sind in diesem Zusammenhang auch die folgenden, häufig gemachten Beobachtungen: Verändert sich bei einem ergrauten Patienten wieder die Haarfarbe in den ursprünglichen Zustand, hat dieser Patient mit Sicherheit ein Ca. Auch ein Primeltopf, mit Ca-Blut gedüngt, wächst intensiver, als wenn eine vergleichbare Blutmenge eines Gesunden zugegeben wird.

Nach Ansicht des Untersuchers verfügten diese Tiere über eine derartig starke Immunität, daß sich ein Tumor nicht ausbilden konnte.

Insgesamt läßt sich aus diesen Versuchen zusätzlich ableiten, daß ein bösartiger Tumor primär keine „Lokalerkrankung" eines einzelnen Organs ist, sondern eine Störung des Gesamtorganismus darstellt.

Daß das Fieber ebenfalls eine Stimulierung des Immunsystems bewirkt, ist keine Feststellung der Medizin der Gegenwart. Nach *Schulz* [424] soll bereits um 515 v. Chr. *Parmenides* aus Elea dies so ausgedrückt haben:

„Gebt mir die Macht, Fieber zu erzeugen, und ich heile alle Krankheiten."

Schulz und andere Autoren sind der Ansicht, „daß möglicherweise durch die Zurückdrängung der Krankheiten mit hohen Fiebertemperaturen durch die Fortschritte der Medizin in den letzten Jahrzehnten die Krebsentwicklung in gewissen Fällen begünstigt würde".

In den Vorlesungen der Inneren Medizin von *Heinrich* an der Charité wurde von diesem immer wieder betont, daß das Auftreten von Fieber bei Patienten mit einem Malignom immer als eine positive Erscheinung im Sinne des Gesamtverlaufs zu bewerten ist. Mehrmals konnte in diesem Zusammenhang das Verschwinden der bei Ca-Patienten häufig festzustellenden Hypersegmentierung (überalterte Granulozyten als Ausdruck der Schwäche des Immunsystems?) der Granulozyten beobachtet werden.

Schulz [424] ging daher dem möglichen Zusammenhang zwischen — Fieber ←→ Immunsystem ←→ Ca — in den Jahren 1953 — 1968 speziell nach und kam zu einer bemerkenswerten Feststellung (erfaßt wurden 122 Karzinomkranke):

1.	Bronchialkarzinome	69
2.	Magenkarzinome	19
3.	Leber-Gallenblasen-Ca	13
4.	Darmkarzinome	12
5.	Ösophaguskarzinome	3
6.	Mammakarzinome	2
7.	Zungenkarzinom	1
8.	Pleuraendotheliom	1
9.	Seminom	1
10.	Tonsillenkarzinom	1
		gesamt 122

Die gezielte Befragung dieser Patienten bzw. ihrer Angehörigen ergab, daß bei allen in der Tabelle aufgelisteten Patienten *in den 5 Jahren vor dem Auftreten klinisch faßbarer Tumorsymptome keine Temperaturen über 38,5 °C beobachtet worden waren.*

Der Autor vertritt die Ansicht, daß durch die fieberbedingte Oxydationssteigerung entartete Körperzellen in einer bisher nicht geklärten Weise vernichtet werden, möglicherweise über eine Steigerung der Wirkung der unspezifischen Abwehrkräfte. Hieraus ließe sich ableiten, daß die Unfähigkeit des Organismus, Fieber zu bilden, in direktem Zusammenhang mit der Schwäche des Immunsystems stehen könnte.

Interessant und wichtig scheint in Verbindung

Ca-Erkrankungen ←→ *Immunsystem*

die Betrachtung der Konzentration der Spurenelemente im Organismus zu sein, wenn nicht durch andere primäre Erkrankungen, z.B. bei Kupfer, hier eine extreme Verschiebung der Normalwerte auftritt.

Bekanntlich enthalten fast alle Enzyme Schwermetalle, bzw. ihre Wirkungsmöglichkeit hängt von der Bioverfügbarkeit dieser Elemente ab, wobei herausgestellt werden muß, daß die Zufuhr einer größeren Menge, z.B. bei einer Intoxikation, keine Aktivierung der Wirkung der Enzyme, sondern eine Abschwächung bis zur vollen Blockade bewirken kann [93].

Durch zahlreiche Arbeiten und Parameter ist belegt, daß bei metastasierenden Karzinomen die Kupferkonzentration deutlich erhöht ist [302,517]. Daher kann vermutet werden, daß bei ausreichendem Angebot des Spurenelementes Kupfer dieses durch eine Schwäche im Aufbau und daher auch in der Leistung des Immunsystems nur unzureichend verwertet wird.

Da es bei der HOT — wie in den entsprechenden Kapiteln bereits ausgeführt — zu einer generellen Stimulierung des RHS*) (Retikulo-histiozytäres System) kommt, scheint die von *Becker* [29] beobachtete, aber nicht interpretierte signifikante Senkung des Serum-Kupfer-Spiegels — ohne daß jedoch der Normalbereich verlassen wurde — ein zusätzlicher Hinweis auf die Aktivierung des Immunsystems durch die HOT zu sein. *Becker* ermittelte über das Verhalten des Kupfers unter der HOT folgende Werte:

Zeitpunkt der Blutentnahme	x	s		%
0	142,50	+ 33		
10 Tage	134,00	+ 26	12,35	− 4,9
3 Wochen	140,80	+ 27	59,40	0,3
7 Wochen	136,88	+ 29	44,12	− 3,0
15 Wochen	120,00	+ 23	4,23	−15,4

Welche arbeitshypothetischen Denkansätze sind möglich, um die von verschiedenen Autoren beobachteten Einzelergebnisse durch die HOT einer Deutung zuführen zu können?

Wie ausgeführt, werden im Gegensatz zu anderen Therapieformen bei der HOT langlebige Lipo- und Cholesterinperoxyde erzeugt, die eine sekundäre Chemilumineszenz bis zu 42 Wochen aufweisen — daher auch die lange Wirksamkeit der HOT (im Gegensatz zu Therapieverfahren, die sich mit dieser vergleichen). Diese nur durch die Bestrahlung mit einem UV-C-Brenner zu bildenden Verbindungen erzeugen bei ihrer Zerlegung im AKZ**) durch die Peroxydase eine sekundäre UV-C-Strahlung (etwas energieärmer), die ihrerseits wieder die Bildung neuer energiereicher HOT-, Lipo- und Cholesterinverbindungen anregt, d.h., alle Zellen können mit diesen Substanzen Kontakt bekommen.

Die gesunde Zelle verwertet und baut diese Verbindungen problemlos mit Hilfe der Peroxydase ab und gewinnt dabei zusätzlich Energie für ihre Atmungskette. Die Krebszelle dagegen zeichnet sich durch einen relativen bzw. absoluten Mangel an Peroxydase aus. Dadurch entsteht hier für die Karzinomzelle eine selektive Intoxikation, an der sie schließlich zugrunde geht. Außerdem muß noch zusätzlich die Möglichkeit des „Pasteur-Effekts" in Betracht gezogen werden.

Wahrscheinlich ist der Hauptteil der Bestrahlungseffekte bei der Strahlentherapie des Karzinoms neben der Trefferwirkung und dem Verbrennungseffekt auf die Wirkung von kurzlebigen Hydroperoxyden und Radikalen zurückzuführen.

Als Beweis hierfür kann angeführt werden, daß extrakorporal mit *ionisierenden* Strahlen behandeltes Eigenblut — z.B. von Leukosepatienten — nach der Reinfusion deutliche therapeutische Effekte aufwies.

Interessant sind auch in diesem Zusammenhang die Ausführungen von *Wennig* 1959 [522]***) (Zitat):
„Von verschiedenen Seiten [522a] ist angenommen worden, daß die zerstörende Wirkung ionisierender Strahlen auf Krebsgewebe mindestens teilweise dadurch zustande kommt, daß sie in wäßrigen, sauerstoffenthaltenden Systemen stark oxydierend wirkende Agentien, und zwar neben H_2O-Radikalen und atomarem Sauerstoff besonders Wasserstoffperoxyd, auch Hydroxyl-Radikale) (OH*), aquatisierte Elektronen (e^-_{aqu}), Wasserstoff-Radikale (H*) u.a. erzeugen. Wenn diese Annahme richtig ist, müßte es auch möglich sein, Tumoren zu zerstören, indem in ihnen auf irgendeinem anderen Wege eine hohe

---

*) RHS = neuere Bezeichnung für RES (Retikulo-endotheliales System)
**) AKZ = Autokatalysezyklus bei der HOT
***) 522 = zitierte Literatur bei *Wennig* (a–h): Quellen siehe im Original bei *Wennig*.

Wasserstoffperoxydkonzentration aufrechterhalten wird, z. B. durch Blockierung der Katalase, wodurch das im Stoffwechsel entstehende Wasserstoffperoxyd erhalten bleibt, oder durch geeignete dauernde Verabreichung von Wasserstoffperoxyd selbst. Tatsächlich zeigte Natriumazid, ein starker Hemmstoff der Katalase, bei oralen Gaben eine gewisse Wirkung auf spontane Brusttumoren bei Mäusen [522b].

Andererseits bewirkte die gleichartige Applikation von Wasserstoffperoxyd bei Ratten zeitweilige Wachstumshemmung von Aszitessarkomen [522c]. Auch wurden lymphoide Tumoren bei Mäusen durch intravenöse Injektion von Wasserstoffperoxyd günstig beeinflußt [522d].

Holmann [522e] berichtete, daß die orale Verabreichung von Wasserstoffperoxyd zu ganz erheblichen Heilerfolgen bei Ratten mit Adenokarzinom [Walker 256] führt. Dabei wurde das Trinkwasser der Tiere einfach durch eine 0,45%ige Lösung von Wasserstoffperoxyd ersetzt. Bei 40 bis 50 v. H. der Tiere (72 Stück) wurde in 15 bis 60 Tagen ein völliges Verschwinden der Tumoren beobachtet.

Es erhebt sich daher die Frage, ob auch peroxydische Fettkörper diesbezüglich bedeutungsvoll sein könnten. Vorerst kann es nur bei Vermutungen bleiben. Gleichwohl könnte man darauf hinweisen, daß in der Diättherapie Karzinomkranker gewisse Fettstoffe wie Lein- und Sonnenblumenöl [522f, 522g] bevorzugt werden.

Lawson u.a. [522h] stellten fest, daß es beim Mammakarzinom unter den Völkern nur eine Ausnahme gibt, und zwar die Eskimos, bei denen bisher ein Brustkrebs nicht sicher nachgewiesen werden konnte. Sie weisen darauf hin, daß sich die Eskimos durch eine besondere Ernährungsweise auszeichnen. Ein großer Anteil ihrer Nahrung besteht aus Fett, daß zumeist gewohnheitsmäßig in ranzigem Zustand genossen wird. Nun ist ja bekanntlich ranziges Fett besonders reich an Peroxyden.

Nach *Moritz* [309] gilt die erhöhte Empfindlichkeit von Tumorzellen gegenüber Peroxyden als gesichert. Er weist in seiner Arbeit darauf hin, daß es neben den Verfechtern der H_2O_2-Wirkung — als das vermutete primär therapeutische Agens bei der Strahlentherapie — eine Reihe von Autoren gibt, die die Wirkung auf das Entstehen von organischen Peroxyden zurückführen. Hierbei soll die Induzierung von Radikalen eine autooxydative Kettenreaktion einleiten, die eine Kumulation von Peroxyden aus hochungesättigten Lipiden auslöst. *Stadtlaender* und *Neils* konnten feststellen, daß Mäuse, die mit *Ehrlich*schen Mäuseaszitszellen geimpft worden waren und mit bestrahltem Cholesterin als Futterbeimengung gefüttert wurden, zwar nicht gesundeten, aber ca. die doppelte Lebensdauer aufweisen wie gleichfalls geimpfte Tiere mit normaler Fütterung.

Alle diese Überlegungen und theoretischen Betrachtungen stehen mit den praktischen Erfahrungen bei der HOT im Einklang und scheinen diese auch zu bestätigen, obwohl der statistische Nachweis und auch spezielle klinische und tierexperimentelle Untersuchungen in ausreichendem Maße noch ausstehen bzw. noch nicht abgeschlossen sind.

Aus diesem Grund wird auch die HOT nur *als zusätzliche und nicht kausale Therapieform bei der Behandlung von Karzinompatienten empfohlen.*

Besteht aber auch die Möglichkeit, daß durch die relativ harte UV-C-Strahlung ein Karzinom induziert wird, wenn diese Strahlung auf das isolierte Blut einwirkt? Solche Sekundärkarzinome sind bei der therapeutischen Anwendung von Röntgen-, Kobaltbestrahlungen und anderen, gleichwertigen Therapieverfahren bekannt.

Es würde an dieser Stelle zu weit führen, den gesamten Biochemismus dieser Strahlungsquellen bei der Einwirkung auf den menschlichen wie tierischen Organismus zu diskutieren.

Bei den Hautkarzinomen, die durch UV-A-, evtl. auch durch Anteile der UV-B-Bestrahlung entstehen können, ist der Mechanismus durch eine jahrzehntelange, intensive Exposition bedingt (z.B. Hautkarzinom bei Seeleuten).

Wie verhält sich nun die UV-C-Strahlung, die bei der HOT angewendet wird?

Untersuchungen an Zellen, die intensiv mit UV-C-Strahlen behandelt wurden, zeigten keinerlei Hinweise auf Veränderungen an den Chromosomen.

Diese Befunde stehen in praktischer Übereinstimmung mit den klinischen Ergebnissen unter jahrzehntelanger Anwendung der HOT.

Auch die theoretisch mögliche UV-C-induzierte Vernetzungsreaktion an der Desoxyribonukleinsäure (DNS) dürfte keine Relevanz haben, da eine gesunde Zelle durch die Potenz ihrer Reparationsmechanismen ausreichend in der Lage ist, diese Induktion identisch wieder zu normalisieren. Außerdem ist die UV-C-Strahlung ein im Stoffwechsel der Zelle vorhandenes Phänomen.

Obwohl sie nicht mit der Sonnenstrahlung auf die Erde gelangt, da sie in dem Ozongürtel der Stratosphäre absorbiert wird und hier das Ozon bildet, ist sie eine physiologische Strahlung. UV-C-Strahlung entsteht permanent im Intermediärstoffwechsel bei der Zerlegung von anfallenden Peroxyden durch die Peroxydase (Schlüssel-Schloß-Reaktion) sowie bei der Phagozytose (Chemilumineszenz).

Dieser Vorgang wurde bereits vor Jahren von schwedischen Forschern beschrieben. Allerdings ist die Menge so gering, daß sie nicht wie bei HOT zu einem Autokatalysezyklus im Organismus führen kann.

Dieser physiologische Effekt wird bei der HOT therapeutisch ausgenutzt. Durch die UV-C-Strahlung entstehen spezifische HOT-, Lipo- und Cholesterinperoxyde. Diese geben bei ihrer Umsetzung und Verwertung eine sekundäre Chemilumineszenz ab (siehe Modellversuch). Die primäre wie auch sekundäre UV-C-Strahlung ist prädestiniert für das Aufbrechen von Doppelbindungen in ungesättigten Fettsäuren/Cholesterin. Die Energie wird dabei absorbiert durch Bildung von spezifischen Peroxyden (HOT-, Lipo- und Cholesterinperoxyde). Diese Verbindungen wiederum reagieren mit Hilfe der Peroxydase, wodurch eine Freisetzung von sekundärer Chemilumineszenz erfolgt. Durch diesen Kreislauf entsteht der Autokatalysezyklus (AKZ) bei der HOT.

XXII.2 HOT und Karzinomerkrankungen

Immer wieder finden sich in der vorhandenen HOT-Literatur Hinweise auf Erfolge mit dieser Therapie bei verschiedenen Formen von Krebserkrankungen, obwohl die ursächliche Deutung dieser Ergebnisse noch vollkommen offen ist. Derartige Mitteilungen sind, wenn sie nicht durch größere Untersuchungsgruppen und zeitliche Überwachungen untermauert werden können, mit äußerster Skepsis zu beurteilen und zu bewerten.

Es wird daher auch bewußt an dieser Stelle vermieden, eine größere Anzahl von mitgeteilten Kasuistiken, z.B. von *Doerfler* oder *Wehrli*, vorzustellen, obwohl an der Richtigkeit dieser Beobachtungen nicht gezweifelt wird. *Wehrli, Doerfler, Camerer* u.a. sahen sehr gute, teilweise außergewöhnliche Erfolge, die jedoch nicht systematisch nachkontrolliert wurden und daher auch nur kasuistische Fälle darstellen können.

Stadtlaender fand bei der Behandlung von chronisch myeloischen Leukosen überraschende Ergebnisse, wenn er die von den Patienten benötigten Konserven teilweise mit der HOT behandelte. Auch die Behandlung von Karzinompatienten mit HOT-Eigenblut erbrachte objektive wie auch subjektive Befundverbesserungen.

Doerfler, der die HOT bei seinen Patienten als „Basistherapie" bezeichnet, konnte ebenfalls in Übereinstimmung mit anderen Beobachtern feststellen, daß bei Karzinompatienten unter dieser Therapie stürmische Fieberreaktionen bis 40 °C und mehr auftraten, was insgesamt eine positive Reaktion darstellt. Trotzdem wäre es nicht angebracht, von Heilungsmöglichkeiten mit der HOT bei Krebskranken zu sprechen, da auch immer wieder Spontanheilungen glaubwürdig und klinisch nachweisbar beschrieben worden sind.

XXII.3 Allgemeine Beobachtungen an Ca-Patienten bei der HOT

Stadtlaender beobachtete bei Patienten, die einer Strahlentherapie unterzogen wurden, daß bei ihnen der sogenannte „Strahlenkater" entweder gar nicht oder nur ganz schwach auftrat, wenn sie regelmäßig im Zeitraum dieser Behandlung gleichzeitig einer HOT unterzogen wurden.

Auch von *Doerfler* wurde dieser Effekt bei derartigen Patienten festgestellt und in seinen HOT-Kursen angeführt. In jüngster Zeit konnten diese Beobachtungen von *Senger* [440] erneut bestätigt werden. Patienten mit malignen Tumoren aus ihrem Praxisgut wurden mit HOT behandelt und gleichzeitig einer klassischen zytostatischen Therapie in einer renommierten medizinischen Einrichtung unterzogen. Zum Erstaunen der dortigen Therapeuten traten die bisher bekannten Nebenwirkungen wie Haarausfall, allgemeine Schwäche usw. deutlich vermindert oder gar nicht auf.

Eine wissenschaftliche Beweisführung für dieses Phänomen, das im Sinne einer Erhöhung der Röntgentoleranz [223] zu deuten wäre, fehlt. Von *Zettel* [541] wurden 1971 vier Fälle beschrieben, bei denen es nach seinen Beobachtungen eindeutig zu einer „Erhöhung der Röntgentoleranz des Gewebes durch die HOT" gekommen sein soll. Er führt dies auf eine „Aktivierung" von Enzymen, speziell der Katalase zurück, verbunden mit einer vermehrten katalytischen Oxydation und Eliminierung von Zellabbauprodukten. Auffallend ist ferner, daß sich unter der HOT die Karzinompatienten — in Übereinstimmung mit den Beobachtungen von anderen Therapeuten (*Wehrli, Doerfler, Paetz, Senger* u.a.) — relativ gut erholen. Häufig kann neben der subjektiven Verbesserung des Allgemeinbefindens eine erhebliche Einsparung von Analgetika erreicht werden.

Paetz [350] überprüft bei seinen Karzinompatienten unter der HOT das Verhalten des Blutbildes mittels der sogenannten „Brehmerfärbung". Hierbei werden bei den Patienten im Dunkelfeld an den Erythrozyten sogenannte „Endplatten" (? Lipide) festgestellt, die sich in ihrer Anzahl unter der HOT regelmäßig vermindern. Wenn auch diese Methode in ihrer wissenschaftlichen Aussagekraft und Relevanz zur Zeit noch erheblich umstritten ist, so ist sie doch bei allen skeptischen Vorbehalten aufgrund der Regelmäßigkeit der Beobachtung und ihrer Veränderungen ein Hinweis auf eine spezifische Wirkung der HOT bei diesen Patienten. Leider ist diese Labormethode noch nicht eingehend wissenschaftlich auf ihren Wirkungs- und Deutungsmechanismus überprüft worden.

Die nachstehende Kasuistik von *Paetz* soll daher als Anregung für eine systematische Nachprüfung dieses Phänomens dienen.

Paetz führt derartige Untersuchungen an seinen mit HOT behandelten Ca-Patienten regelmäßig zur Kontrolle des Therapieergebnisses durch.

Das erste Bild, Abb.111, zeigt die Färbung eines Blutausstriches eines gesunden Probanden nach der Färbung von Prof. *Brehmer*.

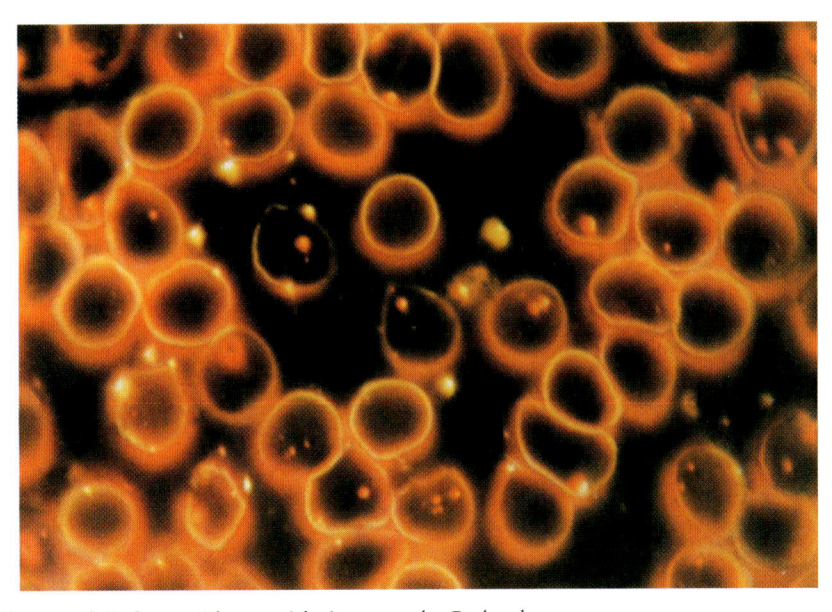

Abb. 111: Färbung nach *Brehmer* — Blutausstrich eines gesunden Probanden

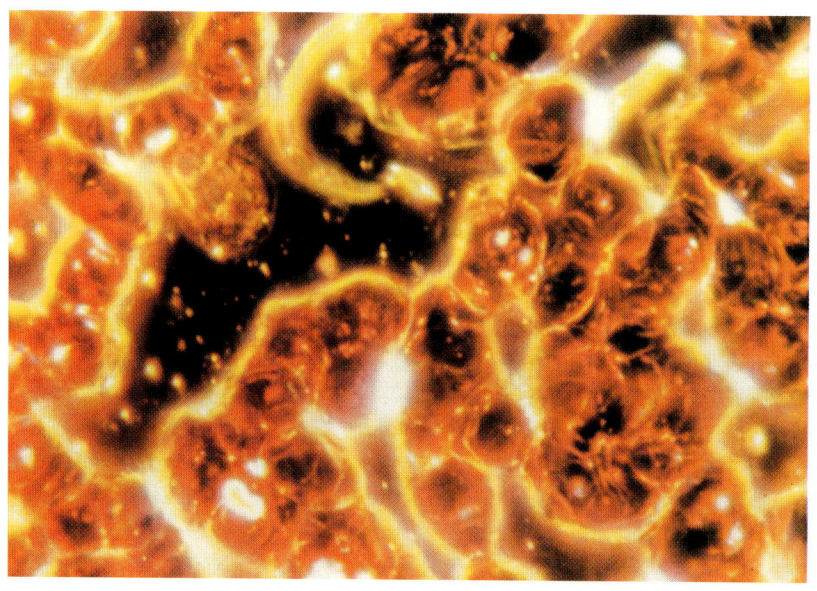

Abb. 112: Färbung nach *Brehmer* — Blutausstrich eines 56jährigen männlichen Patienten mit der Diagnose Magenkarzinom vor der 1. HOT

Wie aus der Abb.111 hervorgeht, liegen die Erythrozyten frei; insbesondere zeigen sie weder Verklumpungen noch randständige, periphere Endplatten.

Das zweite Bild, Abb.112, ist das gefärbte Blutbild bei einem 56jährigen Mann mit der Diagnose „Magenkarzinom" vor der 1. HOT.

Wie aus dem Blutausstrich zu sehen ist, sind keine „freien" Erythrozyten mehr vorhanden. Sie liegen verklumpt in Form einer starken Erythrombenbildung, die bis zum Detritus reicht. Am Rande der Erythrozyten imponieren die hell leuchtenden peripheren „Endplatten", die von *Brehmer* als parasitäre Genese interpretiert wurden. Es ist jedoch anzunehmen, daß es sich um ein toxisches Produkt (? Ca-

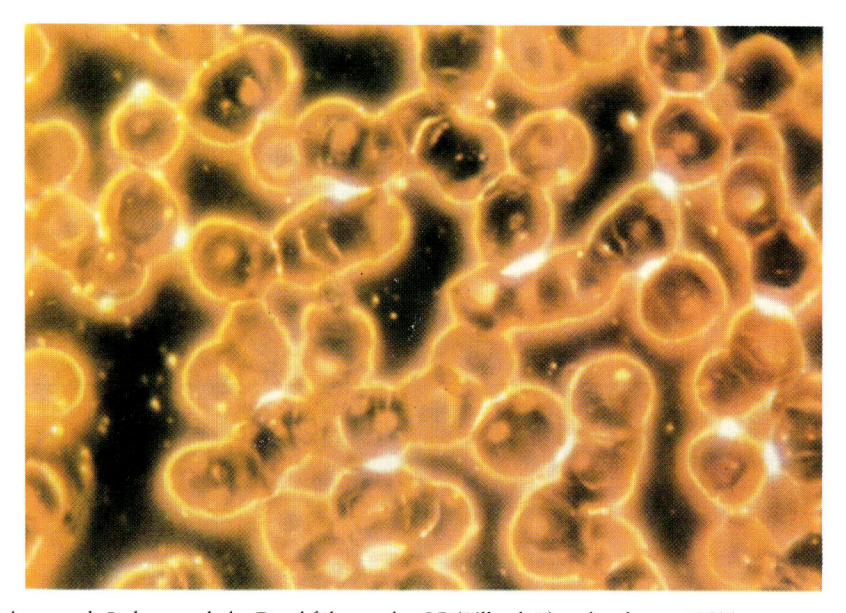

Abb. 113: Färbung nach *Brehmer* nach der Durchführung der OP (Billroth II) und mehreren HOT.

Lipid?) [452] handelt. Das schwer geschädigte Blutbild ist der Ausdruck der schweren Erkrankung des Patienten.

Die Abbildung 113 zeigt das Blutbild nach der inzwischen durchgeführten Operation (*Billroth* II) sowie der Behandlung des Patienten mit der HOT.

Wie hieraus hervorgeht, ist die Erythrombenbildung wie auch der Detritus deutlich geringer geworden. Die Anzahl der peripheren „Endplatten" hat sich gemindert.

Diese positive Veränderung des Blutbildes geht synchron mit der Besserung des subjektiven wie klinischen Bildes bei dem Patienten.

Nach 8wöchiger Behandlung ist es neben der zunehmend klinischen Besserung auch zu einer weiteren „Normalisierung" des Blutbildes nach *Brehmer* gekommen, ohne daß jedoch ein „Normalzustand" erreicht wurde (Abb. 114).

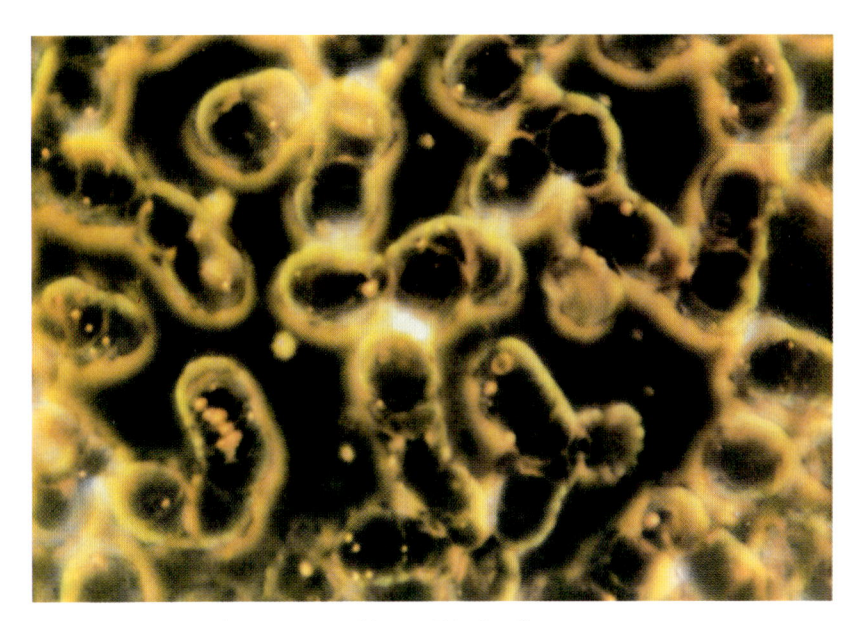

Abb. 114: Färbung nach *Brehmer* nach weiterer 8wöchiger HOT-Behandlung

Wie aus der Abbildung 114 zu erkennen, ist ein Detritus der Erythrozyten kaum noch feststellbar. Die Anzahl der peripheren „Endplatten" und auch die Erythrombenbildung sind weiter zurückgegangen.

Kasuistik
HOT-Anwendung bei einem Prostatakarzinompatienten

Auch *Günzler* und *Seeger* [167] konnten mit der HOT bei der Karzinombehandlung positive Ergebnisse erzielen, dargestellt an nachstehendem kasuistischen Fall:

Pat. *H.E.*, geb. 28.11.1913 — Diagnose: Prostatakarzinom.

Vor 2 Jahren wurde bei diesem Patienten eine Elektroresektion vorgenommen. Dabei wurde pathologisch-anatomisch ein Prostatakarzinom diagnostiziert. Eine Hormonbehandlung wurde eingeleitet. Nach 1 1/2 Jahren kam es zu stärksten schmerzhaften Ischialgien bei einer Metastasierung im Beckenkamm. Da bei diesem Patienten 20 Röntgenbestrahlungen vorgesehen waren, entschlossen sich *Günzler* und *Seeger*, zur Kupierung des zu erwartenden Röntgenkaters die Behandlung mit der HOT durchzuführen. Gleichzeitig wurden in diesem Fall umfassende Laboruntersuchungen mit Verlaufskontrollen durchgeführt (s. Tabelle).

Wie aus der Tabelle zu erkennen ist, kommt es außer bei der Harnsäure zu einem signifikanten Abfall der Parameter.

Datum der Befunderhebung	GPT	GOT	γ-GT	Alkal. Phosp.	Saure Phosp.	Prost. Phosp.	Harn-säure
Ausgangswerte 1.6.1976	251	162	51	215	12,8	4,0	
Nach der 1. HOT 5.6.1976	198	78	55	211	9,4	2,9	
Kontrolle 12.06.1976	24	14	75	169	7,7	—	
Nach der 3. HOT 24.6.1976	17	14	73	160	8,5	1,9	
Nach der 4. HOT 28.6.1976	5	13	65	180	7,6	0,2	
Nach der 5. HOT 2.7.1976	8	14	58	173	6,1	0,6	5,2
Nach der 6. HOT 12.7.1976	10	10	39	—	7,1	1,9	
Nach der 7. HOT 19.7.1976	7	8	42	175	8,3	1,4	4,4
Nach der 8. HOT 30.7.1976	6	9	36	181	7.0	2,5	5,7
Nach der 9. HOT 6.8.1976	10	11	34	181	6,8	1,9	5,3

Tabelle: Laborbefunde und Verlaufskontrolle unter der HOT bei der Behandlung eines Prostata-Ca.

Der Abfall bzw. die Normalisierung der Laborparameter ging konform mit der Verbesserung des Allgemeinbefindens. *Günzler* und *Seeger* bezeichneten den Zustand des Patienten als hervorragend.

XXII.4 HOT und zytostatische Therapie

Aus Untersuchungen, Versuchen und klinischen Beobachtungen sowie den theoretischen Zusammenfassungen von *Moritz* [309] und anderen Literaturhinweisen leitete *Stadtlaender* in Zusammenarbeit mit *Neils* 1971 die Arbeitshypothese ab, daß es möglich sein sollte, mit der HOT bei der Behandlung maligner Erkrankungen nicht nur eine rein allgemein unterstützende biologische Maßnahme zur Verfügung zu haben [454], sondern auch eine Möglichkeit zu besitzen, die negativen, nicht zu umgehenden Wirkungen der klassischen zytostatischen und auch der radiologischen Therapie zu mildern.

In der Praxis hat sich dies in zahlreichen Fällen auch in jüngster Zeit erneut bestätigen lassen [Senger].

So können u.a. mit der HOT die toxischen Nebenwirkungen einer zytostatischen Therapie wie Übelkeit, allgemeine Schwäche und Haarausfall erheblich gemindert bzw. teilweise sogar ganz unterdrückt werden. Dieses Phänomen ist besonders ausgeprägt, wenn sie vor, während und nach der zytostatischen Behandlung zum Einsatz gelangt. Aber auch zeitlich im Anschluß daran werden mit ihr noch bemerkenswerte Ergebnisse erzielt. Der Wirkungsmechanismus der HOT, der diesem Effekt zugrunde liegt, kann derzeit nur arbeitshypothetisch belegt werden. Experimentelle Untersuchungen zu dieser Problematik fehlen noch.

Die folgende Einzelkasuistik soll die bisher bekannten Befunde der HOT-Ergebnisse bei der zytostatischen Therapie nochmals unterstreichen und belegen.

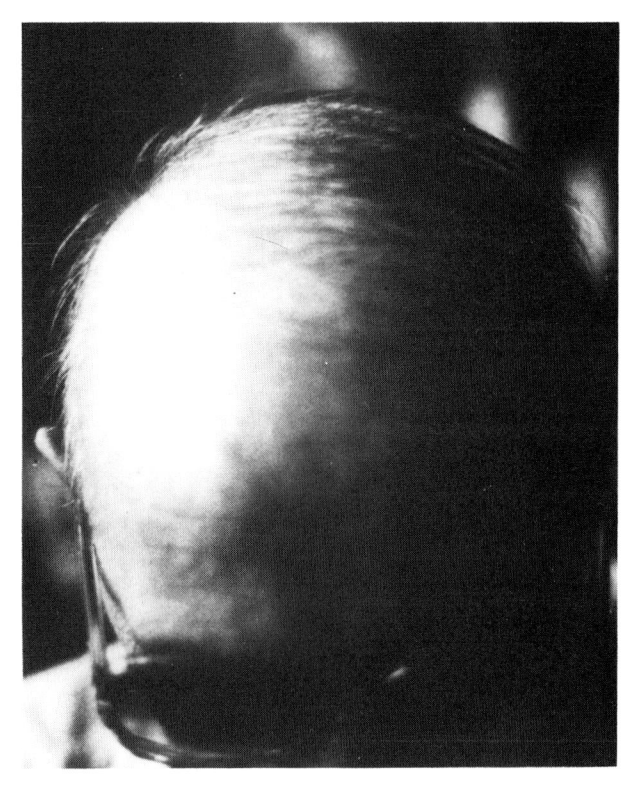

Abb. 115: Zustand n. der 2. HOT.

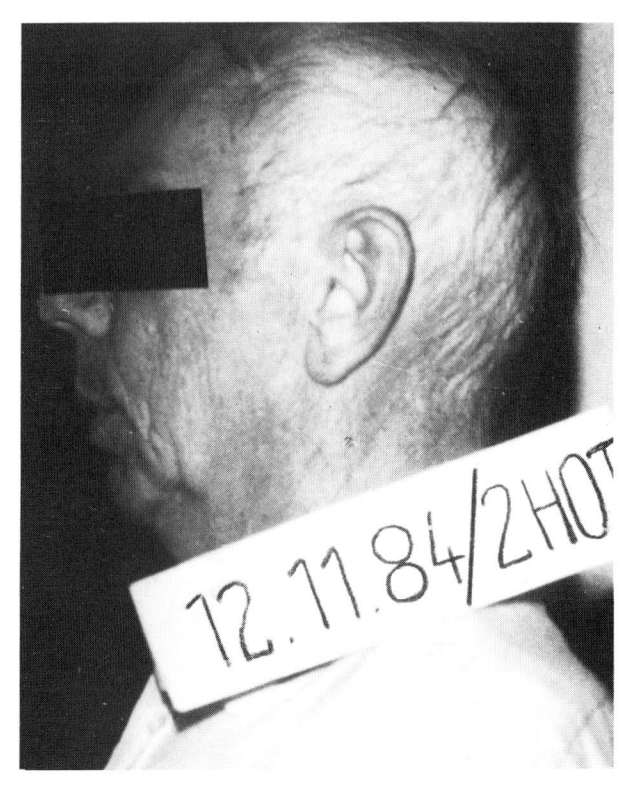

Abb. 116: Zustand n. der 2. HOT.

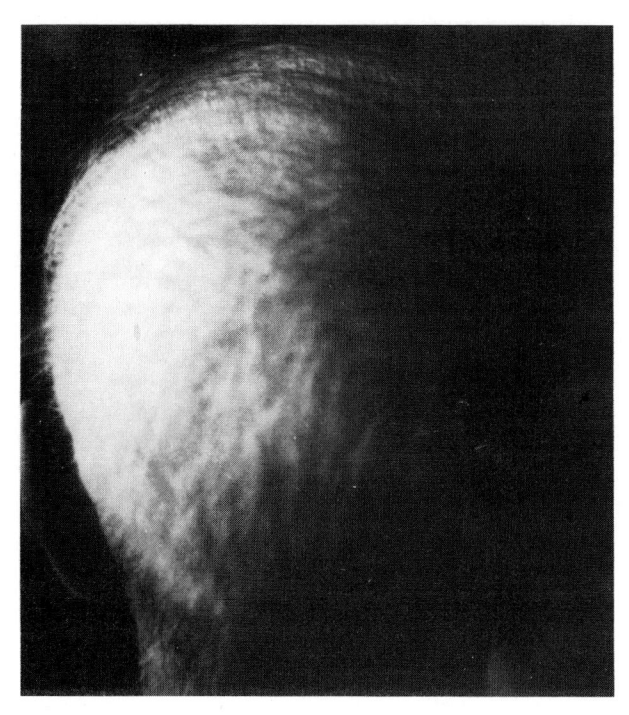

Abb. 117: Zustand n. der 2. HOT.

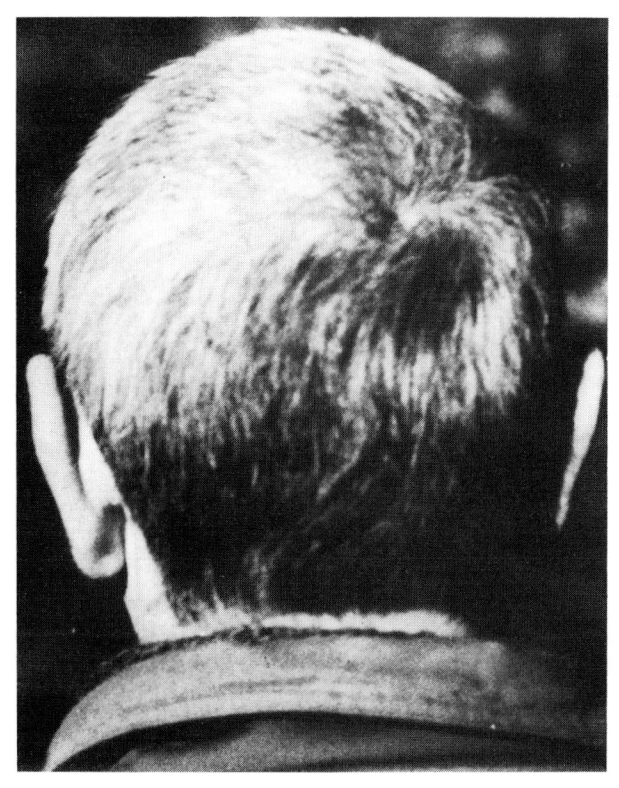

Abb. 118: Zustand n. der 9. HOT.

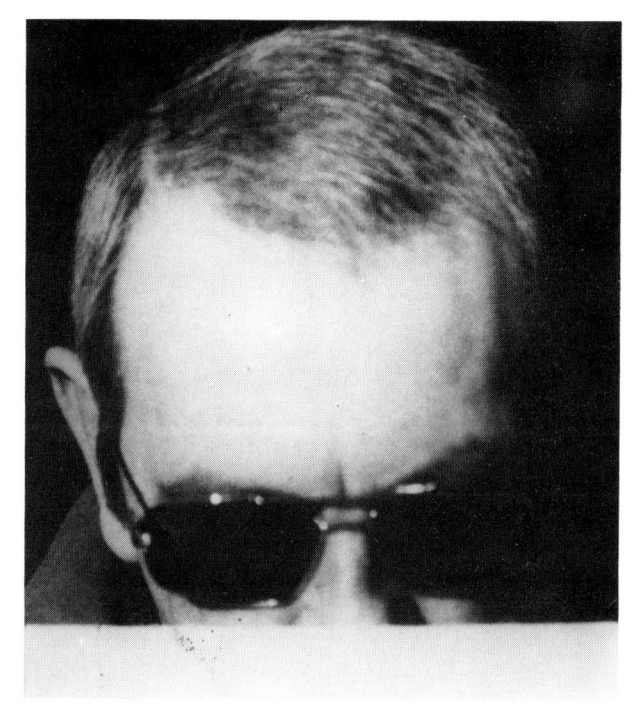

Abb. 119: Zustand n. der 9. HOT.

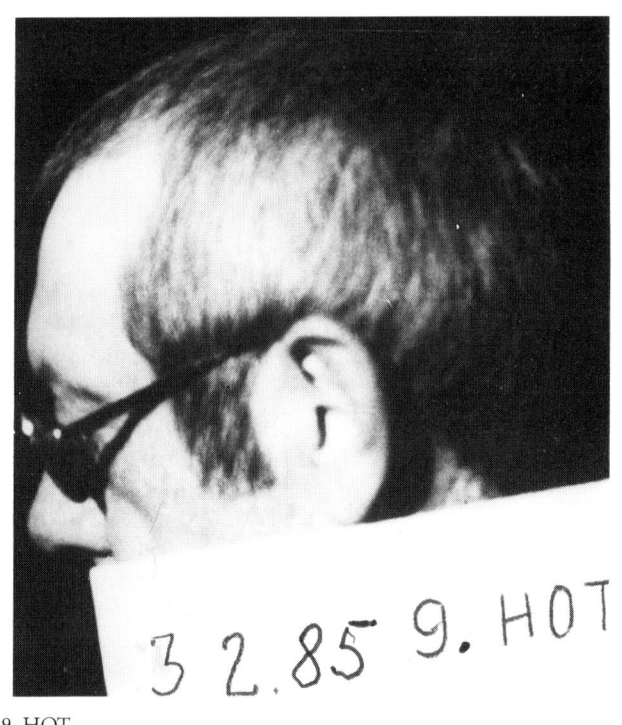

Abb. 120: Zustand n. der 9. HOT.

Kasuistik
Patient mit zytostatischer Therapie als Nachbehandlung eines operierten Bronchial-Ca

59jähriger Patient mit einem histologisch gesicherten, gering differenzierten Plattenepithelkarzinom vom spindelzelligen Typ im 6er Segment der linken Lunge, übergreifend auf den Hauptbronchus.

Die zytostatische Therapie wurde präoperativ am 12.09.1984 nach dem ACO-Schema (Kombination aus Endoxan, Adriblastin, Vincristin) unter klinischen Bedingungen durchgeführt.

Dem Patienten war die HOT bekannt. Er hatte sie bisher jedoch nicht erhalten. Seine Bitte, ihm doch gleichzeitig die HOT zu ermöglichen, wurde von den behandelnden Kollegen mit der Begründung abgelehnt, die „HOT hätte keinerlei Wert". (Retrospektiv stellte sich nach einer Rücksprache heraus, daß weder Kenntnisse noch Vorstellungen über die HOT bei den behandelnden Kollegen vorhanden waren.)

Als Ergebnis der zytostatischen Behandlung traten die bekannten Nebenwirkungen wie Übelkeit, Erbrechen, starke Schwäche und sehr starker Haarausfall auf. BKS 35/74 n.W., übrige Routinelaboruntersuchungen im Normbereich. Am 8.10.1984 Durchführung der notwendigen Unterlappenresektion.

Nach der stationären Behandlung ergab sich am 1.11.1984 folgender Befund:

Patient befand sich in einem erheblich reduzierten Allgemeinzustand. Fast vollständiger Haarausfall mit anhaltender Tendenz, allgemeine Schwäche, ständigem Schlafbedürfnis, Appetitlosigkeit, Übelkeit mit permanenter Brechneigung, Libidoverlust, Gewicht 68 kg. BKS: 43/95 n.W. Blutbildfärbung nach *Brehmer* am 14.11.1984: Erhebliche Bläschen- und Zystenbildung in den Erythrozyten, Substanzverlust in Ring- und Lochformen. Deutliche Deformation der Erythrozyten.

Beurteilung: Es handelt sich um ein schwer geschädigtes Blutbild mit Zeichen einer Dysoxybiose.

Am gleichen Tag (01.11.1984) Durchführung der 1. ambulanten HOT.

Zustand der Kopfbehaarung am 12.11.1984 siehe Abb. 115, 116, 117

Befund: Der Haarausfall sistiert. Die körperliche Leistungsfähigkeit hat bereits nach der 2. HOT deutlich zugenommen. Übelkeit und Brechreiz sind nicht mehr vorhanden.

Zustand des Patienten am 03.02.1985 siehe Abb. 118, 119, 120.

Befund: Subjektive Beschwerden sind beim Patienten zu diesem Zeitpunkt nicht mehr vorhanden. Er hat am 22.02.1985 ein Gewicht von 75 kg. BKS 14/48 n.W. Rotes Blutbild, Färbung nach *Brehmer:* „Randförmiges Fadengeflecht in den Erythrozyten. Die Substanzverluste sind deutlich vermindert. Vereinzelt sind schon gesunde Erythrozyten, ohne Veränderung der Struktur, zu sehen."

Zum Zeitpunkt der Drucklegung (April 1990) dieses Manuskriptes ist der Zustand des Patienten unverändert gut. Er unterzieht sich weiterhin der HOT in größeren Abständen.

XXII.5 Zusammenfassung

Die dargestellten Kasuistiken in Verbindung mit den Angaben aus der HOT-Literatur belegen, daß die HOT eine wirksame, unterstützende Maßnahme bei der allgemeinen Behandlung von Karzinompatienten ist, obwohl der bis jetzt bekannte Biochemismus der HOT sogar vermuten läßt, daß bei einigen Karzinompatienten eine kausale Therapie möglich sein sollte. Hierbei wird in erster Linie an die Stimulierung, Aktivierung und Restaurierung des körperlichen Abwehrsystems durch die HOT gedacht, die von besonderer Bedeutung ist, nicht nur bei der Behandlung eines Karzinoms, sondern auch als prophylaktische Maßnahme über die positive Stimulierung des spezifischen wie auch unspezifischen Abwehrsystems (Properdin).

Sie ist in der Lage, die klassischen Methoden wie Operation, Bestrahlung und Chemotherapie erfahrungsgemäß in ihren negativen Begleiteffekten zu mildern, wodurch der positive Effekt dieser Maßnahmen verstärkt werden kann.

XXIII. Sonstige klinische Befunde und Ergebnisse bei der HOT

Durch die breite Indikationspalette der HOT haben sich auch bei anderen Krankheitsgruppen als den in den bisherigen Kapiteln abgehandelten positive Ergebnisse herausgestellt, die jedoch auch häufig in der Literatur nur als Kasuistiken beschrieben werden und daher in ihrem Ergebnis nicht als statistisch wissenschaftlich gesichert bewertet werden können. Sie sollen daher an dieser Stelle nur in allgemeiner Form genannt werden. Es ist auch unmöglich, alle bisherigen Einzelveröffentlichungen zu nennen und zu werten.

Die HOT scheint nach den Beobachtungen von zahlreichen Autoren zusätzlich eine ausgezeichnete antiphlogistische Wirkung aufzuweisen. In dieser Richtung sind auch die schon 1936 mitgeteilten Beobachtungen von *Kuhlenkampff* [264] zu deuten, der u.a. positive Effekte bei chronischem Gelenkrheumatismus und allergischen Erscheinungen sah.

Bei „Arteriopathien" und bei der Arthritis sah *Frühauf* [142] nicht zusätzlich ausgezeichnete klinische Ergebnisse, sondern er fand neben der deutlichen Besserung des Allgemeinbefindens ebenso wie *Wennig* [521] eine Besserung von pathologischen BKS-Werten.

Nach *Frühauf* sind die Ergebnisse nur zu vergleichen mit den klinischen Befunden unter der Gabe von Kortison.

Tietz [490] berichtete in seinem Vortrag 1981 über seine positiven Ergebnisse mit der HOT bei 3 Patienten mit koronarer Mangeldurchblutung. Besonders wies er darauf hin, daß ausschließlich diese Therapie ohne zusätzliche Medikamente eingesetzt worden war.

Die drei von ihm therapierten und unter Verlaufskontrolle genommenen Patienten lebten nach seinen Ausführungen „am Rande der psychischen Existenz, entweder vom Herzinfarkt bedroht oder nach solchem".

Unter der HOT kam es nach diesem Autor bei allen drei Patienten neben einer Befundverbesserung des EKG auch zu einer deutlichen Besserung des Allgemeinbefindens. Die Leistungsfähigkeit der Patienten wurde entschieden angehoben; sie hatten keine Beschwerden mehr.

Nach den allgemeinen Beobachtungen von *Tietz* ist bei der Behandlung der Angina pectoris die Kombination von HOT und Medikamenten der alleinigen medikamentösen Therapie eindeutig überlegen. Eine gleichlautende Mitteilung kam 1956 von *Griessinger* [165].

Auf dem Kongreß 1981 wurden die Angaben von *Tietz* von *Staubert* [475] bestätigt. Er konnte analoge Ergebnisse bei der geriatrischen Behandlung durch zahlreiche Kasuistiken belegen.

Frühauf [142] therapierte auch 1950 noch nach der Methode von *Havlicek*. Er schätzt die Ergebnisse u.a. wie folgt ein:

„Die Erfolge bei den verschiedenen Krankheiten waren meist sehr gut, oft überraschend, zuweilen außergewöhnlich."

Nach ihm scheinen besonders günstig „Arteriopathien" auf diese Behandlung anzusprechen. Von klinischen Erfolgen wird von ihm bei der Arthritis berichtet. Dabei soll nicht nur Linderung und subjektive Besserung der Beschwerden aufgetreten sein, „sondern die Beweglichkeit wurde in einem nicht zu erwartenden Grade wieder hergestellt, die Schwellung der Gelenke und ihrer Umgebung ging beträchtlich zurück, das Allgemeinbefinden wurde angehoben, der Appetit nahm zu, das Aussehen wurde frischer, die Blutbefunde, besonders die Blutsenkungsgeschwindigkeit, besserten sich erheblich." Nach ihm liegt ein Vergleich im Ergebnis bei der Behandlung mit Kortikoiden vor.

Schulz [426] beschrieb 1954 in den USA die Behandlung von drohender Frühgeburt und Abortus imminens mit der HOT. Bei 8 Patientinnen mit einem inkompletten Abort war nach der Behandlung mit bestrahltem Eigenblut eine Kürettage nicht erforderlich.

Bei 21 Patientinnen mit drohender Frühgeburt konnte diese in 20 Fällen verhindert werden.

Schulz kommt aufgrund seiner klinischen Beobachtungen zu der Schlußfolgerung, „daß diese Therapie eine unschätzbare Bereicherung der Behandlung von drohendem Abort bzw. in der Verhinderung von Komplikationen bei bereits unvermeidbarem Abort darstellt".

1980 [62] und 1986 [63] publizierte *Buchholz* seine Erfahrungen mit der HOT als Vor- und Nachtherapie in einer Klinik für Knochen- und Gelenkchirurgie. Er wendet die HOT im wesentlichen bei folgenden Indikationen an:

A) *Präoperative HOT*
1. Tiefe Infektion nach endoprothetischem Gelenkersatz mit schlechten Weichteilverhältnissen
2. Operationsvorbereitung bei Patienten mit hohem Operationsrisiko infolge des Alters oder infolge arterieller Durchblutungsstörungen oder Ulcera crurum

B) *Postoperative HOT*
1. Erschwerte postoperative Mobilisierung, schlechter Allgemein-Zustand
2. Postoperative Seh- und Hörstörungen sowie erhebliche Kreislaufbeschwerden als Folge der postoperativen Anämie bzw. als Folge der Narkose
3. Wundheilungsstörungen und Nekrosen im subkutanen Fettgewebe
4. Postoperative Leberparenchymschäden
5. Postoperative Verkalkungen

Als weitere Indikationen werden von ihm genannt:
    a) Metastasierende Tumoren
    b) Sudeck-Syndrom
    c) Claudicatio intermittens
    d) Multiple Sklerose
    e) Herpes zoster

Nach seinen Angaben [1980] wurden bis Mitte 1978 insgesamt 1962 Patienten mit der HOT behandelt. Im Regelfall wurden 6 Anwendungen vorgenommen.

Buchholz verweist sehr kritisch auf die Schwierigkeiten, die sich aus der Beurteilung und der Einschätzung des erzielten Effektes unter den diffizilen Bedingungen seiner Klinik ergeben.

Eine Bewertung läßt sich daher auch fast ausschließlich aus den subjektiven Beurteilungen der Patienten ableiten, da nur in seltenen Fällen objektive Befunde wie Laborparameter, Röntgenbefunde usw. mit herangezogen werden können.

Unter dieser Einschränkung wurden die Resultate mit der HOT in 3 Kategorien unterteilt:

Kategorie I
Sehr gutes Behandlungsergebnis, zum Teil mit objektivierbaren Laborbefunden bzw. eindeutigen Untersuchungsergebnissen.

Kategorie II
Subjektiv gute Befundverbesserung, der Behandlungserfolg der HOT ist eindeutig.

Kategorie III
Keine oder nur unwesentliche Befundverbesserung.

In einer Darstellung aus dem Jahre 1986 zur HOT greift *Buchholz* die Kategorieeinteilung I–III zur Auswertung seiner Resultate bei prä- und postoperativer HOT nochmals auf. Beurteilt wurde das Ergebnis an 1.081 Patienten. Sie setzen sich nach Indikationen wie folgt in Prozentzahlen zusammen:

Diagnose:	% von 1.081 Patienten:
Postoperative Schwächezustände	87,7%
Präoperative Vorbereitung	2,9%
Sudeck-Syndrom	3,0%
Andere Indikationsbereiche	6,4%
Gesamt	100,0%

Die Bewertung der HOT-Resultate nach den operativen Kategorien von *Buchholz* zeigt folgendes Bild:

Kategorie I   = 16,5%
Kategorie II   = 69,3%
Kategorie III = 14,2%

Gesamt: 100,0%

Diese Ergebnisse aus dem Jahr 1986 decken sich weitgehend mit seinen Mitteilungen aus dem Jahr 1980.

Diese Angaben beweisen nicht nur eine sorgfältige Registrierung aller subjektiven wie auch der objektiven Befunde der Patienten durch ihn und seine Mitarbeiter, sondern dokumentierten gleichzeitig die gleichbleibenden Resultate mit der HOT in einer Spezialklinik.

Zu Recht kommt daher *Buchholz* zu folgender allgemeiner Einschätzung der HOT:

„Über 80% unserer Patienten wiesen ein gutes bis sehr gutes Behandlungsergebnis auf, d.h., sie fühlten sich deutlich frischer, die postoperativen Kreislaufbeschwerden sowie Seh- und Hörstörungen waren geschwunden und die Inappetenz beseitigt. Auch für die Angehörigen und das Pflegepersonal waren diese Befundverbesserungen zumeist sehr gut nachvollziehbar".

In den Jahren 1969 — 1975 konnten *Stadtlaender* und Mitarbeiter an einem umfangreichen geriatrischen Patientengut gleiche Beobachtungen machen. Patienten — in der Regel über 60 Jahre —, die sich einer Operation unterziehen mußten, z.B. Magenteilresektion, erholten sich, wenn sie mit der HOT auf die OP vorbereitet worden waren, wesentlich schneller als Patienten mit der gleichen OP, die deutlich jünger waren. Immer war in diesen Fällen eine p.p. Heilung vorhanden.

Auch schwere und komplizierte Operationen werden durch die HOT günstig beeinflußt.

Als Beispiel hierfür eine Dreifach-Kasuistik eines Patienten (*Stadtlaender*):

1. 1982 mußte sich ein 51jähriger Patient wegen eines akuten, linksseitlich ausgetretenen zervikalen Bandscheibenvorfalls im Bereich C_5-C_6 einer ventralen Ausräumung der Bandscheibe mit gleichzeitiger Foraminotomie bds. unterziehen. Dauer der stationären Behandlung = 10 Tage. Auffallend war den behandelnden Neurochirurgen neben der ausgezeichneten Wundheilung, daß sich aus den Drains unmittelbar nach der OP wie üblich Blut entleerte, dieses aber durch seine hellrote Farbe imponierte, so daß eine arterielle Sickerblutung vermutet wurde. Der Patient, der selbst HOT-Anwender war und sich vor der OP 4 x der HOT als Operationsvorbereitung unterzogen hatte, war jedoch in der Lage, die Kollegen auf die Ursachen (siehe Verhalten pO_2-venös nach der HOT) hierfür hinzuweisen.

2. Der gleiche Patient mußte sich erneut 1984 einer gleichen OP, diesmal wegen eines Bandscheibenvorfalls in der Höhe C_6-C_7 der HWS, unterziehen. Auch hier war neben der ausgezeichneten Wundheilung das Phänomen des hellroten Blutes zu beobachten. Dauer des stationären Aufenthaltes 7 Tage. Der Patient war mit mehrmaliger HOT auf die OP vorbereitet worden.

3. 1986 mußte sich der gleiche, inzwischen 55jährige Patient, eines mehrfachen Eingriffes in einer OP unterziehen. Es wurde operiert:

● Leistenbruch re. wegen akuter Inkarzeration nach 2maliger Voroperation,

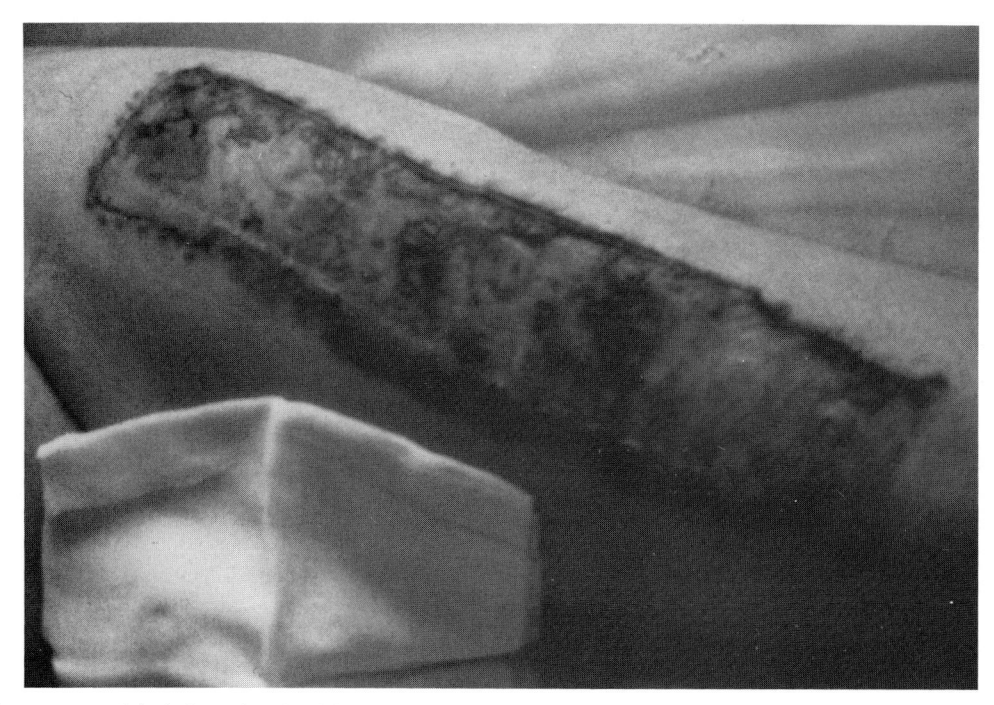

Abb. 121: Zustand des linken Oberschenkels — Entnahme des Autotransplantates — 3 Tage nach der OP.

- weitgehende Resektion des Omentum majus wegen sehr starker Verwachsungen im Rahmen eines Bauchdeckenbruches (Zustand nach Cholezystektomie mit nachfolgendem Bauchdeckenbruch vom re. Rippenbogen bis knapp oberhalb der Symphyse),
- Beseitigung einer Zwerchfellücke, die zu einer Gleithernie geführt hatte,

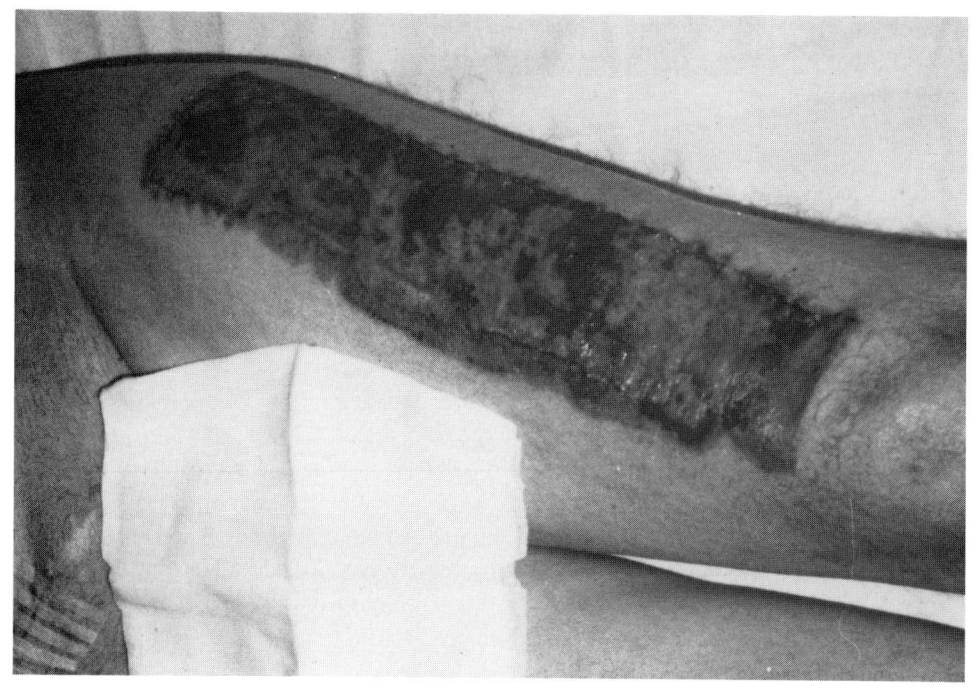

Abb. 122: Zustand des linken Oberschenkels am 7. Tag nach der OP.

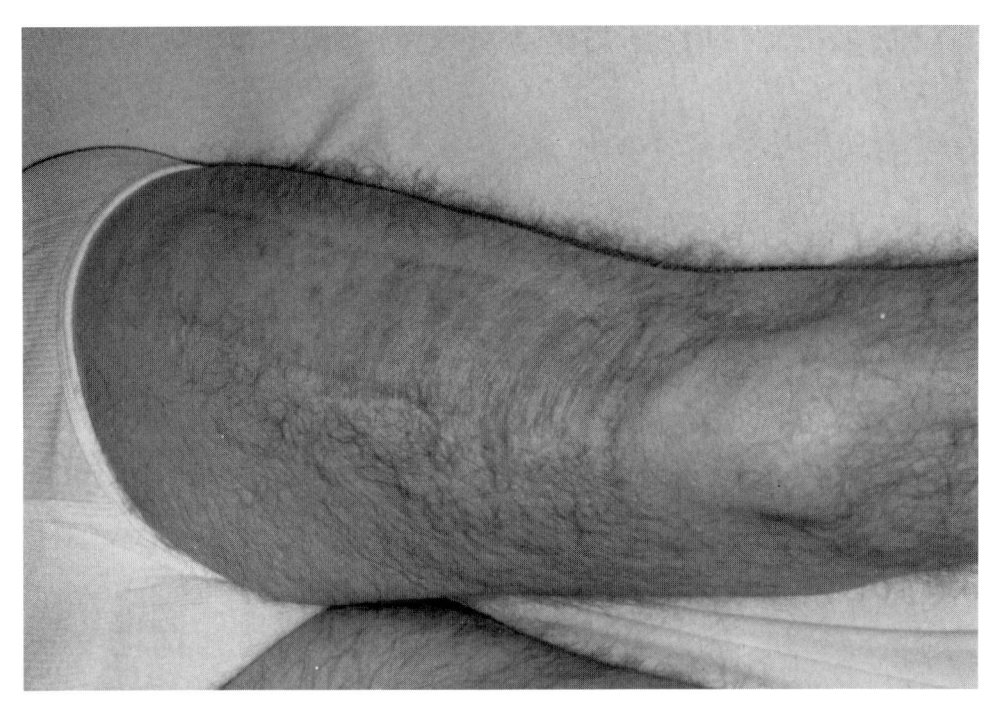

Abb. 123: Zustand des linken Oberschenkels 4 Monate nach der OP.

- plastische Deckung der Bauchdecke durch ein Autotransplantat aus dem linken Oberschenkel in der Größe von 32 cm x 6 cm.

Narkosedauer: 7 Stunden und 20 Minuten.

Der Patient war durch 4 x HOT auf die Operation vorbereitet worden. Während der gesamten langen Narkosezeit betrug der Blutdruck 130/80 mm Hg., Puls 78—82/min. Der durchführende Anästhesist konnte keine Kreislaufprobleme feststellen. Dauer des stationären Aufenthaltes = 10 Tage.

Auffallend war jedoch auch diesmal die ausgezeichnete p.p. Wundheilung im gesamten Operationsgebiet.

Diese Verhältnisse konnten anhand von Fotografien festgehalten werden. Sie wurden von den Chirurgen als „ausgezeichnet und in dieser Form von ihnen bisher nicht beobachtet" bezeichnet.

Die Abbildungen 121—123 dokumentieren dies.

Günzler und *Seeger* [167] wiesen 1976 auf ihre Ergebnisse mit der HOT in einer Schwerpunktklinik hin. Bei 79 % aller Patienten konnte mit dieser Therapie eine Besserung des Allgemeinbefindens erreicht werden. Nach ihren Beobachtungen tritt eine Verbesserung der klinisch-chemischen Parameter nach der 2. Behandlung ein. Erfolgt sie nach ihren Feststellungen bis zur 5. HOT nicht, so ist mit einer positiven Beeinflussung nicht mehr zu rechnen.

Als Indikationen für ihren Einsatzbereich im Rahmen der Unfallchirurgie werden genannt:
- Behandlung der Verbrennungserkrankungen
- Erhaltung der Extremitäten nach schweren Quetschungen und komplizierten Frakturen
- Nachbehandlung gefäßchirurgischer Eingriffe

Stadtlaender sah bei einem Patienten mit einer chronischen Kupferintoxikation — durch die Auflösung eines Messinggranatsplitters in der Muskulatur nach jahrzehntelanger Abkapselung — nach der HOT eine deutliche Erhöhung der Cu^{++}-Ausscheidung. Ähnliche Vorgänge bei chronischer Schwermetallbelastung, z.B. Blei, sind bekannt bei UV-Belastung der Haut und Stoffwechselsteigerung durch starke körperliche Aktivität (*Goslar*sches Schulklassenphänomen).

HOT-Behandlungsergebnisse bei nicht häufigen Erkrankungen (Darstellung als Kasuisten)

1. Kasuistik: Sterile, eosinophile Pustulose der Haut

1985 behandelte *Wollny**) eine sterile, eosinophile Pustulose bei einem männlichen Patienten.

Diese von der Genese weitgehend unklare Hauterkrankung war bei dem Patienten am ganzen Körper, besonders stark jedoch im Gesicht ausgebildet. Er konnte sich wegen der massiven Hautveränderungen seit Monaten nicht mehr rasieren und war bereits 7 Wochen in der dermatologischen Abteilung einer Medizinischen Hochschule erfolglos behandelt worden.

Bereits nach der ersten HOT (!) gingen die Veränderungen an der Haut (erstaunlicherweise für den Patienten wie auch für den Therapeuten) soweit zurück, daß ein Rasieren wieder möglich war.

Nach der 3. HOT, die in Abständen von 6 Tagen durchgeführt worden waren, war die Erkrankung vollständig abgeklungen und ist im Beobachtungszeitraum bis Mitte 1990 nicht wieder aufgetreten.

2. Kasuistik: Morbus Sudeck/Sudecksches Syndrom (1990)
(*Paul H. S.*, Chir., Hamburg, 1896–1945)

Allgemeine Vorbemerkungen:

Bei der Sudeckschen Gliedmaßen-/Knochenatrophie handelt es sich nicht um ein selbständiges Krankheitsbild, sondern um ein vielgestaltetes Syndrom (lokale Durchblutungs- und Stoffwechselstörung), das sich häufig an traumatische oder entzündliche Läsionen von Knochen und Gelenken, Nerven und Weichteilen an der jeweils betroffenen Extremität ausbilden kann.

Pathogenetisch werden u. a. neurozirkulatorische Störungen vermutet, die in der Endkonsequenz über eine lokale Gewebsazidose zur Knochendystrophie führen. Es entsteht ein lokaler Verlust von Isotonie, Isoionie und Eukolloidität. Es wird eine gewisse Disposition für diese Erkrankung vermutet (neurovegetative Labilität), d. h. Auslösung einer über das Ziel hinausschießenden sympathischen-vasomotorischen Reflexantwort auf exogene Einwirkungen wie Traumen, Operationen, Entzündungen oder auch nur Kontusionen, insbesondere aber als Komplikation bei Frakturen von Armen und Beinen. Diese Erkrankung ist auch als Komplikation beschrieben worden bei Neurointoxikationen, Myokardinfarkt und Hirnerkrankungen (zentrogener Sudeck).

Im Krankheitsverlauf werden generell drei Phasen unterschieden, die fließend ineinander übergehen können:

Phase I
(Entzündliche Phase, noch vergleichbar der physiologischen Heilreaktion):
Die klinische Symptomatik zeigt im akuten Stadium (Phase I der Erkrankung) trophische Störungen an der betroffenen Extremität, die Haut ist livid verfärbt, warm und ödematös. Eine Hyperhydrosis ist nachweisbar. Teilweise sind heftige Spontan-, Bewegungs- und Belastungsschmerzen vorhanden. Ferner können erste Zeichen einer Demineralisierung des Knochens als grobfleckige Entschattung auftreten.

Phase II
(Phase der eigentlichen Dystrophie):
Nach ca. 3 Monaten entwickelt sich das chronische Stadium (dystrophisches Stadium).

Der Spontanschmerz bildet sich, unter ständiger Verstärkung des Belastungs- und Bewegungsschmerzes, zurück.

Auf der Extremität entsteht eine blaß-trockene, zyanotische, durch ihre Kälte imponierende Glanzhaut. Es sind Nagelwachstumsstörungen vorhanden. Ein hartes Weichteilödem kann auftreten, das in

---

*) Die Autoren danken Herrn Kollegen *Wollny*, Arzt für Urologie, für die Überlassung der Kurzepikrise.

Kontrakturen mit eingeschränkter Beweglichkeit und zunehmende Steifigkeit der Gelenke übergehen kann (Gelenkkapselödem). Es wird vermehrt Muskelmassenverlust festgestellt.

Die Knochen der betroffenen Extremität beginnen zu schmerzen (Knochenschmerz).

Röntgenologisch stellt sich nach einer Latenzzeit ein Schwund in der Spongiosa des Knochens als meist fleckige Aufhellung, selten als diffuse Veränderung an Prädilektionsstellen als Ausdruck der überstürzten Umbauvorgänge dar. Anfangs sind die Epi- und Metaphysen (Prädilektionstellen) der Extremitätenknochen sowie die Hand- und Fußwurzelknochen bevorzugt. Diese Veränderungen manifestieren sich zuerst distal, um dann im Laufe der Erkrankung auch die proximal gelegenen Knochenanteile zu befallen.

Phase III
(Phase der Endathrophie):
Endathropie mit bleibenden Schäden. Das Ödem bildet sich zurück, die Haut ist zyanotisch und atrophisch. Durch Schrumpfungen der Gelenkkapseln entstehen bleibende Gelenkversteifungen. Die Muskelatrophie ist jetzt deutlich ausgebildet. Die Schmerzen lassen in der Regel in dieser Phase nach. Röntgenologisch kann eine allgemeine Knochenatrophie festgestellt werden. Im Röntgenbild wird diese sehr deutlich durch die starke und homogene Ausbildung (Knochenkonturen stellen sich wie mit einem Bleistift nachgezogen dar).

Die Patienten klagen über eine ausgeprägte Wetterfühligkeit.

Die klinische Prognose dieser Erkrankung ist sehr unterschiedlich und wechselhaft:
- Sie kann unter geeigneten Therapiemaßnahmen und positivem Verlauf vollständig ausheilen oder
- sie geht in das Endstadium der chronischen Atrophie (Phase III der Erkrankung) über mit allen sozialen und klinischen Folgen.

Die bisher gängige klassische Therapie fordert im akuten Stadium eine absolute Ruhigstellung der erkrankten Extremität. Nach sorgfältiger klinischer Beobachtung soll an diese rechtzeitig, jedoch sehr vorsichtig, eine aktive Bewegungstherapie angeschlossen werden, bei gleichzeitiger Gabe z. B. von Analgetika, anabolen Steroiden, Betablockern, hyperämisierenden Maßnahmen, Sympathikolytika, Sedativa, gefäßabdichtenden Mitteln. Vereinzelt wurden auch mit unterschiedlichem Erfolg Stellatumblockaden eingesetzt u. v. m.

Zusammengefaßt kann aus der vorliegenden Literatur festgestellt werden, daß im Vordergrund bei dieser Erkrankung zwei ätiologische Schwerpunkte zu nennen sind:
a) eine örtliche Durchblutungsstörung und
b) eine vegetative Fehlsteuerung.

In den Jahren 1970—1975 wurde von *Stadtlaender* die HOT beim Morbus Sudeck/Sudeckschen Syndrom bei 4 Patienten eingesetzt. Als Resultat war 3mal das klinische Ergebnis gut. Das Leiden kam zum Stehen bzw. heilte ohne bleibende Schäden aus; einmal konnte das Erreichen des Stadiums III nicht verhindert werden.

Auch *Buchholz* [62, 63] gibt im Jahre 1980 und 1986 diese Erkrankung als Indikation für die HOT an.

In der nachstehenden Kasuistik soll das positive Resultat der HOT bei dieser Krankheit als Einzelfall dargestellt und belegt werden*):

Eine 48jährige Patientin arbeitet in einem großen Industrieunternehmen täglich mehrere Stunden am Computer.

Seit September 1989 klagte sie über Beschwerden im Sinne einer Epicondylitis radialis rechts. Nach vergeblichen konservativen Therapieversuchen wurde am 18. 10. 1989 im örtlichen Krankenhaus die Operation nach *Hohmann* rechtsseitig durchgeführt. Postoperativ wurde eine gepolsterte Oberarm-

---

*) Die Daten zu dieser Kasuistik wurden freundlicherweise von Koll. Dr. *R. Buck,* Arzt für Orthopädie sowie von Koll. Dr. H. *Wollny,* Arzt für Urologie (Durchführung der HOT-Serie), zur Verfügung gestellt, wofür beiden Kollegen an dieser Stelle von den Autoren gedankt wird.

gipsschiene angelegt. Am 03.11.1989 stellte sich die Patientin mit zunehmenden Beschwerden in der rechten Hand bei ihrem sie ambulant weiterbetreuenden Orthopäden vor.

Bei der klinischen Untersuchung fand sich eine auffällige Schwellung des Handgelenkes, der Mittelhand und der Finger. Die Hand war deutlich gerötet und überwärmt. Die Funktion der Fingergelenke war schmerzhaft aufgehoben. Dopplersonographisch konnte eine venöse Durchblutungsstörung ausgeschlossen werden. Wegen des dringenden Verdachtes auf einen Morbus Sudeck wurde die Patientin mit Hydergintropfen, Diazepam und Karil behandelt. Das Röntgenbild vom 24.11.1989 (rechtes Handgelenk a. p.) zeigte eine leichte Kalksalzminderung als Hinweis auf einen Morbus Sudeck. Durch die Behandlung verringerten sich die Beschwerden der Patientin, so daß am 24.11.1989 der Versuch einer zusätzlichen krankengymnastischen Übungsbehandlung eingeleitet wurde. Eine weitere Verbesserung war nicht zu erzielen. Die Patientin klagte unverändert über Anschwellen der Hand, Schmerzen sowie Fingersteifigkeit. Sie konnte die Tätigkeit an ihrem ursprünglichen Arbeitsplatz nicht mehr ausüben. Deswegen erfolgte aus vorsorglichen Gründen durch den behandelnden Orthopäden am 16.01.1990 eine Vorstellung beim zuständigen Arbeitsmediziner zur Überprüfung des Arbeitsplatzes und Zuweisung einer leidensgerechten, zeitweiligen Ausweichtätigkeit.

Dieser Arbeitsmediziner, ehemaliger HOT-Anwender, schlug dem behandelnden Kollegen nach erfolgter Rücksprache mit der BKK des Industriebetriebes (Kostenübernahme) die Durchführung einer HOT-Serie vor. Damit wurde am 18.01.1990 begonnen (lt. Therapieschema bei peripheren Durchblutungsstörungen).

Bereits nach der 4. HOT gab die Patientin eine deutliche Minderung ihrer Beschwerden an. Nach der 7. HOT waren die Beschwerden abgeklungen. Ab dem 04.04.1990 konnte sie ihrer eigentlichen Tätigkeit wieder nachgehen.

Eine arbeitsmedizinische Nachuntersuchung Anfang August 1990 zeigte einen unveranderten positiven Befund.

Diskussion:

Das dargestellte Resultat der Kasuistik ist als Einzelfall im Zusammenhang mit den Beobachtungen von *Buchholz* und *Stadtlaender* für die HOT bei der Behandlung des Morbus Sudeck/Sudeckschen Syndroms überzeugend.

Trotzdem kann es nur als eine HOT-Indikation mit einem bisher bekannten positiven Trend beurteilt werden. Es gibt für die Beurteilungsmöglichkeit des Resultates der Therapie des Morbus Sudeck/Sudeckschen Syndroms mit der HOT bisher keine beweisenden Erfolgsstatistiken. Diese sind auch bei der relativ geringen Häufigkeit dieser Erkrankung im Patientengut der HOT-Anwender in absehbarer Zeit nicht zu erwarten.

Daher kann auch nur theoretisch begründet werden, warum bei dieser Erkrankung der gezielte Einsatz der HOT als eine zweckmäßige Therapie angesehen werden kann.

Wie bereits ausgeführt, handelt es sich nach der derzeitigen Lehrmeinung ätiologisch bei dem Morbus Sudeck/Sudeckschen Syndrom um zwei Schwerpunkte:
a) eine örtliche Durchblutungsstörung und
b) eine vegetative Fehlsteuerung.

Zu a):

Daß die HOT therapeutisch überdurchschnittlich positiv auf Durchblutungsstörungen wirkt, ist in mehreren Kapiteln bereits dargelegt worden und bedarf an dieser Stelle keiner erneuten Wiederholung. Ein gutes Resultat durch die HOT ist, wie es die dargestellte Kasuistik und die angegebenen Beobachtungen beweisen, daher kausal wahrscheinlich.

Zu b):

Im Kapitel XXI. „HOT und Vegetativum" (siehe auch Abb. 109) waren die Befunde von *Paetz* über die mögliche positive Beeinflussung und Normalisierung einer vegetativen Fehlsteuerung (vegetative Reaktionskurve nach *Rilling*) durch die HOT dargestellt worden.

Da beim Morbus Sudeck/Sudeckschen Syndrom ätiologisch zusätzlich eine vegetative Fehlsteuerung mit angenommen wird, wäre dies im Zusammenhang mit der positiven Beeinflussung des Punktes a) (Durchblutungsstörung) der zweite Ansatzpunkt, der das klinische Resultat der HOT bei dieser Erkrankung deutbar machen könnte. Die klinischen Ergebnisse geben ein deutliches Indiz für die Richtigkeit derartiger Überlegungen und Vorgehensweisen.

XXIV. HOT und Energiebilanz

XXIV.1 Arbeitshypothetische Deutung der ermittelten klinischen und klinisch-experimentellen Befunde bei der HOT

Trotz überzeugender klinischer Ergebnisse von zahlreichen HOT-Anwendern sowie auch der von *Senger* und *Stadtlaender* [441] ermittelten Befunde mit der Thermographie bei der AVK gibt es bis jetzt keine komplexe, den Zusammenhang der einzelnen Resultate definitiv beweisende und anerkannte Theorie der klinischen Wirkung der HOT. Daher werden im nachfolgenden die bekannten Befunde — experimentell wie klinisch — zu einer „Arbeitshypothese des Wirkungsmechanismus der HOT" gesichtet und zusammengefaßt. Diese Vorgehensweise ist gerechtfertigt, da davon ausgegangen werden kann, daß die zahlreichen Einzelbefunde wie auch Gesamtstatistiken, je nach Krankheitsbild und Verlauf in spezifischer wie auch in allgemeiner Form zusammengefaßt, als „Therapiekomplex" zum Tragen kommen und sich auf die HOT übertragen lassen. Die Betrachtungsweise soll aber, um die Problematik nicht zu komplizieren, nur auf die mögliche Wirkung bei den „Durchblutungsstörungen" ausgerichtet sein.

Obwohl die HOT weder im arteriellen noch im venösen Gefäßbereich in den großen Gefäßen akut eine meßbare Weitstellung bewirkt und dies bei sklerotisch veränderten Gefäßen auch in einem kurzen Zeitraum nicht zu erwarten ist, kann, wie es immer wieder von den klinischen Anwendern beobachtet und dokumentiert worden ist, bei der Claudicatio intermittens — falls kein Diabetes mellitus vorliegt — schon nach wenigen Behandlungen mit einem deutlich positiven Therapieergebnis gerechnet werden.

Da aber unter der HOT innerhalb einer kurzen Zeit auch, von zahlreichen Autoren überprüft, trotz Verbesserung oder sogar weitgehender Normalisierung der Gehstrecke keine beweisenden positiven Veränderungen im Oszillogramm auftreten — nach *Hildmann* sind sie erst nach Monaten festzustellen —, muß sich bei gleichbleibender oder nur geringfügig verbesserter Durchblutung die Energiebilanz des Blutes verändert haben, z.B. durch das zusätzliche Wirken eines „neuartigen" chemischen Energieträgers. Ist nun ein derartiger Vorgang überhaupt denkbar und auch zu beweisen? Um diese Fragestellung befriedigend beantworten zu können, müssen einige Fakten bzw. chemische Prozesse usw., die unter der HOT auftreten, im Rahmen der Arbeitshypothese kurz beleuchtet werden:

1. Das dem HOT-Blut in der Apparatur zugesetzte Natriumcitrat ist in der Menge, seiner Verweildauer im Organismus sowie seiner biochemischen Wirkung, da es auch normaler Bestandteil des Stoffwechsels ist, nicht in der Lage, die Energiebilanz positiv therapeutisch zu beeinflussen.

Auch eine alleinige Wirkung des Citrates konnte bei der HOT ausgeschlossen werden (s. Abb. 56). Die durchgeführten Analysen des bei der HOT eingesetzten Citrates ergaben ebenfalls keinen Hinweis auf eine molekulare Veränderung (s. Abb. 58).

2. Die geringe Menge O_2, die dem Blut in der HOT-Apparatur zum Zweck der Oberflächenvergrößerung usw. zugeführt wird, kann ebenfalls keine Verbesserung der Energiebilanz bewirken.

Eine therapeutische Wirkung konnte durch klinische Überprüfung ausgeschlossen werden (s. Abb. 56 und 57).

3. Von HOT-Autoren ist eine geringfügige Erniedrigung des Quickwertes (Verbesserung der Viskositätseigenschaften) des Blutes beobachtet worden. Die von *Paetz* und *Stadtlaender* (1981) durchgeführten systematischen Untersuchungen an einem kleineren Patientenkollektiv ergaben — von *Weiss* an seinen Patienten bestätigt — eine durchschnittlich 20%ige Viskositätsverminderung. Dieses Resultat darf aber bei strenger kritischer Würdigung nur als ein „Trendverhalten" bezeichnet werden, da bei der HOT statistisch aussagekräftige Untersuchungen an größeren Patientenkollektiven noch fehlen. Die von *Frick* beschriebene „Normalisierung" der basophilen Leukozyten (bei der UVB) weist jedoch in diesem Zu-

sammenhang auf einen biochemischen Vorgang im Sinne einer vermehrten endogenen Bildung von Heparin hin, die zu einer Optimierung der Fließeigenschaften des Blutes beitragen kann. Wenn hierdurch z.B. eine Steigerung der Mikrozirkulation eintritt, durch die eine Erhöhung der Belastungsdurchblutung zu erwarten und wahrscheinlich ist, kann dies aber nicht zu einer akuten wesentlichen Verbesserung der Energiebilanz z.B. in einer erkrankten Extremität im Stadium II — III nach *Fontaine* führen. Hierdurch könnten die beobachteten Soforteffekte bei den peripheren Durchblutungsstörungen definitiv nicht deutbar gemacht werden.

4. Das Wirken des Singulett-Sauerstoffes photochemischer Reaktionsprodukte sowie der zahlreichen Verbindungen aus der Gruppe der Prostaglandine beinhaltet mit Sicherheit einen der wesentlichen therapeutischen Wirkungsmechanismen bei der HOT.

Allein diese Wirkung aber z.B. bei Claudicatio intermittens als Denkmodell für den Therapiemechanismus zu verwenden, ist unbefriedigend und würde zahlreiche therapeutische Ergebnisse keiner Deutung zuführen.

Auf der anderen Seite wird die Senkung des Laktats (*Hötzl*), Redoxpotentialveränderungen (*Ziegler*), Veränderung der Atmungsintensität des Blutes im Warburg-Manometer-Versuch (*Stadtlaender*), Auftreten peroxidase-negativer Granulozyten (*Stadtlaender*), Anstieg der Retikulozyten (s. Abb. 67), Anstieg der Peroxydzahl (*Wennig*) u.v.a. beschrieben, die primär nicht in direktem Zusammenhang mit den von *Zilliken* getroffenen Feststellungen stehen können. Das heißt, es müssen noch „andere, neuartige, für den Körper ungewohnte Stoffe" (*Albers*) bei der therapeutischen Wirkung der HOT eine Rolle spielen.

5. Wie ausgeführt, wirkt auf das Blut im HOT-Gerät überwiegend die energiereiche UV-C-Strahlung. Sie wiederum bewirkt u.a. die Bildung von energiereichen Cholesterin- und Lipidperoxyden, die sich nach *Zilliken* eindeutig von den bei der OZON-Therapie gebildeten Verbindungen unterscheiden (s. Abb. 60 und 61).

Daß *Ozonide* bei der HOT eine wesentliche Rolle spielen können, wurde durch die Untersuchungen mit einem HOT-Spezialbrenner ausgeschlossen, bei dem keine Entstehung von OZON möglich ist und damit keine Bildung von OZONIDEN erfolgen kann (s. Abb. 64—68).

Die bei der HOT unter Einwirkung der UV-C-Strahlung und des Singulett-Sauerstoffes gebildeten HOT-Peroxyde werden von den Zellen problemlos mit Hilfe des Enzyms Peroxydase*) abgebaut. Da sie außerdem nach *Albers* und *Zilliken* eine *andere* Struktur als die „normalen" Peroxyde haben, sind sie, wie es u.a. von *Albers* und *Stadtlaender* nachgewiesen wurde, *nicht zelltoxisch*. Der bei ihrer Zerlegung in der Zelle freiwerdende Sauerstoff steht dann als zusätzliche Energie der biologischen Oxydation zur Verfügung. Außerdem wird grundsätzlich bei jeder Zerlegung eines Peroxyds ein Energiebetrag in Form von kurzwelliger UV-Strahlung freigesetzt, der wiederum chemische Reaktionen auslösen kann, bis er sich energetisch nach der *Stokes*schen Regel erschöpft hat. Bei der HOT wird dieser Vorgang gezielt verstärkt bzw. aktiviert. Die erneut freigesetzte UV-Strahlung induziert dann (sekundär ausgelöst durch die HOT) eine biologische Kettenreaktion mit der erneuten Bildung von weiteren spezifischen Peroxyden, die anschließend in den Zellen wiederum zerlegt und verwertet werden. Hierdurch entsteht gleichzeitig und zusätzlich ein Energiegewinn für die biologische Oxydation. Durch diese Vorgänge (physikalisch und chemisch) wird ein über Monate wirkender biologischer Autokatalysezyklus (AKZ) (re-)aktiviert.

Ist dieser Vorgang mit der dabei wirkenden UV-Strahlung, sind die sich permanent im AKZ auf- und abbauenden Verbindungen für den biologischen Oxydationsvorgang der Zelle und damit auch für den menschlichen Organismus etwas grundsätzlich Neuartiges?

Diese Fragestellung kann nur beantwortet werden, wenn man die Entstehung des Lebens biochemisch unter Gesichtspunkten der Evolution betrachtet. Es ist mit hoher Wahrscheinlichkeit anzuneh-

---

*) Peroxydase = Superoxiddismutase (neue biochemische Bezeichnung). Mit Rücksicht auf ältere Veröffentlichungen über die HOT wird die Bezeichnung „Peroxydase" weiter verwendet.

men, daß die primitiven Urformen des Lebens bereits organische Peroxyd-Verbindungen enthielten und dementsprechend auch zu deren Umsatz das Enzym Peroxydase gebildet haben. Die primäre Bildung derartiger Verbindungen ist mit Sicherheit auch durch das gemeinsame Wirken von intensiver UV-Strahlung und dem Vorhandensein der verschiedenen Modifikationen/Aktivierungsstufen des Sauerstoffs in der Evolution anzunehmen.

Analoge Verhältnisse, allerdings in stark abgeschwächter Form und zeitlich äußerst kurz, finden wir biophysikalisch und biochemisch in der HOT-Apparatur.

Wenn die Atmungs-Stoffwechselvorgänge betrachtet werden, steht das Hämoglobin im Vordergrund. Es wird in diesem Zusammenhang jedoch übersehen, daß Stoffwechselvorgänge bei der Entstehung des Lebens bzw. bei primitiven Lebenserscheinungen auch ohne den hochkomplizierten Vorgang mit Hilfe des Hämoglobins möglich gewesen sein müssen und auch noch heute bei einigen Lebewesen ablaufen. Dies läßt die These zu, daß organische Peroxyde im Zusammenspiel mit dem Enzym Peroxydase eine primitive Form des Stoffwechsels bei und in der Entwicklung des Lebens dargestellt haben. Als Beweis dafür ist der relativ hohe Anteil des Enzyms Peroxydase zu werten, der noch nach Milliarden Jahren heute in fossilen Funden speziell bei Pflanzen nachzuweisen ist. Auch heute könnte dieser Vorgang bei einigen Spezies noch eine Rolle bei Oxydationsprozessen im Sinne eines zusätzlichen Atmungs-/Reservevorgangs der Zelloxydation spielen. So weisen Hühner, die ja entwicklungsgeschichtlich erst kurz domestiziert sind (Bewegungsmäßig: vom Ruhezustand → in den akuten Flugzustand) nicht nur einen hohen Gesamtanteil von Peroxydase auf, sondern man findet bei ihnen sogar noch physiologisch einen gewissen Prozentsatz peroxydase-negativer Granulozyten, wie sie bei Patienten unter der positiven Wirkung der HOT als Ausdruck einer vermehrten Atmungsintensität des Blutes auftreten. Dies ist auch bei Kolibris ausgeprägt. Bekanntlich haben einige dieser Arten eine Flügelschlagfrequenz zwischen 50 — 80 Schlägen pro Sekunde. Würde dieser Vorgang (Ruhezustand → in und bei dem intensiven Flugzustand) energetisch *nur* über die Atmungskette mit Hilfe des Oxyhämoglobins ablaufen, wäre er vom akut verfügbaren Energiepotential her nicht durchführbar. Der Zeitraum des Energieflusses über das HbO_2 (Bereitstellung → Verbrauch → erneute Nachlieferung/Bereitstellung und Verwertung) in der Muskelzelle wäre durch die Hintereinanderschaltung von zahlreichen physikalischen Schritten zu groß. Wenn sich dieser Organismus aber eines sofort verfügbaren chemischen Energieträgers in und in unmittelbarer Nähe der Zelle bedient, würde akut die notwendige Energie ausreichend zur Verfügung stehen.

Das im menschlichen wie auch im tierischen Organismus in großer Menge vorhandene Enzym Peroxydase könnte der Rest eines derartigen „rudimentär-primitiven Atmungsvorganges" zur Gewinnung von Energie darstellen. Dieser Prozeß wird unter normalen Bedingungen bei den Lebewesen, die mit Hämoglobin ausgestattet sind, nicht mehr benötigt bzw. nicht in Gang gesetzt oder durch die von *Albers* nachgewiesenen Hemmstoffe der biologischen Oxydation begrenzt. Das starke Vorkommen des Enzyms Peroxydase im Organismus nur mit dem minimalen Anfall von Peroxyden im Intermediärstoffwechsel zu deuten, ist unzureichend. Wird jedoch in der HOT-Apparatur bzw. später sekundär im Organismus die Bildung von bestimmten, energiereichen organischen Verbindungen induziert — im Sinne eines **A**uto-**K**atalyse-**Z**yklus (AKZ) —, wird der „rudimentären Atmungsmöglichkeit" (Peroxydase-Peroxyde) sein spezifischer „Schlüssel" (Bildung von HOT-Peroxyden) zur Reaktion mit einem reaktionsadäquaten Substrat im Sinne einer biochemischen „Schlüssel-Schloßreaktion" angeboten. Dadurch läuft der enzymatische Prozeß „Peroxyd-Peroxydase" nach eigenen Gesetzmäßigkeiten eigenständig unter Zurverfügungstellung von Energie für den Stoffwechsel ab. Da im biochemischen Bereich aber bei Gleichwertigkeit des Endresultates die primär chemisch einfachere vor der komplizierten Reaktion den Vorrang hat, wird zuerst der chemisch gebundene Energieträger vor dem Sauerstoff des Oxyhämoglobins vom Organismus/Zellen zur Deckung seines O_2-Bedarfs in Anspruch genommen. Erst nach erfolgter Ausschöpfung dieser Möglichkeit wird der Restbedarf an Energie über die Stoffwechselvorgänge mit Hilfe des O_2-Hämoglobins abgedeckt. Auf diesen Vorgang weisen neben den bereits genannten biochemischen Resultaten auch die neuesten Untersuchungen über den relativ hohen Gehalt an venösem Oxyhämoglobin nach erfolgter HOT (nicht UVB) hin.

Bei einer derartigen Betrachtungsweise der Wirkung der HOT, unter Einbeziehung der angeführten Fakten und ermittelten experimentellen und klinischen Befunde, lassen sich auch zwanglos die sogenannten therapeutischen „Sofort"-Ergebnisse, z. B. bei der Claudicatio intermittens, deuten. Obwohl das Gefäßsystem akut *nicht* strömungstechnisch positiv verändert wird, kann durch das Erzeugen und das vorrangige wie auch gleichzeitige Wirken eines zusätzlichen Energieträgers, neben dem normalen Atmungsvorgang der Zellen, die Gewebsversorgung in einem kurzen Behandlungszeitraum so verbessert werden, daß dadurch bei einer bestehenden AVK die Gehstrecke eindeutig verlängert werden kann.

Vom Volumen her kann, auf der Basis der veränderten Viskosität, nur gering mehr Blut durch die veränderten Gefäße fließen. Aber es hat einen durch die HOT zusätzlich gebildeten chemischen Energieträger. Auf den physiologischen, physikalischen Atmungsvorgang ist ein energetisch hochaktiver, biochemischer Zusatzeffekt aufgepfropft worden.

Um auf den Ausgangspunkt der Fragestellung zurückzukommen, werden die genannten Punkte zu einer Arbeitshypothese zusammengefaßt:

A) UV-C-Strahlung wird physiologisch permanent im Intermediärstoffwechsel bei der Zerlegung von Peroxyden durch die Peroxydase frei. Die Energie reicht jedoch nicht zum Aufbau eines AKZ aus. Außerdem unterscheiden sich die HOT-Peroxyde struktur- und wirkungsmäßig von den physiologisch auftretenden Peroxyden.

B) Das System Peroxyd-Peroxydase stellt ein rudimentäres Atmungssystem dar, das durch die HOT aktiviert werden kann.

C) Bei der HOT wirkt neben dem
a) physiologischen Atmungsvorgang
b) ein *zusätzlich* (re-)aktivierter chemischer Prozeß für die Atmungskette.

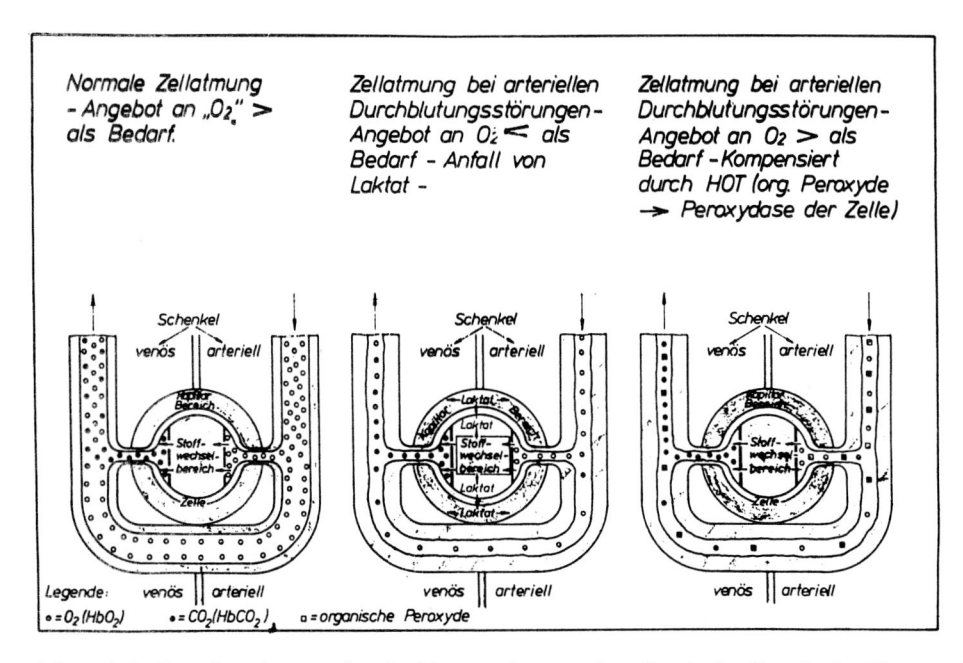

Abb. 124: Schematische Darstellung des normalen, des dekompensierten sowie stoffwechselmäßig weitgehend kompensierten Gefäßzustandes und des Zellstoffwechsels bei einer Minderdurchblutung durch die HOT.

D) Dieses System (b) ermöglicht eine Energiebereitstellung, *bevor* der normale Atmungsvorgang (≙ HbO_2) in Anspruch genommen wird.

Als Indiz für die unter A — D genannten Arbeitshypothesen bei der HOT kann angeführt werden:
1. Auftreten von peroxydase-negativen Granulozyten,
2. Laktatsenkung,
3. Steigerung der Atmungsintensität des Blutes von HOT-behandelten Patienten im Warburg-Versuch (Erhöhung der O_2-Aufnahme),
4. Redoxpotentialveränderungen,
5. Leinölversuche von *Albers* u.v.a.,
6. Erhöhung des pO_2-venös bei positiven HOT-Resultaten als Ausdruck dafür, daß primär die Zerlegung von chemischen Verbindungen zur Energiegewinnung benutzt worden ist (s. Abb. 34a, 34b, 127a),
7. adäquate klinische Ergebnisse.

Die vorstehend genannten Fakten und Überlegungen werden als Arbeitshypothese zur Wirkung der HOT bei Durchblutungsstörungen in den Abb. 124 — 126 in sehr stark vereinfachter und verallgemeinerter Form schematisch dargestellt.

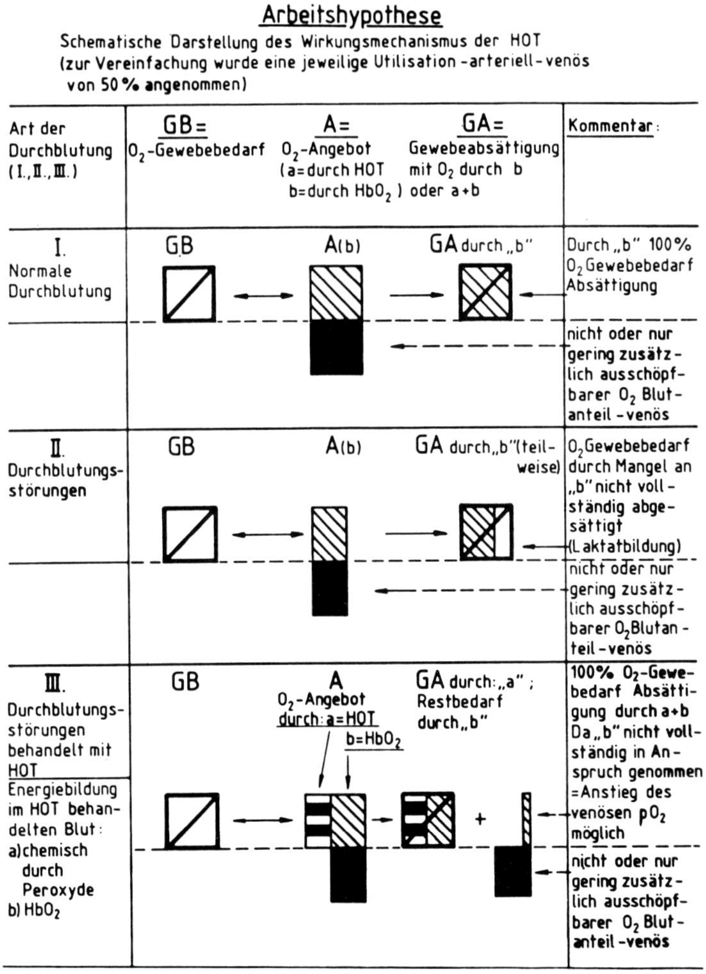

Abb. 125: Schematische Darstellung der Arbeitshypothese für die Energiegewinnung nach Punkt A-D der HOT (zur Vereinfachung wurde eine jeweilige Utilisation, arteriell-venös, von 50% angenommen).

Erläuterung zu den 3 Teilschemen der Abb. 124

I.) Im linken Teilschema ist der Normalzustand des Stoffwechsels der Zelle und des versorgenden Gefäßsytems dargestellt. Die Gefäße weisen keine arteriosklerotischen Veränderungen auf. Dementsprechend verläuft der Stoffwechsel in der Zelle und im kapillären Bereich normal. Es fallen keine pathologischen Konzentrationen von Stoffwechselprodukten, auch bei physiologisch starker Belastung, an.

II.) Das mittlere Teilschema stellt einen arteriosklerotisch veränderten Gefäßbereich mit einer deutlichen Einengung des Gefäßvolumens dar. Das Zeit-/Mengenvolumen des Blutes ist vermindert. Die Belastungsfähigkeit (Stoffwechselaktivität) der Zellverbände ist dementsprechend z.B. bei einer Claudicatio intermittens eingeschränkt. Bereits bei geringer Belastung kommt es zur Anhäufung von Stoffwechselprodukten usw. Eine ausreichende biologische Oxydation (Stoffwechselleistung der Zellen) ist nicht mehr gewährleistet. Entsprechend dem Grad der arteriosklerotischen Veränderung können die Symptome der Durchblutungsstörung (Stadieneinteilung nach *Fontaine*) auftreten.

III.) Das rechte stellt den gleichen Gefäßzustand wie im mittleren Teilschema dar. Die Blutmenge, die hier zum Ablauf der biologischen Oxydationsvorgänge der Zellen zur Verfügung steht, ist unverändert. Die Durchführung der HOT-Serie hat jedoch im Gesamtblut einen zusätzlichen chemischen Energieträger gebildet (im Teilschema dargestellt als kleine schwarze Kästchen). Dieser Energieträger wird *vorrangig* zur Durchführung der biologischen Oxydation benutzt. Dadurch steht der Zelle wieder ein hohes, ausreichendes Oxydationspotential zur Verfügung. Es werden keine unphysiologischen Mengen an Stoffwechselprodukten gebildet, der Stoffwechsel in der Zelle läuft trotz einer mengenmäßigen Minderdurchblutung weitgehend normal ab.

Ein Anstieg des venösen pO_2 ist unter diesen Bedingungen möglich, da nur noch notwendige Energie-Differenzbeträge aus der physiologischen Atmung (HbO_2) entnommen werden müssen.

Einige HOT-Anwender waren in der Vergangenheit der Ansicht, daß die HOT-Wirkung durch eine erhöhte arterio-venöse O_2-Utilisation bedingt sein könnte. Dem entgegen stand die häufig gemachte Beobachtung, daß bei Patienten nach mehrmaliger Anwendung der HOT das venöse Blut hellrot imponierte, d.h., es wies einen höheren pO_2-venös auf als vor der HOT. Die Untersuchungen in dieser Hinsicht von *Stadtlaender, Lippmann* und Mitarbeiter bestätigen diese Beobachtungen.

Um auch eine flächenhafte Energie-Potentialdarstellung dieses bei der HOT wichtigen Vorganges zu ermöglichen, wurde das nachstehende Schema (Abb. 125) gewählt. (Um die komplexen Vorgänge überhaupt in allgemeiner Form darstellen zu können, wurden die auftretenden Abläufe ebenfalls sehr vereinfacht dargestellt.)

I.) Der Abschnitt „I" dieses Schemas stellt die normalen Durchblutungsverhältnisse dar.

Wird die Potentialfläche des O_2-Gewebebedarfs (GB) mit der des O_2-Angebotes (A) zur Deckung gebracht, ist zu erkennen, daß der O_2-Bedarf der Zellen abgedeckt worden ist (GA).

II.) Der Abschnitt „II" dieses Schemas stellt die energetischen Verhältnisse bei Durchblutungsstörungen dar.

Wird versucht, die Potentialfläche des O_2-Gewebebedarfs (GB) mit dem möglichen O_2-Angebot (A) zur Deckung zu bringen, resultiert eine nicht vollständige Abdeckung. Dies weist auf eine Minderversorgung der Zellen und führt u. a. zu vermehrter Laktatbildung. Das Angebot von Sauerstoff ist für den Zellbedarf nicht ausreichend, da nicht genügend HbO_2 zugeführt werden kann (A(b)). Es entstehen die klassischen, verschiedenen Symptome der Stadien der AVK nach *Fontaine*.

Der normalerweise nicht unbegrenzt ausschöpfbare venöse HbO_2-Gasanteil ist grundsätzlich, auf der Basis der vorliegenden Durchblutungsstörung, mengenmäßig geringer als bei „A(b)". Hier könnte jedoch trotzdem ein Ansatzpunkt für die Wirkung und Beobachtungen bei der UVB liegen (1. Stufe einer Kompensation durch erhöhte venöse Utilisation → Absinken des pO_2-venös).

III.) Der Abschnitt „III" dieses Schemas stellt die energetischen Verhältnisse bei einer Durchblutungsstörung dar, wenn sie weitgehend durch die HOT kompensiert werden konnte. Es ist ein zusätzliches Energiepotential „a" im Bereich von „A" enstanden. „A" resultiert jetzt aus der möglichen Summe von a + b.

Wird nun die Potentialfläche des Gewebebedarfs (GB) mit dem möglichen O_2-Angebot (A) zur Deckung gebracht, resultiert nicht nur eine vollständige Abdeckung der Fläche GB, sondern es ist möglicherweise noch ein Überschuß an physikalisch verfügbarem Sauerstoff vorhanden. Dies aber kann, wie Untersuchungen ergeben haben, bei einer verbesserten Gehleistung bei einer Claudicatio intermittens zu einem auf den ersten Blick paradoxen Anstieg des pO_2-venös führen (2. Stufe einer Kompensation durch das zusätzliche Wirken eines neuartigen chemischen Energieträgers).

Dieser Vorgang (2. Stufe der Kompensation) wird aber nach den bisher vorliegenden Untersuchungen bei normaler Hb-Konzentration nur dann möglich, wenn dem Blut vorher eine ausreichend hohe Energie in Form von UV-Photonen zugeführt wird und diese auch optimal absorbiert werden können. Ist dies nicht der Fall, kommt es, nach der vorliegenden Literatur über die UVB, nur zu einer geringfügigen, zeitweilig verstärkten venösen Utilisation des Sauerstoffes (1. Stufe einer Kompensation), die im Vergleich zur HOT (2. Stufe der Kompensation) eine geringere klinische Wirkung aufweisen muß.

Anhand der Überlegungen und Darstellung der Abbildung 116 (Pkt.III) wäre es verständlich, wieso die teilweise sehr guten und lang anhaltenden Erfolge bei einer Claudicatio intermittens schon nach wenigen HOT-Anwendungen möglich werden, *ohne daß es zu einer akut meßbaren Weitstellung der Gefäße kommt*, die auch bei einem sklerotisch veränderten Intima- und Mediabereich in diesem Zeitraum *nicht* zu erwarten ist. Wie *Hildmann* aber nachweisen konnte, kann sich dies zu einem späteren Zeitpunkt einstellen.

Die HOT würde über diesen Wirkungsmechanismus die Voraussetzung für eine partielle Regeneration von Gefäßveränderungen schaffen, die auch heute bei anderen Therapieformen als bedingt möglich angesehen werden.

Bei der HOT kommt ferner auch der bei den sogenannten gefäßerweiternden Substanzen auftretende „Steal-Effekt" in Wegfall, der, wie bekannt, in der Endkonsequenz noch zu einer Verschlechterung der Versorgung des erkrankten Gebietes zugunsten relativ gut versorgter Bereiche führt.

Daß der besprochene Vorgang in beschränktem Umfang auch physiologisch bei Notwendigkeit — d.h. bei chronischem Verlust an Hb — kompensatorisch über noch nicht geklärte Mechanismen (evtl. über die Ausschaltung der von *Albers* beschriebenen Hemmstoffe der biologischen Oxydation) in Gang gesetzt werden kann, könnte vermutet werden durch:

a) die Versuche von *Rapoport* an chronisch ausgebluteten Kaninchen (Entzugsrate des Hb permanent größer als Neubildung). Synchron mit dem beabsichtigten Abfall des Hb kam es zu einem deutlichen Anstieg der Lipoperoxide im Serum.[*])

Der physiologische Zustand der Tiere war nicht beweisend verändert.

Eine aufgestellte Bilanz zwischen dem verbrauchten Sauerstoff und der Zahl der verschwundenen Doppelbindungen (Lipide → Lipoperoxide) wies aus, daß etwa 40 % mehr Sauerstoff aufgenommen worden war, als zur Sättigung der Doppelbindungen erforderlich gewesen wäre.

b) Es sind Patienten bekannt, die durch verschiedene Erkrankungen über Jahre eine permanent fortschreitende, erhebliche Hb-Verminderung aufweisen bzw. bei denen das reduzierte Befinden erst zur Konsultation beim Arzt führt.

Diese chronische Hb-Reduzierung kann so starke Formen annehmen, daß die betroffenen Patienten rechnerisch bereits zellulär erstickt sein müßten. Trotzdem ist es erstaunlich, wie relativ leistungsfähig derartig geschädigte Kranke noch sein können.

---

[*]) Retikulozytenhaltiges Vollblut zeigt eine starke Atmungsintensität. Eine Beziehung zu der Retikulozytenzahl konnte in dem Versuch nicht festgestellt werden.

Zusammenfassung — Energiebilanz und Wirkungsschema der HOT

Nach den experimentellen, biochemischen und klinischen Befunden sowie nach den dargestellten Überlegungen könnte die HOT entsprechend dem Wirkungsschema der Abb. 126 — in zusammengefaßter Form — ablaufen.

Zusätzlich spielen die biochemischen Vorgänge wie die z.B. von Singulett-Sauerstoff eingeleiteten Reaktionen, biologische Bildung von Prostaglandinen usw., eine wesentliche Rolle.

Bei der HOT ist die Kompensation der Minderdurchblutung durch die Aufpfropfung eines zusätzlichen Energieträgers (Lipo- und Cholesterinperoxyde) auf die physiologische Atmung ein entscheidender Faktor (s. Abb. 124—126).

Die zusätzliche Atmungsenergie wird durch die UV-C-Strahlung und die Bildung von spezifischen energiereichen HOT-Peroxyden aus der Reaktivierung eines rudimentären Atmungssystems gewonnen.

Dieser Vorgang läuft aber erst ab, nachdem das in der HOT-Apparatur behandelte Blut reinfundiert worden ist. Versuche von *Stadtlaender* und *Friedel* hatten bereits 1964 ergeben, daß Blut, *direkt* aus dem HOT-Gerät in den *Warburg*-Manometer-Atmungsversuch (siehe Versuchsanordnung zur Abbildung 33a) eingebracht, *keine Atmungssteigerung aufwies* [139]. Daher wurden auch damals bereits die Begriffe

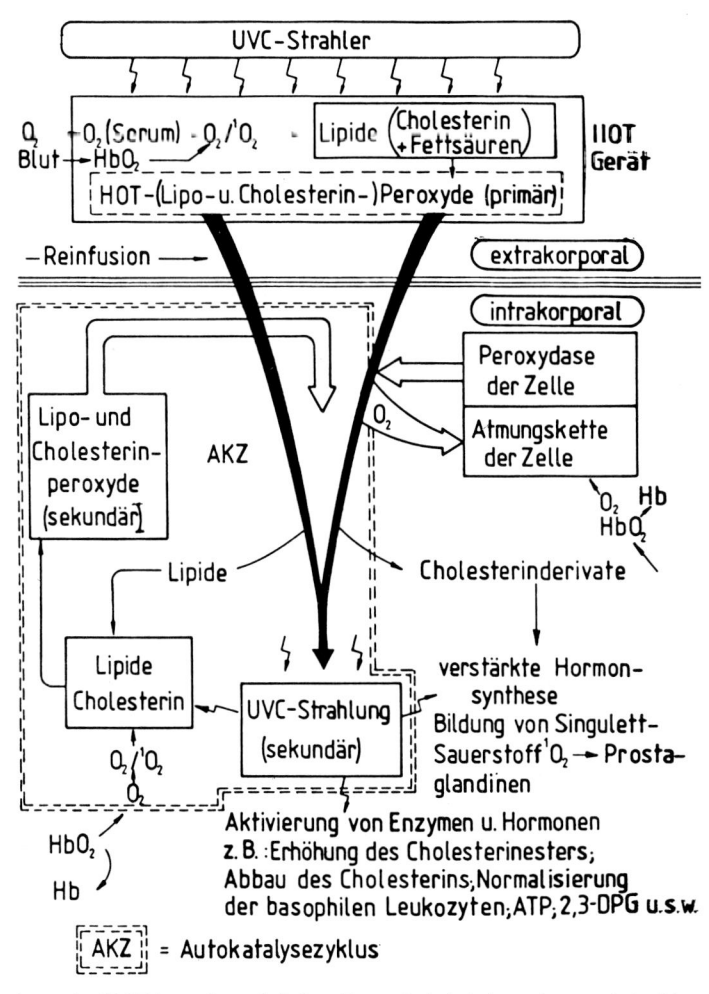

Abb. 126: Wirkungsschema der HOT in stark vereinfachter Form als Arbeitshypothese nach *Stadtlaender*.

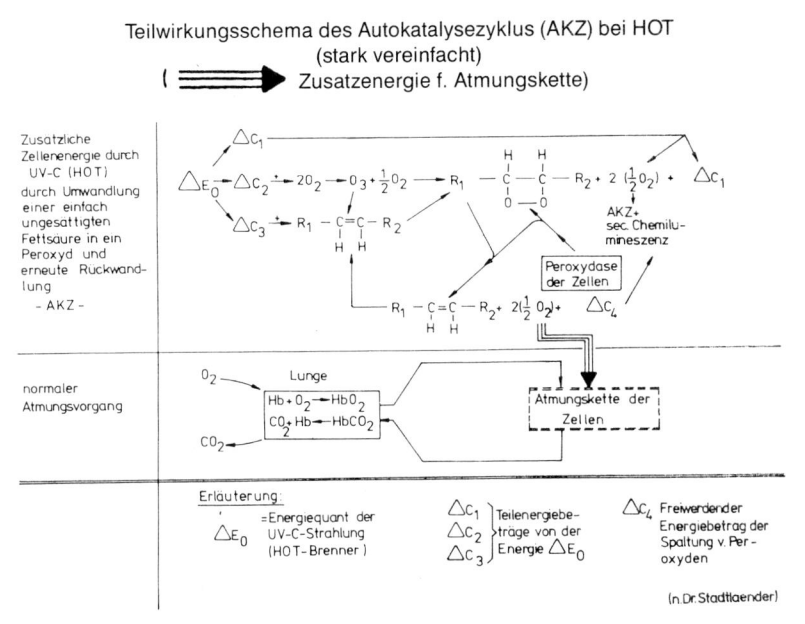

Abb. 127: Teilwirkungsschema des Autokatalysezyklus (AKZ) bei der HOT (stark vereinfacht) (Aufgliederung und Umsatz der UV-C-Strahlung bei der HOT).

„katalytische Lipoperoxyde" (im HOT-Gerät gebildet) sowie „HOT-Lipoperoxyde" (im Organismus nach der Reinjektion) definiert und aus den Beobachtungen insgesamt (experimentelle und klinische) das „Mögliche Wirkungsschema der HOT" (AKZ) abgeleitet.

Betrachtet man die Untersuchungen von *Wennig* unter dem Aspekt der „Zunahme der nicht näher spezifizierten *Peroxyde* um das 10fache gegenüber dem Ausgangswert in dem experimentell behandelten Blut", so ist die Frage zu stellen, um welche Produkte es sich handelt. Sind es die gleichen wie die physiologisch vorhandenen Peroxyde? Wird hierdurch möglicherweise auch eine Erhöhung der (in einer gewissen Konzentration) physiologischen Peroxyde (Peroxydzahl) im Gesamtblut hervorgerufen?

Falls pathologische/toxische Konzentrationen der (strukturell gleichen) physiologisch vorhandenen Peroxyde im Organismus entstehen würden, müßte in diesen primär oder durch sekundäre, permanente Inaktivierung von Antioxydantien, z. B. Tocopherol (Vit. E), eine starke Kreatininurie, eine erhöhte Hämolyse usw. entstehen. Dies ist jedoch bisher bei der HOT in keinem Fall festgestellt worden. Daraus läßt sich ableiten:

a) Es entsteht keine Vermehrung der strukturell „physiologischen" Peroxyde, die mit Sicherheit ab einer gewissen Konzentration durch Radikalbildung ein toxisches Potential haben.

b) Die von *Wennig* [521, 522] nachgewiesene Erhöhung der Peroxydzahl weist (neben den physiologisch vorhandenen Peroxyden) die spezifischen „HOT-Peroxyde" indirekt mit einer chemischen Reaktion **zusätzlich** nach. Diese aber haben, wie *Albers* es mit seinen Versuchen (siehe dort) nachweisen konnte, eine andere Struktur und unterscheiden sich somit auch wirkungsmäßig deutlich von den physiologischen.

c) Nach den bisherigen Kenntnissen sind die spezifischen HOT-Peroxyde nur Zwischenglieder bzw. sehr kurzlebige Zwischenreaktionsprodukte, die allerdings im Organismus permanent und zunehmend verstärkt bei positivem Therapieresultat im Stoffwechsel gebildet werden. Dadurch wird die Möglichkeit zur vermehrten Prostaglandinsynthese aus der Arachidonsäure geschaffen. Je stärker das physiologische Ungleichgewicht bei einer Erkrankung im Organismus verschoben ist, desto größer und intensiver ist die Breite der Reaktionsmöglichkeit in dieser Hinsicht.

Dies erläutert schlüssig, warum es bisher nicht gelingen konnte, einen erhöhten Peroxydgehalt bzw. vermehrt freie Lipidradikale im Gesamtblut von HOT-Patienten nachzuweisen. Auch macht es deutbar, warum besonders Patienten mit einer peripheren Verschlußkrankheit (falls kein Diabetes mellitus vorliegt) besonders intensiv und nachhaltig auf die HOT reagieren, da bei ihnen die Prostaglandinsynthese vermindert/gestört ist.

Offensichtlich wird diese Möglichkeit auch für die Wirkung der UVB mit diskutiert: Zitat: „Offen bleibt, wie die ultraviolette Strahlung auf das Blut wirkt. So konnte gezeigt werden, daß eine Bestrahlung des Blutes ohne Retransfusion keine unmittelbar meßbaren Veränderungen der rheologischen Eigenschaften des bestrahlten Blutes innerhalb 4 h hervorruft. *Es muß daher ein im Organismus infolge Aktivierung bestimmter Blutbestandteile in Gang gesetzter "Verstärkungsmechanismus" angenommen werden*" [362].

Die Energieaufteilung der vom HOT-Brenner abgegebenen Photonen und deren Absorption und Aufteilung ist schematisch in Abbildung 127 dargestellt.

Schlußbetrachtung zu den Arbeitshypothesen

Gibt es zusätzlich, neben den vorstehenden Ausführungen sowie den im Kapitel IV.F) (Abb. 34a und 34b) beschriebenen Beobachtungen, auch aus jüngster Zeit Feststellungen und Messungen, die diese und die daraus abgeleitete Arbeitshypothese über einen Teilwirkungsbereich der HOT untermauern könnten?

Im nachfolgenden Abschnitt werden, wegen der fundamentalen Bedeutung der theoretischen Begründung eines Teiles des Wirkungsmechanismus der HOT sowie auch aus redaktionellen und Zusammenhangsgründen, an dieser Stelle in Verbindung mit dem vorstehenden Kapitel „HOT und Energiebilanz" noch einmal zusätzliche Ausführungen notwendig, obwohl bereits im Kapitel IV.F) „Sauerstoffpartialdruck im Blut vor und nach der HOT" grundsätzliche Bemerkungen dazu erfolgten.

Dies ist auch deshalb erforderlich, weil die notwendigen Feststellungen/Untersuchungen und damit erneuten Bestätigungen früherer Befunde erst jüngeren Datums sind.

Die Thematik und die dazu gemachten Aussagen werden daher hier noch einmal aufgegriffen, durch Beobachtungen untermauert und kurz kommentiert.

Erneute und ergänzende Feststellungen/Beobachtungen zum „Sauerstoffpartialdruck/Sauerstoffsättigung im Blut vor und nach der HOT" in Verbindung mit dem Kapitel „HOT und Energiebilanz"

Es war in Übereinstimmung mit den klinischen Resultaten und Beobachtungen von zahlreichen HOT-Anwendern z.B. [415, 261], herausgearbeitet worden, daß häufig bei positivem Resultat mit dieser Therapie ein **erhöhter** venöser pO_2 gemessen und beobachtet werden konnte.

Optisch imponierte das venöse Blut, sogar bei liegender Stauung, nach mehrmaliger Anwendung der HOT deutlich durch seine hellrote Farbe. Der Unterschied gegenüber dem sonst relativ dunklen Erscheinungsbild bei der venösen Abnahme war teilweise für unerfahrene HOT-Anwender so deutlich, daß bei ihnen der Verdacht aufkam, sie hätten aus Versehen die Arterie cubitalis punktiert (siehe hierzu auch Abb. 34a und 34b).

Es war ferner diskutiert worden, daß die positiven klinischen Resultate bei der HOT, im Gegensatz zu den Vermutungen über die Ursache der therapeutischen Ergebnisse bei der UVB, **nicht** durch einen verbesserten Stoffwechsel durch eine Vergrößerung der venösen Utilisation (Erhöhung der arterio-venösen Differenz) erreicht würden.

Im Gegenteil, es wurde postuliert, daß ein Teil der Auslösung und Aufrechterhaltung der klinischen Wirkungen der HOT u. a. wesentlich auch durch einen zusätzlichen Energieträger im Rahmen des AKZ ausgelöst werden.

Die bei der UVB angegebene Absenkung des venösen pO_2 (interpretiert als erhöhte venöse Utilisation) ist nach der vorliegenden Literatur nicht überzeugend. Im wesentlichen kann nur eine Minderung in Richtung und Erreichung des venösen pO_2-Normalbereiches mit mäßigen Abweichungen festgestellt werden. Außerdem soll die Senkung gegenüber den Ausgangswerten nach der vorliegenden Literaturquelle [15] nur von kurzer Dauer sein („Wirkung nicht permanent") (Abb. 130).

Ferner würde eine Senkung des venösen pO_2, somit auch im Kapillarblut, als lokale Reaktion eine Gefäßverengung und dadurch eine stoffwechselmäßige Verschlechterung/Minderversorgung des umliegenden Gewebes/Zellen erzeugen (*W. Rüdiger*, Lehrbuch der Physiologie, 4. Auflage, II. Teil, VEB Verlag Volk und Gesundheit Berlin 1987).

Die Aussagen der UVB-Publikationen in dieser Hinsicht, z. B. u. a. [15, 527], stehen also eindeutig im Widerspruch zu den angeführten Beobachtungen der HOT-Anwender über den Sauerstoffgehalt/Sauerstoffsättigung im venösen Bereich nach einer erfolgreichen HOT-Serie.

Daß bei der HOT auch ein zusätzlicher, aktivierter Energieträger für die langanhaltenden klinischen Wirkungen vermutet werden kann, geht erneut aus folgender Beobachtung hervor (auf detaillierte Epikrisedaten wird verzichtet).

Kurzepikrise mit Laborbefunden:

58jähriger Patient erleidet bei einem schweren Treppensturz am 12.03.1990 u. a. eine ventrale Fraktur des II. Lendenwirbelkörpers mit erheblicher Kompressionsdeformierung des ventralen und sinistralen Anteils. Um eine thrombotische Komplikation in der notwendigen nachfolgenden Ruhigstellungsphase zu vermeiden, werden bei ihm kurzfristig prophylaktisch insgesamt 5x HOT durchgeführt.

Bei der Abnahme zur 5. HOT imponiert das Blut aus der Vene cubitalis so hellrot, daß sich die Therapeutin entschließt, dies vor der Durchführung der eigentlichen HOT in dem HOT-Gerät UV-MED-S fotografisch zu dokumentieren (siehe Abb. 127a).

Eine unter stationären, strengen Standardbedingungen durchgeführte Blutgasanalyse*) (Blut aus der ungestauten Cubitalvene entnommen) am 27.05.1990 ergibt folgendes Resultat (Bestimmung mit dem

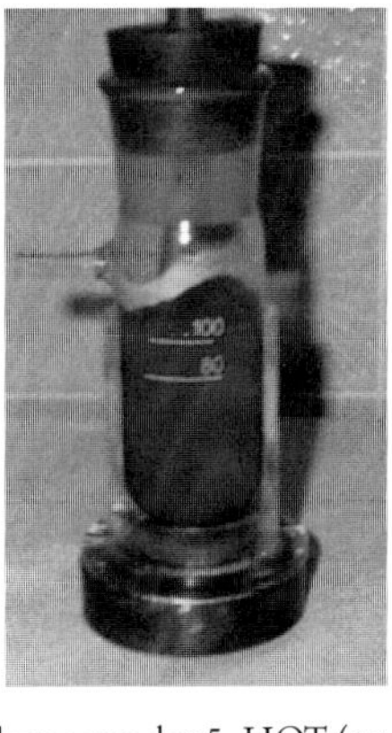

Abb. 127a: Venöses Blut aus der gestauten Cubitalvene vor der 5. HOT (s.a. Anhang 3: Farbteil ab S. 329).

---

*) Venöse Blutgasanalysen über den Sauerstoffgehalt sind in ihrer Durchführung und Aussage nicht unproblematisch und erfordern ein sehr diffiziles Arbeiten unter vergleichbaren Standardbedingungen. Der mittlere venöse pO_2 beträgt in der Literatur unter **exakten und strengen Standardbedingungen** 40 mm Hg bzw. 5,32 kPa.

Blutgasanalysegerät Typ ABL-3 der Fa. Radiometer, Kopenhagen) (Geräte-Normalwerte *für arterielles Blut* in Klammern):

Aktuelle Werte am 27.05.1990:		Normalwerte für arterielles Blut:
akt. pH	7,43	(7,35—7,45)
pCO_2	36,7 mm Hg	(35—45 mm Hg)
pO_2	50,1 mm Hg	(80—90 mm Hg)
HCO_3	23,9 mM/L	(22—26 mM/L)
CO_2	26,4 mM/L	(20—27 mM/L)
B.E.	0,0 mM/L	(0— 2 mM/L)
S.B.	24,2 mM/L	(22—26 mM/L)
O_2-SAT	86,0 %	(92—98%) (O_2-SAT = O_2-Sättigung am Hb.)

Besonders auffallend bei diesen Werten ist der hohe Gehalt der O_2-Sättigung am Hb, das deutlich im Prinzip *nicht* venösen, sondern eher „nicht optimalen arteriellen" Blutwerten entspricht.

Interessant und aufschlußreich ist in diesem Zusammenhang der Vergleich von Laborwerten, die in diesem Zeitraum vor und nach der HOT-Serie sowie im Zeitraum der erheblichen analgetischen Therapie, bedingt durch den Unfall, ab dem 12.03.1990 erhoben worden sind:

Laborwerte am:	19.02.1990	30.05.1990	Normalwerte:
Bilirubin:	5,1	11,7	—17 umol/l
SGOT:	10	7	—18 U/l
SGPT:	15	19	—22 U/l
-GT:	11	8	—30 U/l
Glucose:	5,6	5,8	4,2—6,4 mmol/l
Cholesterin:	6,0	3,9	—6,5 mmol/l
Triglyceride:	2,0	0,9	—1,9 mmol/l
Harnsäure:	266	226	202—416 umol/l
Kreatinin:	99	109	44,2—133 umol/l
HDL:	0,99	1,39	< 1,17 mmol/l

Auffallend beim Vergleich dieser Laborbefunde ist:

a) Cholesterin und Triglyceride sind nach der HOT-Serie deutlich abgefallen.

b) Die relativ hochdosierte analgetische Therapie mit Diclofenac-Natrium verursachte weder klinisch noch laborchemisch Nebenwirkungen und auch, entgegen den Erwartungen, keine bemerkbare Antidotwirkung auf die HOT.

c) Als weiterer Nebenbefund zeigte sich, daß nach der HOT-Serie im EKG eine seit 15 Jahren bekannte Erregungsrückbildungsstörung (Fehlen der T-Welle) nicht mehr nachweisbar war. Die T-Welle war jetzt wieder vorhanden.

Die Darstellung der Wirkung der HOT als Arbeitshypothese hat den Sinn, die klinischen Ergebnisse deutbar machen zu können und die Einzelbefunde so weit wie möglich logisch zusammenzufassen. Obwohl viele Einzelschritte des Wirkungsmechanismus bei der HOT aufgeklärt und belegt sind, bestehen noch zahlreiche offene Fragen, die wissenschaftlich zu bearbeiten sind.

XXV. Kann die HOT nach Wehrli durch die UVB nach Wiesner oder in ihrer modifizierten Form (RBF 2—3) klinisch ersetzt werden?

Allgemeine Vorbemerkungen

Es ist das uneingeschränkte Verdienst von *Wiesner*, für einen begrenzten Zeitraum die HOT in der DDR eingeführt zu haben. Somit hat auch er, wie die ersten HOT-Ärzte um *Wehrli*, Pionierarbeit auf diesem Gebiet geleistet. Er hatte vor 1961 die Gelegenheit, mit *Wehrli* persönlich Kontakt aufzunehmen und dadurch die klassische HOT kennenzulernen.

Sie wurde von ihm bis ca. 1973 in der klassischen Form durchgeführt.

Die bis zu diesem Zeitpunkt ermittelten klinischen Befunde entsprechen z.B. bei der AVK denen, die vorher und zeitlich danach auch von anderen HOT-Anwendern und Autoren beschrieben worden sind.

Nach der vorliegenden Literatur wurde erst nach diesem Zeitpunkt von *Wiesner* die alleinige **U**ltraviolett-Bestrahlung des **B**lutes — UVB — in Anlehnung an die klassische HOT nach *Wehrli* ohne die Sauerstoffaufschäumung des Blutes in Form eines „Neuerervorschlages" inauguriert [35].

Als einer der wesentlichen Gründe für die Entwicklung und Anwendung der UVB ist anzunehmen, daß der dadurch mögliche und erforderliche Ausgleich von technisch-ökonomischen Engpässen (medizinischer Sauerstoff, Glasbläserkapazitäten, Silikonmaterial usw.) eine wesentliche Rolle gespielt hat.

Ferner sollte die klassische HOT anwendungstechnisch vereinfacht werden.

Therapeutisch-technischer Ablauf der UVB

Das Blut aus der punktierten Vene des Patienten wird durch Vermischung mit pyrogenfreiem Natriumzitrat in einer Spritze ungerinnbar gemacht und entweder direkt mit dieser durch Vakuum bzw. durch Druck in eine Quarzküvette gesaugt/gedrückt. Die Küvette ist über einem UV-Brenner angebracht. Durch den beschriebenen Vorgang wird das Blut einseitig bestrahlt (RBF 1) (RBF's siehe Anhang). Anschließend wird es kontinuierlich in die Vene zurückgedrückt.

Die Abbildung 128 zeigt die Durchführung einer UVB mit dem Gerät UNIMED.

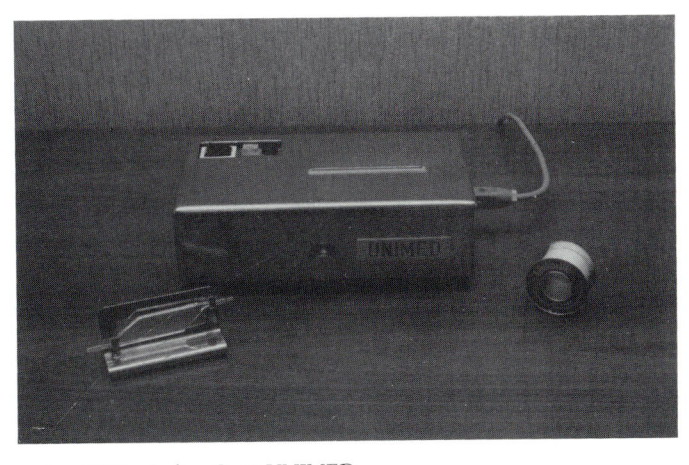

Abb. 128: Durchführung einer UVB mit dem Gerät UNIMED.

Gemeinsamkeiten der UVB mit der klassischen HOT nach Wehrli

Gemeinsam ist beiden Methoden, daß eine Bestrahlung des Blutes mit einem UV-Brenner erfolgt, der sein Hauptspektrum bei 253,7 nm hat.

Auch der bei der UVB eingesetzte Brenner ist in seiner technischen Grundkonzeption mit den UV-Brennern in den HOT- Geräten KB-3 und der UV-MED-Serie identisch und entpricht im Prinzip auch mit seinen physikalischen Daten den dort eingesetzten Strahlern.

Daher ist für den nicht sachkundigen Betrachter auf den ersten Blick die UVB der HOT sehr ähnlich. Sie scheint aber in der Anwendungsmöglichkeit viel einfacher zu sein, z.B. ist die Dauer der Vorgehensweise bei der UVB geringer als bei der HOT.

Mit Sicherheit gibt es auch bei gewissen biochemischen Parametern zumindest qualitative Übereinstimmungen bzw. vergleichbare Befunderhebungen.

Eine absolute Übernahme der Befunde und Ergebnisse der einen Methode auf die andere Anwendungstechnik ist jedoch aus wissenschaftlichen Differenzierungsgründen abzulehnen. Warum dies notwendig ist, wird in den folgenden Abschnitten begründet und belegt. (In einzelnen Kapiteln wurden diese Unterschiede teilweise schon angeführt.)

Technische Unterschiede zwischen der HOT und der UVB mit den sich daraus ableitenden veränderten physikalischen, biophysikalischen, biochemischen und klinischen Parametern

a) Technischer Charakter der HOT:

Die *Wehrlische HOT* ist grundsätzlich durch folgendes ausgezeichnet:
Bei ihr wird Blut — **nicht allein nur zum Zweck der Oberflächenvergrößerung (wie es ursprünglich angenommen wurde) — mit Sauerstoffgas bzw. mit Singulett-Sauerstoff aufgeschäumt und gleichzeitig UV-bestrahlt.**

Dadurch ergeben sich, je nach eingesetztem HOT-Gerätetyp, Blut-Oberflächenverhältnisse nach RBF 4 — 4* mit optimalen Voraussetzungen für die Photonenabsorption.

b) Technischer Charakter der Original-UVB nach Wiesner:

Blutoberfläche der UVB bei der Bestrahlung und der damit verbundenen Möglichkeit der Photonenabsorption:

Die Aufschäumung des Blutes mit den sich daraus ableitenden wichtigen Parametern für die nachfolgenden kurativen Wirkungen *ist bei der UVB technisch nicht* durchführbar.

In den vorstehenden Kapiteln wurde bereits darauf hingewiesen, in welchem Zusammenhang
a) die Vergrößerung der Oberfläche durch Aufschäumung mit Sauerstoff und Singulettsauerstoff mit dem
b) Photonenschluckakt steht und wie wichtig dieser für weitere Reaktionen bis zur Auslösung und Unterhaltung der kurativen Wirkungen ist.

Die ermittelten Unterschiede (a) und b) bei der HOT/UVB) sind so eindeutig, daß auf eine nochmalige ausführliche Kommentierung dieses physikalischen Parameters verzichtet werden kann.

● Es kommt bei der Orginal-UVB im Verhältnis zur HOT durch die erheblich kleinere Oberfläche (RBF 1) nur zu einer geringen Bestrahlung (Photonenabsorption) des Blutes.

In jüngster Zeit wurde diese Methode allerdings technisch verbessert. In den Geräten der UV-Med-Serie wurde es möglich, eine zweiseitige UV-Bestrahlung des Blutes in Flachglasküvetten oder eine allseitige Bestrahlung in auseinandernehmbaren Rundküvetten — Möglichkeit der besseren Reinigung — durchzuführen (RBF 2 + 3).

Damit wurde die Behandlung des Blutes hinsichtlich der Intensität der UV-Bestrahlung erhöht. Unverändert gering blieb jedoch der dabei im Blut (Erythrozyten und Plasma) gebundene bzw. gelöste O_2-Anteil (s. a. Abb. 129).

Trotzdem bleibt auch dadurch die UVB, obwohl hiermit eine Optimierung der Bestrahlungsintensität möglich ist (RBF 2 + 3), die physikalisch leistungsschwächere Methode gegenüber der klassischen und bewährten HOT nach *Wehrli*. Sie zeigt ihr gegenüber u.a. veränderte physikalische, strahlungsphysikalische und biophysikalische Parameter.

Bedauerlicherweise birgt aber diese verbesserte technische Möglichkeit (Durchführung der HOT wie auch der UVB in *einem* HOT-Gerät) die Gefahr in sich, daß die wissenschaftliche Trennung von ermittelten klinischen Befunden dadurch verwischt und verwässert wird. Es kann durchaus der Fall eintreten, daß ein Therapeut eine gewisse Grundbehandlung mit der HOT-Methode und Nachfolge-/Zwischenbehandlungen mit der UVB durchführt.

Bei der UVB fehlt im Gegensatz zur HOT die für den Ablauf des optimalen Photonenschluckakts notwendige Blutaufschäumung mit dem Effekt der maximalen Oberflächenvergrößerung vollständig. Er ist technisch nicht durchführbar.

(Siehe hierzu auch Text und Abbildungen Nr. 9—11.)

c) Unterschiede zwischen der Sauerstoffsättigung des Blutes (Hb → HbO_2) und des Plasmas bei beiden Therapien

Sauerstoffaufnahme/Konzentration des Blutes bei beiden Therapien

Die Sauerstoffaufnahme, die Oberflächenvergrößerung, die Größe der möglichen Photonenzuführung und deren Aufnahme stehen, wie bereits unter den Einwirkungsfaktoren genannt (siehe Text und Abb. 2), miteinander in direktem Zusammenhang.

Bei der Original-UVB nach *Wiesner* erfolgt nur eine einseitige UV-Bestrahlung des Blutes in einer Flachglasküvette (RBF 1) *ohne* Sauerstoff-Gas-Aufschäumung des Blutes.

Dementsprechend verändert sich auch der Sauerstoffgehalt des zu behandelnden Blutes nicht.

(Es muß an dieser Stelle jedoch *nochmals* darauf hingewiesen werden, daß der alleinigen Sättigung des Hb zu HbO_2 und der Erhöhung der Plasmakonzentration an physikalisch gelöstem O_2-Gas des Blutes ohne *UV-Bestrahlung* keinerlei therapeutische Wirkung zuzuordnen ist.)

Die nachstehende Abbildung (Abb. 129) zeigt die Unterschiede zwischen der UVB und HOT in dieser Hinsicht deutlich:

UVB:
Bei pO_2 = 40 — 50 mm Hg auf der Geraden „B" = ca. 0,12 ml Sauerstoffgas physikalisch gelöst im Plasma.

HOT:
Die HOT-Werte dagegen liegen auf der gleichen Geraden „B" bei 760 mm Hg (durchschnittlicher Aufschäumungsdruck) bei ca. 2,28 ml Sauerstoffgas physikalisch gelöst im Plasma.

Der Unterschied UVB — HOT auf der Geraden „B" weist einen Wert von ca. 1.900 % zugunsten der HOT aus.

Auch die O_2-Sättigung des Hämoglobins in % (linke Seite der Abbildung 120) zeigt einen ähnlich gravierenden Unterschied zwischen der UVB und der HOT.

Die minimalen Werte der UVB im Vergleich zur HOT, nur bezogen auf den Sauerstoff, führen zur Begrenzung einiger Parameter in physikalischer, biophysikalischer und biochemischer Hinsicht, die sich bei der HOT nach *Wehrli* durch die Aufschäumung des Blutes — mit seiner dadurch erzielbaren

Sauerstoffsättigung / Abgabemöglichkeit des Hämoglobins und physikalische Löslichkeit von O_2 - Gas im Plasma (HOT % UVB)

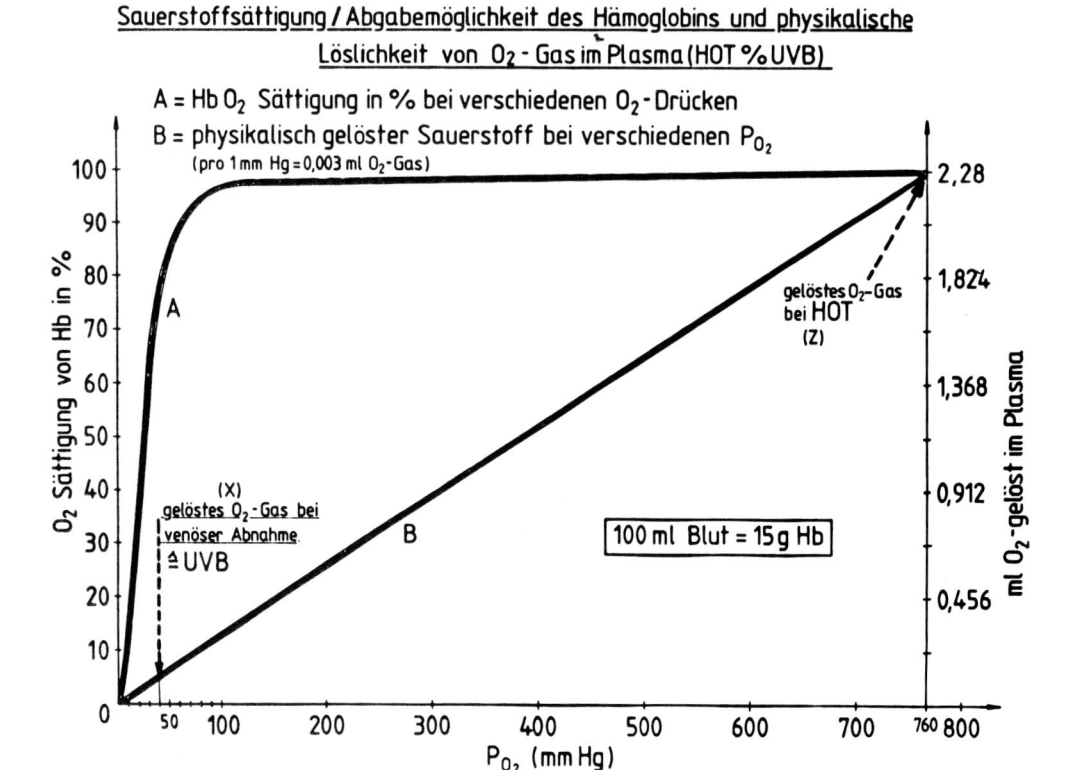

A = HbO_2 Sättigung in % bei verschiedenen O_2 - Drücken
B = physikalisch gelöster Sauerstoff bei verschiedenen P_{O_2}
(pro 1 mm Hg = 0,003 ml O_2-Gas)

(X) gelöstes O_2-Gas bei venöser Abnahme $\triangleq$ UVB

gelöstes O_2-Gas bei HOT (Z)

100 ml Blut = 15 g Hb

Abb. 129: Sauerstoffsättigung des Hb zu HbO_2 u. physikalische Löslichkeit von O_2-Gas im Plasma im Vergleich bei der HOT und UVB.

maximalen Bildung von Oxyhämoglobin und des hohen Lösungsvolumens von physikalisch im Plasma gelösten O_2-Gas optimal ermöglichen lassen und entfalten können (siehe Einwirkungsfaktoren und ihre physikalische und biophysikalische Bedeutung für die klinische Wirkung der HOT).

Dadurch entstehen grundsätzlich andere biophysikalische, physikalische Parameter wie auch primär und sekundär quantitativ veränderte Produkte gegenüber der UVB.

Dies wiederum bedingt zwangsläufig, daß die erzielbaren kurativen Wirkungen, wie die Beobachtungen von zahlreichen Therapeuten ergeben haben, im Vergleich zu den Resultaten der HOT bei gleicher Anzahl der Behandlungen erheblich vermindert (z.B. Verlängerung der schmerzfreien Gehstrecke bei der AVK) auftreten.

Allein aus diesem Grund ist eine Gleichstellung der UVB mit der HOT als der in zahlreichen Parametern stärkeren Methode wie auch ein absoluter Vergleich nicht möglich.

Eine Konzentrationserhöhung des Sauerstoffs tritt bei der UVB im Gegensatz zur HOT weder im Plasma noch an den Erythrozyten auf. Sie ist aber, wie u.a. die Untersuchungen von Albers ergeben haben, von entscheidender Bedeutung für die Reaktionen, die durch die nachfolgende/gleichzeitige UV-Bestrahlung ausgelöst werden.

Zusammenfassung

Auch *Wiesner* hatte den Unterschied zwischen der HOT und UVB, zumindest bei der UV-Bestrahlung, klar erkannt und auf die Notwendigkeit einer Abgrenzung beider Methoden hingewiesen.

„Die HOT und UVB gleichen sich weitgehend in ihrer Wirkungsweise. Da die Strahlungsexposition jedoch bei der HOT stärker ist, sollen beide Methoden weiterhin unterschieden werden." (Lit.: Dt. Gesundheitswesen 30, 1975, 1048).

Dem ist gemäß den vorangegangenen Ausführungen als Ergänzung folgendes hinzuzufügen:

Nicht nur die Intensität der UV-Bestrahlung bei der klassischen HOT ist höher, sondern auch die Menge von O_2-Gas an den Erythrozyten *und im Plasma* beträgt bei der klassischen HOT ein Mehrfaches der Konzentration gegenüber der UVB. Dies aber hat erhebliche Bedeutung und Auswirkung u.a. für die optimale Bildung von Singulett-Sauerstoff ($^1O_2$), der nach *Zilliken* und anderen einer der wesentlichen Faktoren beim Gesamtablauf der HOT ist.

Obwohl die physikalischen (siehe u.a. Zitat *Wiesner*) und biophysikalischen Parameter und somit auch zwangsläufig die kurativen Wirkungen erheblich gegenüber der klassischen HOT nach *Wehrli* geändert und *abgeschwächt* sein müssen, beziehen sich einige der Autoren, die klinisch und experimentell über die Resultate mit der UVB berichten, teilweise bei der Begründung ihrer Ergebnisse auf wissenschaftliche Untersuchungen und erzielte Befunde, die mit der HOT erhoben wurden.

Warum ist aus therapeutischer Sicht eine Unterscheidung beider Therapien erforderlich?

1976 waren *Brand* und *Stadtlaender* anfangs von der technischen Möglichkeit der UVB und der damit sekundär verbundenen anwendungstechnischen Vereinfachung beeindruckt.

Ihre anfängliche Euphorie wich jedoch sehr schnell und schlug in herbe Enttäuschung um.

Die klinischen Resultate, die sie ermittelten, standen in keinem Verhältnis zu den Resultaten, wie sie sie bei der HOT (Plastikgeräte oder KB-3-Gerät) gewohnt waren. Ja sie tendierten in diesem Vergleich zu null. Auch biochemische Parameter wie die Zeit des Glucoseabbaues usw. waren nicht vergleichbar. Es konnten bei gleicher Anzahl der Behandlungen keine peroxydase-negativen Granulozyten ermittelt werden, ein Retikulozytenanstieg war nicht nachweisbar u.v.m.

In Publikationen über die UVB wie auch in jüngster Zeit über die klassische HOT nach *Wehrli* ist festzustellen, daß von einigen Autoren Begriffe und Formulierungen, die der *Wehrli*schen Methode definitionsmäßig in der Vergangenheit zugeordnet wurden, z.B. „HOT", mit der „UVB" unkritisch miteinander vermengt werden [257].

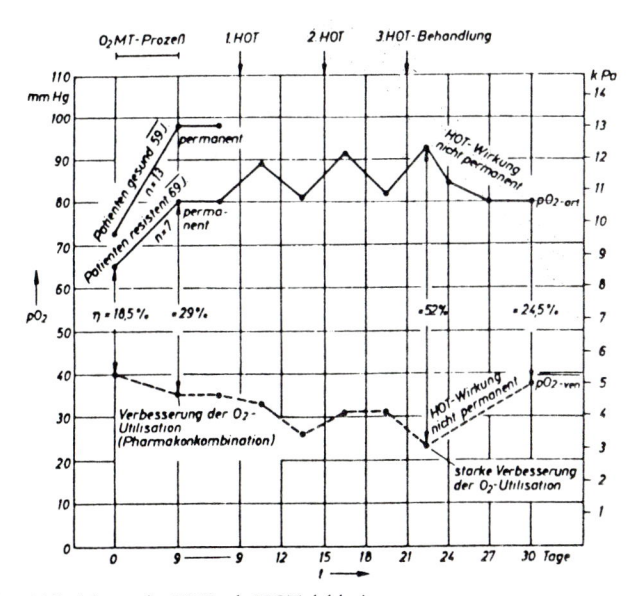

Abb. 130: Darstellung einer Teilwirkung der UVB, als HOT deklariert.

Die Hintergründe hierfür können und sollen an dieser Stelle nicht erörtert werden. Eine derartige Vorgehensweise führt aber immer zu einer Abwertung und ist zum Nachteil der besseren Methode. Dem schwächeren Verfahren wird dadurch ermöglicht, im „Trittbrettverfahren" die klinischen und wissenschaftlichen Befunde der besseren Methode auf sich zu beziehen.

Dies führt dann dazu, daß experimentelle, biochemische und klinische Ergebnisse von der *HOT — Wehrli —* mit der alleinigen UV-Bestrahlung des Blutes — *UVB* — unkritisch miteinander vermischt oder sogar aufeinander bezogen werden. Teilweise werden dann die beiden Begriffe sogar in wissenschaftlichen Veröffentlichungen zusammengezogen als „HOT/UVB" [257] oder als „HOT=UVB" [257], was den Eindruck entstehen läßt, es handele sich um die gleiche Therapie oder sie seien zumindest gleichwertig.

Oder Autoren postulieren bei der kritischen Einschätzung ihrer Resultate (siehe Abbildung 121 und Zitat) einen Teilbefund in einem Diagramm mit der Bezeichnung „HOT-Wirkung nicht permanent" [15], obwohl es sich offensichtlich *nicht* um die klassische HOT nach *Wehrli* gehandelt hat, sondern um eine UVB.

Auch ein textliches Beispiel soll dies verdeutlichen:

Zitat: „Leider ist die pO_{2av}-Wirkungsdauer der (allerdings nicht unblutigen) HOT-Methode nach unseren Meßergebnissen auf wenige Tage beschränkt."*)

(*v. Ardenne* und *Wiesner*; Dt.Gesundh.Wesen 35, S.1625 (1980).

Bei der HOT wäre sowohl in zeitlicher Hinsicht wie auch bei den Werten des pO_2 des venösen Blutes eine andere Wirkung nachweisbar gewesen (siehe Kapitel pO_2 nach viermaliger HOT).

Um so enttäuschter ist dann der unerfahrene Therapeut, wenn er mit der „vereinfachten Methode" nicht die kurativen Ergebnisse bei seinen Patienten erfährt, die ihm in der Literatur unter Gleichsetzung mit der stärkeren Methode genannt worden sind.

Kritische Betrachtungen und Vergleiche der bis 1973 in der DDR mit der HOT durch mehrere Autoren erhobenen Befunde und der nach diesem Zeitpunkt ermittelten Werte mit der UVB

Allgemeine Vorbemerkungen

Um sich bei der Betrachtung der Unterschiede zwischen der klinischen Wirkung beider Methoden nicht nur auf physikalische und die damit verbundenen biophysikalischen Parameter zu beschränken oder die differierenden kurativen Wirkungen nur in allgemeiner Form verbal zu belegen, werden in den nachfolgenden Ausführungen die Resultate der

I. statistischen Werte von *Krimmel* und *Stadtlaender* (HOT) mit den *HOT*-Befunden von *Wiesner* aus dem Jahr 1967 bei der AVK und

II. die gleichen statistischen Werte von *Krimmel* und *Stadtlaender* mit den Resultaten von Autoren, die ab 1973 nicht mehr mit der HOT, sondern mit der UVB-Methode therapiert haben,

soweit dies nach der vorliegenden Literatur möglich ist, analysiert und verglichen.

Als Vergleichs- und Bewertungsmaßstäbe für die Zielsetzung zu I. und II. werden die nachstehenden HOT-Erfolgsgruppen nach 4 — 6maliger HOT verwendet:

Kriterien und Bewertung des HOT-Ergebnisses bei peripheren Durchblutungsstörungen — Stadien II — III nach Fontaine — nach HOT-Erfolgsgruppen I — III nach 4 — 6maliger HOT:

HOT-Erfolgsgruppe I: Gutes Therapieergebnis = Erhöhung der Ausgangsgehstrecke auf mehr als das Vierfache (z. B. von 100 m auf über 400 m = über 400%)

---

*) Anmerkung: es handelte sich aber in Wirklichkeit um die UVB-Methode mit dem Gerät aus der DDR.)

HOT-Erfolgsgruppe II: Befriedigendes Therapieergebnis = Erhöhung der Ausgangsgehstrecke auf das Zwei- bis Vierfache (z.B. von 100 m auf 200 m bis max. 400 m = von 200% bis max. 400%)

HOT-Erfolgsgruppe III: Kein oder unzureichendes Therapieergebnis = Erhöhung der Ausgangsgehstrecke bis maximal auf das Zweifache (z.B. von 100 m auf max. 200 m = max. 200%)

Zu I.
Vergleich der Resultate von Krimmel, Stadtlaender und Wiesner mit der HOT

(Alle drei Therapeuten setzten bei der Durchführung der Therapie HOT-Geräte mit annähernd vergleichbarer Leistungsbreite ein.
Mit der UVB wurde zu diesem Zeitpunkt auch von *Wiesner* noch nicht therapiert!)

Zur Analyse zu I. wurden folgende HOT-Publikationen herangezogen:
(Der jeweilige Inhalt und die Angaben werden in gekürzter Form dargestellt und kommentiert.)
A) *Krimmel, M.:* EHK Heft 13, Seite 1098 (1981)

Kommentierung:
Krimmel fand bei 55 Patienten im Stadium II—III nach *Fontaine* nach Durchführung der HOT gemäß Behandlungsschema bei der AVK (siehe Abb. 12) folgende Zuweisung zu den HOT-Erfolgsgruppen:

HOT-Erfolgsgruppe I   = 38 Patienten = 69,1%
HOT-Erfolgsgruppe II   = 9 Patienten = 16,4%
HOT-Erfolgsgruppe III = 8 Patienten = 14,5%
───
Gesamt: 55 Patienten = 100 %

B)a) — *Stadtlaender, H.:* EHK Bd. 30, Heft 4/6; Seite 469 (1981); Behandlungsergebnisse der HOT bei peripheren Durchblutungsstörungen, Stadium II — III nach *Fontaine* — HOT-Erfolgsgruppeneinteilung bei 231 Patienten.
b) — *Stadtlaender, H.:* Ärztezeitschr. f. Naturheilverf. 9/87, 28. Jahrg. Seite 667 (1987)
Klinische Wirkung der HOT bei der AVK — Gegenüberstellung der HOT-Ergebnisse (*Krimmel* u. *Stadtlaender*) zu den Resultaten von 4 Therapeuten mit medikamentöser Therapie.
c) — *Stadtlaender, H., u. Senger, I.:* EHK Heft 5, Seite 292 — 293 (1983)
Graphischer Vergleich der Resultate der HOT bei der AVK.

Kommentierung B/a — c:
Stadtlaender führte die HOT an einem umfangreichen geriatrischen Patientengut in der DDR bis zum Jahr 1975 durch.
231 Patienten mit peripheren Durchblutungsstörungen im Stadium II — III wurden vor und nach der HOT (Therapie erfolgte gemäß Behandlungsschema der HOT bei der AVK) statistisch erfaßt, ausgewertet und den HOT-Erfolgsgruppen primär zugewiesen.
Zuweisung zu den oben genannten Erfolgsgruppen der HOT:

HOT-Erfolgsgruppe I   = 167 Patienten = 72,3%
HOT-Erfolgsgruppe II   = 43 Patienten = 18,6%
HOT-Erfolgsgruppe III = 21 Patienten =   9,1%
───
Summe: 231 Patienten = 100 %

C) *Wiesner, S.:* Dt.Gesundh.-Wesen 22, Seite 1264 — 1265 (1973)
Die Behandlung peripherer Durchblutungsstörungen mit der Haematogenen Oxydationstherapie (HOT).

Kommentierung:

Der Autor beschreibt in dieser Arbeit seine Resultate mit der HOT bei 47 Patienten mit einer AVK im Stadium II — IV nach *Fontaine*.
Davon war bei 31 Patienten ein Stadium II — III nachweisbar.

Wie aus der klinischen Schilderung des Autors, aus den mitgeteilten Kasuistiken und aus der Statistik zu entnehmen ist, kam es besonders im Stadium II und III zu einer erheblichen Besserung des subjektiven wie auch des klinischen Bildes bei diesen Patienten.

So wird von ihm die Zunahme der Gehstrecke bei einer AVK im Stadium III von 0 m auf 200 m nach 3 x HOT oder sogar im Stadium IV von 50 m auf 600 m beschrieben.

Auswertung der Resultate von Krimmel und Stadtlaender nach HOT-Erfolgsgruppen:

Die Gegenüberstellung der Resultate von 2 HOT-Anwendern (*Stadtlaender/Krimmel*) ergibt folgende Übersicht:

Ergebnis bei:

HOT-Erfolgs-gruppe	*Stadtlaender*		*Krimmel*		Gesamt	
	Anzahl der Patienten	%	Anzahl der Patienten	%	Anzahl der Patienten	%
I	167	72,3	38	69,1	205	72,19
II	43	18,6	9	16,4	52	18,31
III	21	9,1	6	14,5	27	9,50
Gesamt:	231	100,00	53	100,00	284	100,00

Kommentierung:

Die Werte weisen im Rahmen der klinischen Streubreite nahezu identische Resultate auf. Der Unterschied in der HOT-Erfolgsgruppe III (9,1%/14,5%) könnte durch die unterschiedlichen Voraussetzungen (stationär/ambulant) bedingt sein.

Vorbemerkungen zur Gegenüberstellung der HOT-Befunde von Wiesner zu den HOT-Resultaten von Krimmel und Stadtlaender

Von *Wiesner* wurden die mitgeteilten Resultate im Stadium II—III bei der AVK und die von ihm erzielten klinischen Ergebnisse wie folgt definiert:

„stark gebessert" = a
„gebessert"   = b und
„unverändert"   = c

Durch die gleichzeitig mitgeteilten Kasuistiken erscheint es möglich, sie der HOT-Erfolgsgruppeneinteilung I — III zuordnen zu können und sie dadurch mit den ermittelten Werten von *Krimmel* und *Stadtlaender* in diesen Gruppen vergleichbar zu machen.

Hierzu wurde die „unbereinigte Statistik" der Autoren *Krimmel* und *Stadtlaender* verwendet, da angenommen werden kann, daß auch bei dem Patientenkollektiv von *Wiesner* in seiner Anfangsphase der HOT ein kleiner Prozentsatz von AVK-Patienten mit einer prädiabetischen Stoffwechsellage usw. vorhanden war und mit erfaßt worden ist.

Da außerdem bei *Wiesner* — außer den Kasuistiken — keine weiteren Angaben der ermittelten Gehstrecken vor und nach der HOT in zusammengefaßter Form vorlagen, mußten die Erfolgsgruppen I und II von *Krimmel* und *Stadtlaender* in zusammengefaßter Form den Grupen a und b bei *Wiesner* zum Vergleich gegenübergestellt werden. Ferner war es möglich, die HOT-Erfolgsgruppe III (Therapieversager der HOT) mit der Gruppe c von *Wiesner* (unverändert) zu vergleichen.

Unter diesen Überlegungen und Voraussetzungen ergibt sich beim Vergleich folgende Aussage:

HOT Erfolgs- gruppen	Stadtlaender Anzahl d.Pat.	%	Krimmel Anzahl d.Pat.	%	Wiesner (a+b) Anzahl d.Pat.	%	Ges. Pat.	%
I + II	210	90,9	47	85,5	27	87,1	284	89,6
III	21	9,1	8	14,5	4	12,9	33	10,4
Gesamt:	231	100,0	55	100,0	31	100,0	317	100,0

Diskussion der Gegenüberstellung:
Was läßt sich aus dieser vergleichenden statistischen Berechnung der ermittelten Resultate von *Wiesner* mit der HOT — (nicht *UVB*) — im Vergleich zu den Ergebnissen von *Krimmel* und *Stadtlaender* mit der HOT ableiten?

1. Auch bei sehr kritischer Betrachtung ist zu erkennen, daß die Befunde von *Wiesner* (a + b) mit der HOT sich nahezu decken mit denen der Summe der Resultate der HOT-Erfolgsgruppen I und II von *Krimmel* und *Stadtlaender*.

2. Bei der HOT-Erfolgsgruppe II (*Krimmel* und *Stadtlaender*) war ein direkter Vergleich mit der Gruppe c („unverändert") von den Resultaten der HOT bei *Wiesner* möglich.
Hier liegen die Werte von ihm mit 10,4% zwischen den Resultaten von *Stadtlaender* — 9,1% — und denen von *Krimmel* mit 14,5%.
Auffallend ist, daß dieser Wert von *Wiesner* mehr in die Nähe der HOT-Erfolgsgruppe III von *Stadtlaender* tendiert als in den Bereich der gleichen Gruppe von *Krimmel*.
Eine mögliche Erklärung hierfür wäre darin zu sehen, daß *Wiesner* und *Stadtlaender* überwiegend unter stationären, *Krimmel* dagegen unter ambulanten Bedingungen diagnostiziert und therapiert haben.

3. Die auffallende Übereinstimmung in den Gruppen der Therapieversager bei den drei Untersuchern wie auch die „Mittellage" der positiven Resultate von *Wiesner* — a — mit 87,1% läßt ferner, in Verbindung mit seinen mitgeteilten Kasuistiken, den Schluß zu, daß auch der größte Teil dieser Gruppe eher der HOT-Erfolgsgruppe I als II zugeordnet werden kann und muß.

4. Die Gegenüberstellung insgesamt gibt einen deutlichen Hinweis dafür, welche ausgeglichenen, durch verschiedene Autoren ermittelten und reproduzierbaren klinischen Resultate mit der HOT bei der AVK erreicht werden können.

Zu II.
Vergleich der HOT-Resultate von Krimmel und Stadtlaender mit den klinischen Befunden, die in der DDR ab 1973 mit der UVB nach Wiesner erhoben worden sind.

Allgemeine Vorbemerkungen
Unter I. wurde ausgeführt, daß sich die Befunde der HOT von *Krimmel, Stadtlaender* und *Wiesner* (HOT) weitgehend decken.
Daher erscheint es notwendig, auch einen derartigen Vergleich der klinischen Werte anhand der Gehstrecken zwischen der HOT und der UVB vorzunehmen.
Als Bezugsbasis wurde wieder die HOT-Erfolgsgruppeneinteilung I — III zugrunde gelegt.
Für die HOT wurden erneut die statistischen Angaben von *Krimmel* und *Stadtlaender* in zusammengefaßter bereinigter Form verwendet.
Als Literaturquellen für die UVB wurden folgende Publikationen herangezogen:
1. *Scherf, H.P., Wiesner, S.,* u.a.: Zeitschrift für die gesamte Innere Medizin, 38.Jahrg., Heft 18, Seite 488 — 494 (1983)
2. *Zwiener, U., Belgrad, D.:* Zeitschrift für die gesamte Innere Medizin, 42. Jahrg., Heft 2, Seite 44 — 50 (1987)

3. *Pöhlmann, G.,* et. al.: Zeitschrift ärtzl. Fortbild. 81 (1987), Seite 121 — 125
Die Auflistung der in 1. und 2. genannten Zunahmen der Gehstrecken unter der UVB und ihre Zuordnung zu den HOT-Erfolgsgruppen I — III ergibt folgende Übersicht:
(S = Schritt/ Min., Werte mit * wurden in den Vergleich zur HOT übernommen.)

Unter-sucher:	AVK-Stad.:	Art des Tests:	Anzahl d.Pat.:	Anzahl d.UVB:	Ausgangswert	Endwert:	HOT-Erfolgsgruppe:
1.)	IIa-IIb	60 S/min	6*	7	245	518	II*
		100 S/min.			191	536	
2.)	IIa-III	60 S/min.	72*	9	187	542	II*
		100 S/min.			181	531	
	IIb-III	100 S/min.	37*	9	196	521	
3).	II	120 S/min	65*	8	125	365	II*
Summe 1.) + 2.) + 3.)			180*				II*

Vergleicht man die Resultate der behandelten Patienten in den AVK — Gruppen II — III (HOT) bzw. IIa — III (UVB) — mittels der HOT-Erfolgsgruppen I — III miteinander, so ergibt sich folgende Gegenüberstellung:

Stad. II—III	Gesamt: *Krimmel + Stadtl.*		Gesamt: 1.) + 2). + 3.) (*Scherf, Wiesner* usw.) Stad. IIa-III		
	HOT			UVB	
HOT-Erfolgsgruppe	Anzahl der d. Patienten:	%	HOT-Erfolgsgruppe	Anzahl der d. Patienten:	%
I	205	72,19	I	—.—	0,0
II	52	18,31	II	115	100,0
III	27	9,50	III	—.—	0,0
Gesamt:	284	100,00		115	100,00

Diskussion:
Bei aller Zurückhaltung in der Bewertung der Vergleiche der Resultate (Anzahl d. Behandlg. = HOT 4 — 6x, UVB 7 — 9x) sowie der unterschiedlichen Patientenzahlen läßt sich bei der für den Nachweis der optimalen Wirkung der jeweiligen Therapie entscheidenden Erfolgsgruppe I erkennen, daß hier die

HOT-Erfolgsgruppe I mit 72,9% Anteil am Gesamtpatientenkollektiv der UVB-Gruppe mit 00,00% therapeutisch weit überlegen ist !

Dies ist in Übereinstimmung mit den Beobachtungen und Feststellungen anderer Therapeuten, die sowohl mit der HOT wie auch mit der UVB behandelt haben.
Auch aus den Untersuchungen von *Pöhlmann* [361] läßt sich dies bestätigen. Dieser hatte die Zunahme der Gehleistungen bei 54 Patienten mit einer AVK Stadium IIa nach *Fontaine* mit den Resultaten von Sporttherapie, UVB, Trental, Soloseryl, Hämodilution, Sport + UVB und Jupal gegenübergestellt. Er stellte fest, daß sich im Vergleich die UVB an 2. Stelle befand. Die Zunahme der Gehleistung betrug,

bezogen auf den Ausgangswert, 163%. Dies entspricht ebenfalls aber wieder nur der II. HOT-Erfolgsgruppe.

Interessant ist ferner das Resultat einer „Langzeitbeobachtung der Wirkung der UVB" durch die Autoren *Zwiener* und *Belgrad* (DDR 1987).

Bei 37 Pat. betrug der Ausgangswert im kontrollierten Gehtest: 196 Schritte/Minute.
Nach 9 x UVB (3 Wochen à 3 Behandlungen) war er angestiegen auf: 521 Schritte/Minute.
6 Monate nach der UVB betrug er: 512 Schritte/Minute.
1 Jahr nach der UVB ergab die kontrollierte Gehstrecke: 284 Schritte/Minute.
2 Jahre nach der UVB wurde noch folgender Wert festgestellt: 238 Schritte/Minute.

Diskussion

1. Ein derartiger geringer Anstieg der Gehstrecke ist im Stadium IIb — III nach *Fontaine* nach 4 — 6maliger HOT, wie es die Erfolgsgruppen der HOT ausweisen, in dieser Geschlossenheit bisher nicht beobachtet und beschrieben worden.

2. Wie aus der HOT-Literatur zu entnehmen ist, ist bisher auch ein derartiger massiver Abfall der erreichten Gehstrecken weder bekannt noch beschrieben worden, obwohl auch bei der HOT Langzeitbeobachtungen in Form von zahlreichen Kasuistiken vorliegen.

Grundsätzlich kann man, auch aus verschiedener Sicht, zu den Unterschieden und den Resultaten HOT/UVB sagen: Die Versuche, die klassische HOT-Methode nach *Wehrli* als UVB-Therapie zu „vereinfachen" oder zu „verbessern", können nicht relevant sein.

Die Grenzen der objektiv bei den einzelnen Verfahren wirkenden Gesetzmäßigkeiten — die unterschiedlichen physikalischen Parameter usw. — bedingen zwangsläufig, daß sie weder biochemisch noch klinisch zu den gleichen kurativen Ergebnissen wie die HOT führt oder diese sogar ersetzen kann. Daraus folgt:

Die HOT schließt die Resultate der UVB als ihr Minimum ein. Umgekehrt ist dies, durch das Wirken und die Grenzen von objektiven Gesetzmäßigkeiten, nicht möglich.

Der tiefere Grund für die geringere Leistung der UVB, trotz ihrer technischen Einfachheit, dürfte u.a. in der fehlenden Sauerstoffaufschäumung usw. des Blutes zu suchen sein und wurde bereits ausführlich in den vorangegangenen Kapiteln besprochen (siehe dort und auch RBF 1 — 3). Außerdem erreicht die UV-Strahlung bei der UVB nach der vorliegenden DDR-Literatur z.B. nur 10% der Erythrozyten des bestrahlten Blutes.

Wie wichtig aber dieser Effekt ist, wurde von mehreren HOT-Anwendern festgestellt. Allein schon durch die relativ geringen Unterschiede bei der Intensität der Bestrahlung und der damit verbundenen unterschiedlichen Größe des Photonenschluckaktes vom RBF 4* zum RBF 4 konnten deutliche Verbesserungen in der kurativen Wirkung beobachtet werden.

In kurzer und knapper Form hat Prof. *Zilliken**)* bereits Ende 1988 zu der Fragestellung und Bedeutung der Aufschäumung des Blutes mit Sauerstoffgas bei der HOT — (Blutaufschäumung notwendig oder nicht?) — (HOT oder UVB?) — biochemisch klar Stellung bezogen und diese Frage eindeutig beantwortet. Der Vollständigkeit halber soll dies den vorstehenden Ausführungen in der Originalfassung angefügt werden.

---

*) Das hier zitierte Gutachten wurde den Autoren erst kurz vor der Drucklegung im Dezember 1990 bekannt und freundlicherweise zur Publikation in diesem Buch zur Verfügung gestellt. Hierfür wird Herrn Prof. Dr. F. Zilliken an dieser Stelle von den Autoren herzlich gedankt.

> ### Gutachten zum Klinisch-Biochemischen Wirkungsmechanismus der HOT nach Wehrli
>
> Vor etwa 10 Jahren haben wir erstmalig nachgewiesen, daß die Klassische HOT-Behandlung nach *Wehrli* eine echte photochemische Reaktion darstellt.
> Zu einer photochemischen Reaktion gehören:
> 1. *Ein Substrat* — das ist bei der HOT der Sauerstoff O_2,
> 2. *eine Lichtquelle (UV 253–257 mm)* und
> 3. *ein Aktivator — Molekül* — hier das Hb ⟨- - -⟩ HbO_2-System (bei der Pflanze Chlorophyll).
>
> Zu 1.
> Die O_2-*Konzentration* beträgt im *arteriellen* Blut 20 Vol. %. Im *venösen* Blut beträgt sie höchstens *10–12* Vol. %. Durch Perfusion**) bei besonders großer Oberfläche wird eine O_2-übersättigte Lösung erstellt.
> Der *Partialdruck* — O_2 — des *arteriellen* Blutes beträgt *159 mm Hg.*
> Der *Partialdruck* — O_2 — des *venösen* Blutes beträgt die Hälfte davon.
> Durch die Perfusion mit O_2 erzielte Übersättigung durch HbO_2 + physikalisch absorbiertes O_2 im Plasma ist der *Gesamtpartialdruck* des *überarterialisierten* Blutes etwa *10mal höher* als ohne Oxygenierung, d. h. man erhält *10–1000mal* mehr O_2-Radikale (Kettenreaktion), die eigentlichen Wirkstoffe der HOT.
> Die chemische Gleichung lautet:
>
> $$O_2 + \text{Zellmetaboliten} \xrightarrow{h\nu\,(=UV) / Hb} {}^1O_2^- + O_2^- + OH^{\cdot} + {-}O{-}O^{\cdot} + H_2O_2$$
>
> aus: hochungesättigte Fettsäure z. B. Arachidonsäure der Phospholipide der Zellmembranen
>
> | Singulett-Sauerstoff | (SOD) | Lipoxy-genasen | Cyclooxy-genasen | Katalase ↓ Peroxidase |
>
> 5 — Haupt — O_2 — Radikale aus der Peroxydation der Phospholipide der Zellmembranen
>
> Diese bei der klassischen HOT entstehenden Radikale induzieren die Ausschüttung (bzw. Neo-Synthese) folgender Enzyme:
> 1. Superoxid-Dismutase (SOD)
> 2. Glutathion-peroxidase (G-SH)
> 3. Katalase
> 4. Peroxidase
> 5. 5, + 12-Lipoxygenasen ⎫ Prostaglandin —
> 6. Cyclo-Oxigenasen   ⎭ Biosynthese
>
> Durch „negativen Feedback" stehen diese Enzyme in einem „delikaten" Gleichgewicht mit Endprodukt-Inhibitoren.
>
> — Zusammenfassung —
>
> Die Klassische HOT nach *Wehrli* ist gemäß obiger chemischer Gleichung primär eine Photolyse des O_2. Die dabei entstehenden 5 — O_2 — Radikale entstammen den polyungesättigten Fettsäuren der Phospholipide der Zellmembranen (vornehmlich Arachidonsäure-Stoffwechsel) und induzieren wenigstens 7 — spezifische Oxygenasen (s. o.), deren End-Metabolite durch „negativen Feedback" die eigentlichen Regulatoren bzw. *Inhibitoren* der Lipoxygenasen (= Anti Thrombocyten Aggregation) und *Aktivatoren* der Prostacyclin-Synthese (Anti-Raucherbein = periphere Durchblutungsstörung) darstellen.
> Der Sauerstoff (O_2) ist demnach bei der Klassischen HOT nach *Wehrli* eine „conditio sine qua non".
> Ihn wegzulassen hieße klinisch-chemisch und enzymkinetisch eine 10–1000mal schwächere Wirkung der HOT erwarten zu müssen.
>
> gez. Prof. *Zilliken*
>
> Prof. Dr. rer. nat. et Drs. med. F. W. Zilliken
> Prof. f. Physiol.-Chemie, Medizin. Fakultät
> Direktor emeritus, Rheinische Friedrich-Wilhelm-Universität Bonn

Die schon dokumentierten Beobachtungen und Ausführungen zur Differenzierung der HOT zur UVB in Verbindung mit dem Gutachten von Prof. *Zilliken* belegen in der Endkonsequenz deutlich die gravierenden biochemischen und klinischen Unterschiede beider Therapieverfahren.

Daher kann auf weitergehende Darstellung und zusätzliche Vergleiche von paraklinischen und klinischen Befunden verzichtet werden.

**) Perfusion steht an dieser Stelle für Aufschäumung mit O_2-Gas zur Oberflächenvergrößerung bei gleichzeitiger maximaler Sättigung des Hb und Plasma mit Sauerstoff. *Wehrli* benutzte dazu bei seinen alten HOT-Geräten einen „Glas-Fritten-Filter".

XXVI. Ökonomische Aspekte der HOT

Im Zuge der heutigen Forderung nach Kostenersparnis in Klinik und Praxis ist es wichtig, sich ein Bild über die Wirtschaftlichkeit der HOT zu machen.

Die Kosten eines kompletten Gerätes (nach dem Gradrohrsystem) einschließlich sonstigen auch in der Praxis einzusetzenden Zubehörs müssen derzeit je nach Geräteausführung mit DM 2.500,— bis 4000,— angenommen werden. Damit wäre der Arzt in der Praxis befähigt, am Tage 8 und mehr Behandlungen durchzuführen. Es ist unmöglich, an dieser Stelle die ökonomischen Aspekte bei allen Indikationsgebieten herauszuarbeiten. Deshalb sollen zwei besonders wichtige Erkrankungen, die sich schwerpunktmäßig für die Behandlung eignen, kostenmäßig untersucht werden.

Aufgrund von 1.000.000 und mehr Behandlungen, die in den letzten 30 Jahren überblickt werden, wissen die Therapeuten, daß bei den arteriellen Gefäßerkrankungen nach insgesamt 4 — 6 Behandlungen die Beschwerden wesentlich nachlassen bzw. die Patienten beschwerdefrei werden. Dies ist für den Therapeuten u.a. ein klinisches Kriterium für die Wirksamkeit der HOT.

Bessert sich nach der HOT-Behandlung spontan der Schmerz oder kommt es zu einer Verlängerung der Gehstrecke, kann häufig von einer kostspieligen und aufwendigen Arteriographie abgesehen werden.

Auf dem Angiologenkongreß 1978 in Heidelberg wurden folgende statistische Zahlen genannt: In Deutschland standen zu diesem Zeitpunkt 220.000 akut Gefäßkranke in Behandlung. Davon mußten bei ca. 2.800 Patienten Amputationen vorgenommen werden. Auf der Warteliste für eine Gefäßoperation befanden sich ca. 22.000 Patienten. Leider fehlen aber in Deutschland ca. 180 gefäßchirurgisch arbeitende Abteilungen, wodurch die Zahl der auf eine Operation wartenden Patienten von Jahr zu Jahr steigt. Nach Unterlagen aus dem Jahre 1982 werden jährlich in der Bundesrepublik Deutschland 20.000 Beine amputiert. Diese Zahlen dürften sich auch bis 1990 kaum verändert haben.

Zwangsläufig entstehen durch Operationen und deren Nachbehandlung im Durchschnitt hohe Kosten durch die Verweildauer im Krankenhaus und im Rehabilitationszentrum. Es müßte zu erreichen sein, daß zumindest 10 % dieser 22.000 Patienten der HOT zugeführt werden könnten.

Dies wäre möglich durch die Anerkennung der HOT durch die Kassen. Dadurch würden sich noch mehr Ärzte in Klinik und Praxis entschließen, diese Methodik einzuführen, und es würde dadurch gelingen, den genannten Prozentsatz der HOT-Behandlungen bei dieser Diagnose zu erzielen.

Ferner würde eine Prophylaxe im Rahmen der Frühbehandlung erreicht werden, wenn der Patient schon bei anfänglichen Klagen behandelt werden könnte, was zweifellos den besten Therapieerfolg bringen würde. Eine Frühbehandlung würde eine stationäre Krankenhausbehandlung in vielen Fällen vermeidbar machen.

Ein Patient mit peripherer arterieller Durchblutungsstörung hat eine Krankenhaus-Verweildauer von ca. 30 Tagen bei einer rein symptomatischen Behandlung. Bei einer operativen Behandlung ist der stationäre Aufenthalt vielleicht kürzer, dafür aber die Nachbehandlung in einem Rehabilitationszentrum entsprechend aufwendiger. Als primär aktive, mit deutlichen positiven und auch beständigen Therapieresultaten unter ambulanten Bedingungen ist bisher nur die HOT bekannt.

Nimmt man nur einen durchschnittlichen Tagessatz in einer Klinik von ca. 350,— DM an, so sind dies bei 22.000 Patienten und 30 Tagen Verweildauer 231 Mill. DM. Gelingt es aber, diese Patienten vor dem Krankenhaus zu bewahren, so kommt es zu einer gewaltigen Kostenersparnis, die in Zahlen auszudrücken außerordentlich schwierig ist.

Würde man eine HOT-Serie bei einem Patienten mit ca. 1.000,— DM veranschlagen, so verursacht dies bei 22.000 Patienten Kosten in Höhe von ca. 22 Mill. DM , d.h., der finanzielle Faktor ist im Verhältnis 1 : 10,5 zugunsten der HOT verschoben. Hierbei lassen sich viele Nebenfaktoren, z.B. Ausfall im Beruf, finanziell nicht ausdrücken (Patient mit HOT = ca. 1.000,— DM; Patient stationär 30 Tage im Krankenhaus = ca. 9.600,— DM).

Kuratives wie auch ökonomisches Ziel einer Behandlung muß es sein, die Gefäßkrankheit rechtzeitig zu erkennen und zu behandeln. Wiederholungsbehandlungen in Abständen von 3 — 6 Monaten sollten aus vorsorglichen Gründen bei Patienten mit einer AVK durchgeführt werden. Dies erscheint zur Stabilisierung und zum Ausbau des Therapieerfolges bei der AVK notwendig, obwohl die HOT in zahlreichen Fällen bewiesen hat, daß ihre Wirkung über 2 Jahre und länger vorhält und und in dieser Zeit, auch ohne Durchführung von Wiederholungsmaßnahmen, eine Minderung z.B. der Gehleistung *nicht* eingetreten war.

Weitere wichtige Indikationen sind die Fettstoffwechselstörungen Typ II — IV, die nachweisbar durch die HOT erfolgreich behandelt werden können. Damit werden auch Herzerkrankungen wie z.B. die Koronarsklerose o.ä. erfaßt.

Nach *Zöllner* u.a. ist nach der derzeit geltenden Auffassung vorwiegend die LDL (low density lipoproteins) an der Entstehung der koronaren Herzkrankheit beteiligt.

Der HDL (HDL_{2+3}) (high density lipoproteins) dagegen wird heute allgemein eine „Schutzfunktion" bei den o.a. Krankheiten zuerkannt.

Obwohl mit der HOT als Therapie ohne zusätzliche Medikamente und Therapiemaßnahmen eine nachhaltige Senkung des Cholesterinspiegels bis zu 20 % und mehr zu erreichen ist und nach 4 — 6 HOT-Behandlungen eine Normalisierung des Cholesterinspiegels bei normaler Kost eintreten kann, wurde die HOT-Behandlung von der Schulmedizin bei den o.a. Krankheiten kaum angewandt, dafür aber über Jahre entsprechende Präparate verabreicht. Aufwand und Erfolg standen dabei in einem relativ zweifelhaften Verhältnis.

Mit diesen Ausführungen sollte gezeigt werden, daß die HOT auch wesentlich zur Kostendämpfung im Gesundheitswesen beitragen könnte.

Betrachtet man die HOT von der wirtschaftlichen Seite, so ist klar zu erkennen, daß die Anschaffung eines therapeutisch und technisch bewährten, leistungsstarken HOT-Gerätes im Interesse der Gesundheit der Patienten ökonomisch ist und weder für eine Praxis noch für eine stationäre Einrichtung eine wesentliche finanzielle Belastung darstellt, zumal wenn bedacht wird, daß bei HOT-Geräten mit wiederverwendbaren Teilen die Kosten durch Wiederverwendungsteile minimal sind und keine Umweltbelastung und Entsorgungsprobleme durch sogenannte Einwegartikel entstehen. Gerade die Verwendung von Wegwerfartikeln widerspricht dem wachsenden Umweltbewußtsein von Patienten und Ärzten und belastet darüber hinaus erheblich die betriebswirtschaftlichen Kosten einer Praxis.

XXVII. Kritische Schlußbetrachtungen zu den klinischen und experimentellen Kapiteln über die HOT

Die in den vorangegangenen Kapiteln aufgezeigten experimentellen und klinischen Befunde konnten und können nicht vollständig sein, da sie sonst den Umfang dieses Buches gesprengt hätten.

Viele positive Befunde der HOT bei zahlreichen Krankheitsbildern, z.B. die Ergebnisse von *Hildmann* bei der Behandlung der Keloidbildung, können nur im Wirkungsmechanismus als Arbeitshypothese im Rahmen der vorliegenden biochemischen und experimentellen Befunde gedeutet werden. Die gleiche Betrachtungsweise ist auch gültig bei den allergischen Erkrankungen sowie den allgemeinen Beobachtungen in der geriatrischen Therapie, Ophthalmologie und Stomatologie.

Wenn man die hier vorgestellten Untersuchungen zur HOT kritisch betrachtet, stellt sich zwangsläufig die Frage, warum trotz der teilweise ausgezeichneten Erfolge sich diese Therapieform erst in den letzten Jahren auch in der Schulmedizin durchzusetzen beginnt.

Hierfür gibt es mehrere Gründe, die im nachfolgenden kurz gestreift werden, ohne daß damit eine Polemik in irgendeiner Richtung betrieben werden soll:

1. Die HOT wurde bis vor wenigen Jahren fast ausschließlich von Ärzten vertreten, die sich überwiegend der Naturheilkunde verschrieben hatten und durch ihre unterschiedliche Therapieauffassung zur Schulmedizin von dieser „in Bausch und Bogen" als „Außenseiter" abgestempelt worden waren, einschließlich der von ihnen vertretenen Therapien.

2. Diese Therapeuten konnten weder für ihre klinischen Ergebnisse eindeutige statistische Angaben machen noch eine — aufgrund fehlender biochemischer Untersuchungen — plausible Arbeitshypothese vorweisen.

3. Dies führte zu Vermutungen über den Wirkungsmechanismus wie „Aktivierung von Vitalstoffen", „der Körper lernt schneller, Hämatome zu resorbieren", „das Blut ist hellrot" usw., die zwangsläufig beim kritischen Leser und Betrachter in Verbindung mit der breiten Indikation der HOT nur Skepsis bzw. Ablehnung hervorrufen mußten.

Dieser Umstand wurde noch verstärkt, wenn von der Sache her richtige Beobachtungen falsch interpretiert wurden bzw. durch Druckfehler in Veröffentlichungen sich ein biochemisches Prinzip auf den Kopf stellte, klinische Bilder vertauscht, EKG-Darstellungen unzutreffend interpretiert wurden usw.

Es ist bekannt, daß sich die Therapeuten, die sich mit Naturheilverfahren befassen, in ihren Veröffentlichungen zum größten Teil einer Ausdrucksform bedienen müssen, die der Schulmedizin fremd ist, da sie in vielen Fällen für die Wirksamkeit der Therapie nur das klinische Ergebnis vorweisen können. Wenn die Beweisführung dann in unseriöse Formulierungen abgleitet bzw. „die Physiognomie eines Patienten vor und nach der HOT" als „Beweis für die Wirksamkeit" abgebildet wird, muß die Ablehnung durch die Schulmedizin ohne kritische Überprüfung zwangsläufig erfolgen.

4. Auch die leider unter den Therapeuten für Naturheilverfahren immer wieder festzustellenden Meinungsverschiedenheiten über die vermeintliche Priorität von verschiedenen Verfahren — z.B. HOT, UVB, Sauerstoff- oder Ozon-Therapie (obwohl sich diese Verfahren grundsätzlich in Wirkung, Biochemie und technischer Anwendung voneinander unterscheiden) — haben keinen günstigen Einfluß auf die wissenschaftliche Überprüfung und die damit verbundene Anerkennung oder Ablehnung gebracht.

5. Aus dem Vorhergesagten resultiert dann auch die Stellungnahme von Vertretern der Schulmedizin zur HOT, wobei aus der Literatur nicht ein Fall einer kritischen Überprüfung eines „Begutachters" bekannt ist. Keiner dieser Gutachter hat selbst mit der Methode gearbeitet. Im günstigsten Fall hat man hoffnungslose Fälle den HOT-Therapeuten angeboten, um an diesen nicht mehr kurierbaren Patienten die „Wirkungslosigkeit" der HOT zu beweisen.

6. Wie aus den Veröffentlichungen über die HOT zu ersehen ist, wurde diese Therapieform von den Schulmedizinern verbal als Außenseitermethode ohne wesentliche klinische Wirkung, im günstigsten Fall als unspezifische Reizkörpertherapie abgestempelt und ist in keinem Beispiel von den Ablehnenden durch klinische Anwendung überhaupt oder ausreichend qualifiziert überprüft worden. Sie wurde daher auch bis vor wenigen Jahren fast ausschließlich von Ärzten ambulant oder klinisch eingesetzt, die sich mit Naturheilverfahren befaßten, oder man therapierte mit ihr, ohne darüber wissenschaftlich zu arbeiten. Hinter ihnen standen weder namhafte Forschungsinstitute noch eine pharmazeutische Lobby mit technischen und finanziellen Möglichkeiten, die auch logischerweise kein Interesse an der Durchsetzung und Anerkennung dieser Methode haben können, da sich dies negativ auf den Absatz spezifischer Medikamente auswirken würde. Dementsprechend waren die experimentellen wie auch klinisch-chemischen Befunde immer nur sporadische Fragmente ohne systematische biochemische Zusammenhänge und Zielsetzungen.

7. Leider hat auch *Ratschow* [384] diese Therapieform pauschal abgelehnt und damit gerade für den Einsatz bei Gefäßerkrankungen in der Schulmedizin ein Signal und damit eine vorgefaßte Wertbeurteilung gesetzt.

Ratschow hatte — ohne Angabe der genauen Diagnose — zehn Angiopathien — vermutlich periphere Formen — therapiert und nur in einem Fall eine Besserung gesehen.

Es kann daher aufgrund der positiven Erfahrungen von anderen HOT-Anwendern bei der peripheren Durchblutungsstörung vermutet werden, daß die von *Ratschow* behandelten Fälle möglicherweise diabetische Angiopathien waren, evtl. Geriatrika (Vitamin E) einnahmen oder zur Zeit der HOT unter Kortikoid-Behandlung standen.

Wäre diese Behandlungsmethode erstmalig nicht von „Außenseitern" entwickelt und therapeutisch eingesetzt worden, sondern z. B. von renommierten Vertretern an einer wissenschaftlich profilierten Klinik, wäre sie seit Beginn eine „normale Standardmethode" der Schulmedizin und würde erfolgreich dazu beitragen, daß bei der Diagnose „periphere Durchblutungsstörungen der unteren Extremitäten" jährlich nicht mehr 20.000 Beinamputationen in der Bundesrepublik vorgenommen werden müssen, sondern erheblich weniger. Dies würde neben dem sozialen persönlichen Effekt auch zu einer erheblichen primären und sekundären Entlastung des Finanzbudgets der Sozialgemeinschaft führen.

Die Ablehnung ohne klinische Überprüfung durch Gutachter erfolgte immer ohne Sachkenntnis oder Überdenken der möglichen Wirkungen der bei der HOT im Gerät und im Organismus ablaufenden Reaktionen.

Dementsprechend fielen dann auch die „Stellungnahmen" aus. Hier seien nur drei Beispiele angeführt:

E. Marx betrachtet nur die Sauerstoffsättigung des isolierten Blutes und schließt die chemische Veränderung bestimmter Bestandteile vollkommen aus. Dementsprechend kommt er zu folgender „Beurteilung" der HOT:

„Die Sauerstoffsättigung einer Blutprobe von etwa 100 ml in einem besonderen Apparat ist nutzlos, da eine Speicherung von Sauerstoff über das aktuelle Bedürfnis hinaus nicht möglich ist" [291].

Auch *Lukner* [285] stellt nur die Sauerstoffsättigung des entnommenen Blutes in den Vordergrund. Er ist der Ansicht, daß dieser Vorgang von der Lunge des betroffenen Patienten viel günstiger und besser durchgeführt würde.

Auch „Gutachter" über die HOT bewegen sich auf diesem Niveau und bedienen sich der hier genannten Formulierungen. Im günstigsten Fall wurde der HOT in der Vergangenheit noch eine Wirkung als „unspezifische Reizkörpertherapie" [31] zugestanden.

8. Durch die in den letzten Jahren erarbeiteten Grundlagen der HOT sind die unter 5. genannten „Gutachten" sachlich wie auch inhaltlich gegenstandslos geworden. Die HOT kann jetzt als eine biochemisch begründete, naturgemäße Heilmethode mit breitem Indikationsspektrum betrachtet werden, das sich zwangsläufig aus ihrem Angriffspunkt ergibt. („Jede Krankheit ist im Grunde eine Störung des

Zellstoffwechsels bzw. der Zellatmung".) Ihre Wirkung ist klinisch reproduzierbar, die biochemische Grundlage — damit auch die Indikationen wie die Kontraindikationen — klar umrissen und abgegrenzt.

Die Stoffwechselwirkung ist bekannter als bei vielen Medikamenten, die die etablierte Medizin einsetzt. Zum Beispiel ist bei vielen Psychopharmaka die klinische Wirkung bekannt, doch der Stoffwechsel und die damit verbundene Intermediärwirkung nur teilweise oder gar nicht aufgeklärt. Trotzdem möchte wohl heute kein Arzt mehr auf die Therapiemöglichkeit mit dieser Medikamentengruppe verzichten.

9. Die Autoren sind der Ansicht, daß diese Therapie noch stärker als bisher in der Zukunft in der problemlosen Behandlung von vielen Krankheitsbildern ihren gesicherten Platz haben und eine führende Rolle einnehmen wird. Sie den Patienten bei entsprechender Diagnose zu verweigern oder vorzuenthalten, ist beim Stand der wissenschaftlichen und klinischen Ergebnisse zur HOT aus ärztlicher Sicht nicht länger zu vertreten.

Für wissenschaftliche Fragestellungen und Untersuchungen wird im zweiten Teil zu einigen Vorgängen detailliert Stellung genommen und diese umfangreich vertieft. Dies ist notwendig, da in den vorangegangenen Kapiteln dazu nur im Ansatz Hinweise gegeben werden konnten (physikalische Daten, chemische, biophysikalische Abläufe und Reaktionen).

II. TEIL

Zu den theoretischen Grundlagen der Hämatogenen Oxydationstherapie

I. Das besondere Wesen des Lichtes – oszillierende Energie als Urgrund des Seins

Die naturheilkundliche Therapiemethode der Hämatogenen Oxidationstherapie (HOT) nach *Wehrli* ist eine Methode, die, außer der Erzeugung von Singulettsauerstoff, in einer besonderen Weise komplexe, photochemische Reaktionskaskaden in Wechselwirkung mit sehr unterschiedlichen Biomolekülen sowie Blut- und Serumbestandteilen durch das Emissionsspektrum einer Quecksilberniederdruck-Lampe auslöst.

Eine Therapie, hochindividuell und naturwissenschaftlich modern, denn es handelt sich um komplexe Wechselwirkungen elektromagnetischer Wellen in einem definierten Wellenlängenbereich, also um Wechselwirkungen quantenmechanischer Energie mit dem autologen Blut des jeweiligen Patienten bzw. seiner individual-komplexen Zusammensetzung.

Komplexe Wechselwirkungen zwischen biologischer Materie und Licht!

Leben ist strukturgewordenes Licht. Pflanzen, Tiere und Menschen sind negentropische komplexe, nicht-lineare, oszillierende Systeme, die ihre Organisationshöhe kosmischer Energie verdanken. Lebende Organismen sind eingefangener (— für eine kleine Weile eingefangener —) „Sonnenschein". Oder auch: Morphogenetische und wellen-oszillatorische Wechselwirkungen lebender Strukturen dieses Planeten mit „Seinsmöglichkeiten" kosmischer Räume.

In der ontologischen Betrachtungsweise ist das Licht „unqualifiziert", also ohne Seinsqualitäten, bzw. *un-be-schreibbar*. Es kommt noch vor allen anderen Seinsqualitäten, vor den Gegensätzen, die für eine Beschreibung notwendig sind (10).

Auch für den Naturwissenschaftler ist Licht insofern etwas grundsätzlich Primäres, etwas Einzigartiges, weil es im Unterschied zu allem anderen „tatsächlich" Existierenden keine Masse, keine „Restmasse" besitzt (10).

Licht – die elektromagnetische Welle – die Photonen – besitzen keine Masse, keine Ladung, und nach der *Einstein*schen Relativitätstheorie (Uhren hören bei Lichtgeschwindigkeit auf zu „gehen") kennt Licht auch keine Zeit (10).

Während Objekte – scheinbar – ruhen bzw. sich mit verschiedener Geschwindigkeit bewegen, ruht Licht nie (10). Photonen existieren nur bei Lichtgeschwindigkeit. Licht besitzt in jedem beliebigen Medium nur eine Geschwindigkeit (10).

Auch der Begriff des Raumes scheint für das Licht bedeutungslos, denn Licht durchdringt ihn, ohne auch nur im geringsten an Energie zu verlieren (10).

Schließlich birgt das Wesen des Lichtes die erkenntnistheoretische Schwierigkeit, etwas über das erkennen zu wollen, das Erkenntnisgrundlage für alles Sein zu sein scheint (10). Licht ist kein objektives Ding, nichts Substantielles, das wie andere Dinge untersucht werden kann.

Ja die relativ schnelle Vergänglichkeit eines Schneekristalls bietet Möglichkeiten, ihn zu photographieren, zu zeichnen, ihn wahrzunehmen.

Ein Photon aber, möglicherweise die „letzte" grundlegende Wesenheit des Lichtes, *ist nur einmal zu sehen*. Seine Entdeckung ist seine Vernichtung (10). Licht kann nicht *ge-sehen* werden, es ist das Sehen selbst (10).

Auch bei teilweiser Vernichtung eines Photons, z. B. durch ein Elektron, ist das was verblieben, nicht ein Teil des „vorherigen" Photons, sondern ein neues, mit niedrigerer Frequenz und anderer Richtung (10).

Hinweis: Die schräggestellten Literaturverweise beziehen sich auf Angaben in der Gesamtübersicht „Literatur zu Teil 1" ab S. 337.

Während gewöhnliche Objekte, die Dinge des Seins als Überträger von Impulsen, als Überträger von Energie funktionieren, ist Licht dagegen *„reine"* Wirkung, Wirkung, nicht an ein Objekt gebunden (10).

Licht ist überall. Licht füllt den Raum, die Räume. Jeder Energieaustausch zwischen Atomen und Molekülen geschieht in Form elektromagnetischer Energie, die sich in ein breites Spektrum unterteilen läßt (Abb. 1).

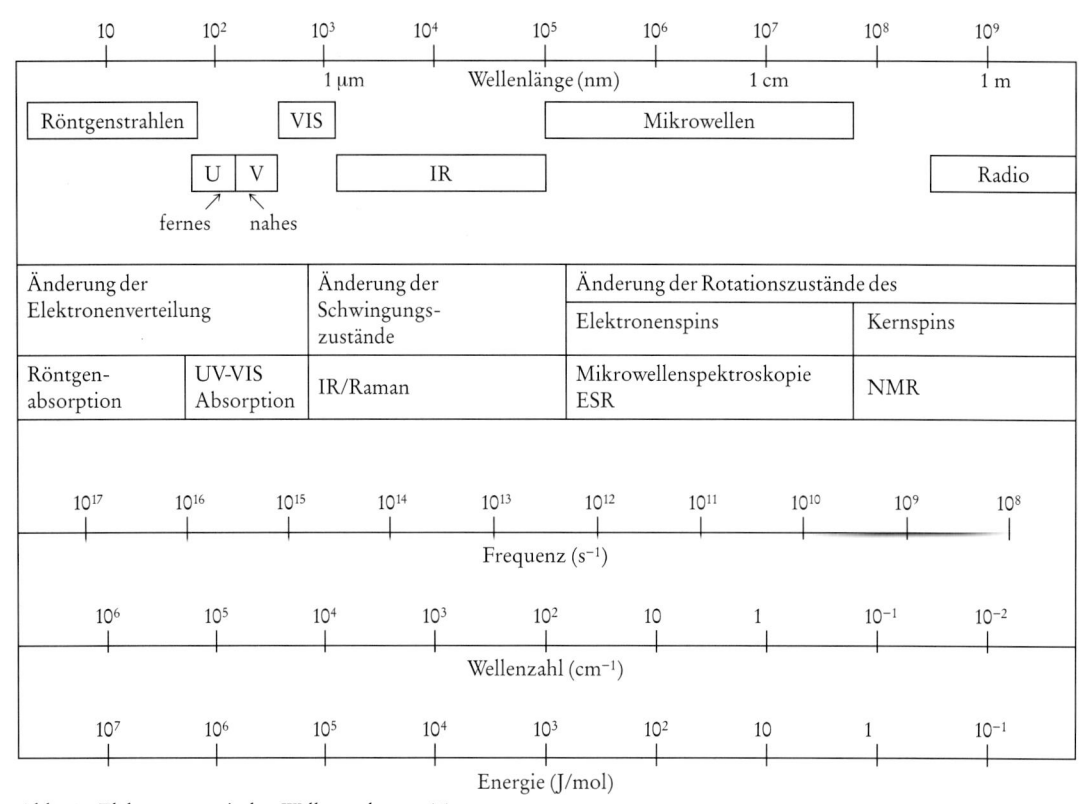

Wellenlänge (nm)									
10	10^2	10^3	10^4	10^5	10^6	10^7	10^8	10^9	
		1 μm				1 cm			1 m
Röntgenstrahlen		VIS			Mikrowellen				Radio
		UV (fernes/nahes)		IR					

Änderung der Elektronenverteilung		Änderung der Schwingungszustände	Änderung der Rotationszustände des	
			Elektronenspins	Kernspins
Röntgenabsorption	UV-VIS Absorption	IR/Raman	Mikrowellenspektroskopie ESR	NMR

Frequenz (s^{-1})									
10^{17}	10^{16}	10^{15}	10^{14}	10^{13}	10^{12}	10^{11}	10^{10}	10^9	10^8

Wellenzahl (cm^{-1})									
10^6	10^5	10^4	10^3	10^2	10	1	10^{-1}	10^{-2}	

Energie (J/mol)									
10^7	10^6	10^5	10^4	10^3	10^2	10	1	10^{-1}	

Abb. 1: Elektromagnetisches Wellenspektrum (6)

In diesem elektromagnetischen Wellenspektrum nimmt das sichtbare Licht nur eine Oktave ein.

Im Hinblick auf Beschreibungskriterien, wie man sie für die „üblichen" Dinge anwendet, ist Licht unqualifiziert, aber es besitzt Wellenlänge und Frequenz, wobei die Frequenz die Geschwindigkeit durch die Wellenlänge dividiert, darstellt (10).

Die einzelnen Wellenlängen des sichtbaren Lichtes treten als Regenbogenfarben in Erscheinung, entsprechend ihrer Wellenlängen in nm.

Im Licht zeigt sich ein rhythmisches Agens erster Ordnung, welches in den Komplex der Raum-Zeit, und dies bedeutet auch, in die Materie eingreift (1).

Strukturlose Zeit scheint auf den ersten Blick jeden beliebigen Rhythmus aufnehmen zu können. Dies täuscht aber, denn die strukturlose Zeit zeichnet sich auf das „Konto" der Kontinuität und damit auch des Einfachen, während sich die „phantastischen" Wirkungen der Zeit im neuen Bereich der Quantenphysik aus der Diskontinuität heraus bilden (1).

Hier ist die Zeit mehr rhythmisches, scheinbares Wiederholen mit Tendenzen, über „Periodenverdoppelungen" im Chaos zu „neuen Ufern" zu kommen, als Kontrast gegenüber „linearem" Dauern in den alten Auffassungen (1).

EINSTEIN erklärte den von ihm inaugurierten lichtelektrischen Effekt analog zur *Planck*schen Quantentheorie so, daß Licht in ganzen Einheiten oder Wirkungsquanten bzw. Photonen übertragen wird. Photonen stellen das „dynamische" Gegenstück zu den „vertrauteren" Bausteinen der Materie, den Atomen dar und werden ohne Energieverlust übertragen (1, 10).

Nach dieser Theorie erhält das Photon einen Betrag an Energie (E), der seiner Frequenz (F) proportional ist.

$$E = h \, F \quad (h = \textit{Planck}\text{sche Konstante}) \qquad (1)$$

Die Quantenmechanik kann auch als ontologische Dialektik gesehen werden. Nach *Bachelard* (1) „atomisiert" das Atom nicht nur sämtliche Phänomene, die es umgeben, es verleiht auch der Energie, die es aussendet, eine Struktur.
Das Atom selbst verwandelt sich durch Absorption oder Emission auf diskontinuierliche Weise (1).

Danach läßt sich nicht mehr formulieren, die Materie sei an ihrer Energie erkennbar, wie die Substanz an ihren Phänomenen; und auch nicht, die Materie habe Energie! Auf dieser Seinsstufe gilt vielmehr: Die Materie ist geordnet, d. h. Materie ist eine in einem bestimmten Rhythmus schwingende Energie. Und umgekehrt: in bestimmten Oszillationen schwingende Energieverdichtungen sind Materie (1).
Die wichtigsten Aussagen der Quantenphysik lassen sich vereinfacht so ausdrücken:
a) Licht wird in ganzen Einheiten ausgestrahlt, deren Energie sich auf dem Weg zu ihrem Ziel nicht „verflüchtigt" (Wirkungsquanten).
b) Jeder Energieaustausch auf der atomaren und molekularen Ebene vollzieht sich in Wirkungsquanten (Licht).
c) Die Wirkung – ebenso die Materie – erfolgt in diskreten ganzen Einheiten, die nicht unterteilbar sind (10).

Da die „Teile" aus dem „Ganzen" (dem Quantum) entstehen, kann das Licht als *erste Ursache* gesehen werden:

< In principio erat lumen?! >

Licht – Wirkungsquanten – Ganze – erste Ursache. Wirkungen sind eigenschaftslos. Die Masse mißt man in Gramm, die Länge in Meter, die Zeit in Sekunden, – Wirkungsquanten hingegen werden gezählt, ohne daß eine Notwendigkeit besteht, die Art der Einheit näher zu definieren. So wird eine basale Natur offenbar (10):

Die Wirkung geht dem Messen voraus, sie kommt vor der Analyse, die zu Angaben in Gramm, Metern und Sekunden führt (10).

Obwohl die Wirkung die Formel besitzt: Masse × Länge/Zeit und nicht dimensionslos sein kann, so könnte man doch alle drei Dimensionen der Wirkung als Ganzes sehen, als Ganzes aus dem sich Zeit, Masse und Länge ableiten, und zwar aus folgenden Gründen:
1. Die Wirkung erfolgt in unreduzierbaren Quanten bzw. Einheiten.
2. Diese Einheiten sind von konstanter, d. h. unveränderlicher Größe.
3. Sie werden gezählt.
4. Weil sie „*unbestimmt*" sind, stellen sie den Endpunkt der Kausalkette dar und sind deshalb „prima movens", erste Ursache! (10)

In der Quantenmikrophysik sieht man in erster Linie die Wechselwirkung zwischen Strahlung und Materie. Ein Molekül reagiert, indem es der aufgenommenen Strahlung durch Phänomene wie Interferenz, Resonanz u.a. seine eigene Strahlungscharakteristik aufprägt. Schwingungen, die das Molekül treffen, prallen nicht wie ein „schweres" Objekt ab, werden aber andererseits auch nicht wie ein mehr oder weniger gedämpftes Echo reflektiert (1). Es kommt vielmehr zu einer neuen „Schwingungssymphonie", weil zu den vorhandenen neue Schwingungen modifizierend hinzukommen (1).

Aber möglicherweise ist dies immer noch eine viel zu stark materialistisch gezeichnete Sichtweise, die der Quantendeutung anstehender Phänomene nicht gerecht werden kann.

Könnte es sich bei einem Lichtspektrum, welches von einem z.B. elektromagnetisch angeregten Molekül ausgeht, nicht auch um ein Zahlenspektrum einer allgemeineren metaphysischen, metamathematischen, symmetrischen Seinsstruktur handeln? (1, *330–332, 340*).

Möglicherweise gestalten sich die Wechselwirkungsprozesse zwischen Licht und Energie, Licht und Materie (?) nach einer geistigen Seinsgrundlage, einem Wechselspiel, das durch komplizierte numerische Konventionen bestimmt wird und möglicherweise grundlegend ist für alles dingliche Sein (Subatomare Teilchen, Atome, Moleküle, Kristalle, Dome, Kunstwerke, Sprache, Melodien, Harmonien, Pflanzen, Tiere und Menschen) (1, *340*).

Jede strukturelle Änderung eines Stoffes setzt demnach mehr oder weniger gestaltende Strahlungsenergie voraus, notwendigerweise gequantelte, rhythmische Energie, ganz so, als ob Strukturen nur durch Rhythmen seinhaftig wären und verändert werden könnten (*340*).

Weil Licht ohne Zeit ist und *„nur reine"* Wirkung ist. Und weil Materie in der Zeit liegt, tritt bei Zerstörung von Materie diese zeitabhängige Materie in Wechselwirkung mit der Komponente der Zeitlosigkeit.

Und weil wir sinnenfällig immer gewohnt sind, Energie in dem Vergehen, in der Veränderung materiellen Seins zu sehen, dabei handelt es sich ja immer nur um eine Energieumwandlung (Satz der Erhaltung der Energie), kann man die beiden gleichen ungleichen „Brüder" Elektron und Photon wie folgt dialektisch gegenüberstellen.

Elektron hat Masse (wenn auch nur wenig)	Photon nicht
Elektronen bewegen sich nahe der Lichtgeschwindigkeit	Photonen sind die Lichtgeschwindigkeit
Elektronen begleiten mehr oder weniger affin die Materie	Photonen sind das Licht
Elektronen sind weniger frei und an Materie gebunden	Photonen sind frei, sie entspringen den Möglichkeiten des Seins

(1, 8, 10, 12, 15, *23, 104, 148, 152, 263, 323–341, 363, 421, 494, 502, 503, 546*).

II. Die Erzeugung angeregter, elektronischer Zustände

Absorption von UV- oder sichtbarem Licht erzeugt Übergänge zwischen den elektronischen Energieniveaus. Einfallende Strahlung bringt ein Elektron aus einem energetischen niederen in ein energetisch höheres Orbital.

Mögliche Energieniveaus sind in Abb. 2 dargestellt (6).

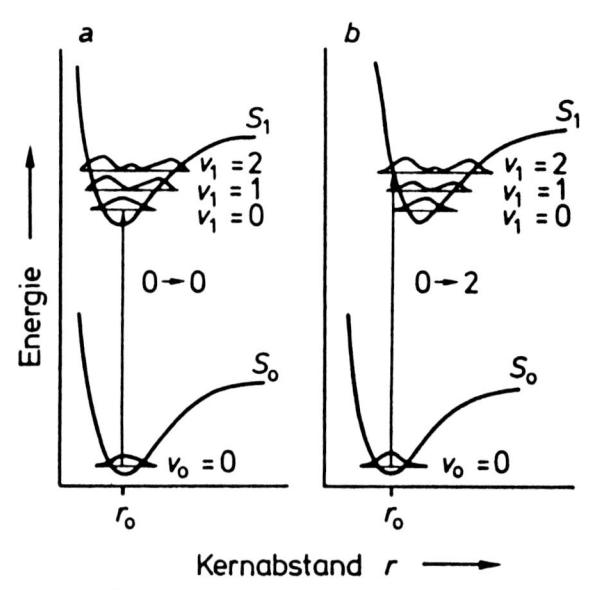

Abb. 2: Energieniveau-Diagramm und Übergänge zu verschiedenen Schwingungsniveaus des angeregten Zustandes. Der Übergang erfolgt vertikal von $v_0 = 0$ des elektronischen Grundzustandes (Franck-Condon-Prinzip) a $0 \to 0$ Übergang von $v_0 = 0 \to v_1 \times 0$, b $0 \to 2$ Übergang von $v_0 = 0 \to v_1 = 2$

Das Verhalten eines Moleküls läßt sich vereinfacht gemäß eines Modells eines zweiatomigen anharmonischen Oszillators wiedergeben (6). Elektrischer Grundzustand und elektronisch angeregte Zustände sind durch verschiedene Schwingungsniveaus dargestellt. Die Aufenthaltswahrscheinlichkeit der Elektronen ist in den einzelnen Schwingungsniveaus am Rande der Potentialkurve aus quantenmechanischen Gesichtspunkten am größten, während sich das Elektron in den untersten Schwingungsniveaus ($v = 0$, bzw. $v_1 = 0$) am wahrscheinlichsten in Nähe der Ruhelage r_o der Kerne aufhält (6).

Bei Zimmertemperatur befinden sich alle Moleküle im niedrigsten elektronischen Schwingungszustand, im elektronischen Grundzustand, von dem aus dann die mögliche Lichtabsorption erfolgen kann.

Im Vergleich zu einer Molekülschwingung mit ca. 10^{-13}s ist die Lichtabsorption mit 10^{-15}s schnell, so daß ein Übergang bei relativ fest anzunehmender Kernlage erfolgt, was nach dem *FRANCK-CONDON*-Prinzip durch eine vertikale Linie zwischen den Potentialkurven angegeben wird. Bei Überlappung der Wellenfunktion besteht eine relativ große Übergangswahrscheinlichkeit (6).

Elektronische Übergänge können nach den beteiligten Molekülorbitalen eingeteilt werden. Man unterscheidet im Grundzustand bindende δ-, π- und n-Orbitale.

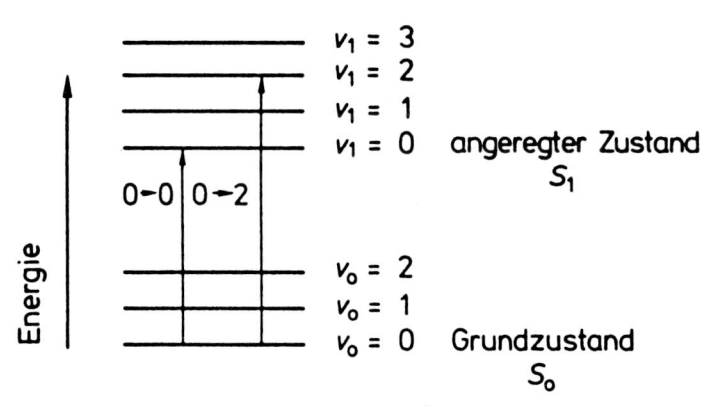

Abb. 3: Vereinfachtes *Jablonski*-Termschema mit 0 → 0 und 0 → 2-Übergang (6).

Besetzte bindende δ-Orbitale bilden die Einfachbindungen und die besetzten π-Orbitale die Mehrfachbindungen eines Moleküls. Bei Heteroatomen wie z.B. N oder O kommen nicht-bindende n-Orbitale vor, die von einsamen Elektronenpaaren besetzt werden (6).

Aus den Orbitalen des Grundzustandes kann ein Elektron in die leeren antibindenden Orbitale des angeregten Zustandes gehoben werden. Es gibt zwei Arten von Orbitalen, die δ*- und die π*-Orbitale, die beide in der Elektronendichte-Verteilung einen Knotenpunkt auf der Bindungsachse besitzen (Abb. 4) (6).

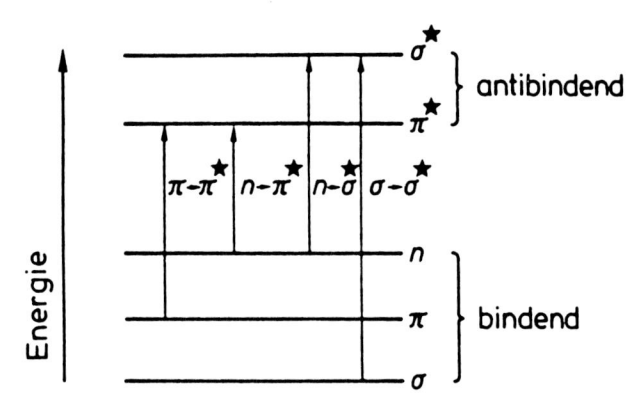

Abb. 4: Relative energetische Lage der Molekülorbitale und mögliche elektronische Übergänge.

Die energetisch relativ hohen δ – δ* – und n → δ*-Übergänge sind spektroskopisch bei Biomolekülen weniger interessant, als die mit relativ hoher Wahrscheinlichkeit auftretenden π → π*- und die energetisch am tiefsten liegenden n → π*-Übergänge (6).

π → π*-Übergänge sind solche, die bei Absorption von UV-Licht ein Elektron aus dem höchsten, besetzten π-Orbital in das tiefste, nicht besetzte π*-Orbital überführen. Absorptionen erstrecken sich bis in den langwelligen sichtbaren Bereich des Spektrums. Deshalb enthalten auch die meisten Farbstoffe (Sens.) Doppelbindungen *(91)*.

n → π*-Übergänge unterscheiden sich von den letzteren dadurch, daß ein π*-Orbital durch ein Elektron besetzt wird, welches aus einem freien Elektronenpaar und nicht aus einer π-Bindung kommt. Solche Übergänge findet man bei Molekülen mit einer Doppelbindung und einem Heteroatom mit freien Elektronenpaaren, wie z. B. bei $>C=O; -\bar{N}=O$ oder $>C=S$ *(91)*.

In der folgenden Abb. 5 ist das UV-Spektrum von Aceton, Acetylchlorid und Essigsäure, bei denen ein n → π*-Übergang vorliegt, dargestellt *(91)*.

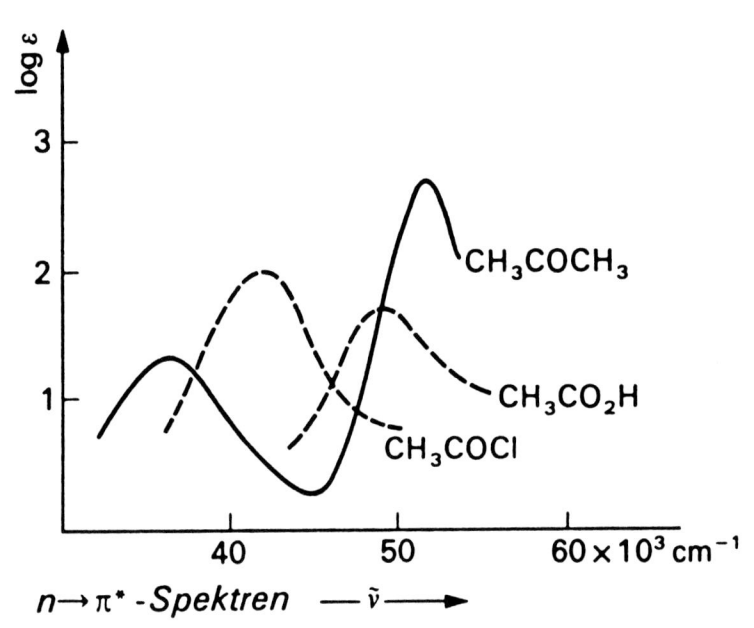

Abb. 5: n → π*-Übergänge werden durch Protonisierung in saurem Lösungsmilieu zu kürzeren Wellenlängen hin verschoben *(91)*.

Obwohl die meisten organischen Verbindungen, die im UV-Bereich und im Bereich des sichtbaren Lichtes absorbieren, mesomeriestabilisierte Bindungssysteme aufweisen, kann die Mesomerie nicht unbedingt als eine Voraussetzung für „Farbigkeit" oder für eine Absorption im langwelligen Bereich des sichtbaren Spektrums betrachtet werden, denn durch Mesomerie ist ja nur der Grundzustand eines Moleküls stabilisiert *(91)*.

Es käme sogar zu einer Verschiebung der Absorption in den kürzerwelligen Bereich, würden nicht die angeregten Zustände gleichzeitig mit gesenkt werden *(91)*.

Die folgende Abb. 6 zeigt die auf der Basis der *Hückel*-Molekülorbital-Theorie berechneten MO konjugierter Polyene: Ethylen, Butadien und Hexatrien *(91)*.

Die in der Abb. 6 dargestellten Pfeil-Längen, die die π- mit den π*-Orbitalen verbinden, entsprechen der Anregungsenergie bei Aufnahme eines UV-Spektrums. Mit zunehmender Länge des Konjugationssystems nimmt diese Energie ab. Es verschieben sich die UV-Absorptionsmaxima von 46 100 cm^{-1} für das Ethylen bis zu 38 800 cm^{-1} für das Hexatrien *(91)*.

Mit steigender Zahl konjugierter Doppelbindungen verschiebt sich das Absorptionsmaximum in den längerwelligen Bereich, in den Bereich des sichtbaren Lichtes *(91)*.

Tabelle 1 zeigt in Abhängigkeit von der Zahl konjugierter Doppelbindungen die Absorptionsmaxima λ_{max}-Werte einiger Polyene.

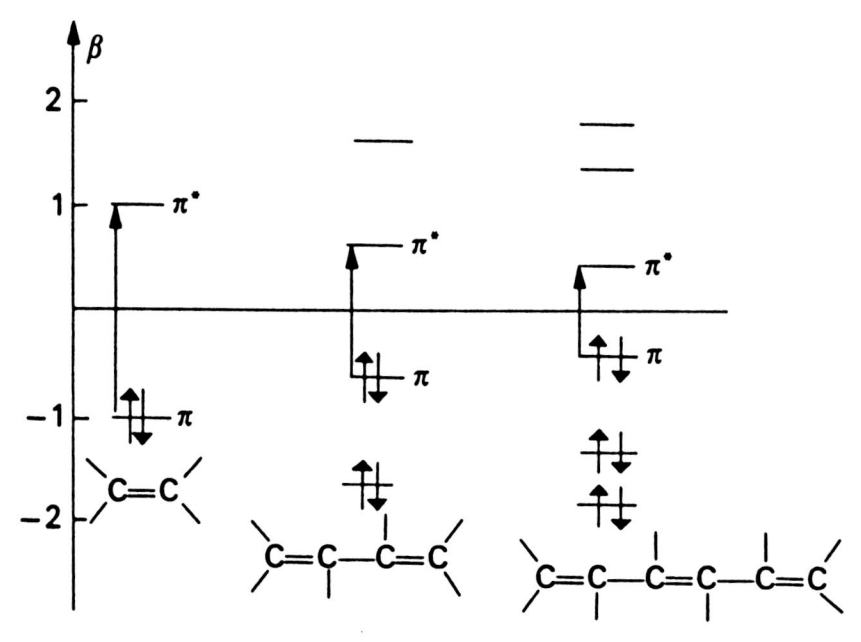

Abb. 6: MO konjugierter Polyene

Tabelle 1: UV-Spektren von Polyenen

$CH_3 (CH = CH)_n CH_3$	
n	λ_{max} [µm]
3	274
4	310
5	342
6	380
7	400
8	411

(2–9, 13, 14, 33, 34, 37, 44, 65, 67, 70–73, 80, 91, 99, 110, 128, 130, 140, 141, 146, 155–158, 186, 240–244, 252, 276, 278, 294, 300, 308, 311, 313, 316, 317, 364–366, 5013, 375, 399, 400, 406, 416, 422, 454, 483, 484, 504, 537)

III. Die Spinanordnungen

Die Spinordnung stellt eine weitere gebräuchliche Einteilung von Absorptionsübergängen dar. Normalerweise liegen Elektronen in bindenden Orbitalen gepaart mit antiparalleler Spinorientierung vor. Die Multiplizität $M = 2S + 1$ ergibt für $S = 0$ den Wert $M = 1$, eine Spinanordnung, die als Singulettzustand bezeichnet wird (6).

Der Grundzustand ist mit einigen wenigen Ausnahmen, z.B. beim Sauerstoff, ein Singulettzustand, den man als S_0-Zustand bezeichnet. Der antiparallele Spinzustand kann beim Übergang zu antibindenden Orbitalen erhalten bleiben (6). Man kommt zum ersten angeregten Singulettzustand S_1 oder auch für höher liegende Potentialkurven zu S_2 (Abb. 3, 4 und 7) (6).

Wenn beim Absorptionsprozeß eine Spinumkehr erfolgt, dann ergibt sich mit $S = 1$ der Wert $M = 3$, also ein Triplettzustand. Der erste Triplettzustand T_1 befindet sich energetisch unter dem entsprechenden S_1-Zustand. Der $S_0 \rightarrow S_1$-Übergang ist ein erlaubter Übergang und weist eine hohe Übergangswahrscheinlichkeit auf.

Der $S_0 \rightarrow T_1$-Übergang gilt als Spin-verboten, denn eine aus dem Drehimpuls-Erhaltungssatz abgeleitete Auswahlregel besagt, daß sich der Gesamtspin und damit die Multiplizität bei einem Übergang nicht ändern darf (6). Daraus leitet sich ab, daß bei erfüllter Resonanzbeziehung die Übergangswahrscheinlichkeit und damit auch die Intensität der Absorptionsbande für einen $S_0 \rightarrow T_1$-Übergang sehr klein ist (6).

In der folgenden Darstellung (Abb. 7) sind energetische Anregungen, strahlungslose Desaktivierungen, Fluoreszenz- und Phosphoreszenz-Phänomene sowie ihre Geschwindigkeitskonstanten im *Jablonski*-Diagramm nach *Glaser (158)* schematisch wiedergegeben.

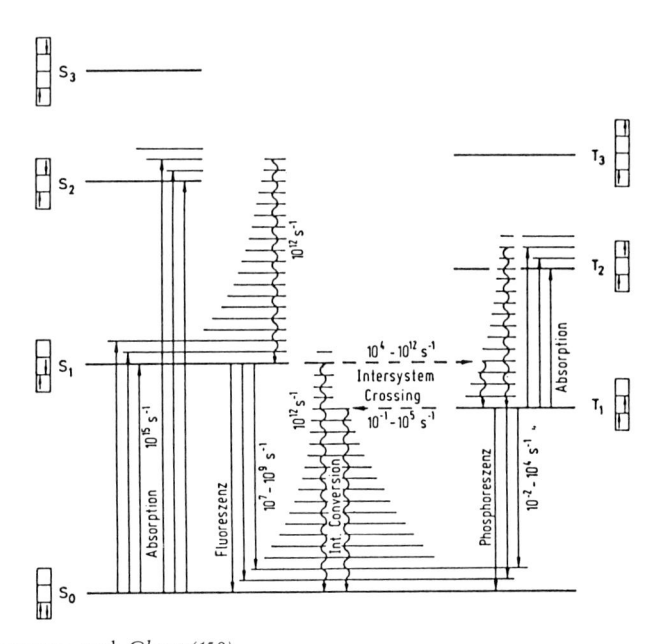

Abb. 7: *Jablonski*-Diagramm, nach *Glaser (158)*

Für die einzelnen Schritte lassen sich die folgenden Geschwindigkeitskonstanten angeben:

Anregung $S_0 \rightarrow S_1, S_2 \ldots {}^1)$: 10^{15} s^{-1}
strahlungslose Desaktivierung $S_3 \rightsquigarrow S_2 \rightsquigarrow S_1{}^1)$: 10^{12} s^{-1}
strahlungslose Desaktivierung $S_1{}^* \rightsquigarrow S_1{}^0$: 10^{12} s^{-1}
Emission $S_1{}^0 \rightarrow S_0{}^0$ (Fluoreszenz): $\quad 10^9 \ldots 10^8$ s^{-1}
Emission $T_1{}^0 \rightarrow S_0{}^0$ (Phosphoreszenz): $\quad 10^6 \ldots 10^{-1}$ s^{-1}.

Tab. 2: Grundlegende photochemische Reaktionen in schematischer Übersicht (0)

Photochemische Prozesse	
Wir bezeichnen mit S Singulett-Zustände, mit T Triplett-Zustände; A, B und M sind beliebige Teilchen.	
Primäre Absorption: S → S*, anschließend erfolgt Schwingungs- und Rotationsrelaxation	
Physikalische Prozesse:	
Fluoreszenz:	S* → S + $h\nu$
Stoß-induzierte Emission:	S* + M → S + M + $h\nu$
stimulierte Emission:	S* + $h\nu$ → S + 2 $h\nu$
Systemübergang:	S* → T*
(intersystem crossing, ISC)	
Phosphoreszenz:	T* → S + $h\nu$
Interne Umwandlung:	S* → S'
(internal conversion, IC)	
Singulett-Energieübergabe:	S* + S → S + S*
Zweifach-Anregung:	S* + S* → S** + S
Triplett-Energieübergang:	T* + S → S + T*
Triplett-Triplett-Absorption:	T* + $h\nu$ → T**
Ionisierung:	
Penning-Ionisierung:	A* + B → A + B$^+$ + e$^-$
Dissoziative Ionisierung:	A* + B−C → A − B$^+$ + C + e$^-$
Stoß-Ionisierung:	A* + B → A$^+$ + B + e$^-$ (oder B$^-$)
Assoziative Ionisierung:	A* + B → AB$^+$ + e$^-$
Chemische Prozesse:	
Dissoziation:	A−B* → A + B
Addition oder Einfügung:	A* + B → AB
Abspaltung:	A* + B → C + D
(Fragmentierung)	
Isomerisierung:	A → A'
Dissoziative Anregung:	A* + C−D → A + C* + D

Folgende grundlegende photochemische Reaktionen bzw. photochemische Prozesse können auch in Wechselwirkung von UV- und VIS mit Molekülen und Bestandteilen des menschlichen Blutes bei der Methode der Hämatogenen Oxidationstherapie (HOT) nach *Wehrli* (Tab. 2) ablaufen. Viele dieser Reaktionen laufen als Kettenreaktion oder auch als oszillierende Kreisprozesse ab.

Die Reaktionsfähigkeit eines Moleküls ist von seiner „Intrinsic"-Energie bzw. seiner Energietönung abhängig und diese kann wiederum durch Photonenabsorption erhöht werden.

Obwohl nach dem *Einstein-Stark*schen Gesetz der Primärschritt eines photochemischen Prozesses aus der Absorption eines einzelnen Photons durch jedes Molekül erfolgen soll, kann z.B. die Photonen-Dichte bei einem Laserstrahl so hoch sein, daß es zu einer Vielfach-Photonen-Absorption durch einzelne Moleküle kommen kann (0). Solche Vielfach-Photonen-Absorptionen und die davon abhängigen Molekülanregungen sind auch bei der HOT nach *Wehrli* möglich und nachgewiesen worden.

Auch bei Gültigkeit des *Einstein-Stark*schen Gesetzes unter Normalbedingungen heißt dies nicht, daß für jedes absorbierte Photon nur ein Molekül umgesetzt wird. Ein bei einer Kettenreaktion in der Starreaktion erzeugtes, angeregtes Molekül oder Radikal ist in der Lage, eine größere Anzahl von Molekülen mit unterschiedlichen Reaktionsprodukten umzusetzen (0).

Der Quotient, Anzahl der umgesetzten Moleküle durch die Anzahl der absorbierten Photonen, stellt die Quantenausbeute der betreffenden Reaktion dar (0).

Bei der Photolyse von HI z.B. kommt es zu den Reaktionen:

$$HI + h\nu \longrightarrow H + I \quad (2)$$
$$H + HI \longrightarrow H_2 + I \quad (3)$$
$$2 I \longrightarrow I_2 \quad (4)$$

Es kommt also zur Quantenausbeute 2, weil die Absorption von nur einem Photon die Umsetzung von 2 HI-Molekülen bewirkt (0).

Kettenreaktionen, wie auch das Pathophänomen der Lipidperoxidation, besitzen in der Regel Quantenausbeuten von 10^4–10^5. Dabei ist dann die ablaufende Kettenreaktion ein Verstärker des primären Anregungs- bzw. Photonenabsorptionsschrittes (0).

Bei der Wechselwirkung von UV- und VIS bei der Methode der HOT mit menschlichen Blutbestandteilen, ist nicht nur die direkte Absorption von Quantenenergie durch ein Molekül gegeben.

Auch wenn ein Molekül keine Photonen absorbieren kann, so kann es dennoch zu photosensibilisierenden Reaktionen kommen. In solchen Fällen absorbieren andere Moleküle Photonen und übertragen die Anregungsenergie über „Stoßeffekte" auf das primär nicht-photonenabsorbierende Molekül.

Bestrahlt man z.B. Wasserstoff, der eine geringe Menge Quecksilber enthält, mit 254 nm aus einer Quecksilberdampflampe, kommt es zur Resonanz der Hg-Atome mit der Strahlung und zu folgenden Reaktionen (0):

$$Hg^* (g) + H_2 (g) \longrightarrow Hg (g) \quad (5)$$
$$Hg^* (g) + H_2 (g) \longrightarrow HgH (g) + H (g) \quad (6)$$

Photosensibilisierungen spielen gerade bei Reaktionen in Lösung eine wichtige Rolle.

Ein weiteres wichtiges Kriterium quantenmechanischer Anregung bei der Methode der HOT ist die Photonenspeicherung in angeregten Atom- bzw. Molekülzuständen. Es kommt zu größeren Elektronen-Bewegungs- und Elektronen-Aktionsfreiheiten im Inneren der von ihnen organisierten biologischen Strukturen und durch die hohe Photonendichte zu einem u. U. besseren quantenphysikalischen, intermolekularen Informationsfluß (15).

Um Lichtenergie länger internalisieren zu können, kommt es innerhalb der Elektronen-Ordnungs- und Steuerungsphänomene zu elektrostatischen Wechselwirkungen, Dipol-Oszillationen, elektromagnetischen Wechselwirkungen, zu virtuellen Photonenimpuls-Austauschvorgängen von molekularem Innenraum (15).

Die Kombination elektrostatischer Wechselwirkungen (Austausch virtueller Lichtmuster) und elektromagnetischer Wechselwirkungen (Austausch reeller Photonen) (Biophotonen) versetzt die Elektronen in die Lage, im Innern der von ihnen organisierten Strukturen ein sehr effektives, verlustarmes Lasersystem aufzubauen *(364–366, 13, 15)*.

Die energetischen Wechselwirkungen zwischen einem Elektron-Photon-Prozeß, die abhängig sind von den Quantenzahlen und der Wellenlänge des Lichtes, sollen ein Beispiel zeigen, in welchem man den Ort eines Elektrons, dessen Geschwindigkeit $10^6 ms^{-1}$ beträgt, unter Ausnutzung eines grünen Lichtstrahles zu bestimmen versucht. (Die Frequenz des verwendeten Lichtstrahles beträgt $\nu = 0,60 \times 10^{15}$ Hz.) *(94)*

In diesem Versuch beträgt die Energie des Elektrons:

$$E_e = \frac{1}{2} mv^2 = \frac{1}{2} (9{,}109 \times 10^{-31} \text{ kg} \times 10^{12} \text{ m}^2 \text{ s}^{-1}) = 4{,}55 \times 10^{-19} \text{ J} \quad (7)$$

Und die Energie des Photons ist fast ebenso groß:

$$E_{ph} = h\nu = 6{,}6262 \times 10^{-34}\,\text{Js} \times 0{,}60 \times 10^{15}\text{s}^{-1} = 3{,}97 \times 10^{-19}\,\text{J} \tag{8}$$

Solche quantenmechanischen Phänomene, elektromagnetischen Strahlungsfelder, Biophotonen-Emissionsmuster, Photonenanregungen molekulargegebener Elektronenoszillationen und Orbitalwellenmuster, ganz allgemein Elektron-Photon-Wechselwirkungen, steuern/regeln alle biologischen sowie biochemischen Stoffwechselprozesse, nukleinsäureabhängige Informations- und Matrizenprozesse und damit auch den Aufbau bzw. die Erhaltung aller biologischen Strukturen sowie die an ihnen und durch sie möglichen Funktionsabläufe, wie Wachstum, Differenzierung und Anpassung, deren molekularbiologischen Äquivalente Zellteilung und Proteinbiosynthese darstellen (12, 10, 13, 15, *323–341*).

IV. Chemische Radikale und radikalische Reaktionen

1) Zur Chemie der sogenannten „freien" Radikale

„Freie" Radikale sind eine Spezies (Ionen, Atome, Moleküle), die ein ungepaartes Elektron aufweisen und dadurch eine paramagnetische Suszeptibilität (d.h. eine positive im Bereich $10^{-5} - 10^{-3}$) besitzen.

Radikale entstehen bei der homolytischen Bindungsspaltung kovalenter Bindungen, gemäß:

$$R - R \xrightarrow{\text{Energie}} R^{\cdot} + R^{\cdot} \qquad (9)$$

durch thermische, chemische, elektrochemische, mechanische und quantenmechanische Energiebeträge, die größer sein müssen als die Bindungsenergie (Dissoziationsenergie) von Molekülen, die im Bereich von rund 300–400 kJ/Mol liegt *(29, 47, 155, 156, 172–176, 325–341, 370–372, 444–446)*.

Radikale haben in der Regel eine extrem kurze Existenzdauer für Bruchteile von Sekunden (10^{-3} bis 10^{-16} Sekunden), können aber auch als relativ langlebige radikalische Verbindungen u.U. mehrere Stunden existieren.

So besitzen z.B. das Methylradikal ($CH_3^{\cdot}$) und das Ethylradikal ($C_2H_5^{\cdot}$) eine Lebensdauer von weniger als 10^{-3} Sekunden, während das Triphenylradikal aus Gründen der Resonanz des einsamen Elektrons mit den π-Elektronen der drei Phenylringe relativ stabil ist.

Zu den in lebenden Systemen physiologisch und pathologisch interessanten reaktiven Verbindungen rechnet man folgende *(29, 47, 155, 156, 172–176, 325–341, 370–372, 444–446)*.

1. Aktivierte Sauerstoff-Stufen, die nicht alle Radikale sind.
1.1 Superoxid-Anion-Radikal $\qquad\qquad O_2^{\cdot}$
1.2 Wasserstoff-Peroxid $\qquad\qquad H_2O_2$
1.3 Hydroxyl-Radikal $t/2 = 7 \times 10^{-10}$s. * $\qquad\qquad HO^{\cdot}$
1.4 Ozon (Trisauerstoff) $\qquad\qquad O_3$
1.5.1 Singulettsauerstoff $\qquad\qquad O_2(^1\Delta_g)$
1.5.2 Singulettsauerstoff $\qquad\qquad O_2(^1\Sigma_g^+)$
1.6.1 Dioxigen-Monokation (Dioxigenyl) $\qquad\qquad O_2^+$
1.6.2 Trioxigen-Monokation (Trioxigenyl) $\qquad\qquad O_3^+$

2. Radikale, die durch Einwirkung energiereicher Strahlen > als 10^3 eV aus Wassermolekülen entstehen:
2.1 Wasserstoff-Radikal $\qquad\qquad H^{\cdot}$
2.2 Hydroxyl-Radikal $\qquad\qquad HO^{\cdot}$
2.3 Hydratisiertes Elektron $\qquad\qquad e_{aqu}^-$

3. Organisch-chemische Radikale, wie z.B.
3.1 Methyl-Radikal $\qquad\qquad CH_3^{\cdot}$
3.2 tert. Butyl-Radikal $\qquad\qquad (CH_3)_3^{\cdot}$
3.3 Alkoxy-Radikal $t/2 = 7 \times 10^{-7}$s * $\qquad\qquad RO^{\cdot}$
3.4 Peroxy-Radikal $t/2 = 7 \times 10^{-3}$s * $\qquad\qquad ROO^{\cdot}$
3.5 Phenyl-Radikal $\qquad\qquad C_6H_5^{\cdot}$

---

* Halbwertzeit bei 37°C und 1 M. eines typischen Substrates

4. Scavenger (Moleküle, die radikalische Energie absorbieren), die selbst zum Radikal werden, wie z. B. Vitamin E (Alpha-Tokopherol-acetat).

Radikale haben die Bestrebung, ihre maximale Kovalenzbindigkeit wieder zu erlangen.

Durch thermische Anregungen bei unterschiedlichen Temperaturen entstehen z. B. bei 1200 bis 1300 K aus C-H und C-C-Gruppierungen organischer Moleküle Radikale. Bei rund 800 K entstehen aus Alkanen und Alkenen Radikale und zur Radikalbildung aus O-O genügen bereits thermische Energien zwischen 300–400 K.

Neben der Thermolyse gibt es auch die photochemische Anregung von Molekülen zur Radikalerzeugung bei Absorption elektromagnetischer Wellen im Bereich von 200 nm–500 nm, also in einem Energiebereich von 598 kJ/Mol bis 242 kJ/Mol, Energiebeträge, die kovalente Bindungen zur homolytischen Spaltung bringen können (172–176, 206, 325–341, 370–372, 444–446).

Halogene absorbieren im sichtbaren Wellenspektrum und können durch Absorption aufgrund ihrer relativ geringen Bindungsenergien (Cl-Cl 242 kJ/Mol; Br-Br 192 kJ/Mol; J-J 150 kJ/Mol) durch sichtbares Licht bereits radikalisiert werden.

Auch die in der Biochemie lebender Systeme so wichtigen, vielschichtig in ihrer Funktionsweise zu sehenden, Carbonylgruppen (R-C=O) absorbieren bei 320 nm und können durch UV-Licht von λ 250–320 nm photochemisch reagieren *(106, 172–176, 206, 325–341, 370–372, 444–446)*.

Interessant in ihrer ambivalenten Reaktionsweise als Redoxsysteme im Bereich bestimmter Redoxpotentiale sowohl als auch als Scavenger und Radikalerzeuger, besonders im Hinblick auf Superoxidanion-Radikale, sind weiterhin chemische Verbindungen, wie Ubichinone, Tokochinone, Flavonoide, Quercetine (Flavonoide und Quercetine als Inhaltsstoffe von Crataegus oxyacantha), Anthocyane, viele Blütenfarbstoffe und die homöopathischen Komplex- und Einzelmittel der Kochschen Molekulartherapie, wie z. B. Carbonylgruppen-SSR; Rhodizonsäure; para-Benzochinon; Glyoxal u. a. *(321–341)*.

Auf die detaillierte Wirkungsweise dieser Flavonoid-Strukturen, die in der Natur aller Lebewesen so weit verbreitet sind, soll im Hinblick auf ihre regulatorische Funktion im Radikalgeschehen des menschlichen und tierischen Organismus in dieser Arbeit nicht näher eingegangen werden.

In dieser Übersichtsarbeit soll nur auf das Wichtigste hinsichtlich radikalischer Reaktionen von Phenolen und Chinonen eingegangen werden.

Phenole – aromatische Hydroxyverbindungen – enthalten die OH-Gruppen direkt am Benzolring. Analog zu den Alkanolen kann man je nach Anzahl der Alkoholgruppen ein- und mehrwertige Phenole unterscheiden. Der Ausdruck Phenol ist eine Molekülgruppen-Bezeichnung, ist aber auch gleichzeitig der Name für den einfachsten Vertreter dieser Gruppe. Phenole reagieren im Gegensatz zu Alkoholen sauer aufgrund des Mesomerie-stabilisierten Phenolat-Anions (Abb. 8).

Dieses Phenolat-Anion entsteht durch Dissoziation des OH-Proton, für welches anionische Grenzformeln angegeben werden können (Abb. 1). Die negative Ladung des Ions befindet sich zu

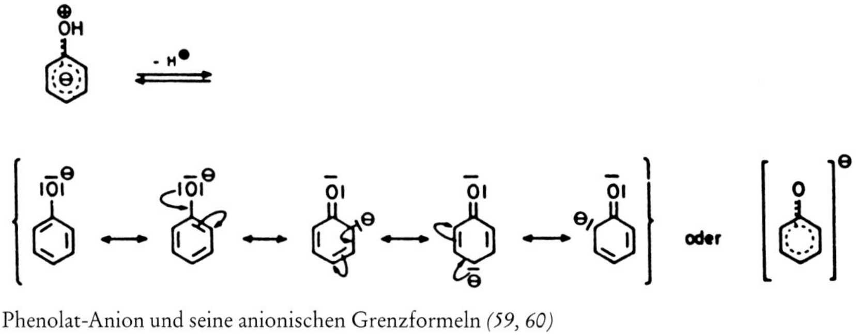

Abb. 8: Das Phenolat-Anion und seine anionischen Grenzformeln *(59, 60)*

einem bestimmten Zeitbereich im Carbozyklus, welcher dadurch in den Stellungen 2, 4 und 6 einer Chlorierung, Sulfonierung und Nitrierung, bzw. einer elektrophilen Substitution leichter zugänglich ist als das Benzol *(29, 94, 96, 144–118, 144, 206, 382)*.

Chinone sind zyklische Carbonylverbindungen (Diketone) eines ungesättigten Ringsystems (Abb. 9).

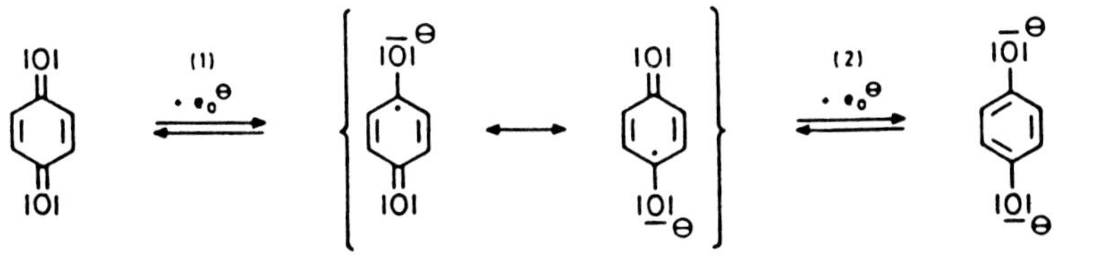

Abb. 9: p-Benzochinon, mesomeriestabilisierte Semichinon-Radikal-Stufe und Hydrochinon-Dianion *(59, 60)*

p-Benzochinon/Hydrochinon oder 1.4-Naphthochinon/1.4-Naphthohydrochinon stellen, wie viele andere Chinone und Hydrochinone, interessante Redoxsysteme dar, die hintereinander folgende Ein-Elektronen-Schritte über eine Mesomerie-stabilisierte Semichinon-Radikal-Zwischenstufe aufweisen und so ambivalent einerseits als Scavenger und andererseits als Superoxid-Anion-Radikal-Erzeuger fungieren können.

Durch die in einer Ein-Elektronenstufe vom Chinon zum Semichinon ablaufende Reaktion und einer darauf folgenden Autoxidation von Semichinon zu Chinon, kann es in einem nicht-stöchiometrischen Redox-Zyklus zu einer relativ großen Menge von O_2^--Radikalen kommen *(12)*. Solche oszillierenden Redox-Zyklen von Flavonoiden bzw. Chinonen können durch nicht-enzymatische Elektronenüberträge, wie z. B. Ascorbinsäure oder reduziertes Glutathion (G-SH), oder aber auch auf enzymatischem Wege über die Flavinenzyme – NADPH-Cytochrom-p-450-Reduktase, NADH-Ubichinon-Oxidoreduktase und/oder NADH-Cytochrom-b_5-Reduktase iniitiert und u. U. unterhalten werden *(382)*.

Wenn man von C-H-Spaltungen absieht, erfolgt der Elektronen- und Protonen-Transfer zwischen bio-organischen Molekülen mit einer Geschwindigkeitskonstanten um $k = 10^{10}$ mol^{-1}s^{-1} relativ schnell. Es sind „diffusionskontrollierte" Prozesse, bei denen jeder Zusammenstoß zweier Reaktanten zur Reaktion führt *(144)*.

Bei Entfernung eines Elektrons e$^-$ (1-Elektronen-Oxidation) aus dem energiereichsten besetzten Molekülorbitals („HOMO" = highest occupied molecular orbital) kommt es zu Kation-Radikalen (Abb. 10 und 11).

Kommt es zur Einführung eines Elektrons e$^-$ (1-Elektronen-Reduktion) in das energieärmste unbesetzte Orbital („LUMO" = lowest unoccupied molecular orbital), führt dies zu Anion-Radikalen *(144)*, (Abb. 11 und 12).

Damit solche reversiblen Redoxreaktionen auch unter physiologischen Bedingungen vorkommen, dürfen die beteiligten HOMO und LUMO vom nichtbindenden Energieniveau 1 Volt entspr. 97 kJ mol^{-1} nicht überschreiten *(144)*. Solche Verhältnisse findet man nur bei molekularen Systemen, die mindestens 10 konjugierte π- und n-Elektronen besitzen. Solche Moleküle sind farbig oder besitzen Absorptionsbanden im nahen UV *(9, 17, 28, 47, 67, 80, 91, 106, 128, 130, 140, 144)*.

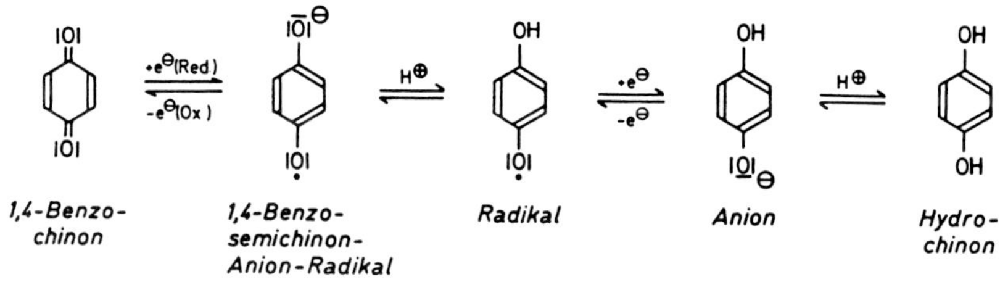

Abb. 10:

Für redox aktive Farbstoffe im Grundzustand kommen als Oxidations- und Reduktionsmittel in Betracht:
1. Anorganische Ionen bzw. Übergangsmetalle (Fe^{II}/Fe^{III}; Cu^{I}/Cu^{II}; Mo^{IV}/Mo^{V}).
2. Sulfide (Cystein/Cystin; G-SH / G-S-S-G).
3. Molekularer Sauerstoff.

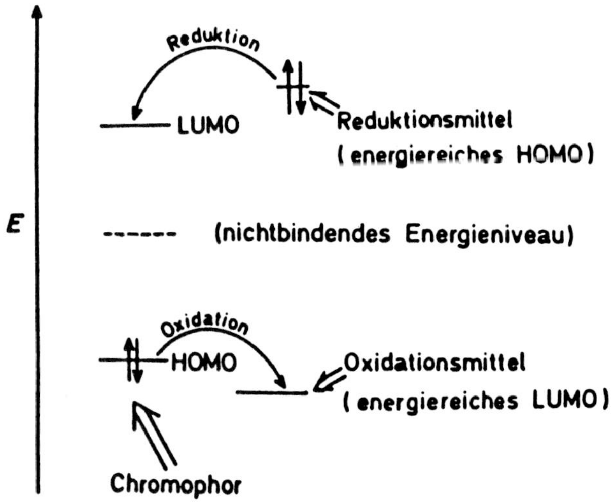

Abb. 11: Redoxreaktionen im Grundzustand nach FUHRHOP *(144)*

Sind Moleküle durch Lichtwellen bereits angeregt (befinden sich in angeregten Triplettzuständen), dann ist eine Oxidation oder Reduktion schon mit relativ milden Oxidations- oder Reduktionsmitteln wie z.B. mit Wasser oder mit Aminen möglich *(144)*.

Neben möglichen Zell-, Zellorganell- und Biomolekül-Zerstörungen über Chinon-induzierten oxidativen Streß bzw. über Chinon-induzierte ASS können Chinone auch bis zu 20% des im menschlichen Hepatozyten enthaltenen G-SH durch Konjugatbindung verbrauchen und damit der intrazellulären Regulation des Redox-Fließgleichgewichtes entziehen. So kann z.B. auf diese Weise Menadion (Vitamin K_3: 2-Methyl-naphthochinon) mit G-SH zu 2-Methyl-3-glutathionyl-1.4-naphthochinon reagieren. Interessant ist auch die der Fenton-Reaktion [4] analoge Reaktionsmöglichkeit des Wasserstoffperoxids mit Semichinon:

$$H_2O_2 + e^- \xrightarrow[\text{Semichinon}]{Fe^{2+}} OH^- + OH^{\cdot} \tag{10}$$

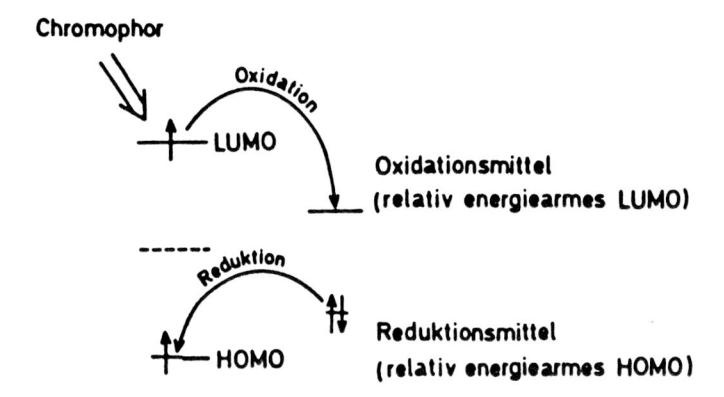

Abb. 12: Redoxreaktionen im angeregten Zustand nach FUHRHOP *(144)*

Entgiftungen von Chinonen können in der Reduktion zum Hydrochinon gesehen werden, wenn danach ein Konjugationsschritt, meist mit Glukuronsäure oder auch eine Sulfatierung erfolgt.

Neben der in der Erzeugung von Superoxid-Anion-Radikalen liegenden Toxizität von Chinonen sind auch alkylierende Reaktionen der Chinone möglich.

Die gefährlichen radikalischen Zwischenstufen der Chinone, die Semichinone, können durch eine 2-Elektronen-Übertragung durch eine NADPH-Chinon-Oxidoreduktase (DT-Diaphorase), ein Enzym, das als Entgiftungsenzym gesehen werden kann, umgangen und entschärft werden *(29, 47, 155, 156, 172–176, 325–341, 370–372, 444–446)*.

Wie bereits erwähnt, entstehen bei Absorption von hochenergetischen elektromagnetischen Wellen im Bereich von 10^3–10^9 eV (Gamma-Strahlung beim radioaktiven Zerfall, Röntgenstrahlung u.a.) durch die in Organismen so reichhaltige Repräsentation von Wassermolekülen (7000 Wassermoleküle auf ein organisches Molekül) durch den Prozeß der Wasser-Radiolyse H$\cdot$-, HO$\cdot$-Radikale und hydratisierte Elektronen $e^-_{\text{äqu}}$. *(29, 47, 155, 156, 172–176, 326–341, 370–372, 444–446)*.

Außerdem verdanken Radikale auch noch ihre Entstehung chemischen bzw. elektrochemischen Prozessen.

So entstehen Radikale häufig bei Redoxreaktionen (sowohl durch Oxidation als auch durch Reduktion), wie z.B.

1. Carboniumelektrolyse nach *Kolbe*

$$R-COO^- \xrightarrow[-e^-]{\text{Anode}} R-COO\cdot + R\cdot + CO_2$$

2. Ein-Elektronenübertragungen durch Metallionen:

$$Fe^{++} + H_2O_2 \rightarrow Fe^{+++} + HO^- + HO\cdot$$
Fenton-Reaktion

3. Enzymatische Entstehung über Monooxigenasen *(325–341)*

2) Reaktionsmechanismen freier Radikale

Viele chemische Reaktionen, Autoxidationen und auch andere Reaktionen der Alkane und anderer Biomoleküle laufen analog zu dem Mechanismus der Methanhalogenierung, respektive der Methanchlorierung ab.

Dieser Prozeß kann formelmäßig folgendermaßen wiedergegeben werden:

$$Cl_2 \xrightarrow{\text{Wärme oder Licht}} 2\,Cl^· \quad (11)$$
$$Cl^· + CH_4 \longrightarrow HCl + CH_3 \quad (12)$$
$$CH_3 + Cl_2 \longrightarrow CH_3Cl + Cl^· \quad (13)$$

Dann geht dieser Prozeß in der weiteren Folge *(12) (13) (12) (13)* und so weiter.

Zunächst kommt es zur Spaltung eines Chlormoleküls durch thermische bzw. quantenmechanische Anregung in zwei Radikale, ein Vorgang, der zur Überwindung der Bindungs- bzw. Dissoziationsenergie mindestens 243 kJ/Mol erfordert *(29, 375)*.

Zum Zustandekommen dieses Reaktionsmechanismus ist zu sagen, daß:
1. Im Dunkeln Chlor und Methan nicht reagieren.
2. Es bei Temperaturen über 250°C im Dunkeln zur Reaktion kommt.
3. Es bei niederer Raumtemperatur unter Absorption von UV-Licht ebenfalls zur Reaktion kommt.
4. Die Wellenlänge des Lichtes, welches die Chlorierung induziert, auch die Dissoziation des Chlormoleküls verursacht.
5. Die quantenmechanisch induzierte Radikalreaktion viele (einige tausende) Moleküle Methylchlorid allein durch ein einziges, absorbiertes Lichtquant (Photon) entstehen läßt. Kaskadenwirkung.
6. Diese Reaktionsgeschwindigkeit durch Anwesenheit einer relativ kleinen Menge Sauerstoff vermindert werden kann.

Auch geringe Sauerstoffkonzentrationen wirken im Sinne wie Radikalfänger (Scavenger); und die Verlangsamung der Reaktionsgeschwindigkeit der Kaskadenreaktion ist der Sauerstoffmenge proportional.

Ein einmal gebildetes Chlor-Radikal ist, wie alle Radikale, außerordentlich reaktiv und bestrebt, ein Elektron wieder zu erlangen, um seinen Oktett-Zustand zu vervollständigen (12).

Um dies zu erreichen, geht ein Chlor-Radikal eine Verbindung ein, es reagiert mit einem anderen Molekül, dessen Konzentration in der molekularen Umgebung am höchsten ist; im vorliegenden Beispiel mit Chlor- oder Methan-Molekülen.

Die Reaktion mit einem anderen Chlor-Radikal ist relativ unwahrscheinlich, da in jedem anzunehmenden Zeitbereich, wegen der kurzen Halbwertzeit dieser Chlor-Radikale, nur wenige dieser kurzlebigen, reaktionsfreudigen Radikale vorliegen.

Auch wenn eine solche Reaktion:

$$|\,\overline{Cl}^·\,+|\,\overline{Cl}-\overline{Cl}\,| \rightarrow |\,\overline{Cl}-\overline{Cl}\,|+\overline{Cl}^· \quad (14)$$

stattfindet, führt sie doch nur zum Austausch des einen Chlor-Radikals gegen ein anderes.

Ein Zusammenstoß eines Chlor-Radikals allerdings mit einem Methanmolekül dagegen ist nicht nur sehr wahrscheinlich, sondern auch wirkungsvoll.

$$\begin{array}{c} H \\ H-C-H \\ H \\ \text{Methan} \end{array} + {}^·\overline{Cl}\,| \rightarrow H-\overline{Cl}\,| + \begin{array}{c} H \\ H-C^· \\ H \\ \text{Methylradikal} \end{array} \quad (15)$$

Das Chlor-Radikal entzieht dem Methanmolekül ein Wasserstoffatom – mit einem Elektron – und es entsteht ein Chlorwasserstoffmolekül. Die Methylgruppe verbleibt mit einem ungepaarten Elektron, denn ihr Kohlenstoff besitzt jetzt nur sieben Elektronen in der Außenschale. Ein Chlor-Radikal wurde verbraucht, ein Methylradikal ist entstanden *(29, 375)*.

Dieses Methylradikal ist ebenso reaktionsfreudig wie das Chlor-Radikal und bestrebt, seine Energie unter Bildung einer neuen Bindung abzugeben bzw. einen Oktettzustand aufzufüllen.

Nach dem Massenwirkungsgesetz sind Zusammenstöße wiederum weniger wahrscheinlich mit den verhältnismäßig seltenen Chlor- und Methyl-Radikalen, sondern viel eher mit Chlor- und Methanmolekülen.

Interessant und wichtig für die vorliegende Betrachtung ist die Reaktion eines Methyl-Radikals mit einem Chlormolekül, denn das Methyl-Radikal entzieht ein Chloratom mit einem der beiden Bindungselektronen unter Bildung eines Methylchlorid-Moleküls:

$$H-\overset{H}{\underset{H}{C}}\!\cdot + |\overline{\underline{Cl}}-\overline{\underline{Cl}}| \rightarrow H-\overset{H}{\underset{H}{C}}-\overline{\underline{Cl}}| + |\overline{\underline{Cl}}\cdot \qquad (16)$$

Außerdem entsteht bei der Reaktion (16) wiederum ein Chlor-Radikal. Auch bei diesem dritten Schritt wurde der Verbrauch eines reaktiven Teilchens von der Bildung eines anderen begleitet. In einem fortlaufenden Reaktionsprozeß greift nun das „neue" Chlor-Radikal wieder ein Methanmolekül an unter Bildung eines Methyl-Radikals, das sich wiederum mit einem Chlormolekül unter Bildung eines Chlor-Radikals umsetzt. Jeder Reaktionschritt liefert nicht nur ein reaktives Teilchen, sondern auch ein Molekül der Endprodukte, nämlich Methylchlorid oder Chlorwasserstoff, Moleküle, die die radikalische Reaktionsfolge terminieren (12).

Wird ein solcher Prozeß nicht durch einen zusätzlich hinzukommenden Radikalfänger (Scavenger), der ein nicht-enzymatischer oder enzymatischer Scavenger sein könnte, terminiert, dann kommt es trotzdem durch die im Prozeß entstehenden Radikale zu dem zwar seltenen, doch immerhin möglichen Ereignis, daß zwei Radikale reagieren, sich also gegenseitig scavengen, und so eine im Prozeß abgelaufene Reaktionsfolge beenden *(29, 375)*.

Ein solcher Radikal-Folgeprozeß stellt, wie bereits gesagt, eine Kettenreaktion dar mit einem Kettenstart, mit Kettenfortpflanzungsschritten und Kettenabbruch-Reaktionen, wie nachstehend formelmäßig für das angenommene Beispiel des Chlorierungsmechanismus.

$$Cl_2 \xrightarrow[\text{Kettenstart wie unter (5)}]{\text{Wärme oder Licht}} 2\,Cl\cdot \qquad (17)$$

$$Cl\cdot + CH_4 \longrightarrow HCl + CH_3 \qquad (18)$$

$$CH_3 + Cl_2 \longrightarrow CH_3Cl + Cl\cdot \qquad (19)$$

$$\text{Kettenfortpflanzungsschritte, wie unter (6) und (7)}$$

Dann folgen die bereits geschriebenen Reaktionen *(12) (13) (12) (13)* und so weiter, bis es zu folgenden, möglichen Kettenabbruch-Reaktionen kommt:

$$Cl\cdot + Cl\cdot \longrightarrow Cl_2 \qquad (20)$$

$$CH_3 + CH_3 \longrightarrow CH_3CH_3 \qquad (21)$$

$$CH_3 + Cl\cdot \longrightarrow CH_3Cl \qquad (22)$$

Bei bestimmten, gegebenen Reaktionsbedingungen entstehen pro absorbiertem Energiequant (Photon) ca. 10 000 Methylchlorid-Moleküle. Jedes Photon spaltet ein Chlormolekül in zwei Chlor-Radikale, von denen jedes eine Radikalkette initiiert; und jede dieser Ketten durchläuft rund 5000 Wiederholungen dieses Kettenfortpflanzungsmechanismus bis es zum Kettenabbruch kommt (12).

Interessant für radikalische Reaktionen in biologischen Systemen, auch für das hier gewählte Beispiel, ist die bereits schon angesprochene Scavengerwirkung des molekularen Sauerstoffs.

Molekularer Sauerstoff kann mit einem Methyl-Radikal zu einem weiteren, neuen Radikal reagieren:

$$CH_3 + O_2 \rightarrow CH_3 - O - O^{\cdot} \qquad (23)$$

Dieses Peroxid, das $CH_3OO^{\cdot}$-Radikal, ist wesentlich weniger reaktiv als das $CH_3^{\cdot}$-Radikal und ist aus energetischen Gründen nicht in der Lage, eine Kettenfortpflanzungsreaktion zu unterhalten. Bricht ein Sauerstoffmolekül die Kette ab, so verhindert es die Entstehung von tausenden von Methylchloridmolekülen, d.h. die Reaktion wird relativ stark gebremst. Erst wenn alle anwesenden Sauerstoffmoleküle durch Methyl-Radikale abgefangen sind, kann die begonnene Reaktion mit der ihr eigenen Kinetik weiterlaufen (12).

Eine Substanz, ein Molekül, das eine solche Reaktion hemmt oder abbricht, selbst, wenn diese Substanz nur in relativ kleinen Mengen vorhanden ist, nennt man einen Radikalfänger, Scavenger oder Inhibitor.

Die Zeitspanne, während der ein Inhibitor oder Scavenger wirkt, wird als Inhibitionszeit bezeichnet.

Generell sind enzymatische Scavenger-Ausstattungen der Natur in jenen biologischen Räumen, die durch die Phänomene des oxidativen Streß und der Überoxidation aufgrund der Mechanismen der biologischen Oxidation und möglicher Ein-Elektronen-Übergänge besonders gefährdet sind, schneller und an die Reaktionsgeschwindigkeit mancher sehr schneller Radikalmechanismen angepaßter als nicht-enzymatische Scavenger *(325–341, 12)*.

Die ganze Ambivalenz des Radikalproblems in lebenden Systemen drückt sich auch darin aus, daß Scavenger selbst Radikale sein können oder in der Funktion als Radikalfänger selbst zum Radikal werden oder aber auch radikalische Energie absorbieren, nicht zum Radikal werden und eine radikalische Reaktionsfolge terminieren *(325–341, 12)*.

Schließlich können Scavenger, nachdem sie selbst zum Radikal geworden sind, mit einer weiteren „eigenen" radikalischen Stufe eine radikalische Kettenreaktion beenden, wie dies bei den Carbonylverbindungen Ascorbinsäure auf der Stufe des Semidehydroascorbats und bei allen Chinoiden und Flavonoiden der Fall ist.

Wahrlich ambivalente, dialektische Seinstendenzen *(341)*.

Je größer die Stabilität einer radikalischen Zwischenstufe ist, desto geringer ist ihre Reaktivität und desto höher ihre Selektivität.

$$\text{Stabilität} \approx \frac{a}{\text{relative Reaktivität}} \qquad (24)$$

$$\text{Selektivität} \approx \frac{a}{\text{relative Reaktivität}} \qquad (25)$$

Die Spezifität und damit auch der fast deckungsgleiche Begriff der Selektivität von Radikalen ist ein sterisches, ein Raumproblem, während die Reaktivität in erster Linie ein Zeitproblem, aber auch ein Raumproblem darstellt *(325–341, 12)*.

Zusammenfassend ist zu den radikal-übertragenden Reaktionen zu sagen: „Freie" Radikale gehen infolge ihrer relativ hohen Reaktivität leicht weitere Reaktionen ein, die unter Erhalt des Radikalcharakters lediglich zu energieärmeren Verbindungen führen. Folgende Reaktionen sind möglich und relativ häufig:

1. Der Zerfall von Peroxiradikalen.
2. Die Umlagerung (Isomerisierung) in stabilere Radikale.

3. Die Substitution von Wasserstoff oder Halogenen.
4. Die Addition von Radikalen an ungesättigten Verbindungen.

Initiierung, Prolongation und Terminierung einer radikalischen Kettenreaktion hängen nicht nur vom initiierenden Radikal selbst, sondern auch von den physikalisch-chemischen Eigenschaften der unmittelbaren molekularen Nachbarschaft ab (12).

3) Physikalische Biochemie des molekularen Sauerstoffs (O_2)

Dem molekularen Sauerstoff sind mehrere Synonyme eigen: O_2, $O_2(^3\Sigma_g^-)$, Disauerstoff oder molekularer Sauerstoff. Er stellt ein homonukleares Molekül dar, das zwei ungepaarte, antibindende π^*-Orbital besetzende Elektronen aufweist, ein Diradikal, ein Molekül im Triplettzustand.

Die Elektronenkonfiguration von O_2 ist $(O_s^b)^2 (O_s^*)^2 (O_z^b)^2 (\pi_{x,y}^b)^4 (\pi^*_x)(\pi^*_y)$. Die Elektronen im $\pi_{x,y}^*$-Orbital besitzen den bereits oben erwähnten gleichen Spin und sind der Grund für die paramagnetische Suszeptibilität des O_2.

Fluor (F_2) mit 14 Valenzelektronen weist eine vollständige antibindende π^*-Besetzung auf. Stickstoff (N_2) mit 10 Valenzelektronen hat die π^* überhaupt nicht besetzt (29, 47, 68, 106, 114, 115, 155, 370–372, 375, 444–446).

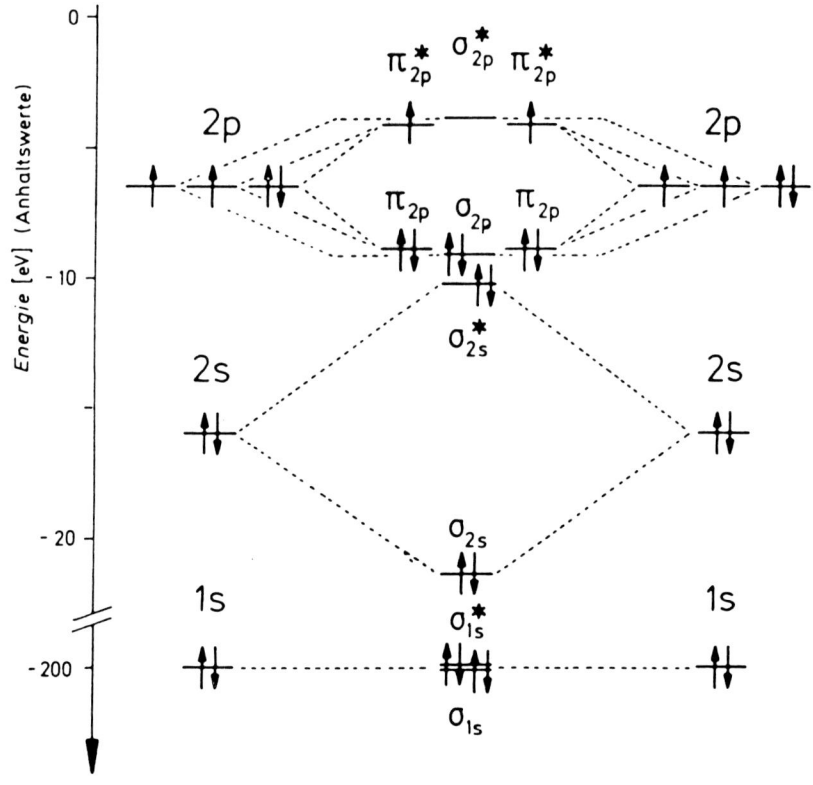

Abb. 13: Elektronenbesetzung der MO im O_2. Reihenfolge der Besetzung entsprechend der *Hund*schen Regel *(206)*.

---

* Das Symbol „π" wird im ganzen folgenden Text für den griechischen Buchstaben π (Pi) verwendet.
π^* bedeutet: π (Pi)-Sternchen-Orbital.

Es ergeben sich für die drei vergleichbaren homonuklearen Elemente N_2, O_2 und F_2 Dissoziationsenergien.

$$\begin{array}{ll} \text{Dissoziationsenergien in kJ/Mol} \\ N_2 \quad 946 \quad \text{keine } \pi^* \\ O_2 \quad 499 \quad 2\,\pi^* \\ F_2 \quad 158 \quad 4\,\pi^* \end{array}$$

Der molekulare Sauerstoff (O_2) ist das einzige Element, das in seiner molekularen Form im Grundzustand eine Triplett-Multiplizität O_2 ($^3\Sigma_g^-$) aufweist (2). Alle Moleküle, die üblicherweise mit O_2 reagieren, besitzen aber eine Spin-gepaarte Multiplizität; und die Regel besagt, daß Reaktionen zwischen Singulett- und Triplett-Zuständen verboten sind (2).

Aus diesem Grunde muß – bevor es zur Reaktion mit O_2 kommt – eine Aktivierung vorausgehen. Dies ist möglich durch Spinänderung eines der Sauerstoff-Elektronen, indem man einen Singulettzustand O_2 ($^1\Delta_g$) (Abb. 14) erzeugt, der 92 kJ/Mol über dem Grundzustand O_2 ($^3\Sigma_g^-$) liegt oder durch Zufuhr eines Elektrons (1-Elektronen-Übergang, bzw. 1-Elektronen-Reduktion) zu einem der antibindenden $_g$-Orbitale, indem man ein Superoxid-Anion-Radikal (O_2^-) bzw. die konjugierte Säure HO_2^- erzeugt.

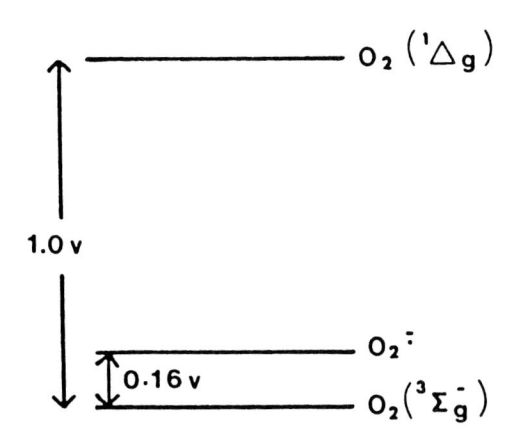

Abb. 14: Energieunterschiede zwischen molekularem Sauerstoff O_2 ($^3\Sigma_g^-$); Singulettzustand O_2 ($^1\Delta_g$) und Super-Oxid-Anion-Radikal O_2^- (2)

Die genaue Bindungslänge von O_2 beträgt 1,2074 Å. Bei Entfernung eines Elektrons aus dem πxy^*-Orbital erhält man ein O_2^+-Ion, und die Bindungslänge nimmt auf 1,1227 ab. Formal ist dabei die Bindungsordnung von 2 auf 2½ angewachsen. Wird zum πxy^*-Niveau von O_2 ein Elektron hinzugefügt, ergibt sich das O_2^--Ion bzw. Superoxid-Anionradikal, und die Bindungslänge erhöht sich auf 1,26 Å. Durch Hinzufügen eines weiteren, eines zweiten Elektrons, erhält man O_2^{2-}, und die Bindungslänge wächst weiter auf 1,49 Å (12).

Der Sauerstoff gehört zusammen mit den Elementen Schwefel (S), Selen (Se), Tellur (Te) und Polonium (Po) zur Gruppe der Chalkogene (Erzbildner), also zur sechsten Hauptgruppe im Periodensystem.

Der Name „Erzbildner" rührt daher, weil Sauerstoff und Schwefel in Form der Oxide und Sulfide maßgeblich am Aufbau natürlicher Erze beteiligt sind (206).

Am Aufbau der Erdrinde sind diese Elemente entsprechend den folgenden Gewichtsverhältnissen beteiligt:

$$O : S : Se : Te \text{ wie } 5 \times 10^7 : 5 \times 10^4 : 80 : 1$$

Von *Scheele* wurde 1772 der Sauerstoff „Feuerluft" genannt; von *Priestley* 1774 „dephlogistierte Luft"; erst *Lavoisier nannte ihn Oxigen = Säurebildner (206)*.

O_2 ist in Luft mit 20,95 Vol. % und 23,16 Gewichtsprozent beteiligt. In Wasser beträgt der O_2-Anteil rund 85–88 Gewichtsprozent. O_2 ist an der Erdrinde, dem Meer und der Luft zu etwa 49,4% beteiligt; er ist damit das am weitesten verbreitete Element und kommt in seiner Gewichtsmenge der Gewichtsmenge aller übrigen Elemente, zusammen genommen, gleich *(206)*. Der molekulare Sauerstoff (O_2) ist in gasförmigem, flüssigem und festem Zustand paramagnetisch. Gasförmiger O_2, der ein thermisch relativ stabiler Stoff ist, bildet mit fast allen Elementen Sauerstoffverbindungen.

Vielfach verlaufen diese Redox-Reaktionen sogar unter erheblicher Energieabgabe (Wärmeentwicklung und Feuererscheinungen) ab *(206)*.

Sauerstoff reagiert mit Nichtmetallen und Metallen, so z.B. mit Wasserstoff, Schwefel, Phosphor, Eisen, Kupfer u.a.

Interessant sind – trotz der relativen Reaktionsträgheit des molekularen Sauerstoffs – die Phänomene der „stillen" Verbrennung, die Autoxidation, das Rosten und Anlaufen von Metallen, das Vermodern von Holz, der stille Abbrand von Kohlehalden und alle Verwesungsprozesse; auch die bei feiner Verteilung explosionsartigen Reaktionsabläufe, wie Mehlstaub- und/oder Kohlestaub-Explosionen.

Noch viel besser und ungehemmter verlaufen Oxidationen im Wasser oder in anderen polaren Medien: Jodid zu Jod; Bromid zu Brom; Sulfid zu Schwefel; Eisen-II zu Eisen-III u.a.

Eine besonders ambivalente Stellung nimmt der Sauerstoff in lebenden Systemen ein. Einmal ist er **das** Agens im Mechanismus der biologischen Oxidation, zum anderen ist er in der Modifikation seiner aktivierten Sauerstoff-Stufen, die bei vielen Prozessen zwangsläufig als Intermediate auftreten, potenter Zerstörer von Biomolekülen, subzellulären und zellulären Strukturen.

So gesehen ist Leben eine ungeheuer feine Gratwanderung zwischen diesen konträren, ambivalenten Eigenschaften des Sauerstoffs *(323–341, 12)*.

4) Biochemie und Pathobiochemie aktivierter Sauerstoff-Stufen

Die in Abschnitt 1 aufgeführten aktivierten Sauerstoff-Stufen sind vor allen anderen Radikalen in lebenden Systemen von einem großen biochemischen, physiologischen und vor allem aber auch von einem pathobiochemischen Interesse.

Aktivierte Sauerstoff-Stufen können z.B. auf reduktive Weise in lebenden Systemen entstehen, was sich formelmäßig folgendermaßen beschreiben läßt:

$$O_2 \xrightarrow{+e^-} O_2^- \xrightarrow{+e^- + 2H^+} H_2O_2 \xrightarrow{+e^- + H^+} OH^\cdot \xrightarrow{+e^- + H^+} H_2O \quad (30)$$

Molekularer Sauerstoff — Superoxid Anion-Radikal — Wasserstoff-Peroxid — Hydroxyl-Radikal — Wasser

Molekularer-Sauerstoff

Disauerstoff

Diradikal

Triplett-Zustand

$O_2\,(^3\Sigma_g^-)$

– paramagnetisch –

$\lambda_{max} \sim 253{,}7$

$e^{\ominus}$ $-0{,}33\ V$

O_2 → radikale Moleküle / Metall-Ionen – paramagnetisch –

Superoxid-Anion Radikal

Hyperoxid

– paramagnetisch –

$O_2^{\cdot}$

SOD

→ radikale Moleküle / Metall-Ionen – paramagnetisch –

→ Bioorganische Moleküle – diamagnetisch –

Perhydroxyl-Radikal

– paramagnetisch

$H^{\oplus}$

$HO_2^{\ominus}$

$+0{,}89\ V$

Wasserstoff-Peroxid

– diamagnetisch –

H–O–O–H → Bioorganische Moleküle – diamagnetisch –

Katalase / Peroxidase

$+0{,}33\ V$

Hydroxyl-Radikal

– paramagnetisch –

$e^{\ominus}$ OH$^-$

OH$^{\cdot}$

$\lambda_{max}\quad 430\ nm$

reagiert: relativ langsam mit organischen Ionen mit jeder Art von Atomen und Molekülen relativ schnell mit O_2

Singulett-Sauerstoff

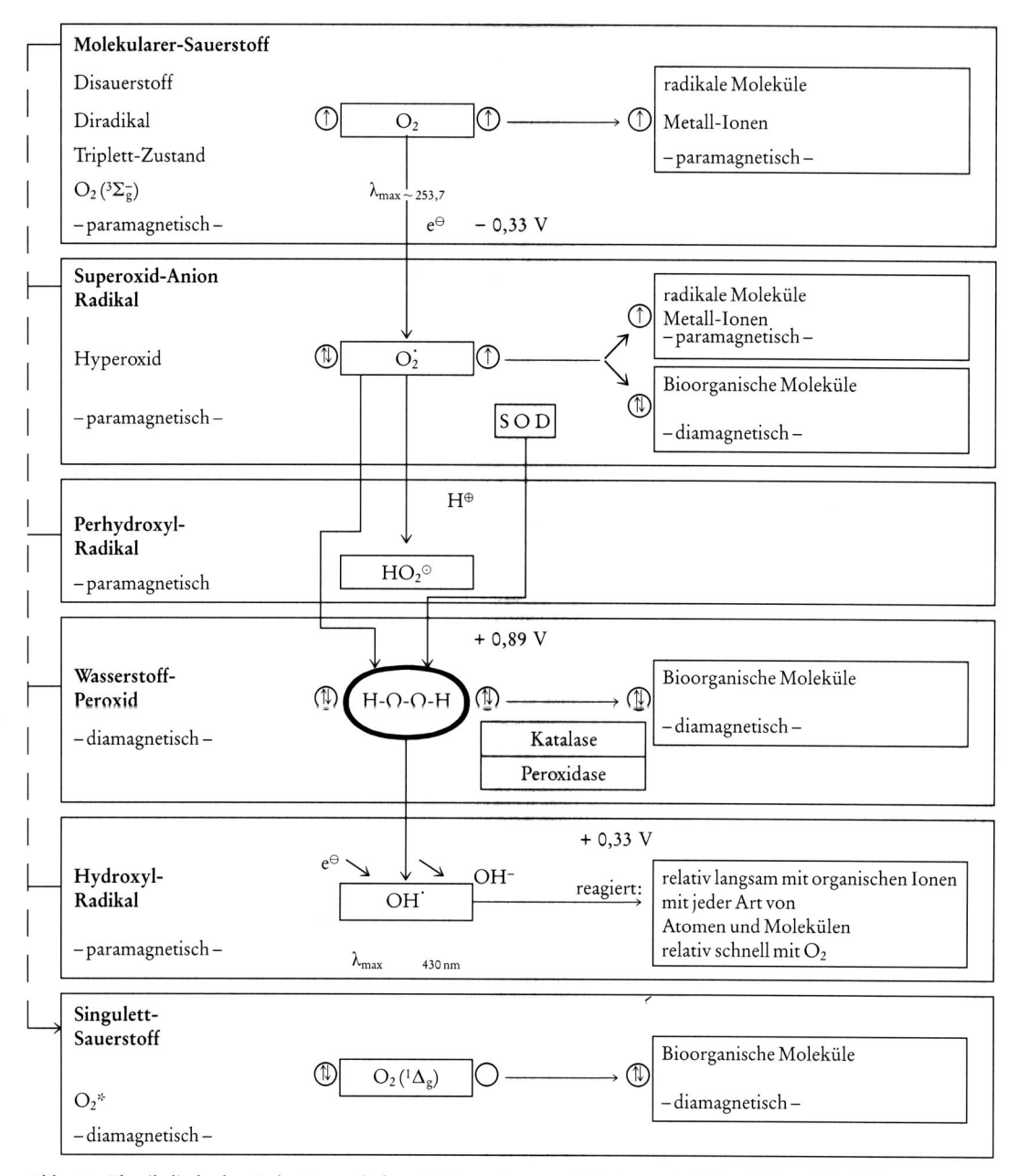

O_2^{*}

– diamagnetisch –

$O_2\,(^1\Delta_g)$ → Bioorganische Moleküle – diamagnetisch –

Abb. 15: Physikalisch-chemische Eigenschaften aktivierter Sauerstoff-Stufen nach *Ohlenschläger* (323–341).

Das Superoxid-Anion-Radikal ($O_2^{\cdot}$) kann nach seiner Bildung spontan in wässrigen Lösungen dismutieren:

$$O_2^{\cdot} + O_2^{\cdot} + 2\,H^+ \rightarrow O_2 + H_2O_2 + \text{Energie} \tag{31}$$

Dabei entsteht molekularer Sauerstoff und Wasserstoffperoxid, sowie Wärmeenergie.

Besonders schnell und wirkungsvoll wird aber auch das Superoxid-Anion-Radikal in den verschiedenen biologischen Kompartimenten lebender Systeme durch eine Enzymgruppe, die Superoxid-Dismutasen, in einer der Reaktion (14) vergleichbaren, aber schneller ablaufenden Reaktion dismutiert:

$$O_2^{\cdot} + O_2^{\cdot} + 2H + \xrightarrow{\text{Superoxid-Dismutase}} O_2 + H_2O_2 \qquad (32)$$

In der Evolution sind mehrere, in ihrer Wirksamkeit bzw. in ihrer Michaelis-Konstante unterschiedliche Dismutasen (SOD) entstanden, so z.B. eine eisen-, mangan- und eine kupfer- und zinkabhängige Superoxid-Dismutase (FeSOD, MnSOD, CuZnSOD) (323–341, 12).

Das Superoxid-Anion-Radikal kann auch, wie Tabelle 3 zeigt, durch nicht-enzymatische Scavenger zur Energieabsorption geführt werden.

Das Superoxid-Anion-Radikal ($O_2^{\cdot}$) besitzt ein Absorptionsmaximum im UV-Bereich bei 240 nm, bei einem Extinktionskoeffizienten von 2400 M^{-1} cm^{-1} (2). $O_2^{\cdot}$ ist eine *Brönsted*-Base, gemäß:

$$HA + O_2^{\cdot} \rightleftharpoons HO_2^{\cdot} + A^{-} \qquad (33)$$

entsprechend im wässrigen Milieu:

$$H_2O + O_2^{\cdot} \rightleftharpoons HO_2^{\cdot} + OH^{-} \; (pKa = 4{,}69) \qquad (34)$$

Durch radikalische Dismutationen ergeben sich im Wasser:

$$O_2^{\cdot} + HO_2^{\cdot} \rightarrow O_2 + HO_2^{-} \; (k = 1{,}0 \times 10^8 \; M^{-1} s^{-1}) \qquad (35)$$
$$HO_2^{\cdot} + HO_2^{\cdot} \rightarrow O_2 + H_2O_2 \; (k = 8{,}6 \times 10^5 \; M^{-1} s^{-1}) \qquad (36)$$
$$O_2^{\cdot} + O_2^{\cdot} \rightarrow O_2 + O_2 \; (k < 0{,}3 \; M^{-1} s^{-1}) \qquad (37)$$

In wässrigen Lösungen erfolgen die Dismutationen generell über das Hydroperoxi-Radikal (2).

Im aprotischen Milieu kann die Dismutation durch Zufuhr von *Brönsted*-Säuren induziert werden. Dimethylformamid, Askorbinsäure, Phenol, Alpha-Tokopherol, Wasser und n-Butanol können als Protonenquellen in Frage kommen (2).

Trotz einer relativ hohen Oxidationsstärke von $O_2^{\cdot}$ mit $E_{O_2^{\cdot}/O_2^{2-}} = 0{,}87$ Volt stellt das Superoxid-Anion-Radikal ohne Protonendonatoren für organische Moleküle ein nur mildes Oxidans dar. Der O_2^{2-}-Zustand ist eine relativ große Aktivierungsbarriere (2).

Deswegen müssen zur Reaktion protonenreiche Substrate, wie Askorbinsäure, Alpha-Tokopherol und Hydrochinone primär vorausgehen. Dann erst kommt es über eine Oxidation des Substrat-Anions (A^{-}) durch O_2 im Grundzustand in einem Mehrschrittprozeß zu H_2O_2 und zu entsprechenden Oxidationsprodukten (2).

Übergangsmetalle in der niedrigeren Valenzstufe reduzieren $O_2^{\cdot}$, z.B. werden Zn^{2+}/Cu^{2+}-Superoxiddismutase, Fe^{2+}-Superoxiddismutase, Fe^{2+}-(EDTA) und andere Metallkomplexe oxidiert. In diesen Fällen wird die O_2^{2-}-Aktivierungsbarriere durch Komplexbindung von $O_2^{\cdot}$ an der Metall-Ligandenseite überspielt (2).

Mit dem Übergang des Sauerstoffmoleküls in das Hyperoxid- sowie Peroxid-Ion vergrößert sich der O-O-Abstand jeweils um über 0,1 Å. Diese Abstandsvergrößerung entspricht der von der Molekülorbital-Theorie geforderten Erniedrigung der O-O-Bindungsordnung, da der Übergang $O_2 \rightarrow O_2^{\cdot} \rightarrow O_2^{2-}$ jeweils mit der Aufnahme eines zusätzlichen Elektrons in das antibindende π^{*}-Orbital verknüpft ist, wodurch die Bindungsordnung von 2 beim molekularen Sauerstoff über 1,5 beim Hyperoxid bis 1 beim Peroxid vermindert wird.

Das über den Weg der Dismutation von Superoxid-Anion-Radikalen oder auch auf anderem Wege entstehende Wasserstoff-Peroxid kann in lebenden Systemen spontan in wäßrigen Lösungen

Tab. 3: Scavenger zur nicht-enzymatischen Energieabsorption der aktivierten Sauerstoff-Stufe – Superoxid-Anion-Radikal

$O_2^- + 2H^+ = \boxed{H_2O_2} + O_2$
$2O_2^- + 2H^+ + 2G\text{-}SH = G\text{-}S\text{-}S\text{-}G + 2\boxed{H_2O_2}$
$2O_2^- + 2H^+ + Ascorbat = H_2O_2 + Dehydroascorbat\ (3 \times 10^5\,M^{-1}\,sec^{-1})$
$O_2^- + 2H^+ + Ⓐ = 2O_2 + H_2Ⓐ$
$O_2^- + 2H^+ + H_2Ⓐ = 2\boxed{H_2O_2} + Ⓐ$ (oxidiert oder reduziert. Ⓐ = Alkohole, Ketone, Sulfone u.a.)
$O_2^- + R\text{-}H + OH^- + H^+ = ROOH + H_2O$
$O_2^- + Lipidperoxide = R\text{-}O^{\cdot}$

oder enzymatisch katalysiert (durch Peroxidasen, Katalasen, Cytochromoxidasen), wie Tab. 4 zeigt, umgewandelt werden.

In der menschlichen Leber z. B. macht die H_2O_2-Entstehung 10–15% des gesamten Sauerstoff-Verbrauchs aus und kann bei besonderen Stoffwechselbedingungen bis auf 50% ansteigen *(382)*.

Ein beträchtlicher Teil dieser Peroxide stammen aus der Entgiftung von Xenobiotika durch das Cytochrom-p-450-System im glatten endoplasmatischen Retikulum der Leberzellen.

Tab. 4: Nicht-enzymatische und enzymatische Energieabsorption der aktivierten Sauerstoff-Stufe – Wasserstoffperoxid – (H_2O_2)

$\boxed{H_2O_2} + G\text{-}SH = 2H_2O + G\text{-}S\text{-}S\text{-}G$
$2\,\boxed{H_2O_2} = 2H_2O + O_2$
$\boxed{H_2O_2} + H_2A \xrightarrow{Peroxidase} 2H_2O + A\ (A = Alkohole, Ketone, Sulfone u.a.)$
$\boxed{H_2O_2} + HC\overset{\overset{\displaystyle\|}{O}}{}OH \xrightarrow{Glutathionperoxidase} 2H_2O + CO_2$
$\boxed{H_2O_2} + ROOH \xrightarrow{Katalase} 2H_2O + R\text{-}OH + O_2$
$\boxed{H_2O_2} + R\text{-}CH_2OH \xrightarrow{Katalase} 2H_2O + R\text{-}CH\overset{\|}{\underset{O}{}}$
$\boxed{H_2O_2} + 2\,Cytochr.\,C\,(Fe^{++}) + 2H^+ \xrightarrow{Cytochromoxidase} 2H_2O + 2\,Cytochr.\,C\,(Fe^{+++})$

Ein weiteres Schicksal der Peroxide im Intermediärstoffwechsel besteht darin, daß sie je nach Reaktionspartner sowohl oxidiert als auch reduziert werden können.

$$\begin{array}{r} H\text{-}O\text{-}O\text{-}H - 2e^- \to O_2 + 2H^+ \\ 2H^+ + H\text{-}O\text{-}O\text{-}H + 2e^- \to 2H_2O \\ \hline 2H_2O_2 \to 2H_2O + O_2 \end{array} \qquad (38)$$

Aus diesen beiden Redoxpaaren (38) wird auch die bei der Zersetzung des Wasserstoff-Peroxids stattfindende Bildung von Sauerstoff und Wasserstoff verständlich. Dabei oxidiert bzw. reduziert jeweils ein Wasserstoff-Peroxid-Molekül ein anderes.

Das in lebenden Systemen auf dem Wege über die Haber-Weiss-Reaktion

$$H_2O_2 + O_2^{\cdot} \xrightarrow{Cu\ oder\ Fe} OH^{\cdot} + OH^- + O_2 \quad (39)$$

oder über die Fenton-Reaktion

$$H_2O_2 + Fe^{2+} \rightarrow Fe^{3+} + OH^{\cdot} + OH^- \quad (40)$$

entstehende, sehr reaktive Hydroxyl-Radikal ist die zerstörerischste aktivierte Sauerstoff-Stufe, die keine spezifische enzymatische Inaktivierung kennt.

Das Hydroxyl-Radikal greift so gut wie alle biologischen Moleküle, subzellulären und zellulären Strukturen an. In Tab. 5 sind einige molekulare Möglichkeiten der Energieabsorption des Hydroxyl-Radikals zusammengestellt (12).

Die gute Diffusibilität von H_2O_2 durch biologische Membranen von Zellen und Zellorganellen (Abb. 16) und die in tieferen Kompartimenten möglichen Folgereaktionen zu Hydroxyl-Radikalen (Abb. 17) machen die Wasserstoff-Peroxide für Zellstrukturen und Bimoleküle so gefährlich.

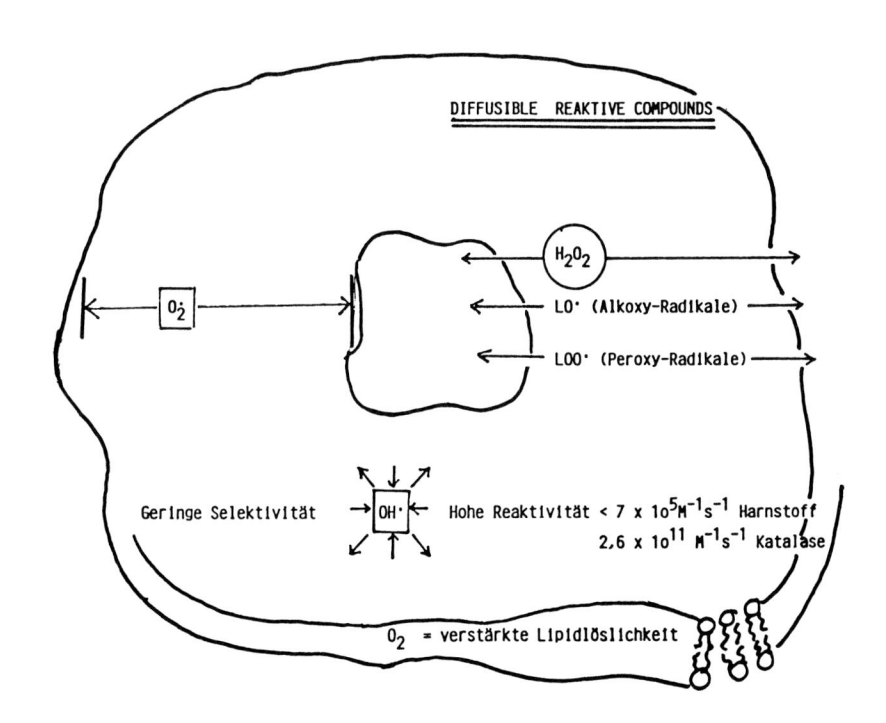

Abb. 16:

$$H_2O_2 + e^-_{aqu.} \longrightarrow OH\cdot + OH^-$$

$$H_2O_2 + O_2^{\cdot} \longrightarrow OH\cdot + OH^- + O_2$$

$$H_2O_2 + M^{n-1} \longrightarrow OH\cdot + OH^- + M^n$$

$$H_2O_2 + [M-O_2]^{n-1} \longrightarrow OH\cdot + OH^- + [M-O_2]^n \rightarrow M^n + O_2$$

$$O_2^{\cdot} + M^n \uparrow$$

$$H_2O_2 + e^- \xrightarrow[\text{Semichinon}]{Fe^{++}} OH\cdot + OH^-$$

$$ROOH + O_2^{\cdot} \longrightarrow RO\cdot$$

(Lipid-hydro-Peroxide)   (Alkoxy-Radikal)

Abb. 17:

Neben den reduktiven, über Ein-Elektronen-Schritte entstehenden aktivierten Sauerstoff-Stufen können in lebenden Systemen auch Singulett-Sauerstoffmoleküle entstehen.

Die Erzeugung von Singulettsauerstoff (Abb. 15) kann auf photochemischen oder chemischen Wegen erfolgen *(114, 115, 375)*.

Der Singulettsauerstoff O_2 ($^1\Delta_g$) unterscheidet sich vom molekularen („Triplett-")-Sauerstoff ($3O_2$) (Abb. 15) dadurch, daß die beiden antibindenden π^*-Elektronen nicht wie beim $3O_2$ den gleichen, sondern einen entgegengesetzten Spin aufweisen (Abb. 15). Der Singulettsauerstoff kann in zwei energetisch unterschiedlichen Formen vorkommen. In energieärmerem Zustand besetzen die beiden entgegengesetzt gerichteten π^*-Elektronen als Paar ein π^*-Molekülorbital, während das zweite π^*-Molekülorbital leer ist. Im energiereicheren Zustand dagegen sind beide π^*-Molekülorbitale mit je einem Elektron mit entgegengesetztem Spin besetzt (Abb. 15).

Der energieärmere Singulettsauerstoff $O_2(^1\Delta_g)$ bzw. O_2^* ist um 92 kJ/Mol energiereicher als der molekulare Sauerstoff (O_2) und mit 10^{-4} Sek. relativ langlebig. Der energiereichere Singulettsauerstoff O_2 ($^1\Sigma_g^+$) bzw. O_2^{**} ist um 155 kJ/Mol energiereicher als O_2 und mit weniger als 10^{-9} Sek. extrem kurzlebig.

Tab. 5: Molekulare Möglichkeiten der Energieabsorption vom Hydroxyl-Radikal (OH˙) [15–33].

2 OH˙	H_2O_2
2 OH˙ + H_2 Ⓐ	= 2 H_2O + Ⓐ (Ⓐ = Alkohole, Ketone, Sulfone u.a.)
2 OH˙ + 2 G-SH	= G-S-S-G + 2 H_2O
OH˙ + Äthanol	= $CH_3-C{\overset{O}{\underset{H}{\diagup\!\!\!\diagdown}}}$ + H_2O
OH˙ + H-COOH	= $\boxed{O_2^-}$ + H_2O
OH˙ + PUFA	= Lipidperoxide
OH˙ + Kohlenhydrate	= oxid. Kohlenhydrate
OH˙ + Nukleinsäuren	= oxid. Nukleinsäuren

δ* 2p	○	○	○	○	○	○
π* 2p	↑ ↑	⇅ ○	↑ ↓	⇅ ↑	⇅ ⇅	↑ ○
π 2p	⇅ ⇅	⇅ ⇅	⇅ ⇅	⇅ ⇅	⇅ ⇅	○ ○
δ 2p	⇅	⇅	⇅	⇅	⇅	○
δ* 2s						
δ 2s	⇅	⇅	⇅	⇅	⇅	○
δ* 1s						
δ 1s						
	O_2 ($^3\Sigma_g^-$)	O_2 ($^1\Delta_g$)	O_2 ($^1\Sigma_g^*$)	$\boxed{O_2^-}$	O_2^{2-} bzw. H_2O_2	$\boxed{O_2^+}$
	molekularer Sauerstoff	Singulett Sauerstoff	Singulett Sauerstoff	Superoxid-Anion-Radikal	Wasserstoff-Peroxid	Disauerstoff-Kation
	Diradikal			Radikal		Radikal
	Paramagnetisch	Diamagnetisch		Paramagnetisch	Diamagnetisch	Paramagnetisch
r_{oo} (Å)	1,21			1,33	1,49	1,12
Kraftkonstante N/cm	6,2			11,4	16,0	2,8
Schwingungs-frequenz/cm	1145			1555	1860	770
Dissoziations-energie KJ/mol	398			499	628	126
Reduktions energie KJ/mol		90,2	151,7	904	98,0	

Abb. 18: Physikalisch-chemische Eigenschaften aktivierter Sauerstoff-Stufen [15–33]

Tab. 6: Scavenger zur nicht-enzymatischen Absorption der Energie von Singulett-Sauerstoff-Stufen O^*_2 bzw. O_2 ($^1\Delta_g$) und O^{**}_2 bzw. O_2 ($^1\Sigma^+_g$).

O^{**}_2 u. $O^*_2 + H_2O + E$ (Wärme)
O^*_2 + Q-Molekül = O_2 + Q-Molekül* (Q = Quencher)
Q-Molekül* = Q-Molekül + E (Wärme)
Q-Molekül* = Umwandlung in ein Q-Derivat-X
O^*_2 + Q-Molekül = Q-Molekül-O_2 (Ketone, Peroxide)
O^*_2 + G-SH = G-S_{ox}.
O^*_2 + PUFA ($R-CH=CH-CH=CH-CH=CH-R$) = Peroxide
O^*_2 + Vit. E = Vit. E* + O_2
O^*_2 + β-Carotin = β-Carotin* + O_2
β-Carotin* = β-Carotin + E (Wärme)
β-Carotin* = all-Trans-β-Carotin (nicht destruktive intramolekulare Umlagerung). (1 Mol β-Carotin absorbiert bis zu 1000 Mol O^*_2 (3×10^{10} M^{-1} sec^{-1}))
O^*_2 + Aminosäuren = oxidierte Aminosäuren

5) Singulett-Sauerstoff

Molekularer Sauerstoff absorbiert UV-Licht bei 253,7 nm. Dabei entsteht Singulett-Sauerstoff. Bei der Absorption von Tageslicht mit wenig UV-Anteil bei obiger Wellenlänge kann Singulett-Sauerstoff auch auf photochemischem Wege durch Absorption über Farbstoffe, wie z.B. Methylenblau, Acridinorange, Eosin, Fluorescein und Bengalrosa, die als Farbstoffsensibilisatoren reagieren.

Dabei erfolgt die Absorption quantenmechanischer Energie durch das Farbstoffmolekül als Sensibilisator (S), das dann durch das eingestrahlte Licht bzw. durch die absorbierte Energie in einen angeregten Singulett-Zustand $^1S^*$ übergeht, der sich dann relativ schnell unter Spinumkehr (Interkombination) in ein angeregtes Triplett-Molekül $^3S^*$ umwandelt, das dann wiederum mit molekularem Sauerstoff unter Bildung von Singulett-Sauerstoff weiter umgewandelt reagiert, gemäß:

$$^3S^*(\uparrow\uparrow) + {}^3O_2(\downarrow\downarrow) \rightarrow {}^1S(\uparrow\downarrow) + {}^1O_2(\uparrow\downarrow) \tag{41}$$

Singulett-Sauerstoff kann auch bei der thermischen O_2-Eliminierung aus Molekülen MO_2, die Sauerstoff in Form von Peroxogruppen (O-O-Gruppen) vorgebildet enthalten, entstehen (12).

$$MO_2 \xrightarrow{\Delta} M + {}^1O_2 \tag{42}$$

Bei der Umsetzung von Hypochlorit mit Wasserstoffperoxid, eine Reaktion, die über die leicht zersetzliche, unter O_2-Abspaltung zerfallende peroxohypochlorige Säure (HOOCl) führt, entsteht auch Singulett-Sauerstoff, ein Vorgang, der sich auch in Makro- und Mikrophagen beim Entzündungsgeschehen abspielt:

$$H-O-O-H \xrightarrow[-HO^-]{+ClO^-} H-O-O-Cl \xrightarrow[-HCl]{rasch} {}^1O=O \tag{43}$$

Singulett-Sauerstoff läßt sich auch als Produkt der Thermolyse des Triphenylphosphit/Ozon-Adduktes $(C_6H_5HO)_3P \cdot O_3$ oder der Thermolyse von Kaliumtetraperoxochromat

$$K_3Cr(O_2)_4 K_3CrO_4 + 2\,{}^1O_2 \tag{44}$$

nachweisen. Der kurzlebige Singulett-Sauerstoff, der in Abwesenheit geeigneter Reaktionspartner relativ schnell, in rund 10^{-4} Sek., in Triplett-Sauerstoff (O_2) übergeht, ist diamagnetisch, und die von ihm freigesetzte Energie erscheint als Emission bei $\lambda = 633{,}4$ nm und $\lambda = 703{,}2$ nm. Diese Emission ist auch bei der Umsetzung von Hypochlorit mit Wasserstoffperoxid nachzuweisen (12). Die Emission bei 633,4 nm geht auf den Übergang eines Paares von ${}^1O_2$-Molekülen in zwei ${}^3O_2$-Moleküle zurück, nach der Formel:

$$\begin{aligned}{}^1O_2(\uparrow\uparrow) + {}^1O_2(\downarrow\downarrow) &\rightarrow {}^3O_2(\updownarrow) \\ &+ {}^3O_2(\updownarrow) + 184\,\text{kJ/Mol}\end{aligned} \tag{45}$$

Die Schnelligkeit dieser Deaktivierungsreaktion beruht auf einer Umsetzung ohne Elektronen-Spinumkehr. Die Emission bei 703,2 nm läßt sich auf den Übergang eines ${}^1O_2$-Moleküls aus dem ${}^1\Delta_g^+$-Zustand in den O_2-Grundzustand bei einer Freisetzung von 155 kJ/Mol ${}^1O_2$ zurückführen *(114, 115, 375)*.

Das beim Übergang eines ${}^1O_2$-Moleküls aus dem ${}^1\Delta_g$- in den O_2-Grundzustand emittierte Licht liegt im nicht sichtbaren ultraroten Bereich bei einer Freisetzung von 92 kJ/Mol ${}^1O_2$.

Scavenger zur nicht-enzymatischen Absorption von Singulett-Sauerstoff-Energien sind in Tab. 4 dargestellt.

Wichtig auch für Vorgänge in lebenden Systemen ist die Funktion des Singulett-Sauerstoffes als sehr wirkungsvolles Oxidationsmittel, das im Gegensatz zum molekularen Sauerstoff mit Doppelbindungen vieler organischer Moleküle unter $(2-+2)$- oder $(2+4)$-Cycloadditionen reagiert:

$$>C=C< + O=O \rightarrow \begin{array}{c} | \quad | \\ -C-C- \\ | \quad | \\ O-O \end{array} \tag{46}$$

oder

$$>C \overset{|}{\underset{}{=}} C - C \overset{|}{\underset{}{=}} C< + O=O \rightarrow >C \underset{O-O}{\overset{C=C}{<>}} C< \tag{47}$$

Singulett-Sauerstoff entsteht in lebenden Systemen bei der Prostaglandin-Leukotrien-Thromboxan-Biosynthese aus der Arachidonsäure auf der Stufe der Lipoxigenase- und Cyclooxigenase-Reaktion, aber auch quantenmechanisch induziert in der Epidermis und in Grünpflanzen bei dem Mechanismus der Photosynthese bei UV-Exposition. Als wichtiger Scavenger wirken dort, wie auch in den Sinneszellen des menschlichen Auges, β-Carotinstrukturen. 1 Mol β-Carotin kann bis zu 1000 Mole Singulettsauerstoff energetisch inaktivieren (Tab. 6). Die im Herbst nachlassende Carotinbiosynthese in den Grünpflanzen und Bäumen und die dadurch möglich werdende Zerstörung des Chlorophylls sind ein Grund für die herbstlichen Farben des Blattwerkes (12).

Singulett-Sauerstoff $O_2({}^1\Delta_g)$ kann auf unterschiedlichen Wegen entstehen:

1. Durch Oxidation von H_2O_2 auf dem Wege über Hypochlorid-Ionen, wie dies physiologischerweise in Monozyten zur Überwindung von pathogenen Keimen und Krebszellen geschieht, gemäß:

$$OCl^- + H_2O_2 \rightarrow O_2 + Cl^- + H_2O$$

Dabei entsteht ein Teil des O_2 als $O_2\,(^1\Delta_g)$, wie man an der Emission bei 640 nm feststellen kann:

$$O_2(^1\Delta_g) + O_2(^1\Delta_g) \rightarrow 2\,O_2\,(^3\Sigma_g^-) + h\nu_{640}$$

Bei dieser Reaktion kommt es auch zu einer Emission im IR-Bereich bei 1270 nm (2).

$$O_2(^1\Delta_g) \rightarrow O_2(^3\Sigma_g^-) + h\nu_{1270}.$$

Folgende Photonenemissionen sind beim Singulett-Sauerstoff bekannt:

a) Unimolekular:

$$^1\Delta_g \rightarrow \Sigma_g^- + h\nu \text{ bei 1268 nm} \tag{48}$$
$$^1\Sigma_g \rightarrow \Sigma_g^- + h\nu \text{ bei 762 nm} \tag{49}$$

b) Bimolekular (sogenannte Dimol-Emission):

$$2^1\Delta_g\,(0,0) \rightarrow 2\Sigma_g^- + h\nu \text{ bei 633,4 und 703,2 nm} \tag{50}$$
$$2\Sigma_g^+ \rightarrow 2\Sigma_g^- \tag{51}$$
$$^1\Delta_g + \Sigma_g^+ \rightarrow 2\Sigma_g^- + h\nu \text{ bei 478 nm} \tag{52}$$

c) Diskutiert wird noch eine dritte Emissionsmöglichkeit (3):

$$2^1\Delta_g(1,0) \rightarrow 2\Sigma_g^- + h\nu \text{ bei 570–580 nm} \tag{53}$$

2. Durch Thermolyse von Endoperoxiden aromatischer Kohlenwasserstoffe, wie z.B. Rubrene, 9-10-Diphenylanthrazene und einige organische Ozonide.
3. Durch elektronische Anregung gasförmigen O_2 im Mikrowellenbereich bei 2450 MHz (2).
4. Durch Photosensibilisierung, wenn $O_2(^3\Sigma_g^-)$-Moleküle mit Molekülen kollidieren, die sich im Triplett-Zustand bei 23 kcal/mol befinden:

$$^3S^* + O_2(^3\Sigma_g^-)\,S + O_2(^1\Delta_g) \tag{54}$$

Dies ist ein sehr effizienter Prozeß, und weil auf dem Wege über Photoanregung $^3S^*$-Spezies ausreichend gebildet werden können, ist dies auch eine sehr effektvolle Methode zur Erzeugung von $O_2(^1\Delta_g)$, d.h. eine Methode mit einer relativ guten Quantenausbeute (2).

Singulett-Sauerstoff ist relativ instabil und unterliegt im isolierten System schnell einer spontanen Umwandlung in $O_2(^3\Sigma_g^-)$ unter Photonen-Emission:

$$O_2(^1\Delta_g) \xrightarrow{\text{spontan}} O_2(^3\Sigma_g^-) + h\nu_{1269} \tag{55}$$

Da dieser Übergang aus Gründen der Symmetrie spinverboten ist, ergibt sich die relativ lange Existenzzeit in der Gasphase bei niedrigen Drucken von ca. 2700 Sekunden (2).

Desaktivierungen des $O_2(^1\Delta_g)$ sind auch möglich mit Molekülen im Triplett-Zustand und einer Energie bei 23 kcal/Mol und tiefer, so z.B. mit Carotinoiden:

$$O_2(^1\Delta_g) + M \rightarrow O_2(^3\Sigma_g^-) + {}^3M^* \tag{56}$$

Auch Charge-Transfer-$O_2(^1\Delta_g)$-Desaktivierungen sind möglich mit Phenolen, Thiolen, primären, sekundären und tertiären Aminen, Metallkomplexen, anorganischen Anionen u.a. (2).

Zusammenfassend zum Singulett-Sauerstoff läßt sich feststellen: Er entsteht häufig auf folgenden drei Wegen.

1. Durch photochemische Anregung molekularen Sauerstoffs in Gegenwart von Sensibilisatoren (Sens) z.B. Farbstoffe, wie Chlorophyll *(144)*.

$$\text{Sens} \xrightarrow{h \cdot v} {}^1\text{Sens}^* \tag{57}$$
$$^1\text{Sens}^* \longrightarrow {}^3\text{Sens}^* \tag{58}$$
$$^3\text{Sens} + {}^3O_2 \longrightarrow \text{Sens} + {}^1O_2^* \tag{59}$$

2. Durch thermische Zersetzung von Peroxiden *(144)*.

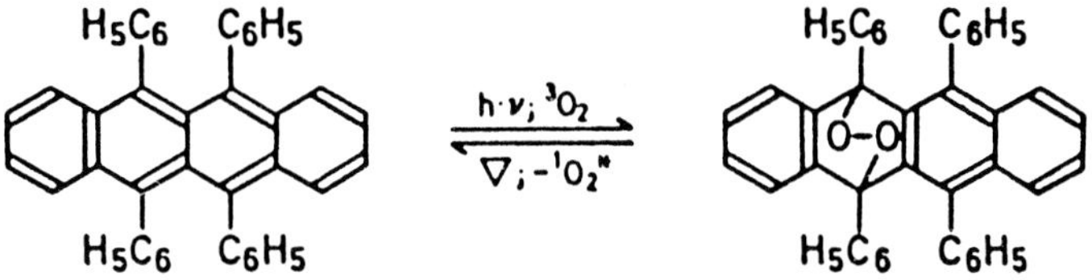

$$\text{(Struktur)} \xrightleftharpoons[\nabla; -{}^1O_2^*]{h \cdot v; {}^3O_2} \text{(Struktur)} \tag{60}$$

3. Durch sehr schnelle Oxidation von Superoxid-Anion-Radikalen *(144)*.

$$O_2^{\cdot -} - e^- \rightarrow {}^1O_2^* \text{ bzw. } O_2(^1\Delta_g) \tag{61}$$

Für viele diamagnetische bio-organische Moleküle stellt der Singulett-Sauerstoff ein selektives Oxidationsmittel dar.

So werden z.B. elektronenreiche (alkylsubstituierte) C-C-Doppelbindungen (bei 1) bevorzugt angegriffen, und die primär gebildeten Hydroperoxide (bei 3) oder auch zyklische Peroxide (bei 2) durchlaufen oft typische Umlagerungen, wie z.B. Allylverschiebung und Ringöffnung, die zu einheitlichen Reaktionsprodukten führen können (Tafel 1) *(144)*.

In Analogie zur Ozonolyse kann eine zweifache Peroxidation einer C-C-Doppelbindung zur Spaltung und nach Bildung einer neuen Doppelbindung durch Dehydrierung führen, wie z.B. bei der häminkatalysierten Squalen-Autoxidation (Abb. 19) *(144)*. Weitere Metabolite dieser Autoxidation sind ein Gemisch von Epoxiden *(144)*.

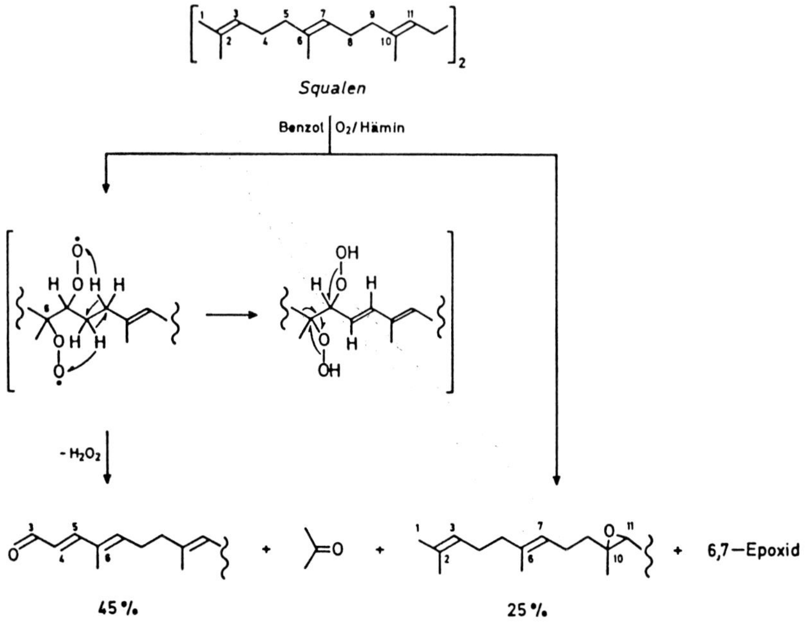

Abb. 19:

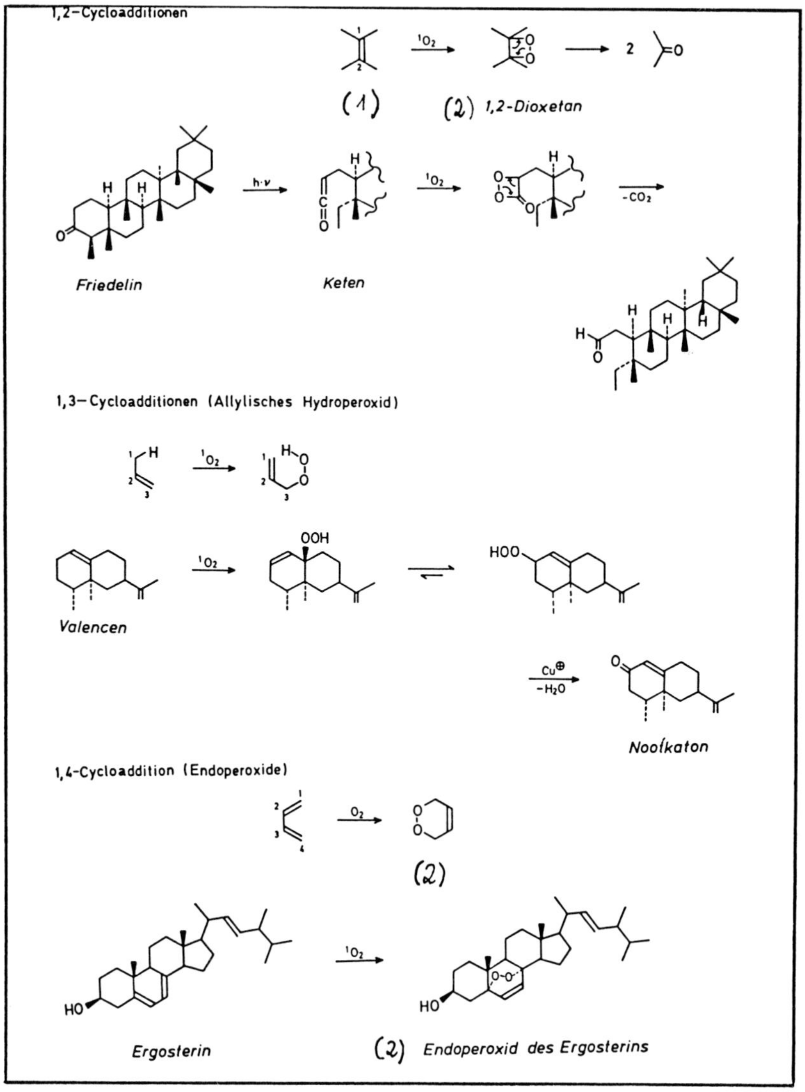

Tafel 1: *(144)*

Hydroperoxide (bei 3) können in Gegenwart von Vanadium- und Molybdän-Komplexen Alkene zu Epoxiden oxidieren und werden dabei zu Alkoholen (bei 4) reduziert (Abb. 20) *(144)*.

6) Entstehungsmechanismen für aktivierte Sauerstoff-Stufen (ASS) in lebenden Systemen resp. in Zellen und subzellulären Kompartimenten des menschlichen Organismus

Im menschlichen Organismus entstehen ASS in den verschiedenen Zellkompartimenten aller Gewebe, besonders jener Gewebe, wie Blutzellen, die durch Sauerstoff-Transport oder bestimmte Elektronenübergänge der Möglichkeit eines „oxidativen Stresses", dem Phänomen der Überoxidation ausgesetzt sind.

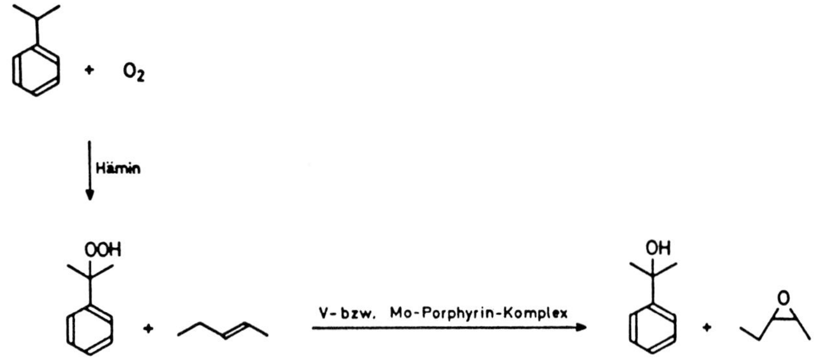

Abb. 20:

In Tab. 7 ist z.B. ein Überblick gegeben über die grundsätzlichen Möglicheiten der Bildung von Superoxid-Anion-Radikalen.
1. Im besonderen soll zusätzlich hervorgehoben werden, daß ständig in den Erythrozyten am Hämgerüst ASS entstehen und entweder direkt, ohne gescavengt zu werden, oder aber auch durch Konversion in weitere ASS (H_2O_2, $OH^\cdot$, $O_2(^1\Delta_g)$) auf dem Wege über Lipidperoxidation Membranen, Rezeptoren, Carrier und Membranenzyme zerstören können.
2. Entstehen ASS in jeder Körperzelle enzymatisch über Monoxigenasen, bei der Fremdstoff-Entgiftung, beim Arzneimittel- und bei Äthanolabbau im Cytochrom-p-450-System, an den Mitochondrien durch den Elektronentransport der Atemkettenenzyme, die Eisen-Porphyrin-Verbindungen darstellen, aber auch bei der Wasserstoffübertragung durch Wasserstoff-über-

Tab. 7: Überblick über die grundsätzlichen Möglichkeiten der Bildung von Superoxid-Anion-Radikalen nach Sies (444–446)

1. **Autoxidationsreaktionen** (inklusive „redox cycling") Chinone Aromatische Nitroverbindungen, aromatische Hydroxylamine Redoxfarbstoffe (z.B. Paraquat) Melanin Thiole Tetrahydropteridine Flavine ($FADH_2$, $FMNH_2$) Eisenkomplexe 2. **Enzymatische Reaktionen und Proteine** (Beispiele) Aldehydoxidase Cytochrom P-450 Ferrodoxin Hämoglobin Indolamin-Dioxygenase NADH-Cytochrom b_s-Reduktase NADPH-Cytochrom P-450-Reduktase NADPH-Oxidase Peroxidase Tryptophan-Dioxygenase Xanthin-Oxidase	3. **Zelluläre Quellen** Mitochondriale Elektronen-Transportkette (Atmungskette) Mikrosomale Elektronen-Transportkette (Drogenoxidation) Chloroplasten-Photosystem I Leukozyten und Makrophagen (Plasmamembran) Bakterielle Elektronen-Transportketten 4. **Umweltfaktoren** Ultraviolettes Licht Ultraschall Röntgenstrahlen Gammastrahlen Toxische Chemikalien (auch Therapeutika) Metallionen

tragende Coenzyme, wie FAD, NAD, NADP und über die bereits angesprochene Arachidonsäure-Kaskade.
3. Entstehen O_2^- und $O_2(^1\Delta_g)$ über Aminooxidasen und hypochlorige Säure in Monozyten, Makro- und Mikrophagen bei dem Phänomen des „Respiratory burst" zur Abtötung bzw. Zellyse von pathogenen Mikroorganismen und/oder Krebszellen (Abb. 21).
4. Bei dem Biosyntheseweg von Adrenalin, Noradrenalin, DOPA, ausgehend von der essentiellen Aminosäure Phenylalanin über das Enzym Tyrosinase – eine Monohydroxylase – entstehen in Nervenzellen bei der Neurotransmitter-Biosynthese und im chromaffinen Gewebe des Nebennierenmarkes ständig Superoxid-Anion-Radikale stöchiometrisch, je zwei pro biosynthetisiertem Hormonmolekül. Ebenso in der Schilddrüse bei der Biosynthese von Thyroxin aus Phenylalanin.
Also Streß, sympathikomimetische Reizzustände, Hyperthyreose und radikalische Prozesse sind sehr eng gekoppelt und werfen von einer neu zu verstehenden Pathobiochemie der ASS ein anderes Licht auf diese Vorgänge (12).
5. In den Hautepithelzellen, in der Keimschicht, aber auch an anderen Stellen des menschlichen Organismus wird wiederum aus Phenylalanin als Prekursor das chinoide Polymer Melanin, der braune Pigmentfarbstoff der Haut biosynthetisiert, ein Makromolekül, das selbst Tendenzen zur Radikalentstehung in sich trägt, obwohl es vor Singulett-Sauerstoff bei UV-Einstrahlung schützen soll. Interessante ambivalente Seinstendenzen auf molekularer Ebene, Scavenger und Radikal, Schutz und Gefahr.
6. Schließlich können u. U. exogene Noxen, Umgehungsradikale, Aerosole und z. B. das Rauchen (eine Zigarette erzeugt rund 10^{12} Radikale und rund 10000 Mutationen) von pathophysiologischem Interesse sein. Aber auch 1 l normale atmosphärische Luft eines sonnigen Tages enthält über 1×10^7 ASS *(333–341)*.
7. Besonders bedenklich sind Ischämien und Hypoxämien, in rheumatisch entzündlichen Gelenken wie im Herzmuskel oder in irgendwelchen Geweben, weil durch Freisetzen von Übergangsmetallen, wie z. B. Eisen und/oder Kupfer die zuvor besprochene Haber-Weiss- oder Fenton-Reaktion ablaufen kann. Es kommt zur Radikal-Kettenkaskade der extrem zerstörerischen Hydroxylradikale (OH˙) mit allen pathobiochemischen Konsequenzen, wie Zerstörung von PUFA*, Cholesterin, Phospholipiden, Aminosäuren, Peptiden, Proteinen, Enzymen, Hormonen, aktiven Transportprozessen, Membranrezeptoren, Mono- und Polysacchariden, Glykoproteinen, Glykolipiden, Mono- und Polynukleotiden, zur Zerstörung von RNS- und DNS-Molekülen mit konsekutiven Mutationen und mit der Möglichkeit zur Kanzerogenese *(333–341)*.

ASS zerstören unter Umständen auch Membran-ATPasen, was zur Calciumüberladung im Innern der glatten Muskelzelle der Koronarmuskelzellen und zur Calciumüberladung der quergestreiften Herzmuskelzellen führt. Mehr oder weniger überforderte Calmodulinbindung, Aktivierung der Myosinkinase, Myosinphosphorylierung, anhaltende Vasokonstriktion im Circulus vitiosus mit Gefäßkrampf, Serotonin- und Thromboxan-A_2-Freisetzung, sind Pathomechanismen im Hintergrund des Myokardinfarktes auf der neu zu verstehenden Ebene pathobiochemischer Radikal-Reaktionen.

7) Lipidautoxidation und Lipidperoxidation

Die relativ gute Fettlöslichkeit des molekularen Sauerstoffs, seine obligate Transit-Strecke durch den lipophilen Anteil biologischer Membranen sowie das häufige Vorkommen radikalischer

---
* Poly-Unsaturated-Fatty-Acids

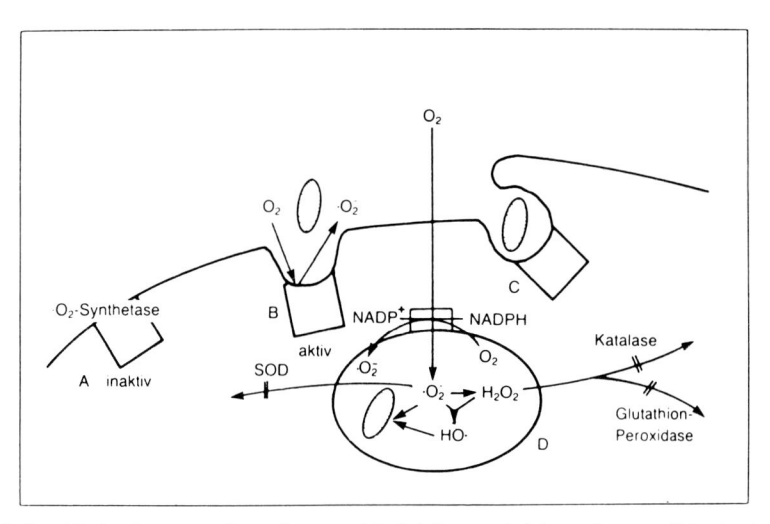

Abb. 21: Intrazelluläre Mechanismen zur Entstehung und Inaktivierung aktivierter Sauerstoff-Stufen in Monozyten und Makrophagen, sog. „respiratory burst" nach *Sies (444–446)*.

Initialreaktionen über Enzyme, Coenzyme, Übergangsmetalle u.a. führt extrem leicht zu Autoxidationen.

Paramagnetische Moleküle (Radikale, Metall-Ionen reagieren mit O_2 spontan und da Autoxidationen aus Radikalen wieder Radikale erzeugen, finden häufig selbsterhaltende Kettenreaktionen statt. Oft genügen katalytische Mengen eines Radikalbildners, als sogenannter Initiator (I), der, zu einem autoxidablen Substrat (RH) gegeben, diese in Gegenwart von O_2 in großen Mengen zu oxidieren vermag *(9, 17, 28, 47, 67, 80, 91, 106, 128, 130, 140, 144, 172–176, 323–341)*.

$$\begin{aligned}
\text{Initiierung:} \quad & I^{\cdot} + RH \longrightarrow IH + R^{\cdot} & (62) \\
\text{Kettenreaktion:} \quad & R^{\cdot} + O_2 \longrightarrow RO_2^{\cdot} & (63) \\
& RO_2^{\cdot} + RH \longrightarrow R^{\cdot} + ROOH \text{ usw.} & (64) \\
\text{Kettenabbruch:} \quad & R^{\cdot} + R^{\cdot} \longrightarrow R-R & (65)
\end{aligned}$$

Primäre Hauptprodukte solcher Oxidationen stellen Hydroperoxide dar, die sich bei Anwesenheit von Übergangsmetallen, insbesondere Mn (II, III); Fe (II, III) und Co (II, III) oder auch bei Anwesenheit von komplex gebundenen Übergangsmetallen relativ leicht zu Alkoholen und Ketonen zersetzen *(144)*.

$$\begin{aligned}
ROOH + M^{2\oplus} & \longrightarrow M^{3\oplus} + OH^{\ominus} + RO^{\cdot} & (66) \\
RO^{\cdot} + RH & \longrightarrow ROH + R^{\cdot} & (67) \\
\text{oder:} & \\
ROOH + M^{3\oplus} & \longrightarrow M^{2\oplus} + H^{\oplus} + ROO^{\cdot} \rightarrow \text{Kettenverlängerung} & (68) \\
\text{oder:} & \\
R_2CH-OOH & \xrightarrow{M^{2\oplus}} R_2C=O + H_2O & (69)
\end{aligned}$$

Vor allem eignen sich als organische Moleküle für solche Autoxidationen:
1. Cycloalkene mit alpha-ständigen Wasserstoffatomen:

$$\text{Cyclohexen} \xrightarrow[O_2]{\text{Hämin}} \text{(C}_6\text{H}_9\text{-OOH)} \xrightarrow{-H_2O} \text{Cyclohexenon} \qquad (70)$$

Cyclohexen

2. Cycloalkene mit tertiären Kohlenstoffatomen:

$$\text{Dekalin} \xrightarrow[\text{O}_2]{\text{Cu}^{2\bullet}} \text{(OOH-Produkt)} \qquad \text{Dekalin} \xrightarrow[\text{O}_2]{\text{Hämin}} \text{(Keton + OH-Produkt)} \text{ (Spuren)} \tag{71}$$

3. Aromaten mit benzylständigen Wasserstoffatomen *(144)*:

$$\text{Tetralin} \xrightarrow[\text{O}_2]{\text{Hämin}} \text{(Tetralon)} \tag{72}$$

Paramagnetische redoxaktive Metall-Komplexe (Übergangsmetalle) wirken nicht nur in vielen Fällen als Katalysatoren zur Metabolisierung primär oder sekundär gebildeter Peroxide, sondern auch als Radikal-Ketten-Initiatoren *(144)*.

Besonders Metall-Ionen mit einer höheren Wertigkeitsstufe wie z.B. V (III), Fe (III) und Cu (II) sind bei Autoxidationen von Alkenen sehr reaktiv *(144)*.

Im Hinblick auf die grundlegende Wichtigkeit und die allgemeine Bedeutung für alle zell- und gewebezerstörenden Pathomechanismen muß diese neue pathobiochemische Betrachtungsweise über ASS bedacht werden *(333–341)*.

Von weiterer „elementarer" Wichtigkeit für radikalische Reaktionen in lebenden Systemen sind die durch besondere Umweltintoxikationsmöglichkeiten gegebenen zusätzlich hohen Inkorporations-Dosen von toxischen Schwermetallen, die die Scavenge-Enzyme (Katalasen, Peroxidasen, Dismutasen, Transferasen u.a.) empfindlich stören.

So sind besonders toxisch für diese Schutzenzyme gegenüber einem oxidativen Streß Blei, Quecksilber und Cadmium.

Blei ist besonders toxisch, weil es mit einer hohen Bindungsaffinität mit biologischen SH-Gruppen bzw. mit SH-Gruppen-Molekülen reagiert, wie z.B. mit G-SH, L-Cystein, Metallothioneinen, aber auch ebenso mit Selen und molekular-gebundenem Selen, wie in der so wichtigen selenabhängigen Glutathion-Peroxidase, die einen wesentlichen Schutzfaktor darstellt bei der chemisch induzierten Kanzerogenese vor Malonaldehyd und andere transformierende Metabolite im Rahmen einer Lipidperoxidation (12).

So ist z.B. die Liponsäure ein Coenzym des Pyruvatdehydrogenase-Multienzymkomplexes, der die oxidative Dekarboxilierung des Pyruvats nach folgender Summenreaktion

$$\text{Pyruvat} + \text{NAD}^+ + \text{CoASH} \rightarrow \text{Acetyl} \sim \text{SCoA} + \text{NADH}_2 + \text{CO}_2 \; (G^O = -8 \text{ kcal}) \tag{73}$$

vollzieht, ein Fünfring-Disulfid-Redoxsystem, welches wegen der elektronischen Abstoßung und Raumausfüllung der relativ großen Schwefel-Atome weniger stabil ist als offenkettige Disulfide *(144)*. Die Liponsäure ist aus diesem Grunde ein relativ starkes Oxidationsmittel und fungiert u.a. zur Oxidation des an Thiamin gebundenen Acetaldehyds zu Essigsäure *(144)*.

$$\tag{74}$$

Die chemische Reduktion mit Natriumdithionit führt ebenso wie die elektrochemische Reduktion der S-S-Bindung über ein Radikal und über ein Dianion zur Dihydroliponsäure *(144)*. Die reduzierte Liponsäure ist als relativ starkes Reduktionsmittel mit L-Cystein und anderen Sulfhydryl-Verbindungen vergleichbar. Auch photochemisch ist Liponsäure interessant. Sie besitzt ein Absorptionsmaximum bei 330 nm ($\alpha \sim 120$) und kann durch Sensibilisatoren wie z.B. Porphyrinstrukturen und Absorption von elektromagnetischen Wellen im Bereich des sichtbaren Lichtes in ein Diradikal (3) gespalten werden.

$$\tag{75}$$

Als Endprodukte einer solchen Dismutation erhält man sowohl das Dihydro-derivat der Liponsäure (2) als auch das 1,2-Dithiolan-1-oxid mit geschlossenem Ring, ein Derivat, das auch auf photooxidativem Wege entstehen kann *(144)*.
Cadmium z.B. besitzt eine 10fach höhere Toxizität als Blei, weil es sowohl als Katalysator für ASS und zusätzlich aber auch als Konkurrenz für Zink in der ZnCu-SOD anzusehen ist *(333–341)*.

Vielleicht sind auch einige Fälle des Morbus Alzheimer unter dem Gesichtspunkt exogener Intoxikationen und einer im ZNS zum Erliegen gekommenen Scavengefunktion gegenüber ASS zu sehen *(12)*.

Ganz sicher hängen frühes Altern, Nachlassen der Vitalität, das Phänomen der psycho-physischen Neurasthenie, kurze Lebenserwartung von den Phänomenen der Radikalentstehung in lebenden Systemen und der Optimierung von enzymatischen und nicht-enzymatischen Scavengefunktionen, von der ständigen Präsenz solcher Schutzmechanismen und der genetischen optimalen Repräsentanz unversehrter Genorte für das Zustandekommen von Scavengeenzymen in allen biologischen Kompartimenten, quantitativ ausreichend und qualitativ hoch wirksam mit einer genügend schnellen Turnover-Rate ab und bestimmen schicksalhaft den individuellen Lebensweg (12).

Abschließend soll noch einmal versucht werden, die inhaltlichen Teilkongruenzen der Begriffe Radikale, Xenobiotika und Toxine (Tab. 8) zu erklären.

Tab. 8: Definitionen oder Begriffe, Radikale, Toxine und/oder Xenobiotika.

Radikale und Xenobiotika: Lassen sich einteilen in:
1. **Toxine, die selbst Radikale darstellen** oder freie Radikale enthalten, wie z.B. NO, NO_2; Ruß; Teer; Tabak-Rauch u.a.
2. **Toxine, die sehr reaktiv sind** und obwohl sie per se keine Radikale darstellen, in Targetmolekülen aber Radikale erzeugen können, wie z.B. Ozon und Singulett-Sauerstoff.
3. **Toxine, die den zellulären Elektronenfluß unterbrechen** und durch Einzel-Elektronentransfer-Reaktionen Radikale bilden, wie z.B. Tetrachlorkohlenstoff, Nitrofurane, Herbizide, Zytostatika u.a.
4. **Toxine, die über eine Autoxidation** Superoxide und/oder Wasserstoff-Peroxide bilden, wie z.B. Benzpyren, DO-PA u.a.

8) Enzymatische, nicht-enzymatische Scavenger und die Biochemie der Energieabsorption radikalischer Reaktionen

Radikalfänger, Scavenger, Antioxidantien sind teilkongruente Begriffe für den Vorgang der Absorption radikalischer Energie. In Abhängigkeit von den Reaktionsbedingungen gibt es vier Mechanismen, nach denen ein Antioxidans wirken kann (Tab. 9).

Tab. 9: Wirkungsmechanismen von Scavengern bzw. Antioxidantien.

In Abhängigkeit von den Reaktionsbedingungen gibt es vier Mechanismen, nach denen ein Antioxidans (Scavenger) wirkt:
1. Als Wasserstoff-Donator.
2. Als Elektronen-Donator.
3. Durch die Addition eines Lipids an den aromatischen Ring eines Antioxidans.
4. Durch Bildung eines Komplexes zwischen dem Lipid und dem aromatischen Ring des Antioxidans-Moleküls.

Scavenger können enzymatische Radikalfänger sein. Ganz generell reagieren enzymatische Scavenger viel schneller als nicht-enzymatische. Sie liegen in ihren Reaktionszeiten oft in den gleichen Dimensionen wie die Radikalbildungskonstanten. Besonders effektiv z.B. sind die Katalasen. Eisenporphoryin-Systeme mit einer Reaktionsgeschwindigkeit um 10^8 $M^{-1}s^{-1}$ (Abb. 20 u. 21) (323–341, 12).

In Abb. 22 sind nicht-enzymatische und enzymatische Scavenger topochemisch in den einzelnen Wirkräumen dargestellt, eingeteilt nach Extrazellulär-Raum (Intravasal-Raum und Interstitiellem Raum) und Intrazellulär-Raum sowie eingeteilt auch nach ihrer Hydrophilie bzw. Lipophilie (12, *323–341*).

Betrachtet man das Netzwerk des menschlichen Intermediärstoffwechsels, dann ergeben sich vielfältig „verzahnte" enzymatische und nicht enzymatische Scavenge-Reaktionen als eine komplexe konzertierte Aktion (Abb. 23).

Zwei wichtige Kriterien sind an einen Scavenger zu stellen.
1. Er sollte in unmittelbarer molekularer Nachbarschaft der radikalischen Energie vorliegen und

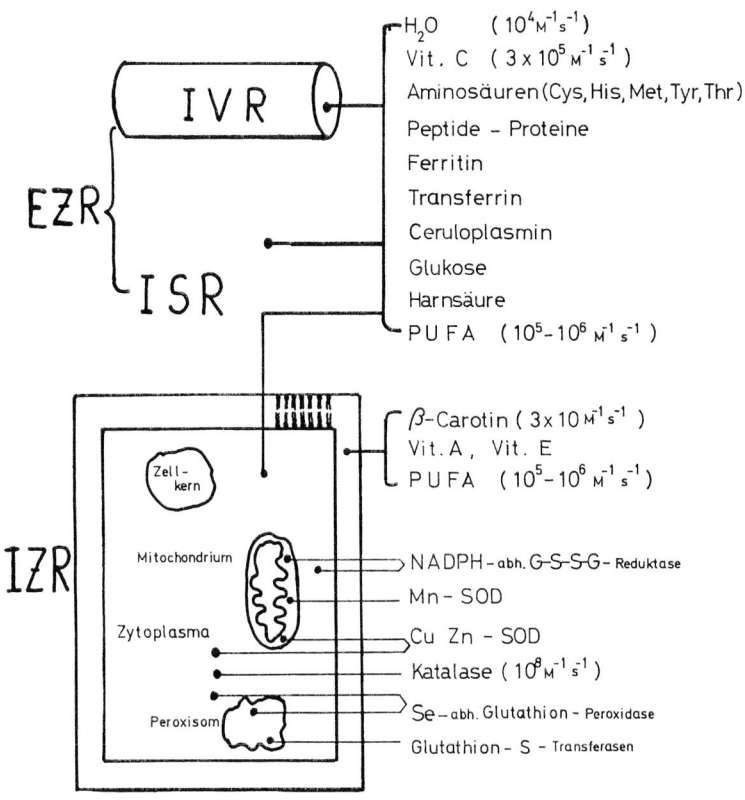

```
                    ┌─ H₂O      (10⁴ M⁻¹s⁻¹)
                    │  Vit. C   (3 × 10⁵ M⁻¹s⁻¹)
         ┌─IVR─┐    │  Aminosäuren (Cys, His, Met, Tyr, Thr)
         │     │    │  Peptide – Proteine
    EZR ─┤     ├────┤  Ferritin
         │     │    │  Transferrin
         └─ISR─┘    │  Ceruloplasmin
                    │  Glukose
                    │  Harnsäure
                    └─ PUFA     (10⁵–10⁶ M⁻¹s⁻¹)
```

Abb. 22: Topochemische Verteilung von Scavengern auf die drei biologischen Kompartimente: Intravasal-Raum, Interstitieller Raum und Intrazellulär-Raum.

Scavenger-Verteilung: IVR/ISR (EZR) und IZR (Zellkern, Mitochondrium, Zytoplasma, Peroxisom) mit β-Carotin ($3 \times 10 \, M^{-1}s^{-1}$), Vit. A, Vit. E, PUFA (10^5–$10^6 \, M^{-1}s^{-1}$), NADPH-abh. G-S-S-G-Reduktase, Mn-SOD, Cu Zn-SOD, Katalase ($10^8 \, M^{-1}s^{-1}$), Se-abh. Glutathion-Peroxidase, Glutathion-S-Transferasen.

2. er sollte schneller als andere Moleküle die radikalische Energie absorbieren können (12, *323–341*).

Scavenger können selbst radikalisiert werden und so eine radikalische Kettenreaktion mit unterhalten. Sie können aber auch eine radikalische Reaktionskaskade beenden. Solche terminierenden Scavenger sind für die biologischen Systeme von besonderer Wichtigkeit. Auch über mehrere Scavengerstufen können radikalische Reaktionsprozesse ablaufen. Insofern sind Scavenger nicht von anderen Molekülen, die durch Radikale beeinflußt und verändert werden, prinzipiell zu unterscheiden. Auch darin dokumentiert sich die Ambivalenz der radikalischen Phänomenologie.

Bei rhythmischer radikalischer Initiierung ergeben sich oft in den entsprechenden molekularen Nachbarschaften lebender Systeme radikalische Kreisprozesse, in denen die Scavengefunktion eines Moleküls alternativ in eine Radikalstufe übergeht und umgekehrt, sowie auf der Stufe ihrer Energieinhalte durch ständig neuen Anstoß anderer Kreisglieder den oszillierenden Prozeß mit unterhalten (12, *323–341*).

Von besonderem Interesse hierbei sind in der Biochemie der Lebewesen die Carbonylgruppen bzw. die Carbonylverbindungen sowie ihre aromatischen Verwandten, die Flavonoide, bzw. Ubichinone.

In engem Zusammenhang hiermit stehen die in der Naturheilkunde verwendeten Substanzen und Arzneimittel, wie z.B. Ubichinone, Tokopherole, die in Tokochinone metabolisiert werden, Flavonoide, Quercetine, Anthocyane, viele Blütenfarbstoffe (Bach-Blütentherapie) und die *Koch*sche Molekulartherapie mit para-Benzochinonen, Rhodizonsäure und SSR-Carbonylgruppen (12, *323–341*).

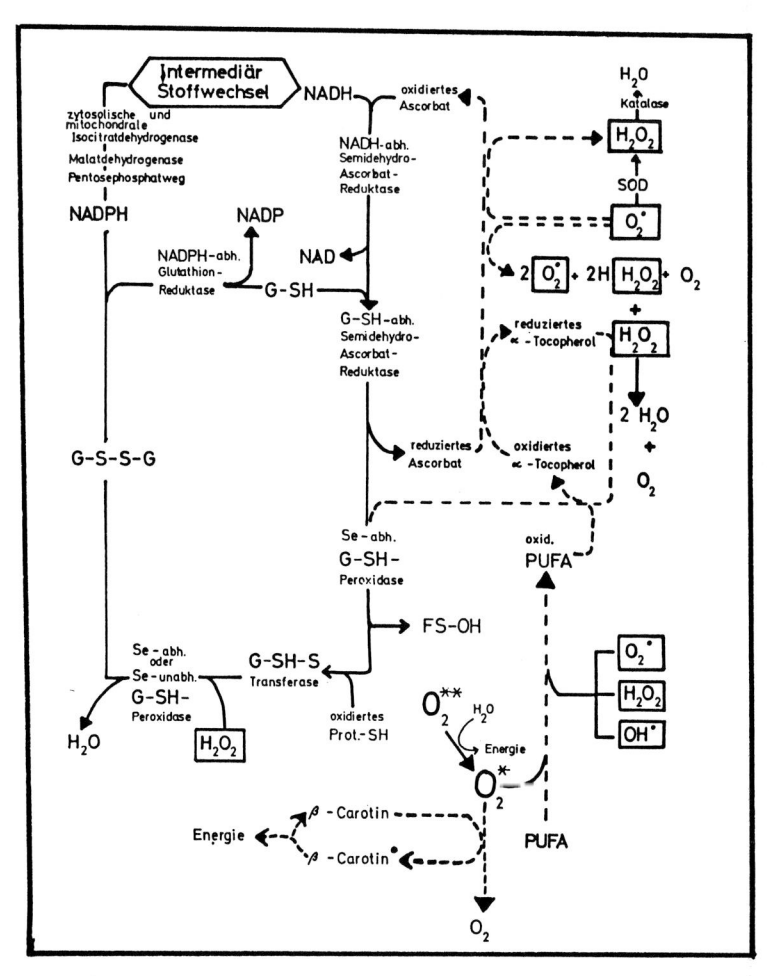

Abb. 23: Vielfältig „verzahnte" enzymatische und nicht-enzymatische Scavenge-Reaktionen im menschlichen Intermediärstoffwechsel.

Ein interessantes Beispiel für eine Radikalterminierung ist die Ascorbinsäure, die über je eine Ein-Elektronen-Stufe in die Semidehydroascorbinsäure übergeht. Jeweils solche radikalischen Zwischenstufen der Semidehydroascorbinsäure können dann zu der nicht-radikalischen Dehydroascorbinsäure reagieren und damit die Radikalkettenreaktion beenden (Abb. 24).

Ascorbinsäure kann z.B. auch die radikalische Energie von Vitamin-E˙ (Vitamin-E-Radikal) aufnehmen und auf die eben beschriebene Weise beenden. Da Vitamin E fettlöslich ist, sich in den Räumen biologischer Membranen befindet, Vitamin C als hydrophile Substanz aber in wässrigen Räumen und Kompartimenten, stellt diese Vitamin-E-Vitamin-C-Reaktion einen lipophil-hydrophilen radikalischen Energietransfer dar. Ein Energie-Ableitungsmechanismus zur Verhinderung von lipidperoxidativen, zerstörerischen Kettenreaktionen von nicht zu unterschätzendem biologischem Wert (Abb. 25) (12).

$$2\ \boxed{\text{Semidehydroascorbat}} + \text{Ascorbat} \longrightarrow \text{Dehydroascorbat}$$

$$\boxed{\text{Semidehydroascorbat}} + \boxed{O_2^{\bullet}} \longrightarrow O_2 + \text{Dehydroascorbat}$$

$$\boxed{\text{Semidehydroascorbat}} + \boxed{\text{Vit.E}^{\bullet}} \to \text{Vit.E} + \text{Dehydroascorbat}$$

ENZYMATISCHE REDUKTION:

$$\boxed{\text{Semidehydroascorbat}} \xrightarrow{\text{NADH-abh. SemiD-Reduktase}} \text{Dehydroascorbat}$$

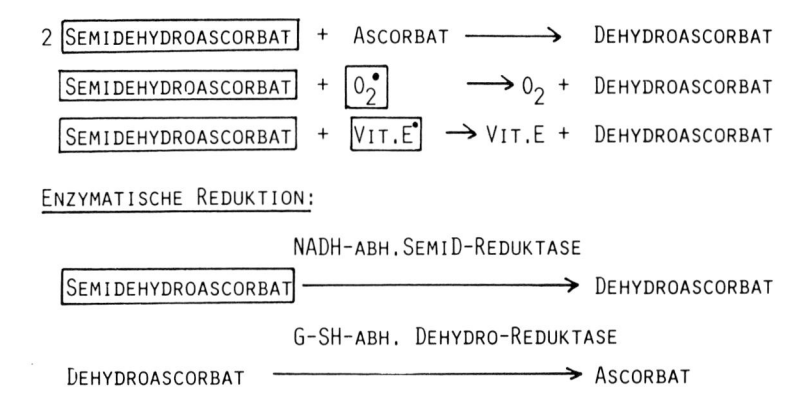

$$\text{Dehydroascorbat} \xrightarrow{\text{G-SH-abh. Dehydro-Reduktase}} \text{Ascorbat}$$

Abb. 24: Reaktionsmöglichkeiten bzw. Scavengefunktionen von Ascorbat und Semidehydroascorbat im menschlichen Intermediärstoffwechsel.

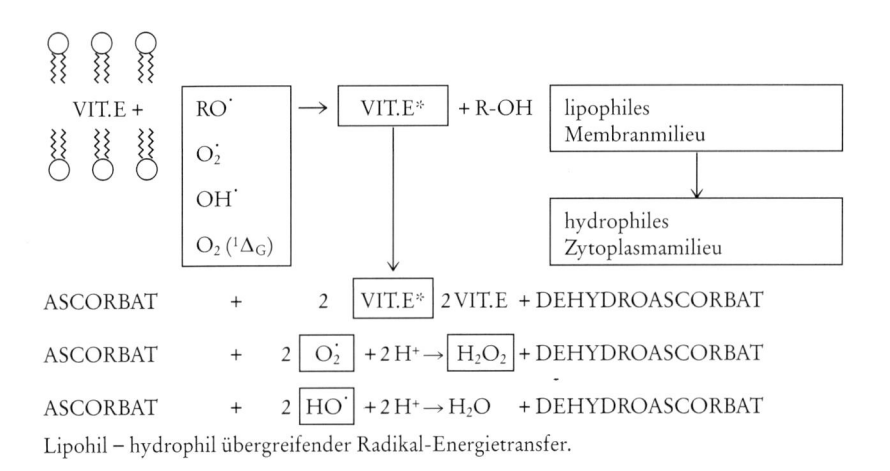

VIT.E + { RO$^{\bullet}$, $O_2^{\bullet}$, OH$^{\bullet}$, $O_2\,(^1\Delta_G)$ } $\to$ $\boxed{\text{VIT.E*}}$ + R-OH   lipophiles Membranmilieu $\to$ hydrophiles Zytoplasmamilieu

$$\text{ASCORBAT} + 2\ \boxed{\text{VIT.E*}}\quad 2\,\text{VIT.E} + \text{DEHYDROASCORBAT}$$

$$\text{ASCORBAT} + 2\ \boxed{O_2^{\bullet}} + 2\,H^+ \to \boxed{H_2O_2} + \text{DEHYDROASCORBAT}$$

$$\text{ASCORBAT} + 2\ \boxed{HO^{\bullet}} + 2\,H^+ \to H_2O + \text{DEHYDROASCORBAT}$$

Lipohil – hydrophil übergreifender Radikal-Energietransfer.

Abb. 25: Radikalische Reaktionen zwischen verschiedenen Radikalen, Vitamin E und Ascorbinsäure.

9) Epikrise und Schlußbetrachtung

Wie soll man die radikalischen Reaktionen, die Entstehung und Kinetik der ASS in biologischen Systemen werten?

Im wässrigen Milieu, bei niedrigen Drucken und niedriger Temperatur lebender Systeme, in einem so ungünstigen thermodynamischen Milieu, müssen alle chemischen Reaktionen katalytisch beschleunigt werden. Dies geschieht, wie die herkömmliche Biochemie beschreibt, auf enzymatischem Wege und über die vielfältigen, komplexen Regulationsmechanismen, die an Enzymmolekülen möglich werden können.

Außer der enzymatischen Katalyse gibt es vielleicht weniger selektiv, möglicherweise anders geregelt, z.B. über quantenmechanische Beeinflussungen, über Biophotonen u.a., die radikalische

Katalyse, Radikalstraßen (Abb. 26), auf denen, eng abgegrenzt durch anliegende Scavengemöglichkeiten zur Verhinderung von zerstörerischen Kettenreaktionen, der Weg radikalischer Energiepotentiale durch biologische Räume, als physiologische Radikalwege im Intermediärstoffwechsel, vorgezeichnet ist.

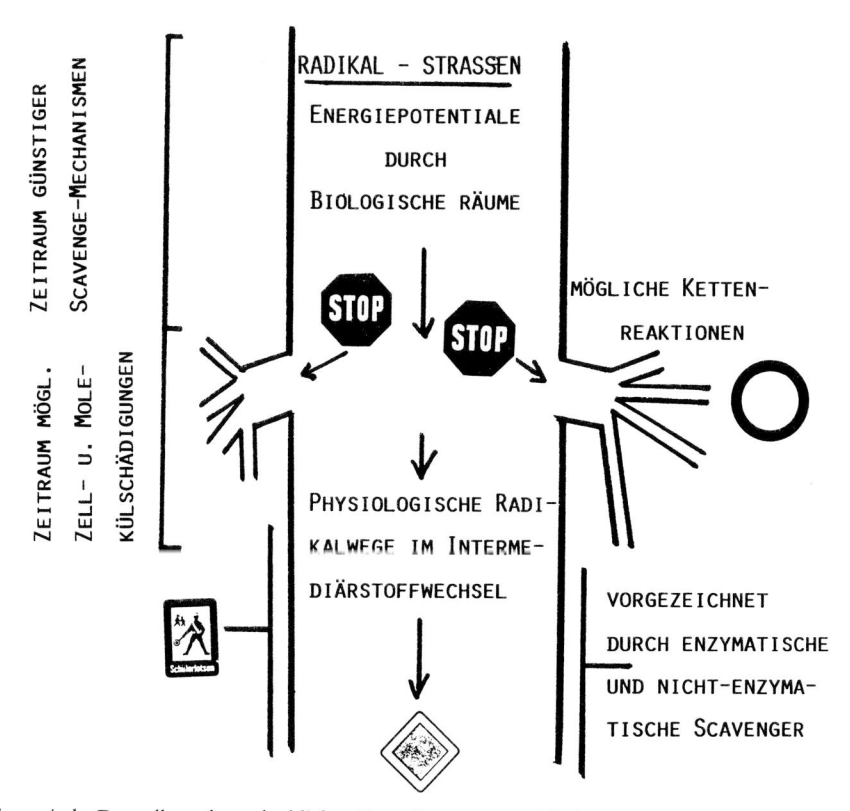

Abb. 26: Schematische Darstellung der gedanklichen Vorstellung von „Radikalstraßen" in lebenden Systemen.

Leben bedeutet, so gesehen, möglicherweise die eingangs angesprochene Gratwanderung. Das ist der Bereich der gemäßigten biologischen Lebensweise des gesunden Lebens innerhalb einer angemessenen, in den genetischen Möglichkeiten sich bewegenden Individual-Lebensspanne, auch damit eine Gratwanderung in der bilateralen Symmetrie-Ebene enzymatischer und radikalischer Begrenzung (Abb. 27).

Einmal kann die individuelle Lebensspanne durch Enzymopathien und Enzymopenien klein gehalten werden, also durch qualitativ minderwertige und quantitativ zu wenige Enzyme, so, wie in Antithese die individuelle Lebensspanne auch klein gehalten werden kann durch quantitativ zu viele und/oder qualitativ hochenergetische Radikale, also durch die Phänomene der Hyper-Radikalie oder der hyperenergetischen Radikale.

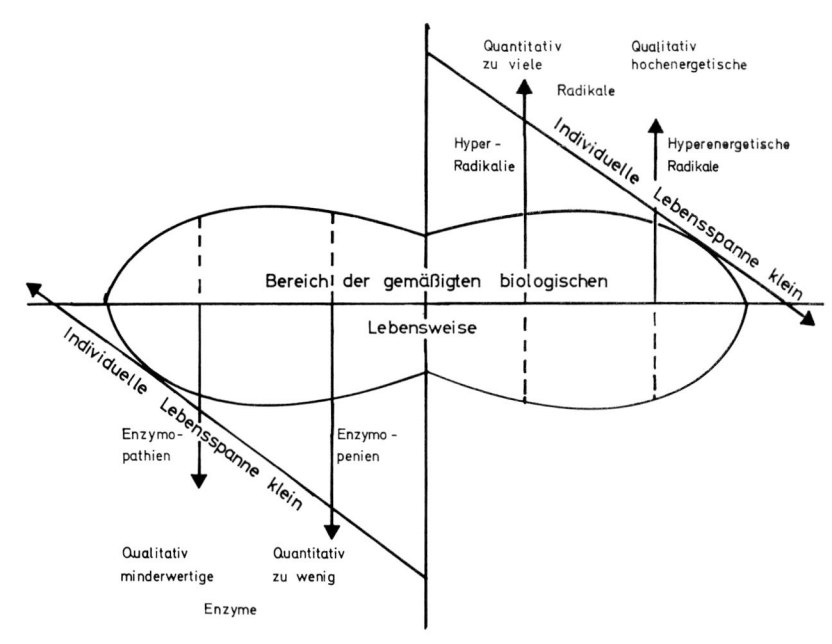

Abb. 27: Versuch einer Darstellung der gemäßigten biologischen Lebensweise eines gesunden Lebens in der ambivalent symmetrischen Vorstellung und Begrenzung pathologischer Phänomene, wie Enzymopathien, Enzymopenien, Hyperradikalen und hyperenergetischen Radikalen.

Anhang 1

RBF (Relationsbestrahlungsflächenfaktoren): Berechnung, Bedeutung für die Wahl und den Einsatz der verschiedenen HOT-Geräte-Techniken. Gegenüberstellung der RBF der HOT-Techniken/UVb (original n. Wiesner und modifiziert in den HOT-Geräten UV-MED).

Die klassische HOT nach *Wehrli* zeichnet sich physikalisch und dadurch sekundär biochemisch durch 3 Hauptfaktoren aus:
1. Optimale Bestrahlung des Blutes mit einem leistungsstarken Brenner, der sein Hauptspektrum bei 253,7 nm hat.
2. Gleichzeitige Aufschäumung (Oberflächenvergrößerung) des Blutes mit med. Sauerstoff in sehr dünne Blutbasen (6—10 µm Blasenwandstärke), dadurch
3. Optimale Sättigung des Hb und Plasmas mit O_2-Gas.

Die Eindringtiefe von UV-Licht in biologisches Material ist relativ gering. Durch die Aufschäumung des Blutes mit medizinischem Sauerstoff bei der klassischen HOT in nur wenige µm starke Blutblasen wird diesem Umstand technisch Rechnung getragen. Dadurch wird gewährleistet, daß alle Moleküle des Blutes, die über Chromophore verfügen, die UV-Photonen optimal absorbieren können und damit fotochemische Reaktionen ermöglichen. Durch die Aufschäumung des Blutes wird nicht nur Pkt. 1 + 2 optimal gewährleistet, sondern es erfolgt eine maximale Anreicherung des Blutes mit physikalisch und chemisch gebundenem Sauerstoff (Plasma und Hämoglobin) (Pkt. 3). Bei normaler Blutabnahme beträgt der Anteil des physikalisch im Plasma gelösten Sauerstoffes nur 0,12 ml O_2 (pO_2 = 40 mm Hg), nach erfolgter Aufschäumung in der HOT-Apparatur steigt dieser Wert auf 2,28 ml Sauerstoff (< 760 mm Hg) im Blutplasma an (siehe Abb. 12, Seite 43).

Dies bedeutet einen Unterschied um das ca. 18fache, oder anders ausgedrückt, der Sauerstoffgehalt von venösem Blut = 100% wird auf ca. 1.800% angehoben. Erfolgt eine UV-Bestrahlung nur in Flachglasquarz- oder Rundrohrquarzküvetten, entfällt dieser Effekt. Dadurch werden aber auch zahlreiche physikalische/biochemische Parameter für das optimale Ablaufen bei der UV-Bestrahlung gemindert, zum Beispiel Prostaglandinsynthese usw.

Für den Ablauf des Photonenschluckaktes ist es aber zusätzlich wichtig, daß die Absorption in idealer Form erfolgen kann. Dazu gehört, wie intensiv technisch die Bestrahlung des Blutes erfolgen kann (Größe der Blutoberfläche bei gleichem Blutvolumen). Hierzu können die RBF als rechnerische Grundlage für die Beurteilung herangezogen werden. Dadurch wird es möglich, die einzelnen Verfahren — die klassische HOT nach Prof. *Wehrli* mit der Methode UV-Bestrahlung ohne Sauerstoffaufschäumung (UVB nach *Wiesner* und modifiziert in den HOT-Geräten UV-MED) — wie auch die einzelnen Konstruktionen der Blutbestrahlungsgefäße miteinander vergleichbar machen zu können. Als Grundlage für die Oberflächenberechnung des Blutes und damit für die Intensität des Photonenschluckaktes für die einzelnen Bestrahlungsmethoden wurden die RBF's gewählt. Ferner kann berücksichtigt werden, daß bei einigen Geräten eine Verstärkung durch die Ausnutzung der Reflexions- und Streustrahlung erfolgt (UV-MED-S und UNIMED).

Durch die Aufschäumung bei dem klassischen Verfahren der HOT nach Prof. *Wehrli* wird die Blutoberfläche nicht nur bestrahlt, sondern sämtliche Blutblasen erreichen durch den Effekt der Durchstrahlung eine hohe Absorptionsrate der eingestrahlten Photonen. Wie die Bezeichnung RBF (**R**elationsbestrahlungsflächenfaktoren) es ausdrückt, werden keine absoluten Werte ermittelt und dargestellt, sondern die Relation der einzelnen Bestrahlungsflächen je nach der Methode und den eingesetzten Bestrahlungskammern X (Quarzrohr, Flachglasquarz-Küvette, Rundrohrquarzkapillarspalt-Küvette, Plastikbehälter).

Die RBF's sind das Produkt/Faktor eines definierten Segments (Ausschnittes) der jeweiligen Bestrahlungskammer X, festgelegt durch die nachstehende Formel:

Höhe (h) und Breite (b),
multipliziert mit der Anzahl der Bestrahlungsseiten (s)
und der Raumtiefe (t)

Die ermittelten Werte werden je nach Art der Bestrahlungs-Therapie als RBF's 1—4 bezeichnet. Sie unterscheiden sich durch die Art der jeweiligen Anwendung. Als Vergleich und zur Größenermittlung wurde ein Standard-RBF errechnet, der dann mit seinen Werten = 100% gesetzt wurde (RBF 1) und damit die Größenberechnung zu den anderen RBF's ermöglichte.
Zum Beispiel: RBF 1 = 100% = Faktor 1,0
Fragestellung: Wie groß ist RBF 3 (zu RBF 1) bei Gerät X?
(Berechnungen siehe weiter unten).

Art der RBF's

RBF Standard — RBF 1
RBF st. = RBF 1 = einseitige, flächenhafte Bestrahlung in Flachglasküvette (UVB nach *Wiesner*).

RBF 2
RBF 2 = zweiseitige, flächenhafte Bestrahlung in Flachglasküvette (T-Küvette im HOT-Gerät UV-MED).

RBF 3
RBF 3 = allseitige Bestrahlung in einer Rundrohrkapillarspaltküvette im HOT-Gerät UV-MED (Ausnutzung der Reflexionsstrahlung).

RBF 4
RBF 4 = Allseitige Rundumbestrahlung von sehr dünnen Blutblasen im HOT-Gerät UV-MED, die durch Aufschäumung mit medizinischem Sauerstoff entstanden sind. (Hohe Absorption, hoher Schluckakt der Photonen, Ausnutzung der Reflexionsstrahlung.)

Folgende Methoden und Geräte sind durch die RBF's konstruktiv, anwendungs- und bestrahlungstechnisch miteinander vergleichbar:

HOT-Technik und RBF

Geräte der klassische HOT n. *Wehrli* zu UVB-Küvettengeräten:

Geräte-Konstruktion	Art und Form der Bestrahlung	Besonderheiten tech. Merkmale	Mögliche RBF's RBF-Art (Nr.)
*Wehr*lisches Gerät. Total aus Glas.	Kuppelbestrahlung von Blutblasen	Schwer zu säubern. Keine Fertigung mehr.	RBF 4 # (# siehe unten)
KB-3	Quarzglasgabel mit O_2-Gas-Aufschäumung	Produktion eingestellt, Nachfolger: UV-Med-S	RBF 4
	Flachküvette		RBF 2
UV-Med	Quarzglasrohr mit O_2-Gas-Aufschäumung	Produktion eingestellt, Nachfolger: UV-Med-S	RBF 4
Alu-Gehäuse	Flachküvette		RBF 2
UV-Med-S	Quarzglasrohr mit O_2-Gas-Aufschäumung	Brennerlängsseite wird voll ausgenutzt	RBF 4
Edelstahlgehäuse mit Reflexion v. UV-Strahlung (Ausnutzung der Streustrahlung).	Rundrohrkapillarspaltküvette (Quarzglas)	Rundrohr aus Quarzglas mit eingeschobenem Glas	RBF 4
	Flachküvette (Quarzglas)	T-Küvette mit versetzten Ansätzen	RBF 2
UNIMED-SC	Einsatzmöglichkeit wie UV-Med-S. Kompaktbauweise. Verwendung daher auch für Hausbesuche und Bedside Therapie	siehe UV-Med-S	RBF 2 RBF 3 RBF 4
DDR Küvetten-Gerät (UVB)	Plastikgehäuse. Küvette **einseitig** von unten durch einen Schlitz bestrahlt.	Quarzküvette mit zentralen Ansätzen	RBF 1
Einwegbehälter aus Kunststoff. 2 Geräte sind z. Z. auf dem Markt.	Bestrahlung direkt in der Kammer. Blutblasen werden in mehreren Schichten übereinander bestrahlt. Brenner vom Blut durch Quarzzylinder getrennt, der aber auch sterilisiert werden muß.	Abführung der Brennerwärme (?). Bisher keine wissenschaftlichen Publikationen über mögliche Reaktionen des Blutes auf evtl. Veränderungen von Plasten bei Gegenwart von $^1O_2$ und UV-C-Bestrahlung bekannt. Blutblasen können sich am Quarzrohrschutzzylinder des Brenners niederschlagen.	RBF 4 (#)

(# = Durch die Bestrahlung der Blutblasen in mehreren Schichten übereinander, bei erfolgtem Niederschlag am Quarzrohrschutzzylinder des UV-Brenners, und das Fehlen der Reflexionsstrahlung durch ein Gehäuse ist evtl. eine Abschwächung der Absorption von Photonen zu erwarten.)

Berechnung der RBF's

RBF st. (standard) = RBF 1

Zu diesem RBF st. = RBF 1 werden nachfolgend alle Bestrahlungsvarianten und Bestrahlungskörper mit ihren Bestrahlungsflächen in Verhältnis gesetzt. Die Länge des jeweiligen Bestrahlungskörpers X und die Zeitdauer der Bestrahlung (Strahlenabsorption) bleiben aus Vereinfachungsgründen unberücksichtigt. Um die Ermittlung der RBF's über eine Differentialgleichung zu vermeiden und die Berechnung verständlich zu machen, wurde die Dimension

„mm" gewählt.

Als Berechnungsgröße wurde ein Segment (Ausschnitt aus dem jeweiligen Bestrahlungskörper X) mit nachstehenden Maßen gewählt:

I. Breite (b) des Segments bei einer Flachglasküvette:
$$b = 1 \text{ mm}$$

II. Höhe (h) des Segments bei einer Flachglasküvette:
$$h = 25 \text{ mm}$$

III. Es wurde die einfachste Form der Blutbestrahlung (einseitige Bestrahlung [1s] ohne O_2-Aufschäumung des Blutes in einer Flachglasküvette) zugrunde gelegt:
$$s = 1 \text{ Seite}$$

RBF st.:
$$\text{RBF st} = \text{RBF 1} = b \times h \times s = 100\% = 1{,}0$$
$$= 1 \text{ mm} \times 25 \text{ mm} \times 1 \text{ s} = 25 \text{ mm}^2 = 100\% = 1{,}0$$
$$\text{RBF st.} = \text{RBF 1} = 100\% = \text{Faktor } 1{,}0$$

RBF st. = Faktor 1,0 = 100%. Er ist der ermittelte Standard und gleichzeitig der RBF 1 (einseitige Bestrahlung in einer Flachglasküvette) (= UVB nach *Wiesner*).

RBF 2 + 3:
Bei zweiseitiger, flächenhafter Bestrahlung durch Ausnutzung der Reflexionsstrahlung im Gehäuse.
(a = RBF 2 = Flachküvette T 1 = zweiseitig bestrahlt).
(b = RBF 3 = Rundrohrkapillarspaltküvette) (x Umfang).

RBF 2:
$$\text{RBF 2} = (b \times h) \times 2 = 100\% = 2{,}0$$
$$\text{RBF 2} = 1 \text{ mm} \times 25 \text{ mm} \times 2 \text{ s} = 50 \text{ mm}^2 = 200\% = 2{,}0$$
$$\text{RBF 2} = 200\% = \text{Faktor } 2{,}0$$

RBF 3:
$$\text{RBF 3} = (b \times \text{Umfang}) \times 2 = 350\% = 3{,}5$$
$$\text{RBF 3} = (1 \times 87{,}9 \text{ mm}^2) \times 2 = 87{,}9 \text{ mm}^2 = 350\% = 3{,}5$$
$$\text{RBF 3} = 350\% = \text{Faktor } 3{,}5$$

RBF 4:
Bei allseitiger, durch die Ausnutzung der Reflexionsstrahlung raumförmiger Bestrahlung im Quarzglasbestrahlungsrohr und gleichzeitiger maximaler Oberflächenvergrößerung durch Aufschäumung des Blutes in Blutblasen, die eine Wandstärke von ca. 6—10 µm haben.

RBF 4:
$$\text{RBF 4} = (b \times \text{Umfang}) + (\text{Seitenfläche} \times 2)$$
$$\text{RBF 4} = (1 \times 87{,}9 \text{ mm}^2 + (615 \text{ mm}^2 \times 2)$$
$$\text{RBF 4} = 1.318 \text{ mm}^2$$
$$\text{RBF 4} = -5.200\% \,(*) = \text{Faktor } 105 \,(*)$$

* Der Faktor und die Prozentausweisung des RBF 4 bedarf jedoch einer Korrektur. Um für eine objektive und kritische Nachprüfung exakte Werte zu erhalten, ist bei ihm sowohl der Faktor wie auch die errechnete Prozentgröße um ca. 20% zu reduzieren, da einige Blutblasen vor Erreichung des Blutsammelgefäßes zusammenfallen; außerdem bilden sich an den Grenzflächen der Blutblasen „Septen", die stärker als die Wand der einzelnen Blutblasen sind.

Dadurch ergibt sich für den RBF 4 ein neuer Wert = RBF 4*.

RBF 4* (korrig.) = 4.200% = Faktor 42,2

Tabellarische Zusammenstellung der RBF's (Zirkawerte):

RBF:	Bestrahlte Fläche:	%	Faktor:	Art d. Bestrahlung
RBF 1	25 mm²	100%	1,0	Flachküvette, einseitig
RBF 2	50 mm²	250%	2,0	Flachküvette, zweiseitig
RBF 3	—88 mm²	350%	3,5	Rundküvette, allseitig
RBF 4*	1.300 mm²	4.200%	42,0	Quarzrohr + O_2-Aufschäumung

In der nachstehenden Abbildung sind die technischen Verhältnisse der RBF's 1—4* schematisch dargestellt.

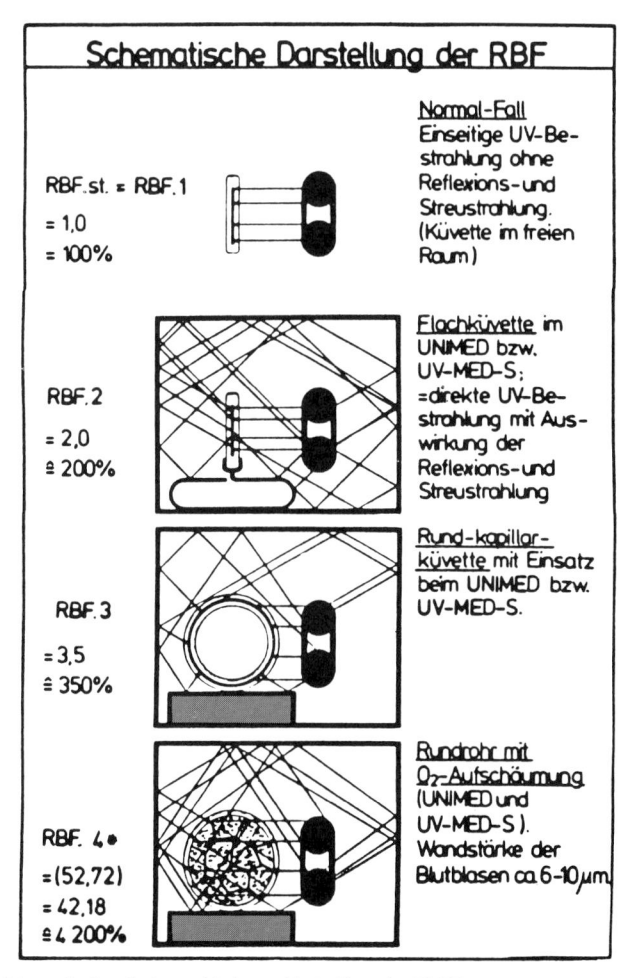

Abb. 131: Relationsbestrahlungsflächen bei verschiedenen Techniken der HOT.

Interessant ist der Vergleich der möglichen Blutoberfläche bei den Methoden des RBF 1 (Flachglasküvette, einseitig bestrahlt) zu dem RBF 4* (klassische HOT = UV-Bestrahlung bei gleichzeitiger Aufschäumung mit medizinischem O_2-Gas zu Blutblasen).

Die Wandstärken der HOT-Blutblasen betragen bei Aufschäumung ca. 6–10 µm.

Wenn 100 ml Blut unter den verschiedenen Bedingungen der RBF 1, 2 und 4 bestrahlt werden, ergibt dies in etwa folgende Blutoberflächengröße.

RBF 1   =   0,5 m² (einseitige Bestrahlung)
RBF 2   =   1,0 m² (zweiseitige Bestrahlung)
RBF 4* = 10,0 m² (Blasenbestrahlung).

In der nachfolgenden Abbildung werden die Oberflächenverhältnisse
RBF 1 : RBF 4*
in ca. graphisch dargestellt:

Darstellung der Verhältnisse der RBF

RBF = Standard RBF$_1$ = 1,0 ≙ 100%
(einseitige Bestrahlung der Flachküvette)

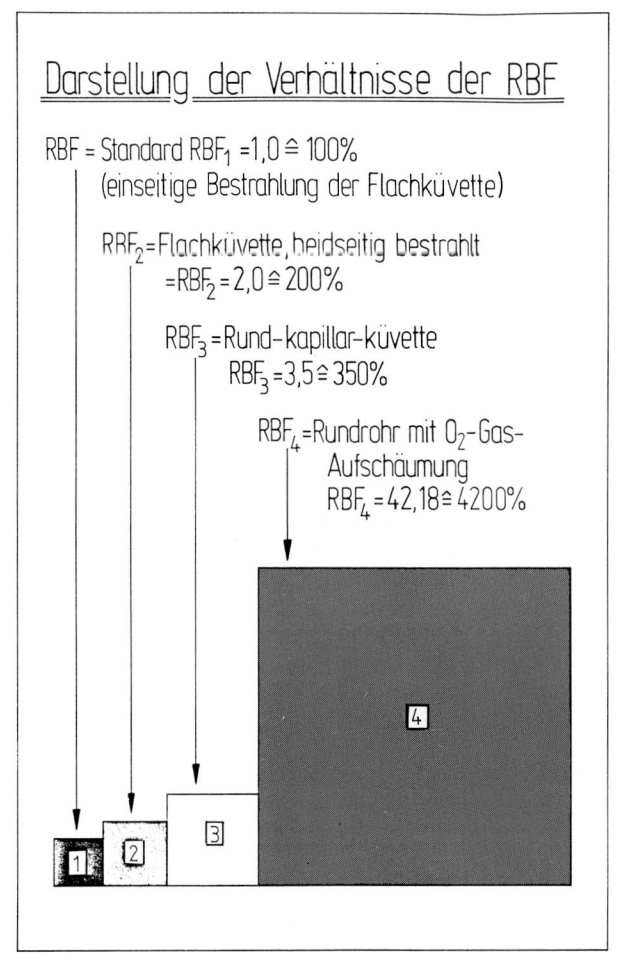

RBF$_2$ = Flachküvette, beidseitig bestrahlt
= RBF$_2$ = 2,0 ≙ 200%

RBF$_3$ = Rund-kapillar-küvette
RBF$_3$ = 3,5 ≙ 350%

RBF$_4$ = Rundrohr mit O_2-Gas-Aufschäumung
RBF$_4$ = 42,18 ≙ 4200%

Abb. 132: Flächendarstellungsverhältnisse der RBF's von Abb. 131.

Anhang 2

Umrechnungstabellen

In einigen Kapiteln wurde, wegen der aktuellen Wichtigkeit von Themen, auch auf entsprechende weiterführende Literatur hingewiesen. Da in Publikationen der HOT früheren Datums noch die älteren Laboreinheiten wie z. B. mg% oder mg/dl genannt sind, auf der anderen Seite auch in neueren Veröffentlichungen teilweise alte wie auch neue Labornormalwerte angegeben werden, ist es verständlich, daß die Bewertung dieser Angaben nicht bei allen Lesern sofort gedanklich nachvollzogen werden kan. Da es ferner noch eine geraume Zeit dauern wird, bis sich die neuen „SI-Einheiten" in der Literatur generell durchgesetzt haben, wurde eine Tabelle der neuen Maßeinheiten (SI-Einheiten) und der entsprechenden Umrechnungsfaktoren zu den alten Angaben angefügt. Auch hierdurch soll die Interpretationsmöglichkeit der Laborwerte der HOT-Literatur dem neuesten Stand angepaßt werden. Da in den bisher erschienenen Publikationen zu dieser Behandlungsmethode fast ausschließlich die alten Labornormalwerte zu finden sind, wurden die im Text und in den verwendeten Literaturquellen angeführten Maßeinheiten auch noch nach der alten Nomenklatur übernommen und angegeben.

Umrechnungstabelle für Laborwerte
= alte Einheiten/SI-Einheiten

Neue Maßeinheiten SI-Einheiten und Umrechnungsfaktor

Bestandteil	SI-Einheit	x Faktor =	alte Einheit	x Faktor =	SI-Einheit
Albumin	µmol/l	x 0,0069	g/dl	x 144,93	µmol/l
Bilirubin	µmol/l	x 0,0585	mg/dl	x 17,104	µmol/l
Chlorid*	mmol/l	x 3,5453	mg/dl	x 0,2821	mmol/l
Cholesterin	mmol/l	x 38,664	mg/dl	x 0,0259	mmol/l
Eisen	µmol/l	x 5,5847	µg/dl	x 0,1791	µmol/l
Eisenbindungskapazität	µmol/l	x 5,5847	µg/dl	x 0,1791	µmol/l
Freie Fettsäuren	µmol/l	x 0,0010	mval/l	x 1000,0	µmol/l
Fibrinogen	g/l	x 100,00	mg/dl	x 0,0100	g/l
Fruktose	mmol/l	x 18,016	mg/dl	x 0,0555	mmol/l
Galaktose	mmol/l	x 18,016	mg/dl	x 0,0555	mmol/l
Gesamt-Eiweiß	g/l	x 0,1000	g/dl	x 10,000	g/l
Glukose	mmol/l	x 18,016	mg/dl	x 0,0555	mmol/l
Freies Glyzerin	mmol/l	x 9,2090	mg/dl	x 0,1086	mmol/l

Bestandteil	SI-Einheit	x Faktor =	alte Einheit	x Faktor	= SI-Einheit
Hämoglobin	g/l	x 10,000	g/dl	x 0,1000	g/l
	mmol/l	1,611	g/dl	x 0,6206	mmol/l
Harnsäure	µmol/l	x 0,0168	mg/dl	x 59,485	µmol/l
Harnstoff	mmol/l	x 6,0060	mg/dl	x 0,1665	mmol/l
Harnstoff-Stickstoff	mmol/l	x 2,8080	mg/dl	x 0,3561	mmol/l
Kalium*	mmol/l	x 3,9102	mg/dl	x 0,2557	mmol/l
Kalzium	mmol/l	x 4,0080	mg/dl	x 0,2495	mmol/l
	mmol/l	x 2,0000	mval/l	x 0,5000	mmol/l
Kreatin	µmol/l	x 0,0131	mg/dl	x 76,254	µmol/l
Kreatinin	µmol/l	x 0,0113	mg/dl	x 88,402	µmol/l
Kupfer	µmol/l	x 6,3546	µg/dl	x 0,1574	µmol/l
Laktat	mmol/l	x 9,008	mg/dl	x 0,111	mmol/l
Lipide, total	g/l	x 100,00	mg/dl	x 0,0100	g/l
Lipoprotein	g/l	x 100,00	mg/dl	x 0,0100	g/l
Lithium	mmol/l	x 1,0000	mval/l	x 1,0000	mmol/l
Magnesium	mmol/l	x 2,4312	mg/dl	x 0,4113	mmol/l
	mmol/l	x 2,0000	mval/l	x 0,5000	mmol/l
Myoglobin	µmol/l	x 1,7100	mg/dl	x 0,5848	µmol/l
Natrium*	mmol/l	x 2,2989	mg/dl	x 0,4350	mmol/l
Phosphor, anorg.	mmol/l	x 3,0974	mgP/dl	x 0,3229	mmol/l
Protein (Gesamt-Eiweiß)	g/l	x 0,1000	g/dl	x 10,000	g/l
C-reaktives Protein	mg/l	x 0,1000	mg/dl	x 10,000	mg/l
Pyruvat	µmol/l	x 0,0088	mg/dl	x 113,56	µmol/l
Tansferrin	g/l	x 100,00	mg/dl	x 0,0100	g/l
Triglyzeride (Neutralfett)	mmol/l	x 87,500	mg/dl	x 0,0114	mmol/l

* Der Faktor für die Umrechnung von mval/l in mmol/l ist 1,0 bei den Parametern Chlorid, Kalium und Natrium.

Umrechnungsformeln

Gesucht	Gegeben	Umrechnung
g	mol	$g = mol \times MG$
	val	$g = \dfrac{val \times MG}{Wertigkeit}$
mg/100 ml	mval/l	$mg/100\ ml = mval/l \times \dfrac{MG}{10 \times Wertigkeit}$
mol	g	$mol = \dfrac{g}{MG}$
	val	$mol = \dfrac{val}{Wertigkeit}$
nmol/l	mg/100 ml	$nmol/l = mg/100\ ml \times \dfrac{10}{MG}$
	g/100 ml	$nmol/l = g/100\ ml \times \dfrac{10\,000}{MG}$
val	g	$val = \dfrac{g \times Wertigkeit}{MG}$
	mol	$val = mol \times Wertigkeit$
mval/l	mg/100 ml	$mval/l = mg/100\ ml \times \dfrac{10 \times Wertigkeit}{MG}$

MG = Molekulargewicht – Wertigkeit = Ionenwertigkeit

Volumen

		pl	nl	µl	ml	l
Liter	l	10^{12}	10^9	10^6	10^3	1
Milliliter	ml	10^9	10^6	10^3	1	10^{-3}
Mikroliter	µl	10^6	10^3	1	10^{-3}	10^{-6}
Nanoliter	nl	10^3	1	10^{-3}	10^{-6}	10^{-9}
Pikoliter	pl	1	10^{-3}	10^{-6}	10^{-9}	10^{-12}
Femtoliter	fl	10^{-3}	10^{-6}	10^{-9}	10^{-12}	10^{-15}

Molekulargewichte

		pmol	nmol	µmol	mmol	mol
Mol	mol	10^{12}	10^9	10^6	10^3	1
Millimol	mmol	10^9	10^6	10^3	1	10^{-3}
Mikromol	µmol	10^6	10^3	1	10^{-3}	10^{-6}
Nanomol	nmol	10^3	1	10^{-3}	10^{-6}	10^{-9}
Pikomol	pmol	1	10^{-3}	10^{-6}	10^{-9}	10^{-12}

Mol = Molekulargewicht (Atomgewicht) in Gramm

Äquivalentgewichte

		µval	mval	val
Val	val	10^6	10^3	1
Millival	mval	10^3	1	10^{-3}
Mikroval	µval	1	10^{-3}	10^{-6}

$Val = \dfrac{Molekular\text{-}(Atom\text{-})Gewicht\ in\ Gramm}{Wertigkeit}$

Vorsilben für dezimale Vielfache und Teile von Einheiten (DIN 1301)

Vorsilbe	Kurzzeichen	Bedeutung		
Tera	T	Billionenfach	=	10^{12} 1 000 000 000 000
Giga	G	Milliardenfach	=	10^{9} 1 000 000 000
Mega	M	Millionenfach	=	10^{6} 1 000 000
Kilo	k	Tausendfach	=	10^{3} 1 000
Hekto	h	Hundertfach	=	10^{2} 100
Deka	da	Zehnfach	=	10^{1} 10
Dezi	d	Zehntel	=	10^{-1} 0,1

Konzentrationsangaben

Molarität	Stoffmengenkonzentration in mol je Liter Lösung (Volumeneinheit) (mol/l)
Molalität	Stoffmengenkonzentration in mol je kg Lösungsmittel (Masseneinheit)
Osmol	Maßeinheit für osmotisch wirksame Ionen und undissoziierte Moleküle einer Substanz in wäßriger Lösung (veraltete Maßeinheit)
Osmolarität	Stoffmengenkonzentration in mol aller in 1 Liter Lösung osmotisch wirksamen Moleküle
Osmolalität	Stoffmengenkonzentration in mol aller in 1 kg Lösungsmittel osmotisch wirksamen Moleküle
Normalität	Äquivalentgewicht in Gramm je Liter Lösung (1 val/10^3 ml = Normallösung)

Vorsilben für dezimale Vielfache und Teile von Einheiten (DIN 1301)

Vorsilbe	Kurzzeichen	Bedeutung		
Zenti	c	Hundertstel	=	10^{-2} 0,01
Milli	m	Tausendstel	=	10^{-3} 0,001
Mikro	µ	Millionstel	=	10^{-6} 0,000 001
Nano	n	Milliardstel	=	10^{-9} 0,000 000 001
Piko	p	Billionstel	=	10^{-12} 0,000 000 000 001
Femto	f	Billiardstel	=	10^{-15} 0,000 000 000 000 001
Atto	a	Trillionstel	=	10^{-18} 0,000 000 000 000 000 001

Anhang 3

Farbteil

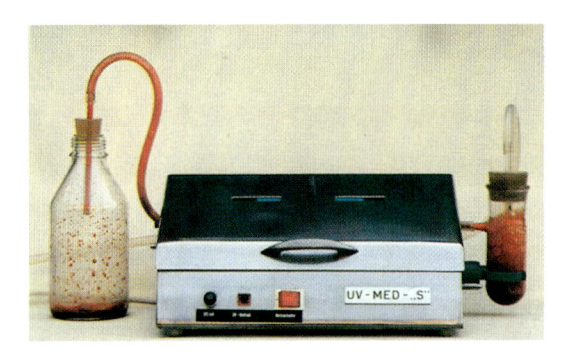

Abb. 21a: HOT-Gerät „UV-MED-S" — Nirostastahl (poliert). Einsatz für die Original-Therapie nach *Wehrli* wie auch für die DDR-UVB-Methode nach *Wiesner* als optimierte Ausführung (T-Küvette, beidseitig bestrahlt). HOT-Gerät für die Klinik, für Praxis und Forschung.

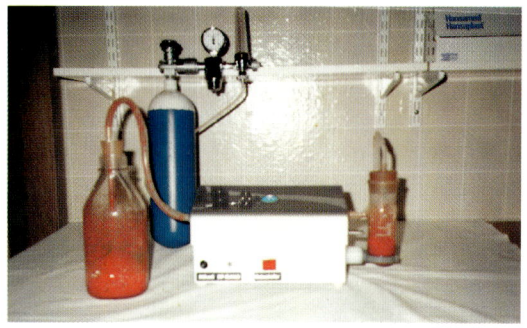

Abb. 21b: HOT-Gerät „UNIMED" — lackiertes Stahlgehäuse. Kompaktgerät, daher nicht nur Einsatz wie beim „UV-MED-S" möglich, sondern zusätzlich auch als Bedside-Gerät in der Klinik und bei Hausbesuchen verwendbar (Entwicklung 1989/1990).

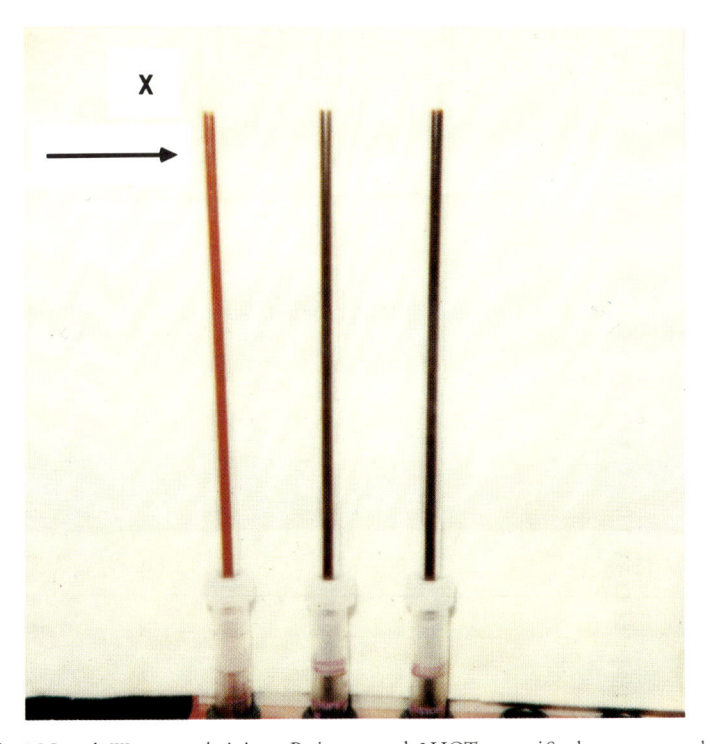

Abb. 34a: Vergleich der BSG nach *Westergreen* bei einem Patienten nach 2 HOT zu zwei Senkungen von unbehandelten Patienten (1. HOT am 8. 5. 1989, 2. HOT am 10. 5. 1989), BSG am 12. 5. 1989). x = BSG des HOT-Patienten.

330 Anhang 3

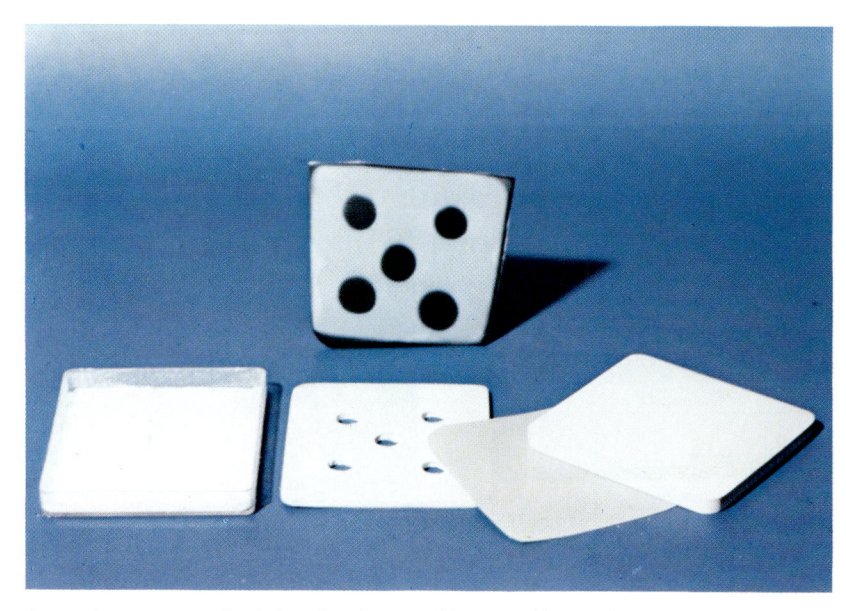

Abb. 44: Versuchsanordnung zum Nachweis der sekundären Strahlung — Bildmitte oben: (Bestrahlung mit HOT-Brenner überwiegend 254 nm) belichteter und entwickelter Film nach Abschluß des Versuchs (Negativdarstellung).
— Bild von links nach rechts: a) Schale mit bestrahltem Cholesterin, b) Raster mit Bohrungen, c) Film, d) Abdeckplatte. (Alle Versuche wurden unter absolutem Lichtabschluß durchgeführt.)

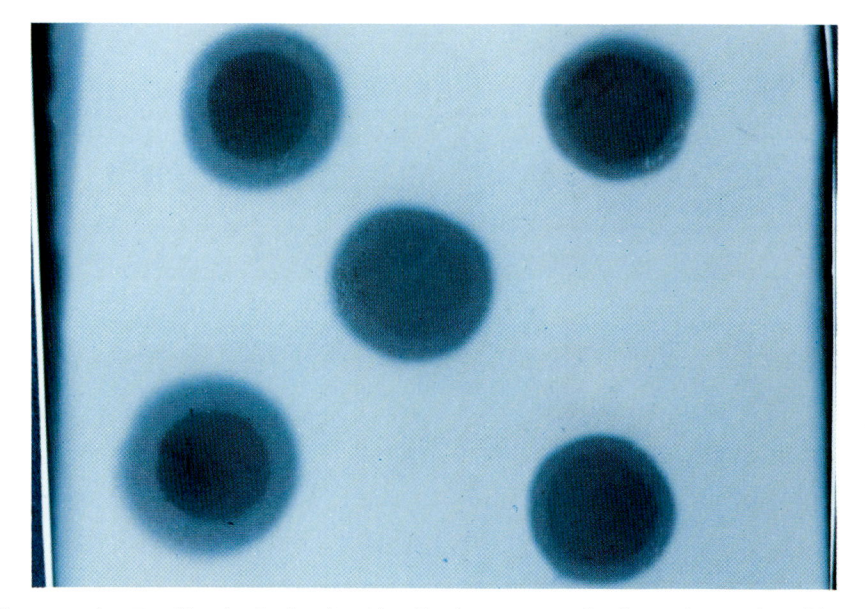

Abb. 45: Schwärzung eines Fotofilms durch sekundäre Chemilumineszenz, ausgehend von mit UV-C bestrahltem Cholesterin. Eingesetzter Film: 6 x 9 NP 27. Verwendeter Schrägmetallraster mit Bohrungen kegelartig ansteigend von 1 auf 5 mm (Negativdarstellung).

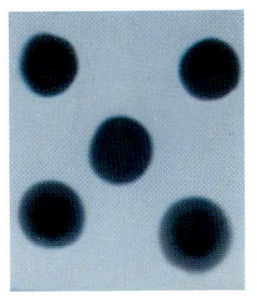

Abb. 62: Schwärzung eines Fotofilms durch sek. Chemilumineszenz, ausgehend von mit UV-HOT-Brenner bestrahltem Cholesterin. Verwendeter Schrägmetallraster mit Bohrungen kegelartig ansteigend von 1 auf 5 mm (Abb. = Filmnegativ).

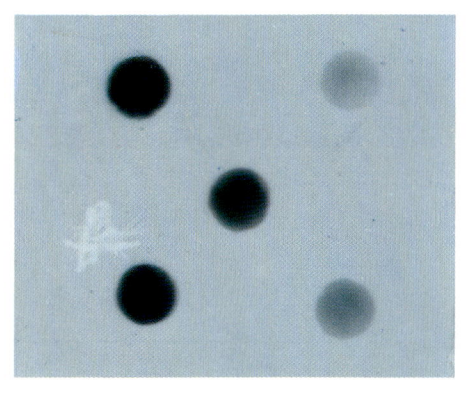

Abb. 63: Modellversuch mit Cholesterin zum Nachweis der sek. Chemilumineszenz. Gasstromrichtung des Ozons von links nach rechts (Versuchsanordnung siehe Abschnitt: Cholesterinuntersuchungen) (Abb. = Filmnegativ).

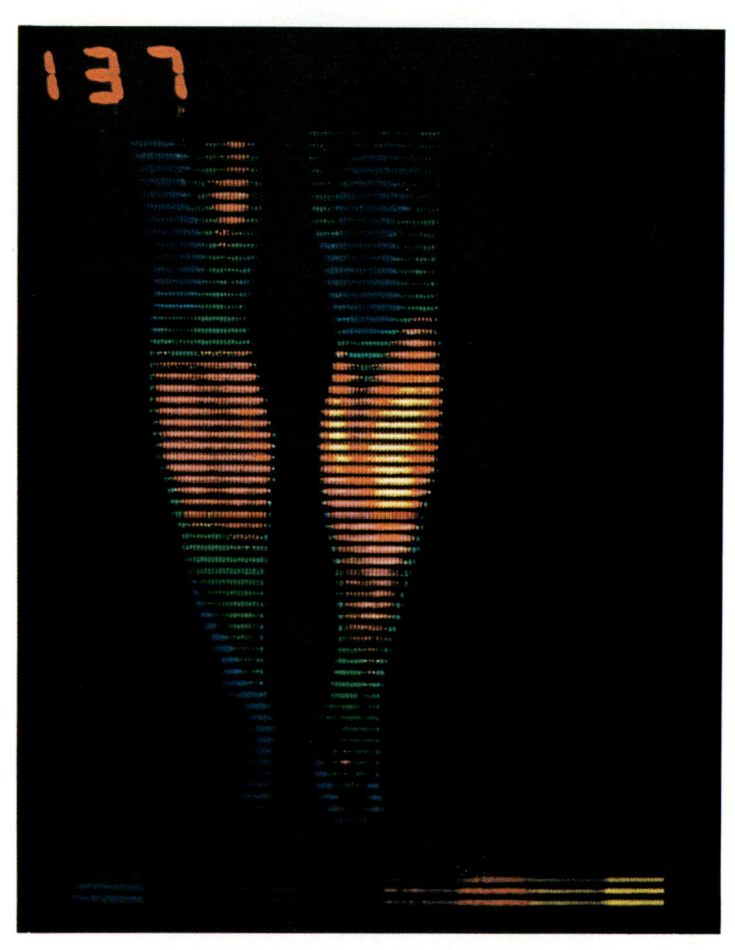

Abb. 94: Thermographieaufnahme vom 2.2.1982 (Nr. 137) vor 1. HOT. *Befund:* Starke Temperaturdifferenz; Bein re. < 11/2° C Bein li. Im Bereich des Kniegelenks re. auffälliger Spot ca. 1,5° C. (Die Farbskala hat einen Maßstab von 0,5° C/Farbstufe.)

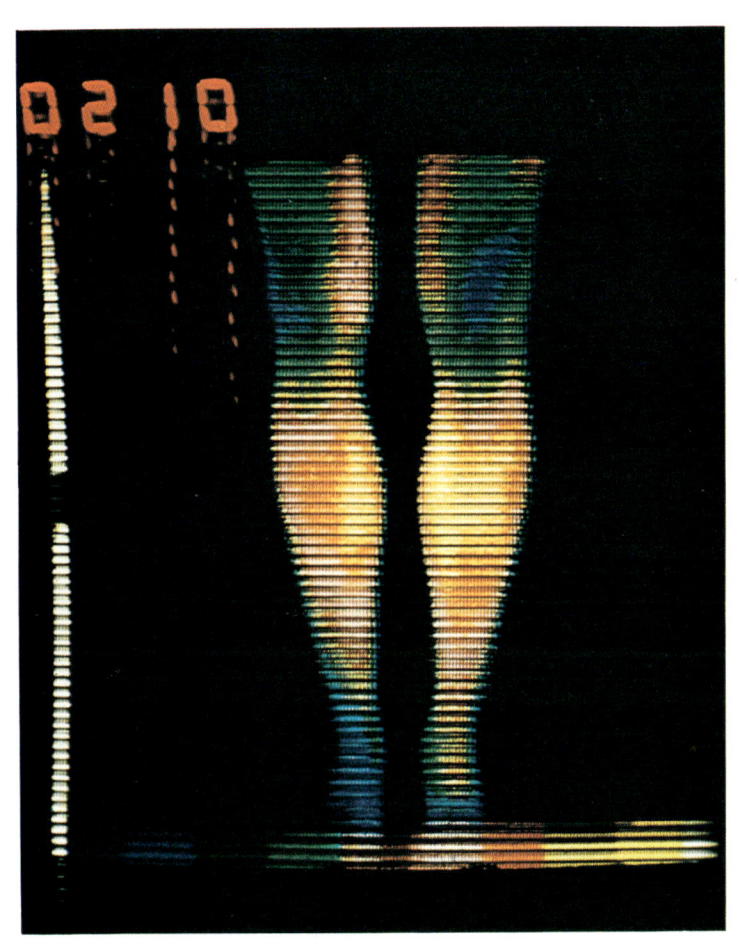

Abb. 95: Thermographieaufnahme vom 23.02.1982 (Nr. 0210) nach 5. HOT. *Befund:* Mäßige Temperaturdifferenz Bein re. < 0,5° C li. Im Bereich des Kniegelenks re. auffälliger Spot, ebenfalls 0,5° C. (Die Farbskala hat einen Maßstab von 0,5° C/Farbstufe.)

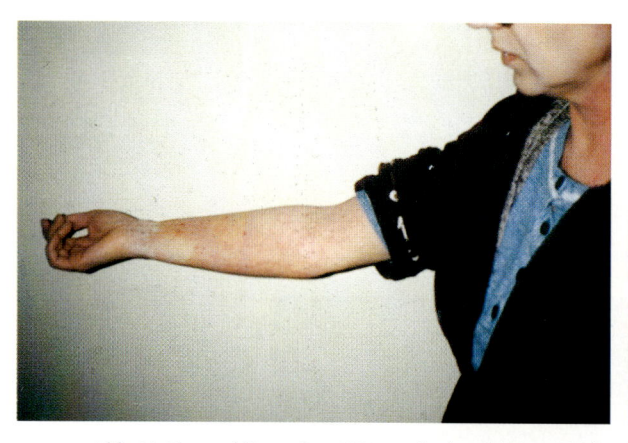

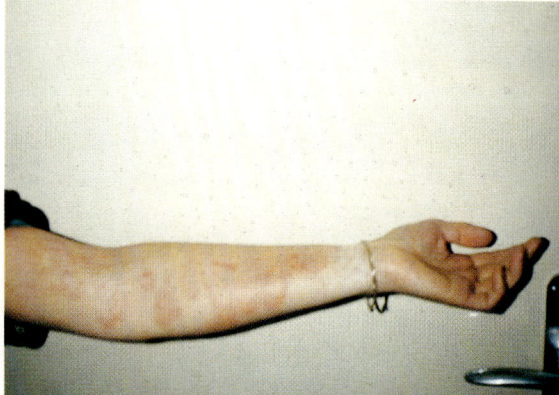

Abb. 98: Zustand Dezember 1984 vor der kombinierten Behandlung

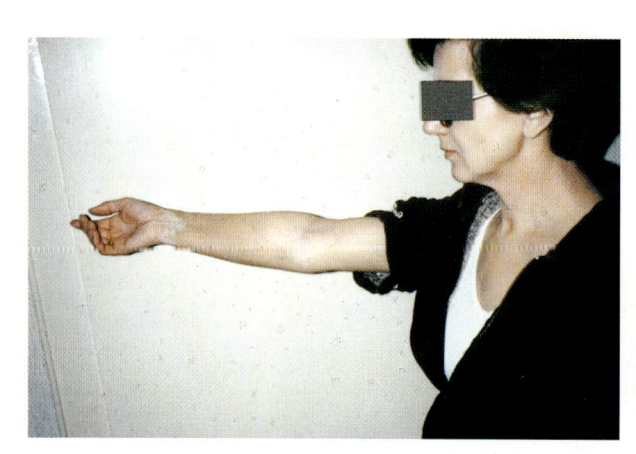

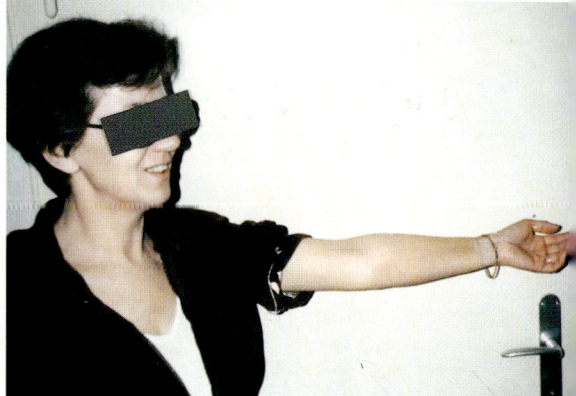

Abb. 99: Zustand Ende Januar 1985 nach erfolgter Kombinationsbehandlung mit A + B

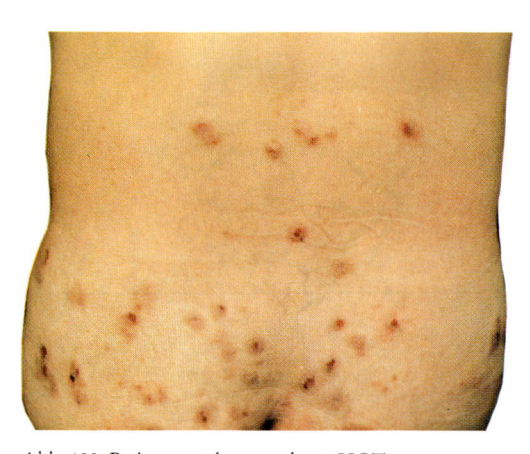

Abb. 100: Patientenrücken vor der 1. HOT

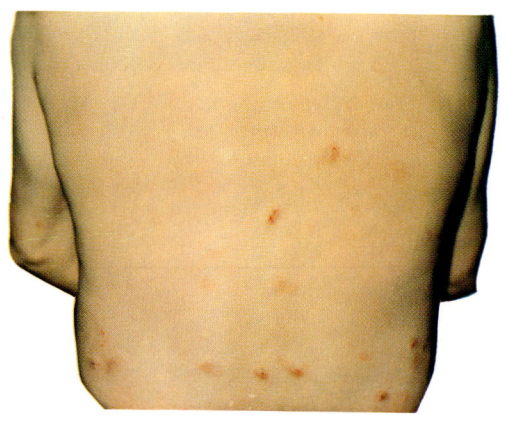

Abb. 101: Patientenrücken nach der 4. HOT

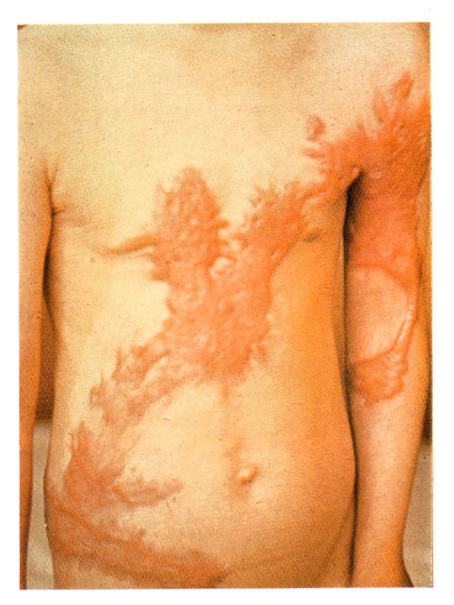

Abb. 102: Vor der HOT

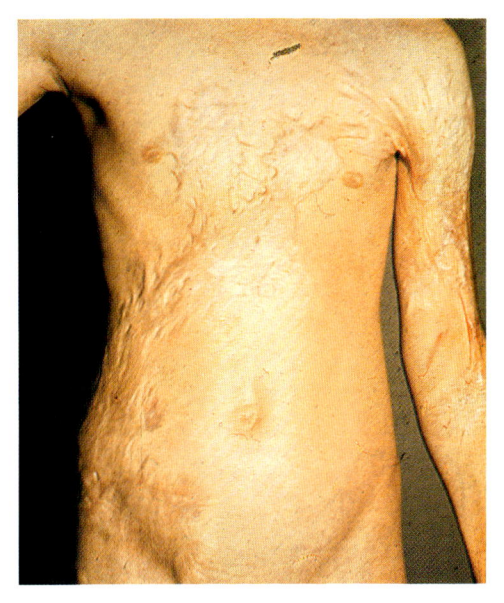

Abb. 103: Nach Abschluß der HOT-Serie

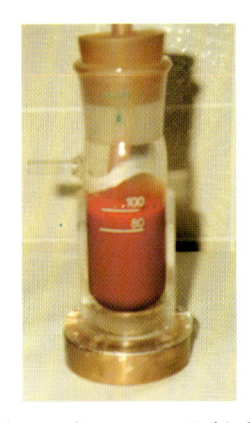

Abb. 127a: Venöses Blut aus der gestauten Cubitalvene vor der 5. HOT

Literatur zu Teil I[*]

[1] *Aaken v., E.:* Elektronentheorie zur letzten Ursache des Krebses. Verlag für Medizin Dr. Ewald Fischer, Heidelberg 1975.
[2] *Albers, H.:* Therapiewoche 7, 5/6 (1956), 127.
[3] *Albers, H.:* Therapiewoche 8, 8 (1958), 358.
[4] *Albers, H.:* Med. Klinik 55, 3–15 (1967), 108–112.
[5] *Albers, H., Weigel, W.:* Phys. Med. u. Rehabilitation 10, 1 (1969), 6–10.
[6] *Albers, H., Kromphardt, H.:* Med. Klinik 55 (1960), 108.
[7] *Allen:* Biochem. Biophys. Res. Commun. 47 (1972), 679–684.
[8] *Alterauge, W.:* Biologische Medizin, 3 (1982), 114–115.
[9] *Ando, W., Takata, T.:* Photooxidation of sulfur compounds. Singlet O_2 Volume III reaction modes and products, CRC Press, Boca Raton, Florida 1985.
[10] *Arcos, J. C., Argus, M. F.:* Noncovalent and radical interactions. Chemical induction of cancer, Vol. II A, Academic Press, New York (1974), 236–301.
[11] *Ardenne v. ,M.:* Sauerstoff-Mehrschritt-Therapie. 2. Aufl., Thieme Verlag, Stuttgart 1981.
[12] *Ardenne v., M.:* O_2-Mehrschritt-Immunstimulation mit Reizung (Thymus) der zellulären Abwehr als Prophylaxe gegen Krebs-Metastasen und Krebs. Erfahrungsheilkunde 31, 2 (1982), 65.
[13] *Ardenne v., M.:* Sauerstoff-Mehrschritt-Therapie, Physiologische und technische Grundlagen. 3. Aufl., Thieme Verlag, Stuttgart 1983.
[14] *Ardenne v., M.:* Sauerstoff-Mehrschritt-Therapie. 2. Aufl., Thieme Verlag, Stuttgart 1981.
[15] *Ardenne v., M., Wiemuth, H. H., Wiesner, S.:* Deutsches Gesundheitswesen 55 (1980), 1625.
[16] *Armbrecht, H. J., Prendergast, J. M., Coe, R. M.:* Nutritional Intervention in the Aging Process. Springer Verlag, New York 1984.
[17] *Armstrong, D., Sohal, R. S., Cutler R. G., Slater, T. F.:* Free Radicals in Molecular Biology, Aging, and Disease, Volume 27, Raven Press, New York 1984.
[18] *Aust, S. D., Svingen, B. A.:* The role of iron in enzymatic lipid peroxidation. Free radicals in biology, Volume 5, Academic Press, New York 1982.
[19] *Autorenkoll.:* Reaktive Zwischenstufen in der organischen Chemie. Akademie Verlag, Berlin 1981.
[20] *Babloyantz, A.:* Molecules, Dynamics and Life. John Wiley and Sons, New York 1986.
[21] *Baehner, R. L., Boxer L. A., Ingraham, L. M.:* Reduced oxygen by-products and white blood cells. Free radicals in biology, Volume 5, Academic Press, New York 1982.
[22] *Bargmann, W.:* Histologische und Mikroskopische Anatomie des Menschen. 2. Aufl., Thieme Verlag, Stuttgart 1950.
[23] *Barrow, J. D., Silk, J.:* Die asymmetrische Schöpfung. Piper Verlag, München 1987.
[24] *Bartusch, M.:* Biologische Medizin 5 (1980), 216–220.
[25] *Baumann, H.:* Therapiewoche 31 (1981), 3889–3892.
[26] *Baumstark, A. L.:* The 1,2-Dioxetane ring system: Preparation, thermolysis, and insertion reaction. Singlet O_2 Volume II reaction modes and products, CRC Press, Boca Raton, Florida 1985.
[27] *Beck, F.:* Elektroorganische Chemie. Akademie Verlag, Berlin 1974.
[28] *Becker, H. G. O.:* Elektronentheorie organisch-chemischer Reaktionen. H. Deutsch Verlag, Frankfurt 1975.
[29] *Becker, W.:* Inaugural-Dissertation 1982 – Philipps-Universität Marburg: Untersuchung von Lipiden und Lipoproteinen sowie verschiedenen Laborparametern nach HOT.
[30] *Beiser, A.:* Atome, Moleküle, Festkörper. Vieweg Physik Reihe, F. Vieweg & Sohn, Braunschweig 1983.
[31] *Benthaus, J.:* Blut VIII, 16 (1962).
[32] *Berhard, v., O., Roller, D.:* referiert bei *Vogler*.
[33] *Bering, F. R., Meyer, H.:* Strahlentherapie 1 (1912), 411–437.
[34] *Bernhard, C.:* Strahlentherapie 48 (1934), 601.
[35] *Bernschein, R., Wiesner, S.:* Neurervorschlag 1971.
[36] *Bertram, F.:* Therapiewoche 8, 8 (1958), 363.
[37] *Besner, K.:* Strahlentherapie 5 (1915), 342.
[38] *Betz, A.:* Enzyme. Verlag Chemie, Weinheim 1974.
[39] *Bever, L.:* Anorganische Chemie. VEB Deutscher Verlag der Wissenschaften, Berlin 1978.
[40] *Bielenstein, E.:* Zeitschrift ärztliche Fortbildung, 66, 12, 605–609.
[41] *Bielenstein, E.:* Zeitschrift ärztliche Fortbildung, 66, 13, 663–667.
[42] *Bielenstein, E.:* Zeitschrift ärztliche Fortbildung, 66, 14, 711–716.
[43] *Birkmayer, G.:* Zeitschrift Markt & Medizin 3 (1982), 38–41.
[44] *Bloodworth, A. J., Eggelte, H. J.:* Endoperoxides. Singlet O_2 Volume II reaction modes and products, CRC Press, Boca Raton, Florida 1985.

---

[*] Bei den nicht halbfett gedruckten Literaturbelegzahlen handelt es sich um weiterführende Literatur.

[45] *Bönicke, R., Lembke, A.:* Zbl. Bakteriol. 153 (1949), 145.
[46] *Bonse, G., Metzler, M.:* Biotransformationen organischer Fremdsubstanzen. Thieme Verlag, Stuttgart 1978.
[47] *Bors, W., Saran, M., Tait, D.:* Oxygen radicals in chemistry and biology. Gruyter Verlag, Berlin 1984.
[48] *Bothe, G., Bräutigam, K.:* Zeitschrift Militär-Medizin 14, 22 (1974).
[49] *Bothe, G., Friedel, W., Volkheimer, G., Dettbarn, H., Stadtlaender, H., Schmäcke, J.:* Deutsches Gesundheitswesen 22, 10 (1967), 473–474.
[50] *Brätter, P., Schramel, P.:* Trace Element, Analytical Chemistry in Medicine and Biology. Gruyter Verlag, Berlin 1984.
[51] *Brand, J.:* Phys. Med. u. Rehabilitation 12, 9 (1971), 201–203.
[52] *Brand, J.:* Phys. Med. u. Rehabilitation 18, 10 (1977), 484–489.
[53] *Brand, J.:* Erfahrungsheilkunde 27, 4 (1978), 192–194.
[54] *Brand, J.:* Phys. Med. u. Rehabilitation 19, 9 (1978), 391–395.
[55] *Brand, J.:* Ärztezeitschrift für Naturheilverfahren 22, 3 (1981), 153–161.
[56] *Brand, J.:* Erfahrungsheilkunde 13 (1981), 1095–1096.
[57] *Brand, J.:* Ärztezeitschrift für Naturheilverfahren 22, 3 (1981), 153.
[58] *Bray, R.C., Engel, P.C., Maykew, S.G.:* Flavins and Flavoproteins. Gruyter Verlag, Berlin 1984.
[59] *Breitmaier, E., Jung, G.:* Organische Chemie I. Thieme Verlag, Stuttgart 1986.
[60] *Breitmaier, E., Jung, G.:* Organische Chemie II. Thieme Verlag, Stuttgart 1983.
[61] *Brostoff, J., et al.:* Lancet 2, 1–4 (1980).
[62] *Buchholz, K.:* Erfahrungsheilkunde 29, 1 (1980), 41–44.
[63] *Buchholz, K.:* Erfahrungsheilkunde 9 (1986), 608–612.
[64] *Buddecke, E.:* Hippokrates 36 (1965), 129.
[65] *Bünau, G. v., Wolff, T.:* Photochemie. VCH-Verlagsgesellschaft, Weinheim 1987.
[66] *Burghard, H.:* Arch. Gynäkol. 166 (1938), 535–536.
[67] *Cadenas, E., Boveris, A., Chance, B.:* Low-level chemiluminescence of biological systems. Free radicals in biology, Volume VI, Academic Press, New York 1984.
[68] *Caldwell, J., Jakoby, W.B.:* Biological Basis of Detoxication Academic Press, New York 1983.
[69] *Caughey, W.S., Wallace, W.J., Volpe, J.A., Yoshikava, S.:* The Enzymes, Academic Press, New York, 3 (1976), 299.
[70] *Cavalieri, E.L., Rogan, E.G.:* One-electron and two-electron oxidation in aromatic hydrocarbon carcinogenesis. Free Radicals in Biology, Volume VI, Academic Press, New York 1984.
[71] *Chance, B.:* The reaction of oxygen with cytochrome oxidase: The role of sequestered intermediates. Oxygen and living processes, *D.L. Gilbert* (Editor), Springer Verlag, Berlin 1981.
[72] *Chiu, D., Lubin, B., Shohet, St.B.:* Peroxidative reactions in red cell biology. Free radicals in biology, Volume V, Academic Press, New York 1982.
[73] *Chiu, D., Lubin, B., Shohet, St.B.:* Peroxidative reactions in red cell biology. Free radicals in biology Volume V, Academic Press, New York 1976.
[74] *Christensen, J.:* Rev.-gastro-enterol. 15 (1948), 271–283.
[75] *Clarke, M.J., Goodenough, J.B., Hemmerich, P., Ibers, J.A., Jorgensen, C.K., Neilands, J.B., Reinew, D., Weiss, R., Williams, R.J.P.:* Structure and Bonding. Springer Verlag, Berlin 1982.
[76] *Clemmesen, J., Conning, M.D., Henschler, D., Oesch, F.:* Quantitative Aspects of Risk Assessment in Chemical Carcinogenesis, Symposion Rome/Italy, April 3.–6., 1979. Springer Verlag, Berlin 1980.
[77] *Cohen, G., Greenwald, R.A.:* Oxy Radicals and their Scavenger Systems, Volume II, Cellular and Medical Aspects. Proceedings of the Third International Conference on Superoxide and Superoxide Dismutase, Ellenville New York, Oct. 3.–8., 1982. Elsevier Biomedical, New York 1983.
[78] *Cohen, G., Greenwald, R.A.:* Oxy Radicals and their Scavenger Systems, Volume I, Molecular Aspects. Proceedings of the Third International Conference on Superoxide and Superoxide Dismutase. Ellenville New York, Oct. 3.–8., 1982. Elsevier Biomedical, New York 1983.
[79] *Cornwell, D.G., Morisaki, N.:* Fatty acid paradoxes in the control of cell proliferation: prostaglandins, lipid peroxides, and cooxidation reactions. Free radicals in biology, Volume VI, Academic Press, New York 1984.
[80] *Coxon, J.M., Halton, B.:* Organic photochemistry. Sec. Edition. Cambridge University Press, Cambridge 1986.
[81] *Curie, G., Curie, A.:* Cancer, the biology of malignant disease. Castlefield Press, Moulton, Northampton 1982.
[82] *Cutler, R.G.:* Antioxydants, aging, and longevity. Free Radicals in Biology, Volume VI, Academic Press, New York 1984.
[83] *Danzig, N.M.:* Moskau: 3. Intern. Kolloquium, Stralsund 1965.
[84] *Dargel, R.:* Mitochondrialer Elektronentransport und Oxidative Phosphorylierung. Gustav Fischer Verlag, Stuttgart 1981.
[85] *Davidson, W.M.:* U.S. Nav. M. Bull. 43 (1944), 37–38.
[86] *Davies, D.J., Parrott, M.J.:* Free Radicals in Organic Synthesis. Springer Verlag, Berlin 1978.
[87] *Delaville:* Franz. Patentschrift Nr. 975.851 vom 17.10.1950.
[88] *Demopoulos, H.B., Pietronigro, D.D., Flamm, E.S., Seligman, M.L.:* The possible role of free radical reactions in carcinogenesis. Cancer and the Environment, Pathotox Publishers, Park Forest South, Illinois 1980.

[89] *Demopoulos, H. B., Mehlmann, M. A.:* The possible role of free radical reactions in carcinogenesis. Cancer and the Environment, Pathotox Publishers, Park Forest South, Illinois 1980.
[90] *Demopoulos, H. B., Flamm, E. S., Seligman, M. S., Jorgensen, E., Ransokoff, J.:* Membrane perturbation in central nervous system injury: Theoretical basis for free radical damage and a review of the experimental data. Neural trauma, *A. J. Popp, R. S. Bourke, L. R. Nelson* and *H. K. Kimelberg* (Editors), Raven Press, New York 1979.
[91] *Demuth, R., Kober, F.:* Grundlagen der Spektroskopie. Diesterweg-Salle-Verlag, Frankfurt 1977.
[92] *Dessauer, F., Sommermeyer, K.:* Quantenbiologie, 2. Aufl., Springer Verlag, Berlin 1964.
[93] *Deville, M.:* Die wirkliche Aufgabe der Spurenelemente. Forschungs- und Anwendungszentrum für Spurenelemente, Bursins 1978.
[94] *Dickerson, R. E., Gray, H. B., Haight, G. P.:* Prinzipien der Chemie. Gruyter Verlag, Berlin 1978.
[95] *Docampo, R., Moreno, S. N. J.:* Free-radical intermediates in the antiparasitic action of drugs ad phagocytic cells. Free radicals in biology, Volume VI, Academic Press, New York 1984.
[96] *Döhring, L., Gohlich, G.:* Grundlagen der organischen Chemie, 5. Auflage. VEB Deutscher Verlag für Grundstoffindustrie, Leipzig 1985.
[97] *Doerfler, J.:* Neue Erkenntnisse bei der HOT. Biologische Medizin 4, Aug. 1979.
[98] *Dorfman, Y. G.:* Diamagnetism and the Chemial Bond. Edward Arnold Publishers, London 1961.
[99] *Dorno, C.:* Beiträge zur Kenntnis der Sonnen- und Quarzlichterytheme und -pigmente. Strahlentherapie 22 (1926), 70–71.
[100] *Dorno, C.:* Strahlentherapie 35 (1930), 22.
[101] *Dose, K., Fiore, C.:* Biophysik 2 (1965), 340.
[102] *Dose, K.,* und *Mitarbeiter:* Naturforsch. 20 (1965), 957.
[103] *Dunken, H. H., Lygin, V. I.:* Quantenchemie der Adsorption an Festkörperoberflächen. Verlag Chemie, Weinheim 1978.
[104] *Ebeling, W., Feistel, R.:* Physik der Selbstorganisation und Evolution. Akademie Verlag, Berlin 1986.
[105] *Edmondson, D. E., Tollin, G.:* Semiquinone formation in flavo- and metallo-flavoproteins. Springer Verlag, Berlin 1983.
[106] *Elstner, E. F., Wilmanns, W.:* Reaktive Sauerstoffspezies in der Medizin. Springer Verlag, Berlin 1986.
[107] *Engelbrecht, W.:* Erfahrungsheilkunde 5 (1983), 317–318.
[108] *Engelke, F.:* Aufbau der Moleküle. Teubner Verlag, Stuttgart 1985.
[109] *Engelke, F.:* Aufbau der Moleküle. Teubner Verlag, Stuttgart 1985.
[110] *Falk, J. E.:* Porphyrins and metalloporphyrins. Elsevier Publishing company, Amsterdam 1964.
[111] *Fernes, M.:* Actualitis cardiol. 9 (1960), 269.
[112] *Fiedler, I.:* Therapiewoche 30, 51 (1980), 8612–8614.
[113] *Finsen,* referiert bei *Vogler, P.:* Lehrbuch der Physiotherapie Budapest. Verlag der Ungarischen Akademie der Wissenschaften.
[114] *Finster, J.:* Chemische Kinetik, Lehrb. 6. VEB Verlag Leipzig 1985.
[115] *Finster, J:* Reaktionsverhalten und Syntheseprinzipien, Lehrb. 7. VEB Verlag Leipzig 1985.
[116] *Finster, J.* u. a.: Struktur und Bindung – Atome und Moleküle, Lehrb. 1. VEB Verlag Leipzig 1986.
[117] *Finster, J.* u. a.: Struktur und Bindung – Aggregierte Systeme und Stoffsystematik, Lehrb. 2. VEB Verlag Leipzig 1983.
[118] *Finster, J.* u. a.: Elektrolytgleichgewichte und Elektrochemie, Lehrb. 5. VEB Verlag Leipzig 1985.
[119] *Fischer, J., Staudinger, H. J.:* Klinische Wochenschrift 59 (1981), 199–201.
[120] *Fleming, I.:* Grenzorbitale und Reaktionen organischer Verbindungen. Verlag Chemie, Weinheim 1979.
[121] *Flohe, L.:* Glutathione peroxidase brought into focus. Free radicals in biology, Volume V, Academic Press, New York 1982.
[122] *Flohe, L., Loschen, G.:* Sauerstoffradikale als Entzündungsmediatoren. Abakterielle, artikuläre und perartikuläre Entzündungen, Perimed Verlagsges., Erlangen 1982.
[123] *Flohe, L., Benöhr, H. Cl., Sies, H., Waller, H. D., Wendel, A.,* Herausgeb.: Glutathione. Proceedings of the 16th Conference of the German Society of Biological Chemistry, Tübingen, March 1973. Thieme Verlag, Stuttgart 1974.
[124] *Flower, R. W., Patz, A.:* Retinopathy of prematurity and the role of oxygen. Oxygen and living processes, *D. L. Gilbert* (Editor), Springer Verlag, Berlin 1981.
[125] *Floyd, R. A.,* Editor: Free radicals and cancer. Marcel Dekker, New York–Basel 1982.
[126] *Flückiger, J.:* Anwendung von Ozon in der Medizin. Erfahrungsheilkunde 33, 11 (1984), 762.
[127] *Fodor, L.:* Sauerstoff-Therapie. Hippokrates Verlag, Stuttgart 1984.
[128] *Förster, Th.:* Fluoreszenz Organischer Verbindungen. Vandenhoeck & Ruprecht Verlag, Göttingen 1982.
[129] *Försterling, H. D., Kuhn, H.:* Moleküle und Molekülanhäufungen. Springer Verlag, Berlin 1983.
[130] *Foote, Chr. S.:* Photositzed oxidation and singlet oxygen: Consequences in biological systems. Free radicals in biology, Vol. II, Academic Press, New York 1976.
[131] *Forman, H. J., Boveris, A.:* Superoxide radical and hydrogen peroxide in mitochondria. Free radicals in biology, Volume V, Academic Press, New York 1982.
[132] *Forman, H. J., Fisher, A. B.:* Antioxidant defenses. Oxygen and living processes, *D. L. Gilbert* (Editor), Springer Verlag, Berlin 1981.

[133] *Fourcans, B.:* Role of phospholipids in transport and enzymatic reactions. Adv. Lipid. Res. (1974), 147.
[134] *Frick, G.:* Folia Haematol. Leipzig 101, 5 (1974), 871–877.
[135] *Fridovich, I.:* Oxygen radicals, hydrogen peroxide, and oxygen toxicity. Free radicals in biology, Volume I, Academic Press, New York 1976.
[136] *Fridovich, I.:* Superoxide radical and superoxide dismutases. Oxygen and living processes, *D. L. Gilbert* (Editor), Springer Verlag, Berlin 1981.
[137] *Friedel, W., Stadtlaender, H.:* Zeitschrift für die Gesamte Innere Medizin und ihre Grenzgebiete 23, 3 (1968), 42–44.
[138] *Friedel, W., Volkheimer, G., Bothe, G., Stadtlaender, H., Schmäcke, J.:* Deutsches Gesundheitswesen 22, 7 (1967), 331–332.
[139] *Friedel, W., Schulz, F.H., Stadtlaender, H., Bothe, G., Schmäcke, J.:* Deutsches Gesundheitswesen 22, 12 (1967), 575–576.
[140] *Frimer, A.A.:* Singlet O_2. Vol. I–IV, CRC-Press, Boca Raton, Florida 1985.
[141] *Frimer, A.A., Stephenson, L.M.:* The singlet oxygen ene reaction. Singlet O_2, Volume II, reaction modes and products, CRC-Press, Boca Raton, Florida 1985.
[142] *Frühauf, H.:* Med. Klinik 45 (1950), 1469–1472.
[143] *Frunder, H.:* Physiologische Chemie. VEB Verlag Berlin 1984.
[144] *Fuhrhop, J.-H.:* Bio-organische Chemie. Thieme Verlag, Stuttgart 1982.
[145] *Gale, P.H., Egen, R.W.:* Prostaglandin endoperoxide synthase catalyzed oxidation reactions. Free radicals in biology, Volume VI, Academic Press, New York 1984.
[146] *Gauglitz, G.:* Wechselwirkungen zwischen Strahlung und Materie. Untersuchungsmethoden in der Chemie, *H. Naumer* u. *W. Heller* (Herausgeber).
[147] *Geiseler, G., Seidel, H.:* Die Wasserstoffbrückenbindung. Vieweg Verlag, Braunschweig 1977.
[148] *Genz, H.:* Symmetrie, Bauplan der Natur. Piper Verlag, München 1987.
[149] GEO-Zeitschrift 9 (1987), 76–77.
[150] *George, P., Griffith, J.S.:* The Enzymes, 3 (1976).
[151] *Gerschmann, R.:* Historical introduction to the „free radical theory" of oxygen toxicity. Oxygen and living processes, *D. L. Gilbert* (Editor), Springer Verlag, Berlin 1981.
[152] *Gierer, A.:* Die Physik, das Leben und die Seele. Piper Verlag, München 1985.
[153] *Giese:* Physiol. Rev. 30 (1950), 431–458.
[154] *Giese, A.C.:* Photophysiologie Vol. I and II. Academic Press, New York 1964.
[155] *Gilbert, D.L.:* Oxygen and living processes. Springer Verlag, Berlin 1981.
[156] *Gilbert, D.L.:* Oxygen: An overall biological view. Oxygen and living processes, *D. L. Gilbert* (Editor), Springer Verlag, Berlin 1981.
[157] *Gilgen, D., Wippler, R.:* referiert von *Friedel, W.,* und *Stadtlaender, H.:* Z. ges. Innere Medizin 23 (1968), 42–44.
[158] *Glaser, R.:* Einführung in die Biophysik. 2. Aufl., Gustav Fischer Verlag, Jena 1976.
[159] *Goebel, K.M., Kaffarnik, H.:* Vortrag auf dem Kongreß für Naturheilverfahren Baden-Baden 1982, Erfahrungsheilkunde 13 (1982).
[160] *Gorrod, W., Domani, L.A.:* Biological Oxidation of Nitrogen in Organic Molecules. VCH Ellis Harwood, Chichester, England 1985.
[161] *Gottstein, U.:* referiert von *Dietrich, D.:* Kassenarzt 20, Heft 51 (1980), 5064.
[162/1] *Graul, E.H.:* Strahlentherapie 78 (1940), 257.
[162/2] *Graul, E.H.:* Strahlentherapie 80 (1940), 281.
[162/3] *Graul, E.H., Dürken, A.:* Strahlentherapie 80 (1940), 427.
[163] *Gray, H.B.:* Elektronen und chemische Bindung. Gruyter Verlag, Berlin 1973.
[164] *Greenwald, R.A., Cohen, G.:* Oxy Radicals and their Scavenger Systems, Vol. II: Cellular and Medical Aspects. Elsevier Biomedical, New York, Amsterdam, Oxford 1982.
[165] *Griessinger, K.:* Vortrag IV. Internationaler Kongreß für Erkrankungen der Thoraxorgane der American College of Chest Physicians, Köln 19.–23. Aug. 1956.
[166] *Gruss, J.D.:* Medical Tribune 13 (1981).
[167] *Günzler, W., Seeger, M.:* Erfahrungsheilkunde 25, 13 (1976), 567.
[168/1] *Gurwitsch, A.G.:* Naturwissenschaftliche Rundschau (1973), 444.
[168/2] *Gurwitsch, A.G.:* Das Problem der Zellteilung physiologisch betrachtet. Springer Verlag, Berlin 1926.
[168/3] *Gurwitsch, A.G., Gurwitsch, L.D.:* Die mitogenetische Strahlung – ihre physiologisch-chemischen Grundlagen und ihre Anwendung in Biologie und Medizin. Gustav Fischer Verlag, Jena 1959.
[169] *Hager, H.:* Klinisches Monatsblatt Augenheilkunde – 165 (1974), 127–136.
[170] *Haim, Rozov:* Der Kassenarzt 19, 22 (1979), 2192–2194.
[171] *Hakomori, S.:* Glykosphingolipide. Spectrum der Wissenschaft, Juli (1986), 90.
[172] *Halliwell, B., Gutteridge, J.M.C.:* Biochemisches Jahr 219 (1984), 1.
[173] *Halliwell, B., Gutteridge, J.M.C.:* Free radicals in biology and medicine. Clarendon Press, Oxford 1985.
[174] *Halliwell, B., Gutteridge, J.M.C.:* Free radicals in biology and medicine. Clarendon Press, Oxford 1985.

[175] *Halliwell, B., Gutteridge, J. M. C.:* The importance of free radicals and catalytic metal ions in human disease Vol. 8 No. 2. Molecular aspects of medicine, *H. Baum, J. Gergely* and *B. L. Fanburg* (Editors), Pergamon Press, Oxford – New York 1985.
[176] *Halliwell, B., Gutteridge, J. M. C.:* The importance of free radicals and catalytic metal ions in human disease Vol. 8 No. 2. Molecular aspects of medicine, *H. Baum, J. Gergely* and *B. L. Fanburg* (Editors), Pergamon Press, Oxford – New York 1985.
[177] *Hammer, F.:* referiert bei *Lampert, H.:* Physikalische Therapie. Verlag Steinkopff, Dresden 1954.
[178] *Hamperl, F.:* Lehrbuch der Allg. Pathologie und Pathologischen Anatomie. 22. und 23. Aufl., Springer Verlag, Berlin 1957.
[179] *Hancock, V. K., Knott, E. K.:* North-West Med. 33 (1934), 200–204.
[180] *Harman, D.:* The free radical theory of aging. Free radicals in biology, Volume V, Academic Press, New York 1982.
[181] *Harrison, P.:* Metallproteine. Verlag Chemie, Weinheim 1985.
[182] *Hauptmann, S.:* Organische Chemie. H. Deutsch Verlag, Frankfurt/M 1985.
[183] *Hauser, K. W., Vahle, W.:* Strahlentherapie 13 (1921), 41–48.
[184] *Hauswirth, O.:* Das Redox-Problem. Der Deutsche Badebetrieb 5 (1976).
[185] *Havlicek, H.:* Arch. Klin. Chir. 180 (1934), 102–104.
[186] *Hediger, H. J.:* Quantitative Spektroskopie. Hüthig Verlag, Heidelberg 1985.
[187] *Heilmayer, L.:* Lehrbuch der spez. path. Physiologie. 8. Aufl., Gustav Fischer Verlag, Jena 1951.
[188] *Hellbrügge, Th. F., Marx, R.:* Medizinische Zeitschrift 6 (1952), 30–36.
[189] *Hellwege, K.-H.:* Magnetische Eigenschaften freier Radikale, Bd. 9, Teil d1 und d2. Springer Verlag, Berlin 1980.
[190] *Helpap, B.:* Leitfaden der Allgemeinen Entzündungslehre. Springer Verlag, Berlin 1987.
[191] *Hemmerich, P., Michel, H., Schug, C., Massey, V.:* Scope and limitation of single electron transfer in biology. Structure and Bonding 48, Springer Verlag, Berlin 1982.
[192] *Henriksen, Th., Melo, Th. B., Saxebol, G.:* Free radical formation in proteins and protection from radiation damage. Free radicals in biology, Volume II. Academic Press, New York 1976.
[193] *Henriksen, Th., Bergene, R., Heiberg, A., Sagstuen, E.:* Radical reactions in nucleic acids: crystal systems. Free radicals in biology, Volume II. Academic Press, New York 1976.
[194] *Herbestreit, H.:* Gesundheitsförderung 1 (1939).
[195] *Hildmann, H.:* Phys. Med. u. Rehabilitation 12, 3 (1971), 58–58.
[196] *Hildmann, H.:* Phys. Med. u. Rehabilitation 13, 5 (1972), 135–137.
[197] *Hildmann, H.:* Erfahrungsheilkunde 25, 11 (1976), 480–483.
[198] *Hildmann, H.:* Erfahrungsheilkunde 25, 13 (1976), 568.
[199] *Hildmann, H.:* Erfahrungsheilkunde 25, 4 (1977), 175–176.
[200] *Hildmann, H.:* Erfahrungsheilkunde 7 (1978), 436–438.
[201] *Hill* zitiert bei *Karlson, P.:* Biochemie. Georg Thieme Verlag, Stuttgart 1972.
[202] *Hinz, C. F. jun., Jorden, W. sen., Pillemer, L.:* J. Clin. Invest. 34 (1956), 453.
[203] *Hötzl, A. H.:* Ärztliche Wochenschrift 14 (1959), 735.
[204] *Hötzl, A. H.:* Med. Klinik 54 (1959), 1856.
[205] *Hofmann, E.:* Die stofflichen Grundlagen des Lebens, Dynamische Biochemie, Teil 1. Akademie Verlag, Berlin 1984.
[206] *Holleman, A. F., Wiberg, E., Wiberg, N.:* Lehrbuch der Anorganischen Chemie. Gruyter Verlag, Berlin 1985.
[207] *Hollwich, F., Dieckhues, B.:* Med. Klinik 62 (1967), 748.
[208] *Hoppe, W., Lohmann, W., Markl, H., Ziegler, H.:* Biophysik. Springer Verlag, Berlin 1977.
[209] *Horsch, A. K.:* Der Kassenarzt 19, 2 (1979), 115–118.
[210] HOT-Fibel, 3. Auflage, Fa. UV-MED, 3392 Clausthal-Zellerfeld.
[211] *Howard, P.:* Oxygen Therapy. Wright Imprint, Bristol 1987.
[212] *Huber, G. L., Draht, D. B.:* Pulmonary oxygen toxicity. Oxygen and living processes, *D. L. Gilbert* (Editor), Springer Verlag, Berlin 1981.
[213] *Hübner, G., Jung, K., Winkler, E.:* Die Rolle des Wassers in biologischen Systemen. Akademie Verlag, Berlin 1970.
[214] *Hufeland, C. W.:* referiert bei *Mammana, G. Z.:* J. Chir., Paris (1957), 91.
[215] *Hufenagel:* Deutsche Medizinische Wochenschrift 3 (1915), 67.
[216] *Huldschinsky, K.:* Deutsche Medizinische Wochenschrift 45 (1919), 712–714.
[217] Intern. Herold Tribune v. 5. 5. 1983 (Studie von *S. Schleifer* u. a., New York, Mount Sinai School of Medicine).
[218] *Iwatsu, T.:* Biochem. Z. 215 (1929), 372.
[219] *Jacimirskij, K. B.:* Einführung in die bioorganische Chemie. Akademie Verlag, Berlin.
[220] *Jacob, S. W., Herschler, R. J. Schmellenkamp, H.:* DMSO, Die Anwendung in der Medizin. Springer Verlag, Berlin 1985.
[221] *Jesse:* referiert bei *Grober, J.* et al.: Handbuch der phys. Therapie. Fischer Verlag, Stuttgart 1966. Klinisches Lehrbuch der phys. Therapie, Gustav Fischer Verlag, Jena 1970.
[222] *Johnson, Jr. J. E., Walford, R., Harman, D., Miquel, J.:* Free Radicals, Aging and Degenerative Diseases. Alan R. Liss., New York 1986.
[223] *Joklik, C. F.:* Arch. Geschwulstforschung 16 (1960), 215–216.

[224] *Jorgensen, W. L., Salem, L.:* Orbitale organischer Moleküle. Verlag Chemie, Weinheim 1974. Wien.
[225] *Jungi, W. F.:* Medizinische Wochenschrift 128 (1978), 83.
[226] *Kahan, Th.:* Quantentheorie. Akademie Verlag, Berlin 1963.
[227] *Kakkar, V. V.:* Medical. Tribune 40 (1981).
[228] *Kallos, P.:* Klinische Wochenschrift 14, 39 (1935), 1392.
[229] *Kaltofen, R.:* Tabellenbuch Chemie. H. Deutsch Verlag, Frankfurt/M 1986.
[230] *Kampfhammer, V., Ziegler, E.:* Münch. Medizinische Wochenschrift. 99, 35 (1957), 1239-1246.
[231] *Kanfer, S., Turro, N. J.:* Reactive forms of oxygen. Oxygen and living processes, *D. L. Gilbert* (Editor), Springer Verlag, Berlin 1981.
[232] *Kasha, M.:* Singlet oxygen electronic structure and energy transfer. Singlet O_2 Volume I Phys.-chemic. aspects, CRC Press, Boca Raton, Florida 1985.
[233] *Kast, H.:* Schweizer Patentschrift Nr. 261.253, publiziert am 2. 8. 1948.
[234] *Kato, T.* et al.: Klinische Wochenschrift 59 (1981), 203-211.
[235] *Keeser, E.:* Naunyn – Schmiedberg's Arch. 170 (1933), 500.
[236] *Kehlen, H., Sackmann, H., Schulze, W.:* Atome und Moleküle Band 1. Akademie Verlag, Berlin 1976.
[237] *Kemmler-Sack, S.:* Lumineszenz von anorganischen Festkörpern. Untersuchungsmethoden in der Chemie, *H. Naumer* u. *W. Heller* (Herausgeber).
[238] *Kempter, G., Kasper, F., Kreysig, D., Uhlemann, E., Welsch, F.:* Einführung in die theoretische organische Chemie. VEB Deutscher Verlag der Wissenschaften, Berlin 1978.
[239] *Ketz, H.-A.:* Grundriß der Ernährungslehre. Gustav Fischer Verlag, Jena 1978.
[240] *Khan, A. U.:* Singlet molecular oxygen spectroscopy: chemical and photosensitized. Singlet O_2 Voume I Phys.-chemic. aspects, CRC Press, Boca Raton, Florida 1985.
[241] *Kiefer, J.:* Ultraviolette Strahlen. Gruyter Verlag, Berlin 1977.
[242] *Knott, E. K.:* Amer. J. Surg. 76 (1948), 165-171.
[243] *Knott, E. K.:* Medical Phys. (Chicago 1944), 1596.
[244] *Knox van Dyke:* Bioluminescence and chemiluminescence instruments and applications Vol. I and II. CRC Press, Boca Raton, Florida 1985.
[245] *Koch, H. P.:* Pharmaka-Biotransformation. Ecomed Verlagsgesellschaft, Landsberg 1985.
[246] *Koch, W. F.:* Das Überleben bei Krebs und Viruskrankheiten. 2. Aufl., Karl F. Haug Verlag, Heidelberg 1981.
[247] *Koeppe, H.:* Strahlentherapie 23 (1926), 671.
[248] *Kollath, W.:* Regulatoren des Lebens — Vom Wesen der Redox-Systeme. 2. Aufl., Karl F. Haug Verlag, Heidelberg 1968.
[249] *Kollath, W., Suhrmann, R.:* Biochemische Zeitschrift 184 (1924), 217-223.
[250] *Kosower, N. S., Kosower, E. M.:* The glutathione – glutathione disulfid system. Free radicals in biology Volume II, Academic Press, New York 1976.
[251] *Kowarshik.:* Phys. Therapie. Springer Verlag, Wien 1957.
[252] *Kraft, M.:* Struktur und Absorptionsspektroskopie organischer Naturstoffe. Dr. Dietrich Steinkopff Verlag, Darmstadt 1976.
[253] *Kraus, O.:* Physikalisch-Diätetische Therapie 5 (1964), 3.
[254] *Kraus, O.:* Phys. Med. u. Rehabilitation 10, 3 (1969), 65-66.
[255] *Krimmel, M:* Hämatogene Oxydationstherapie. Eigenverlag Krimmel, Lindau 1986.
[256] *Krimmel, M.:* Erfahrungsheilkunde 13 (1981), 1098.
[257] *Krimmel, M.:* Kompendium HOT/UVB.
[258] *Krueger, F. R.:* Physik und Evolution. Paul Parey Verlag, Berlin 1984.
[259] *Krüger, M.:* Befundsammlung – unveröffentlicht – Landhausklinik Bad Wiessee.
[260] *Krupp, S.:* Therapeutische Umschau 37, 9 (1980), 787-790.
[261] *Kubina, H.:* Erfahrungsheilkunde 6, 10 (1957).
[262] *Kühne, Ch.:* Ärztl. Praxis 32, 93 (1980), 3139.
[263] *Küppers, B.-O.:* Ordnung aus dem Chaos. Serie Piper, Piper Verlag, München 1987.
[264] *Kuhlenkampff, D.:* Hippokrates 7 (1936), 1186-1189.
[265] *Kuo, J. F.:* Phospholipids and cellular regulation Vol. I and II. CRC Press, Boca Raton, Florida 1985.
[266] *Ladik, L.:* Quantenchemie für Chemiker und Biologen. Ferdinand Enke Verlag, Stuttgart 1972.
[267] *Lahmann, H.:* referiert bei *Bircher-Benner, M.:* Vom Werden des neuen Arztes, Heyne, Dresden 1938.
[268] *Landois-Rosemann:* Physiologie des Menschen. 26. Auflage, Verlag Urban & Schwarzenberg, Berlin–München–Wien 1950.
[269] *Lands, W. E. M., Kulmacz, R. J., Marshall, P. J.:* Lipid peroxide actions in the regulation of prostaglandinbiosynthesis. Free radicals in biology, Volume VI. Academic Press, New York 1984.
[270] *Larson, A., Orrenius, St., Holmgren, A., Mannervik, B.:* Function of Glutathione. Raven Press, New York 1982.
[271] *Lawrence, J. H., Loomis, W. F., Tobias, C. A., Turpin, F. H.:* Preliminary observations on the narcotic effects of xenon with review of values for solubilities of gases in water and oils. J. Physiol. 105 (1946), 197.
[272] *Lehmann, G.:* Arbeitsphysiologie – Licht 4 (1934).

[273] *Lehmann, G.:* Strahlentherapie 48 (1933).
[274] *Leitner, Chr., Sinzinger, H., Silberbauer, K.:* Fortschritte der Medizin 98, Nr. 47–48 (1980), 1845–1849.
[275] *Lemaire, A.:* referiert nach *Steinbart, H.:* Die Grundlagen der Extrakorporalen Hämotherapie, Rom 1962.
[276] *Leuschner, G.:* 3. Intern. Kolloquium über die Anwendung ultravioletter Strahlen, Stralsund 1965.
[277] *Leuthardt, F.:* Lehrbuch der Phys. Chemie. 13. Aufl., Gruyter Verlag, Berlin 1957.
[278] *Lever, A.B.P., Gray, H.B.:* Iron Porphyrins I. Addison-Wesley Publishing Company, Massachusetts 1983.
[279] *Lever, A.B.P., Gray, H.B.:* Iron Porphyrins I. Addison-Wesley Publishing Company, Massachusetts 1983.
[280] *Li, F.P.* et al.: J. Amer. med. Ass. 19 (1982), 2692–2694, 247.
[281] *Liebmann, J.F., Greenberg, A.:* Molecular Structure and Energetics, Volume 1. VCH Verlagsgesellschaft, Weinheim 1986.
[282] *Lontie, R.A., Groeseneken, D.R.:* Recent developments with copper proteins. Topics in current chemistry 108, Springer Verlag, Berlin 1983.
[283] *Ludwig, L.:* Der Kassenarzt 20, 40 (1980), 3965–3966.
[284] Luitpold-Information 39/79.
[285] *Lukner, H.:* Medizinische Klinik 59 (1964), 1847.
[286] *Lynch, R.E.:* The metabolism of superoxide anion and its progeny in blood cells. Springer Verlag, Berlin 1983.
[287] *Malmstrom, B.G.:* Ann. Rev. Biochem. 51 (1982), 21.
[288] *Marchionini, A., Hovelborn, C.:* Klinische Wochenschrift 19 (1935), 1387.
[289] *Marnett, L.J.:* Hydroperoxide-dependent oxidations during Protaglandin biosynthesis. Free radicals in biology, Volume VI. Academic Press, New York 1984.
[290] *Marquardt:* Münch. Medizinische Wochenschrift 35 (1957), zitiert bei *Wehrli* Medizin heute 7 (1958), 97.
[291] *Marx, E.:* Medizinische Klinik 54 (1959), 1855.
[292] *Masel, B.E., Chesson, A.L., Peters, B.H., Levin, H.S., Alperis, J.B.:* Deutsches Ärzteblatt 3 (1981), 87.
[293] *Mason, R.P.:* Free-radical intermediates in the metabolism of toxic chemicals. Free radicals in biology, Volume V. Academic Press, New York 1982.
[294] *Matsumoto, M:* Synthesis with singlet oxygen. Singlet O_2 Volume II, reaction modes and products, CRC Press, Boca Raton, Florida 1985.
[295] *Mead, J.F.:* Free radical mechanisms of lipid damage and consequences for cellular membranes. Free radicals in biology Volume I. Academic Press, New York 1976.
[296] Medical Tribune 46 (1980), 44.
[297] *Mehlhorn, G., Steiger, A.:* Gustav Fischer Verlag, Jena 1974.
[298] *Melzer, H.J., Koester, W., Wiesner, W., Wiesner, A.:* Deutsches Gesundheitswesen 30, 19 (1975), 903–906.
[299] *Menzel, D.B.:* The role of free radicals in the toxicity of air pollutants (nitrogen oxides and ozone). Free radicals in biology, Volume II. Academic Press, New York 1976.
[300] *Meyer, A.E., Seitz, O.:* Ultraviolette Strahlen. Gruyter Verlag, Berlin 1942.
[301] *Meyer, R.J., Pietsch, E.H.E., Kotowski, A.:* Gmelins Handbuch der anorganischen Chemie. 8. Aufl., Sauerstoff Lieferg. 4, System Nr. 3, Verlag Chemie, Weinheim 1960.
[302] *Meyer-Bertenrath, J.G.:* Leitfaden der Labormedizin FT 6 (1978), 99.
[303] *Miley, G.:* New York State J. Med. 42 (1942), 38–46.
[304] *Miley, G.:* Am. J. Surg. 65 (1944), 235–238.
[305] *Miley, G.:* Arch. Phys. Therapy 25 (1944), 368–372.
[306] *Miley, G.:* Am. J. Sci. (1939), 179.
[307] *Minch, A.A.:* Dtsch. Ges.-Wesen 23 (1968), 2058.
[308] *Monroe, B.M.:* Singlet oxygen in solution: Lifetimes and reaction rate constants. Singlet O_2 Volume I Phys.-chemic. aspects, CRC Press, Boca Raton, Florida 1985.
[309] *Moritz, R.:* D. Dtsch. Ges.-Wesen XX (1965) 762–766.
[310] *Mühleder, H., Öhner, W.:* Therapiewoche 29 (1979) 8341–8345.
[311] *Müller, F.:* The flavin redox-system and its biological function. Springer Verlag, Berlin 1983.
[312] *Myers, L.S.jr.:* Free-radical damages of nucleic acids and their components: the direct absorption of energy. Free radicals in biology, Volume IV. Academic Press, New York 1980.
[313] *Näser, K.-H., Peschel, G.:* Physikalisch-chemische Meßmethoden. 4. Aufl., VEB Deutscher Verlag für Grundstoffindustrie, Leipzig 1985.
[314] *Naqui, A., Chance, B.:* Reactive Oxygen intermediates in Biochemistry. Ann. Rev. Biochem. 55 (1986), 137.
[315] *Naqui, A., Chance, B., Cadenas, E.:* Reactive Oxygen intermediates in Biochemistry. Ann. Rev. Biochem. 55 (1986), 137.
[316] *Naumer, H., Heller, W.:* Untersuchungsmethoden in der Chemie. Thieme Verlag, Stuttgart 1986.
[317] *Naumer, H., Heller, W.:* Untersuchungsmethoden in der Chemie. Thieme Verlag, Stuttgart 1986.
[318] *Negelein, E., Warburg, O.:* Biochemische Zeitung 214 (1929), 101–106.
[319] *Nikitin, E.E., Zülicke, L.:* Theorie chemischer Elementarprozesse. Vieweg Verlag, Braunschweig 1985.
[320] *Nozaki, M., Yamamoto, S., Ishimura, Y., Coon, M.J., Ernster, L., Estabrook, R.W.:* Oxygenases and oxygen metabolism. Academic Press, New York 1982.

[321] *O'Brien, P.J.:* Multiple mechanisms of metabolic activation of aromatic amine carcinogens. Free radicals in biology, Volume VI. Academic Press, New York 1984.
[322] *Ogletree, M.L.* et. al.: Europ. J. Pharmacol. 56 (1979), 95–103.
[323] *Ohlenschläger, G.:* Die biochemische Wirkung des Ozons unter besonderer Berücksichtigung der Hyperbaren Sauerstoff-Ozon-Therapie. Kongreßbereicht Seminar Sauerstoff-Ozontherapie in Salzburg 27.4.1985.
[324] *Ohlenschläger, G.:* Theorie und Praxis der Therapiemöglichkeiten mit Sauerstoffstufen – HOT, Sauerstoff-Mehrschritt-Therapie (SMT), Ozon, Oxyvenierungstherapie, Hyperbare Sauerstoff-Therapie – in Verbindung mit Biotherapeutika-Antihomotoxika Heel. Kongreßbericht Symposion Hessischer Ärzte in Frankfurt 10.5.85.
[325] *Ohlenschläger, G.:* Biochemie, Physiologie, Theorie und Praxis der Therapiemöglichkeiten mit Sauerstoff und aktivierten Sauerstoff-Stufen. Kongreßbericht Symposion Württemberger Ärzte in Stuttgart 16.3.1985.
[326] *Ohlenschläger, G.:* Biochemie des Ozons. Kongreßbericht Seminar für Ozontherapie, Kirchheim 16.6.1984.
[327] *Ohlenschläger, G.:* Persönliche Mitteilung Jan.–Juni 1985.
[328] *Ohlenschläger, G.:* 2-Mercaptopropionylglycine influence on ethanol kinetics in vivo. Recent Advances In 2-MPG Treatment Of Liver Diseases, *R. Williams, G. Gasbarrini, M. Davis* (Editors), Editrice Compositori, Bologna 1981.
[329] *Ohlenschläger, G.:* Arzneimittelwirkungen auf molekularer Ebene. Biologische Medizin 3 (1983), 379.
[330] *Ohlenschläger, G., Berger, I.:* Untersuchungen zur Beeinflussung der enzymatischen Katalyse von Zellenzymen durch definierte elektrostatische und magnetostatische Felder. GIT Fachzeitung Lab 17 (1973), 1246.
[331] *Ohlenschläger, G., Feller, H.:* Physicochemical properties of thiolcompounds and special reactions in biological systems. The influence of 2-MPG on mobility and activity of human sperm cells. Recent Advances In 2-MPG Treatment Of Liver Diseases, *R. Williams, G. Gasbarrini, M. Davis* (Editors), Editrice Compositori, Bologna 1981.
[332] *Ohlenschläger, G., Berger, I., Gruno, W.:* Untersuchungen zur Beeinflussung der Enzymaktivität von Zellenzymen durch Einstrahlung von hochfrequenten elektromagnetischen Wellen im Megaherz-Bereich. Biomedizinische Technik 17, 2 (1972), 60.
[333] *Ohlenschläger, G., Berger, I.:* Maligne Tumore – Moderne Aspekte des Krebsgeschehens, Teil 1: Chemische Kanzerogenese. mta 1, 1 (1986), 30.
[334] *Ohlenschläger, G., Berger, I.:* Maligne Tumore – Moderne Aspekte des Krebsgeschehens, Teil 2: Kanzerogenese durch „freie" Radikale und physikalische Kanzerogenese. mta 1, 2 (1986), 103.
[335] *Ohlenschläger, G., Berger, I.:* Maligne Tumore – Moderne Aspekte des Krebsgeschehens, Teil 3: Biologische Kanzerogenese. mta 1, 3 (1986), 174.
[336] *Ohlenschläger, G., Berger, I.:* Maligne Tumore – Moderne Aspekte des Krebsgeschehens, Teil 4: Genetische Faktoren der Krebsentstehung. mta 1, 4 (1986), 238.
[337] *Ohlenschläger, G., Berger, I.:* Maligne Tumore – Moderne Aspekte des Krebsgeschehens, Teil 5: DNA-Reparaturenzyme und Krankheiten, die mit Störungen dieser Reparaturenzyme einhergehen. mta 1, 5 (1986), 331.
[338] *Ohlenschläger, G., Berger, I.:* Maligne Tumore – Moderne Aspekte des Krebsgeschehens, Teil 6: Epikrise und synoptische Schlußbetrachtung. mta 1, 6 (1986), 440.
[339] *Ohlenschläger, G.:* Die biochemische Wirkung des Ozons unter besonderer Berücksichtigung der hyperbaren Sauerstoff-Ozon-Therapie. HP-Heilk. Fachzeitschrift f. Naturheilverfahren 5 (1986), 87.
[340] *Ohlenschläger, G.:* Biochemische Aspekte zur Therapie mit aktivierten Sauerstoffstufen. Vortrag: Gemeinschaftstagung ärztlicher Arbeitsgemeinschaft HOT in Freudenstadt 20.3.1986.
[341] *Ohlenschläger, G., Römer, E.:* Die biologische Oxydation und die aktivierten Sauerstoff-Stufen – Ambivalente Seinsprinzipien. – HP-Fachzeitschrift f. Naturheilverfahren 9 (1985), 83 und 10 (1985), 83.
[342] *Olney, R.C.:* J. Amer. Wom. Ass. 14 (1959) 131–133.
[343] Organikum. VEB Deutscher Verlag der Wissenschaften, Berlin 1986.
[344] *Ormerod, M.B.:* Struktur und Eigenschaften chemischer Bindungen. Verlag Chemie, Weinheim 1976.
[345] *Oster, H.:* Therapie d. Gegenwart 98 (1959), 273.
[346] *Ostrowski, K., Dziedzic-Goclawska, A., Stachowicz, W.:* Stable radiation-induced paramagnetic entities in tissue mineral and their use in calcified tissue research. Free radiclas in biology, Volume IV. Academic Press, New York 1980.
[347] *Ovcinnikov, K.V., Scukarev, S.A.:* Das Elektron im Atom. VEB Verlag Leipzig 1980.
[348] Biochemie und Klinik der Superoxid Dismutase. Perimed Verlagsgesellschaft, Erlangen 1984.
[349] *Paetz, G.:* Ärztezeitschrift f. Naturheilverfahren 22 (1981), 31–34.
[350] *Paetz, G.:* Ärztezeitschrift f. Naturheilverfahren 22 (1981), 653–655.
[351] *Papayannis, Th.:* Ars. Med. 11 (1949), 675.
[352] *Parade, G.W., Otto, H.:* Z. Klin. Med. Bd. 137 (1939).
[353] *Paufler, P.:* Physikalische Kristallographie. Akademie Verlag, Berlin 1986.
[354] *Pauling, L.:* Chemie. Eine Einführung. Verlag Chemie, Weinheim 1960.
[355] *Peterson, H.:* Blutsauerstoff-Konzentration und Heliotherapie. Erfahrungsheilkunde 33, 11 (1984), 756.
[356] *Pfordte, K.W., Ponsold:* Studia biophysica 9 (1968), 91.
[357] Physik. H. Deutsch Verlag, Frankfurt 1987.
[358] *Pillemer, L., Blum, L., Lepow, I.H., Ross, I.H., Todo, O.A., Wardlaw, E.W.:* Science 120 (1954), 279.
[359] *Pischinger, A.:* Münch. Medizinische Wochenschrift 96 (1954), 879.
[360/1] *Pischinger, A.:* Therapie-Woche 7 (1957), 397.

[360/2] *Pischinger, A.:* Münch. Medizinische Wochenschrift 98 (1954), 879.
[361] *Pöhlmann, G.:* Habilitat. Jena 1985.
[362] *Pöhlmann, G.* et al.: Zeitschrift ärztliche Fortbildung 81 (1987), 121–126.
[363] *Ponomarjow, L.I.:* Jenseits des Quants. Aulis Verlag, Köln 1977.
[364] *Popp, F.A.:* Biophotonen. Verlag für Medizin Dr. Ewald Fischer, Heidelberg 1979.
[365] *Popp, F.A.:* Dem Wirksamkeitsnachweis auf der Spur. Naturheilpraxis 8 (1980), 917–919.
[366] *Popp, F.A.:* Neue Horizonte in der Medizin. Karl F. Haug Verlag, Heidelberg 1983.
[367] *Porter, N.A.,:* Prostaglandin endoperoxides. Free radicals in biology, Volume IV, Academic Press, New York 1980.
[368] Praxis-Kurier 25 (1981), 14.
[369] Praxis-Kurier 38 (1980), 30.
[370] *Pryor, W.A.:* The role of free radical reaction in biological systems. Free radicals in biology Volume I, Academic Press, New York 1976.
[371] *Pryor, W.A.:* Einführung in die Radikalchemie. Verlag Chemie, Weinheim 1974.
[372] *Pyror, W.A.:* Free radicals in Biology Vol. I–VI, Academic Press, New York 1976–1984.
[373] *Pscheidl, H.:* Allgemeine Chemie Grundkurs Teil 1 und Teil 2. VEB-Verlag Deutscher Verlag der Wissenschaften, Berlin 1975.
[374] *Puhl, W., Sies, H.:* Abakterielle, artikuläre und perartikuläre Entzündungen. Perimed Verlagsgesellschaft, Erlangen 1982.
[375] *De Puy, Ch.H., Chapman, O.L.:* Molekül-Reaktionen und Photochemie. Verlag Chemie, Weinheim 1977.
[376] *Quadripur, S.-A.:* zitiert *Kestermann, E.* und *Voigt, K.E.:* Dtsch. Arch. Klin. Med. 187 (1941), 43. Zeitschr. f. Therapie 5 (1974), 281–286.
[377] *Quadripur, S.-A.:* zitiert *Kestermann, E.* und *Voigt, K.E.:* Dtsch. Arch. Klin. Med. 187 (1941), 43. Zeitschr. f. Therapie 5 (1974), 281–286.
[378] *Quadripur, S.-A.:* zitiert *Kestermann, E.* und *Voigt, K.E.:* Dtsch. Arch. Klin. Med. 187 (1941), 43. Zeitschr. f. Therapie 5 (1974), 281–286.
[379] *Quincke, H.:* Pflügers Archiv 57 (1894), 123–147.
[380] *Rabek, J.F.:* O_2 oxidation of polymers and their stabilization. Singlet O_2 Volume IV polymers and biomolecules, CRC Press, Boca Raton, Florida 1985.
[381] *Rapoport, S.M.:* Medizinische Biochemie. 1. Aufl., VEB Verlag Volk und Gesundheit, Berlin 1962.
[382] *Rapoport, S.M.:* Medizinische Biochemie. 8. Aufl., VEB Verlag Volk und Gesundheit, Berlin 1984.
[383] *Rapoport, S.M., Gerischer-Mothes, W.:* Hoppe-Seyler's physiol. Chem. 300 (1955), 185.
[384] *Ratschow, M:* Deutsche Medizinische Wochenschrift 85 (1960), 1998.
[385] *Rebeck, E.W.:* Arch. Phys. Therapy 24 (1943), 158–167.
[386] refero-med. Sofort-Kongreß-Dienst Bayer 18, 23 (1980), 3.
[387] *Regelsberger, H.S.:* Oxyvenierungstherapie. Gieseking Graph. Betr., Bielefeld 1976.
[388] *Reichel, H.:* Physiologie und Biochemie in schematischer Darstellung. Schattauer Verlag, Stuttgart 1975.
[389] *Rein-Schneider:* Physiol. des Menschen, 11. Aufl., Springer Verlag, Berlin 1955.
[390] *Reis, A:* Anodische Oxidation in der Wasser- und Lufthygiene. G-I-T Verlag, Darmstadt 1981.
[391] *Repke, H., Scherf, H.-P., Wiesner, S.:* Folia Haematol. 111 (1984), 54.
[392] *Reynolds, E.S., Moslen, M.T.:* Free-radical damage in liver. Free radicals in biology, Volume IV, Academic-Press, New York 1980.
[393] *Rickli, A.:* referiert bei *Vogler, P.:* Lehrbuch der Physiotherapie. Verlag der Ungarischen Akademie der Wissenschaften, Budapest 1969.
[394] *Riehl, G.:* Arch. Dermatol. 176 (1937).
[395] *Rietschel, H.G.:* Medizinische Klinik 54, 38 (1959), 1546–1547.
[396] *Robert et al:* referiert bei Mk. Ärztl. Fortb. 32, 3 (1982), 14.
[397] *Roberts, J.D., Caserio, M.C.:* Basic Principles of Organic Chemistry. 2. Edition, W.A. Benjamin, Mento Park, California 1977.
[398] *Rollier, A.:* Strahlentherapie 48 (1933), 621.
[399] *Rosenthal, I.:* Chemical and physical sources of singlet oxygen. Singlet O_2 Volume I Phys.-chem. aspects, CRC Press, Boca Raton, Florida 1985.
[400] *Rosenthal, I.:* Photooxidation of food. Singlet O_2 Volume IV polymers and biomolecules, CRC Press, Boca Raton, Florida 1985.
[401] *Ross, B., Hänssgen, D.:* Kurzlehrbuch der Chemie. Schattauer Verlag, Stuttgart 1982.
[402] *Ross, O.A., Moritz, A.R., Walker, C.J., Wurz, L., Tood, E.W., Pillemer, L.:* Fred. Proc. 14 (1955), 496.
[403] *Rost, G.A.:* Strahlentherapie 35 (1930), 444.
[404] *Rostschupkin, D.J.:* Studia biophysica 9 (1968), 147.
[405] *Rowley, D.:* Vortrag 6. Kongreß der Europ. Ges. für Hämatologie – Kongreßband – Kopenhagen 1957.
[406] *Salem, L.:* Marvels of the Molecule. VCH-Verlagsgesellschaft, Weinheim 1987.
[407] *Saran, M.:* Bildung und Aktivitäten biologisch relevanter Sauerstoffspezies. Reaktive Sauerstoffspezies in der Medizin, *E.F. Elstner* und *W. Wilmanns* (Herausgeber), Springer Verlag, Berlin 1986.

[408] *Sato-Färbung:* Taschenbuch klinischer Funktionsprüfungen. 8. Aufl., VEB Fischer Verlag, Jena 1963.
[409] *Schäcker, W.:* Strahlentherapie 12 (1921), 456.
[410] *Schaefer, K.E.:* Oxygen in closed environmental systems. Oxygen and living processes, *D.L. Gilbert* (Editor), Springer Verlag, Berlin 1981.
[411] *Schaefer, A., Kombos, M., Seregi, A.:* Lipid peroxidation as the cause of the ascorbic acid induced decrease of ATP activities of rat brain microsomes and its inhibition by biogenic amines and psychotropic drugs. Biochem. Pharmacol 24 (1975), 1781.
[412] *Schenck, G.O.:* Betriebsärztliches 1 (1977), 1–31.
[413] *Schleip, K., Alder, A.:* Atlas der Blutkrankheiten. 4. Aufl., Verlag Urban & Schwarzenberg 1949.
[414] *Schlingbaum, W.:* Medizinische Strahlenkunde. 6. Aufl., Gruyter Verlag, Berlin 1979.
[415] *Schmidt-Burbach, A.:* Ergebnisse der Bluttransfusionsforschung IV. Bibliotheca Haematologica Fasc. 9 (1959), 267–272.
[416] *Schöllner, R.:* Die Oxidation organischer Verbindungen mit Sauerstoff. Akademie Verlag, Berlin 1964.
[417] *Schöpf, E.:* Dt. derm. 28, 10 (1980), 1056–1059.
[418] *Schoffa, G.:* Elektronensprinresonanz in der Biologie. Verlag Braun, Karlsruhe 1964.
[419] *Schole, J., Harisch, G., Sallmann, H.-P.:* Belastung, Ernährung und Resistenz. Verlag P. Parey, Berlin 1978.
[420] *Schoop, W., Levy, H., Gaentzsch, A.:* Therapiewoche 31 (1981), 6531–6535.
[421] *Schriefers, H.:* Was ist Leben? Schattauer Verlag, Stuttgart 1982.
[422] *Schröder, B., Rudolph, J.:* Physikalische Methoden in der Chemie. VCH-Verlagsgesellschaft, Weinheim 1985.
[423] *Schubert, E.v.:* Deutsche Medizinische Wochenschrift 52 (1926), 903–906.
[424] *Schulz, G.:* Münch. Medizinische Wochenschrift 18 (1969), 1051–1052.
[425] *Schulz, G.E., Schirmer, R.H.:* Principles of protein struture. Springer Verlag, Berlin 1979.
[426] *Schulz, J.T.:* Amer. J. Surg. 88 (1954), 421–424.
[427] *Schuricht, V.:* Strahlenschutz-Physik. VEB Deutscher Verlag der Wissenschaften, Berlin 1975.
[428] *Schuster, J.:* referiert von *Dietrich, D.:* Kassenarzt 20, 51 (1980), 5064.
[429] *Schwabe, K.:* Physikalische Chemie I. 3. Aufl., Akademie Verlag, Berlin 1986.
[430] *Schwabe, K.:* Physikalische Chemie Bd. 2 Elektrochemie. Akademie Verlag, Berlin 1975.
[431] *Schwarz, P.:* Medizin heute 16, 6 (1967), 174–177.
[432] *Schweitzer, H.:* Intern. Rundschau für phys. Med. 10 (1957), 21–25.
[433] *Sealy, R.C., Felix, C.C., Hyde, J.S., Swartz, H.M.:* Structure and reactivity of melanins: influence of free radicals and metal ions. Free radicals in biology, Volume IV, Academic Press, New York 1980.
[434] *Segal, J., Kalaidjiew, A.:* Biophysikalische Aspekte der multimolekularen Eiweißstrukturen. VEB Thieme Verlag, Leipzig 1977.
[435] *Sehrt, E.:* Die selektive UV-Bestrahlung in Therapie und Prophylaxe. Med. Welt 94 (1939), 1554–1556.
[436] Selecta 49 (1980), 4257.
[437] Selecta 26 (1981).
[438] Selecta 19 (1987), 1211.
[439] *Seng, G.:* Phys. Med. u. Rehabilitation 12, 11 (1971), 248–250.
[440] *Senger, I.:* Mündliche Mitteilung (Ärzt. Praxis, Jupiterstraße 8, 3003 Ronnenberg).
[441] *Senger, I., Stadtlaender, H.:* Ärztezeitschrift für Naturheilverfahren 24, 7 (1983), 381–383.
[442] *Seyderhelm, R.:* Klinische Wochenschrift 11 (1932), 628–631.
[443] *Sherbet, G.V.:* The biophysical characterisation of the cell surface. Academic Press, New York 1978.
[444] *Sies, H., Cadenas, E.:* Biological basis of detoxification of oxygen free radicals. Biological basis of detoxication, *J. Caldwell, W.B. Jakoby* (Editors), Academic Press, New York 1983.
[445] *Sies, H., (Editor):* Oxidative Stress. Academic Press, New York 1985.
[446] *Sies, H.:* Bildung von Superoxidradikalen und Peroxiden im Organismus. In: Abakterielle, artikuläre und perartikuläre Entzündungen. Perimed Verlagsgesellschaft, Erlangen 1982.
[447] *Silver, I.A.:* Oxygen tension in the clinical situation Oxygen and living processes, *D.L. Gilbert* (Editor), Springer Verlag, Berlin 1981.
[448] *Smith, E.L., Hill, R.L., Lehman, I.R., Lefkowitz, R.J., Handler, P., White, A.:* Principles of Biochemistry. 7. Edition, McGraw-Hill Book Company, Hamburg–London 1978.
[449] *Southam, C.M., Pillemer, L.:* Proc. Soc. Exper. Biol. Med. 96 (1957), 596.
[450] *Spice, J.E.:* Chemische Bindung und Struktur. Vieweg Verlag, Braunschweig 1971.
[451] *Spice, J.E.:* Chemische Bindung und Struktur. Akademische Verlagsgesellschaft, Leipzig 1971.
[452] *Spies, H., Sarrembe, B.:* Deutsches Gesundheitswesen 24, Heft 41 (1969), 1959–1960.
[453] *Staab, H.A.:* Einführung in die theoretische organische Chemie, Weinheim 1962.
[454] *Stadtlaender, H.:* HOT-Buch „Hämatogene Oxydationstherapie" (fotobiologische Oxydationstherapie) Theoretische und praktische Grundlagen. II. Aufl. 1983. Herausgeber: UV-MED Gebr. Niens OHG, 3392 Clausthal-Zellerfeld.
[455a] *Stadtlaender, H.:* HOT-Buch S. 136–140.
[455b] *Stadtlaender, H.:* HOT-Buch S. 122–126.

[455c] *Stadtlaender, H.:* HOT-Buch S. 264–275.
[455d] *Stadtlaender, H.:* HOT-Buch S. 274–275.
[455e] *Stadtlaender, H.:* HOT-Buch S. 81.
[455f] *Stadtlaender, H.:* HOT-Buch S. 234.
[455g] *Stadtlaender, H.:* HOT-Buch S. 231–236.
[456] *Stadtlaender, H.:* HOT-Haematogene Oxydationstherapie (fotobiologische Oxydationstherapie) Schriftenreihe Erfahrungsheilkunde Bd. 29. Karl F. Haug Verlag, Heidelberg 1981.
[457] *Stadtlaender, H.:* Med. Dissertation zur HOT, Charite DDR 1969.
[458] *Stadtlaender, H.:* Erfahrungsheilkunde 13 (1976), 568.
[459] *Stadtlaender, H.:* Phys. Med. u. Rehabilitation 18, 10 (1977), 451–463.
[460] *Stadtlaender, H.:* Phys. Med. u. Rehabilitation 21, 8 (1980), 425.
[461] *Stadtlaender, H.:* Erfahrungsheilkunde 4 (1981), 277–292.
[462] *Stadtlaender, H.:* Erfahrungsheilkunde 6 (1981), 468–479.
[463] *Stadtlaender, H.:* Erfahrungsheilkunde 29.
[464] *Stadtlaender, H.:* Erfahrungsheilkunde 13 (1982), 1096–1097.
[465] *Stadtlaender, H.:* Krebsgeschehen 6 (1984), 159–166.
[466] *Stadtlaender, H.:* Krebsgeschehen 1 (1985), 18–26.
[467] *Stadtlaender, H.:* Erfahrungsheilkunde 10 (1986), 688–714.
[468] *Stadtlaender, H.:* Ärztezeitschr. f. Naturheilverfahren, Heft 4 (1987), 277–293.
[469] *Stadtlaender, H., Brand, J.:* Erfahrungsheilkunde 5 (1985), 342–348.
[470] *Stadtlaender, H., Paetz, G:* Krebsgeschehen 2 (1985), 47–50.
[471] *Stadtlaender, H., Paetz, G.:* Erfahrungsheilkunde 3 (1986), 166–168.
[472] *Stadtlaender, H., Paetz, G.:* Erfahrungsheilkunde 9 (1986), 601–607.
[473] *Stadtlaender, H., Senger, I.:* Erfahrungsheilkunde 32, 5 (1983), 290–299.
[474] *Stahl:* zitiert bei *Wehrli*: 1954, 1955, 1958.
[475] *Staubert, W.:* Erfahrungsheilkunde 13 (1981), 1099–1101.
[476] *Stefan, H.:* Hippokrates 25 (1954), 325–326.
[477] *Steinbart, H.:* Therapiewoche 7, 5/6 (1956), 122–126.
[478] *Steinbart, H.:* Die Grundlagen der Extrakorporalen Hämotherapie. Soc. Medico Therapica, Rom 1962.
[479] *Steinhausen, M.:* Medizinische Psychologie. J. F. Bergmann Verlag, München 1986.
[480] *Steudel, R.:* Chemie der Nichtmetalle. Gruyter Verlag, Berlin 1974.
[481] *Stockburger, D.:* Ozon, 4. Aufl., Sommer Verlag, Teningen.
[482] *Straight, R. C.:* Photosensitized oxidation of biomolecules. Singlet O_2 Volume IV polymers and biomolecules, CRC Press, Boca Raton, Florida 1985.
[483] *Streffer, C.:* Strahlen-Biochemie. Springer Verlag, Berlin 1969.
[484] *Sturm, A.:* Lehrbuch der spez. path. Physiologie. 8. Aufl., Gustav Fischer Verlag, Jena 1951.
[485] *Sutton, L. E., Fluck, E.:* Chemische Bindung und Molekülstruktur. Springer Verlag, Berlin 1961.
[486] *Szczeklik, A. et. al.:* Lancet 1 (1979), 1111.
[487] *Tappel, A. L.:* J. biol. Chem. 217 (1955), 721.
[488] *Tate, R. M., Repine, J. E.:* Phagocytes, oxygen radicals, and lung injury. Volume VI Free radicals in biology, Academic Press, New York 1984.
[489] *Thiess, A. M., Fleig, J.:* Arbeitsmedizin 12 (1978), 351.
[490] *Tietz, Ch.:* Erfahungsheilkunde 13 (1981), 1098–1099.
[491] *Tiralla, L. G.:* J. biol. Chem. 217 (1955), 721.
[492] *Tödt, F.:* Elektrochemische Sauerstoffmessungen. Gruyter Verlag, Berlin 1958.
[493] *Torchinskii, Yu., M.:* Sulfhydril and disulfide groups of proteins. Consultants bureau, New York 1974.
[494] *Trincher, K.:* Natur und Geist. Herder Verlag, Freiburg 1981.
[495] *Ts'o, P. O. P., Caspary, W. J., Lorentzen, R. J.:* The involvement of free radicals in chemical carcinogenesis. Free radicals in biology, Volume III, Academic Press, New York 1977.
[496] *Vacl, J.:* Cas. Lek. ces. CV (1966), 189.
[497] *van Dijck, J. G. R.:* Einführung in die Elektronenphysik. Philips Technische Bibliothek 1966.
[498] *Veil, Th.:* referiert bei *Grober, J.:* Klinisches Lehrbuch der phys. Therapie. Gustav Fischer Verlag, Jena 1982.
[499] *Vliegenthart, J. F. G., Veldink, G. A.:* Lipoxygenases. Free radicals in biology, Volume V, Academic Press, New York 1982.
[500] *Vodrazka, Z.:* Physikalische Chemie. Gruyter Verlag, Berlin 1976.
[501] *Völz, H.:* Information II, Akademie Verlag, Berlin 1983.
[502] *Vollmer, G.:* Evolutionäre Erkenntnistheorie. Hirzel Verlag, Stuttgart 1981.
[503] *Vollmer, H., Behr, J.:* Arch. exper. Pathol. u. Pharmakol. 155 (1930), 210.
[504] *Wayne, R. P.:* Reactions of singlet molecular oxygen in the gas phase. Singlet O_2 Volume I Phys.-chemic. aspects, CRC Press, Boca Raton, Florida 1985.
[505] *Wehrli, F.:* Ars Medici 44, 10 (1954), 1–6.

[506] *Wehrli, F.:* Vortrag 10. Kursus f. Naturheilverfaren, 17.–25.3.1956 in Bad Pyrmont.
[507] *Wehrli, F.:* Sonderdruck „V. Kongreß der Europäischen Gesellschaft für Hämatologie", Freiburg 20.–24.9.1955, 794–796.
[508] *Wehrli, F.:* Medizinische Klinik 51,22 (1956), 1072–1074.
[509] *Wehrli, F.:* Seperatum: Transactions of the 6th Congress of the European Society of Haematology, Copenhagen 1957.
[510] *Wehrli, F.:* Medizin heute 7, 3 (1958), 97–106.
[511] *Wehrli, F.:* Die Zell- und Histotherapie 1 (1958), 2–3, 2–8.
[512] *Wehrli, F.:* Hippokrates 29, 17 (1958), 551–555.
[513] *Wehrli, F.:* Intern. Journal f. proph. Med. u. Sozialhyg. 2, 5 (1958), 178–182.
[514] *Wehrli, F.:* Hippokrates 30, 16 (1959), 2–4.
[515] *Wehrli, F.:* Prophylaxe und Therapie 9 (1962).
[516] *Wehrli, F.:* Deutsche Patentschrift Nr. 957.877 vom 2.8.1956.
[517] *Weiss, G.:* Diagnostische Bewertung von Laborbefunden. J.F. Lehmanns Verlag, München 1976.
[518] *Wels, P.:* Strahlentherapie 90 (1953) 325–344.
[519/1] *Wels, P., Jokisch, M.:* Pflügers Arch. 823 (1930), 395.
[519/2] *Wels, P., Jokisch, M.:* Arch. exper. Pathol. u. Pharmakol. 171 (1933), 480.
[519/3] *Wels, P.:* Strahlentherapie 47 (1933), 402.
[519/4] *Wels, P.:* Strahlentherapie 66 (1939), 677.
[519/5] *Wels, P.:* Klinische Wochenschrift 18 (1939), 589.
[519/6] *Wels, P.:* Forsch. u. Fortschritt 28 (1954), 257.
[519/7] *Wels, P.:* Strahlentherapie 111 (1969), 325.
[520] *Wennig, F.:* Wiener Medizinische Wochenschrift 106, 51/52 (1956), 1067–1069.
[521] *Wennig, F.:* Wiener Medizinische Wochenschrift 106, 49 (1956), 1015–1018.
[522] *Wennig, F.:* Ärztl. Forschung 13, 3 (1959), I/97–I/109.
[523] *Wieser, W.:* Bioenergetik. Thieme Verlag, Stuttgart 1986.
[524] *Wiesner, A.:* Folia Haematol. Leipzig 101, 5 (1974), 848–856.
[525] *Wiesner, S.:* Deutsches Gesundheitswesen 22 (1967), 1264–1265.
[526] *Wiesner, S., Frick, G., Hübner, W.:* Z. ärztl. Fortbild. 68. Heft 1 (1974), 10–13.
[527] *Wiesner, S.:* Radiobiol.-Radiother. 3 (1973), 293–298.
[528] *Willms, B.:* Praktische Hinweise zur Diabetes-Behandlung. 3. Aufl., Farbwerke Hoechst 1973.
[529] *Wilson, Th.:* Mechanisms of peroxide chemiluminescence. Singlet O_2 Volume II reaction modes and products, CRC Press, Boca Raton, Florida 1985.
[530] *Wiskemann, A.:* Betriebsärztliches 1 (1977), 38–45.
[531] *Witting, L.A.:* Vitamin E and lipid antioxidants in free-radical-initiated reactions. Free radicals in biology, Volume IV, Academic Press, New York 1980.
[532] *Wolf, H.:* Ärztl. Praxis 8 (1961), 909–914.
[533] *Wolff, H.H.:* Das medizinische Ozon, 2. Aufl. Verlag für Medizin Dr. Ewald Fischer, Heidelberg 1982.
[534] *Wyard, S.J.:* Elektronenspinresonanz. Akademie Verlag, Berlin 1973.
[535] *Xavier, A.V.:* Frontiers in bioinorganic chemistry. VCH Verlagsgesellschaft, Weinheim 1986.
[536] *Yacimirskij, K.B.:* Einführung in die bioorganische Chemie. Akademie Verlag, Berlin 1980.
[537] *Yamaguchi, K.:* Theoretical calculations of singlet oxygen reactions. Singlet O_2 Volume III reaction modes and products, CRC Press, Boca Raton, Florida 1985.
[538] *Yamazaki, I.:* Free radicals in enzyme – substrate reactions. Free radicals in biology, Volume III, Academic Press, New York 1977.
[539] *Zech, R., Domagk, G.:* Enzyme. VCH Verlagsgesellschaft, Weinheim 1986.
[540] *Zeichhardt, H. et. al.:* Deutsches Ärzteblatt 84, 18 (1987), 35.
[541] *Zettel, G.:* Phys. Med. u. Rehabilitation 11, 11 (1970), 228–230.
[542] *Zettel, G.:* Ärztl. Praxis 23, 12 (1971), 629–630.
[543] *Ziegler, E.:* Medizinische Klinik 54, 35 (1959), 1548–1550.
[544] *Zilliken, F.:* Erfahrungsheilkunde 13 (1981), 1097.
[545] *Zilliken, F.:* Erfahrungsheilkunde 28, 13 (1979), 849–853.

Literatur zu Teil II*

(1) *Bachelard, G.:*
Der neue wissenschaftliche Geist. Suhrkamp-Verlag, Frankfurt 1988.

(2) *Bensasson, R.V.; Jori, G.; Land, E.J. and Truscott, T.G. (Eds.):*
Primary Photo-Processes in Biology and Medicine.
Series A: Life Science, Vol 85.
Plenum Press, New York, London 1984.

(3) *Campbell, A.K.:*
Chemiluminescence.
VCH-Verlagsgesellschaft, Weinheim 1988.

(4) *Clayton, R.K.:*
Photobiologie, Band 1, Physikalische Grundlagen. Verlag Chemie, Weinheim 1975.

(5) *Clayton, R.C.:*
Die biologischen Funktionen des Lichts. B.2
Verlag Chemie, Weinheim 1977.

(6) *Galla, H.-J.:*
Spektroskopische Methoden in der Biochemie.
Thieme-Verlag, Stuttgart 1988.

(7) *Gomer, C.J. (Ed.):*
Photodynamic Therapy.
Pergamon Press, Oxford 1988.

(8) *Herbert, N.:*
Quantenrealität.
Birkhäuser Verlag, Basel 1987.

(9) *Hesse, M.; Meier, H. und Zeeh, B.:*
Spektroskopische Methoden in der organischen Chemie. 3. Auflage.
Thieme-Verlag, Stuttgart 1987.

(10) *Young, A.:*
Der kreative Kosmos.
Kösel-Verlag

(11) *Nigam, S.K.; McBrien, D.C.H. and Slater, T.F. (Eds.):*
Eicosanoids, Lipid Peroxidation and Cancer.
Springer Verlag, Berlin 1988.

(12) *Ohlenschläger, G. und Berger, I.:*
Wie frei sind „freie" Radikale in lebenden Systemen?
Erfahrungsheilkunde 2 (1988) 55.

(13) *Popp, F.-A.:*
Biologie des Lichts.
Paul Parey-Verlag, Berlin 1984.

(14) *Thomas, J.B.:*
Einführung in die Photobiologie.
Thieme-Verlag, Stuttgart 1968.

(15) *Atkins, P.W.:*
Physikalische Chemie.
VCH-Verlagsgesellschaft, Weinheim 1987.

(16) *Strzempa-Depré, M.:*
Die Physik der Erleuchtung.
Goldmann-Verlag, München 1988.

---

* Hierbei handelt es sich um Literaturangaben für weiterführende Quellen, die über die Belange der eigentlichen Therapie hinausgehen und für reine Forschungsvorhaben angeführt sind.

Stichwortverzeichnis zu Teil I

A

Abdominalpunktat 59
Abgabeleistung des UV-Brenners 35
Abortus 57, **229**
Absorption von UV-Strahlen/Photonen **33**, 35, 39 40, 42, 44, 106, 248
Absorptionsbande 39, **105**
Absorptionsgesetz **33**, 40
Absorptionsintensität 106
Absorptionsmaximum 42
Abwehrsystem **112**, 214
Aceton 67, 85, 105, 177
ACTH 66
Adenosin-(tri)phosphat 28, 75
Aggregationsinhibitor 110
AIDS 207
Aktivierung/Immunsystem 114
AKZ 39, 58, 66, 111, 218, 220, **242**, 243
Aldehydgruppe 92
Aldose 92
Allergien, positive 216
Allylgruppen 104
Allylstellung 104
Altersabhängigkeit der Monozyten 117
Altersdiabetes 79, 85, **92**, 109
Alterserkrankungen 64
Anamnese bei der AVK 138, **142**
Anergie 209
Angina pectoris 109, 110, 229
Angiogramme 110, 263
Angiopathie 75, 93, **177**, 266
Antidiabetikum 93
Antidot 66, **67**
Antidotwirkung 66, 67
Antikoagulantientherapie 66
Antikörperbildung 112
Antioxydanswirkung 66
Antioxydantien 57, **67**, 247
Anwendungstechnik der HOT 25, **26**, 63
Aortenhomogenat der Ratte 121
Apoplexie 65
Arachidonsäure 107, 247, 262
Arbeitshypothese für die HOT 239, **242**, 243, 248, 250
Arterielle Durchblutungsstörungen 110, 117, **147**, 248, 257, 263
Arteriosklerose 78, 120, **121**, 135
arterio-venöse Differenz des Sauerstoffes 23, 85, 249
Arthritis 57, 229
Asthma bronchiale 165, 179, 184, 197
Atmungsaktivität **82**, 83, 240, 243, 246
Atmungsenergie, zusätzliche, durch die HOT 243
Atmungskette 64, 218, **242**
Atmungssystem, rudimentäres 241, **246**
Atmungsversuche bei der HOT **82**, 121, 240
Atmungsvorgänge 241
Atombewegungen 33
Atomhüllen 33
ATP 95, **123**
Aufnahmekapazität des Blutes für O_2-Gas 43, **254**
Aufschäumung des Blutes 25, 28, **29**, 71, 252, 253
Aufschäumungsdruck des Sauerstoffes 25, 43
Augenerkrankungen 64, **199**
Auskultationspunkte 140
Auslöscher der HOT-Wirkung 67
Autokatalysezyklus — AKZ — 39, 42, 44, 58, 66, 111, 240, **241**, **246**, 247
autokatalytische Reaktionen 104
AVK 110, 117, 119, 135, 136, **137**, 147, 257—260, 264

B

Bactophos-Lampe 58
Bäckerhefe, Properdin **113**, 114
Bahnelektronen 31
Bakterienabtötung 55, 123
Bakterienkulturen 55
Bakteriolyse 123
basophile Leukozyten 52, **115**, 187, 188, 239
Bechterew, Morbus 64
Begasung, Modellversuch 126
Begleittherapie bei Krebserkrankungen 219
Behandlungsablauf, technischer 26
Behandlungsfrequenz/-modus, -schema 66, **67**, 95
Behandlungsverfahren, biologische 21, 22, 65
Behandlungsverfahren, Vorläufer der HOT 55, 56, **58**
Bestrahlungsdauer des Blutes 35
Bestrahlungsintensität 40, 253
Bestrahlungsstärke 35
Bilirubin, Abbau 54, 111
Bindungsenergien 33
Biochemilumineszenz 33, **42**
Biologische Denkweise 21
Bioprostaglandinsynthese **108**, 112, 124
Biradikal 104
BKS **57**, 122
Bleichung von Farben 49
Blockierung von Enzymen 80, 82
Blutaufschäumung 40, 252, 253
Blutbilder, Brehmerfärbung 221, 222
Blutblasenwand **36**, 40, 42
Blutdurchlauf, Zeit 35
Bluteiweiße 123
Blutfette 95
Blutfilm 42
Blutgasanalysen 86, **87**, 249
Blutgerinnung 65, **123**
Blutkonserve 64, 205, **206**
Blutkulturen/Tierversuche 56
Blutlaktase 121
Blutlipide 97
Blutmenge 56
Bluttoberflächen, RBF 35, 39, 40, 41, 42, **317**
Blutplasma 28, 29, 76, 253, 255, 262
Blutplättchen 108, 123
Blutplättchenaggregation **108**, 109, 183
Blutsammelbehälter **35**, 61
Blutzucker 52, 93, **94**, 124, 184
Brehmerfärbung 221
Brenndauer des HOT-Brenners 37
Brennerausführungen 25, 35, 36, **38**, 127, 252

Brenztraubensäure/Verminderung 89
BSG 57, **122**

C
Carbonylgruppe 104, 106
Carboxylase 89
Carboxylverbindungen 104
Carotinoide 111
Chemilumineszenz 29, 36, 44, **98**, 112, **126**
Cholesterinester 96, 97
Cholesterinestersturz n. Bürger 97
Cholesterinperoxyde 218
Cholesterinuntersuchungen 95, **98, 104**, 250, 264
Cholesterinwerte 96, **98**, 250
Cholesterol siehe Cholesterinuntersuchungen usw.
Cholezystitis 65
Cholezystolithiasis 65
Citrat **119**, 239
Citratblut **94**, 119, 239
Claudicatio intermittens 64, 66, 67, 88, 99, 109, 148, **150**, 230, 245
Coenzym A 114
Colitis ulcerosa 211
Coronargefäße 229
Coronarsklerose 95, 135, 264
Corticoide 112
Corticoidtherapie 57, 266
Cycloprostaglandin 110, 111
Cytochrom 121
cytostatische Therapie 27, 64, 221, **224**

D
Darmflora 22
Darmreinigungen bei der HOT 67, 184
Darmulcera 64, 65
Dauerperfusion 110
Dekompensation, cardiale 133
Dekubitus 189
Demenz, senile 64, 65
Denaturierungserscheinungen 123
Desaktivierung 205
Diabeteseinstellung 92
Diabetes mellitus 66, 67, 75, 85, 89, 92, 109, **177**, 248
Diabetiker und Hafertage 177
Diabetische Stoffwechsellage 165, 266
Diagnostik bei der AVK **137**, 141
Diradikal 44
Disulfidbrücken 51
Diurese 90, 133
Doppelbindungen 28, **44**, 104, 105
Drapert-Grothus-Prinzip **33**, 42
Drehrichtungsänderung der Elektronen 44
Drohender Abort 57, **229**
Durchblutungsstörungen 22, 199, 235, **243**, 266
Durchlaufgeschwindigkeit des Blutes 35
Durchstrahlung des Blutes 35, 40, 42
Dysmenorrhoe 64, **133**

E
Eigenblutbehandlung 55, **59**, 220
Eindringtiefe der UV-Strahlen **36**, 40, 60
Einwegbehälter **26**, 61, 255, 264

Einwirkungsfaktoren der HOT/Einwirkungsmechanismen **27**, 69, 254
Ekzem, chronisches, endogenes 64, **187**
elektromagnetisches Spektrum 30, **31**, 33
Elektronenbewegungen **33**, 36
Elektronenfiguration 44
Elektronenhüllen 33
Embolie 64, **150**, 202
Energie 30, 236
Endooxydation 89
Endoprostaglandine 66
Endozytose 102
Energiebereitstellung 85, 243
Energiebilanz 88, 239, 248
Energiegewinnung 85, 240, 242—244
Energiepaket 33
Energiespeicherung 36
Energietransfer 101
Energieumsatz 64
Energiezufuhr 44, 245
Entblockierung von Enzymen 89
Entgiftungsfunktion 27
Entkeimungszwecke/-prozesse 36, **54**
Entstehungsreaktionen des Singulettsauerstoffes 111
Enzymaktivitäten 50
Enzymblockierung 80, 82
Enzymmechanismus 217
Enzymreaktion 217, 262
Enzymschädigung 81, **123**
Erfolgsgruppeneinteilung der HOT 143, **163, 256, 257—259, 260**
Erfrierungen **159—162**
Erythrozytenagglutinabilität 66, **123**
Erythrozytenhämolysat 76, 78
Erythrozytenresistenz 122
Ester-Bildung, -Verhalten 97
Estercholesterin 96, 97, 101
Euglobulin 114

F
Fettmobilisation 108
Fettstoffwechselerkrankung 22
Fettstoffwechselstörungen 64, 98, 117, 138, 264
Fettsäurebiosynthese 71
Fettsäuren 67, 80, 111, 126, 262
Fettsäureperoxyde 74, 126
Fibrinogen 123
Fibrinolyse 114
Flachglasküvette 24, 39, 41, 42, **47**, 252, 253
Fließeigenschaften des Blutes **23**, 89, 110, 183
Flush 90, **133**
Foci, Focus 65, **115**, 133, 182, 216
Fokaltoxikose 65, **115**
Fontaine, Stadieneinteilung 141, 256—258, 260, 261
fotobiologische Reaktionen 27, 33, 35
Fotochemie 33
Frank-Condon-Prinzip 35
Fremdblut 205
Frequenzspektrum 30
Frühgeburt, drohende 57, **229**

G
Gabelprinzip 55, 61

Gallenblasenhydrops 65
Ganzkörperbestrahlungen 115
Gasaufnahme des Blutes/Plasma 29
Gasbranderreger 24
Gasembolie 25, 26
Gasentladungsstrahler **36, 37**
Gastrinfreisetzung 109
Gefäßoperationen **110,** 174, 263
Gehstrecke 119, 125, 137, 145, 148, 149, 150, 155, **172,** 239, 242, 254, 257, 259—261, 263, 264
Gehtest 143
Geldrollenbildung 88
Gelenkrheumatismus **57,** 64, 229
Geräte-/Techniken 22, **26,** 29, 42, **47,** 59, 61, 63, 127
Geriatrika 66, 266
Gerinnungssystem 114
Gerinnungszeit 56, **117**
Gewebeschäden **189,** 195
Gewebshormone 107
Gingivitis 64, **133,** 178
Glaskörperblutungen 64, 199
Glucocorticoide 109
Glukosebestimmung 94, 255
Glukosetoleranztest — GTT — 92, 93
Glutathion **28,** 95, 262
Glykolyse 91
Gradrohrsystem 55, 61, 205, 263
Granulozyten 29, 51, 78, **79,** 102, 112, 115, 119, 127, 128, **129,** 240, 243, 255
Grundlagenversuche zur HOT 72
Gurwitschstrahlung 52

H
Hafertage 177
Hämatin 80, 81
Hämatinzerlegung 81
Hämoglobin-Zytochrom-System 51
Hämolyse **114,** 115
Hämolysebereitschaft 122
Hämophilie 65
Harnsäurewerte 118
Hauptindikationsgruppen 64
Hauptwellenspektrum 36, **127**
Hauterkrankungen 64, 184, **187**
Hauttemperatur 125
Hauttuberkulose 53
Heliotherapie 49, 53, 58
Hemmstoffe **76,** 78, 84, 85, 125, 245
Heparin 117, 198
Hepatitis (A, B, C) 64, 65, 151, **204**
Herdsanierung **65,** 115
Herpes zoster 57, 64, 111, 230
Herzinsuffizienz 89, **133**
Herz-Kreislauf-Erkrankungen 109, 133, **135,** 137
Histidin 67
historische Entwicklung der HOT **49,** 58
Hitzegefühl unter der HOT 56
Hitzesterilisation 204
Hormonausschüttung 55
HOT-Apparatur 25, 26, 35, 249, 251
HOT-Peroxyde 29, 53, 70, **74, 75,** 76, 82, 122, 125, 126, 242, 246, 247
Hungergefühl n. d. HOT 133

Hyperämie 90, 133, 150
Hyperbaric Oxygen Therapie 24
Hypercholesterinämien 95
Hypertonie 78, 109, 138

I
Ileus 109
Immunblot 209
Immundefekte 209
Immunitätsvorgänge **112,** 123
Immunkomplexe 113
Immunsystem 27, 64, **113,** 217
Inaktivierung von Viren 55
Indikationsspektrum **64,** 151, 229, 230, 233, 266
Indometacin 66
Infektionsbehandlung 57, 58
Infrarotbereich/-Strahlung 31
Initialreaktionen 101
Interkombinationslinie 37
Intoxikationsversuch 56
Ionenpaare 31
Ionisation 25, 31, 33
Isoflavanole 67

J
Juckreiz 187, 188, 192

K
Kälteantikörper 55
Kapillarpermeabilitätssteigerung 110
Kaposi Sarkom 207
Karbonylgruppen 85
Karotinoide (A) 67
Karzinomerkrankung 27, 64, **213**
Karzinompatienten 56, 151, **213**
Katalase 79, **123,** 219, 262
Keloidbehandlung 195
Keloidbildungen 64, 187, 265
Ketokörper **85,** 177, 185
Klassische HOT n. Wehrli 22, 25
Knochenmark 81, 82, **129**
Knottsche Technik 56
Kontraindikationen der HOT 65
Kontrollierte Gehstrecke **143,** 145
Kreatinin 118, 247
Krebserkrankungen 64, **213**
Krebszellen 215
Kreislaufsensationen 133
Kupferintoxikation 233
Kürettage 229
Kurzwellige Strahlung 32
Küvettenmethode 47, 251, 252

L
Lacklösungsmittel 33
Ladungsverhältnisse der Erythrozyten 89
Lagerungsprobe nach Ratschow 140, 141
Laktat 90, 91, 240, 243
Lampentypen 36
Lebererkrankungen 64, 65, 89, 97, **203**
Leinölemulsion — Modellversuche 58, 72, **76,** 121, 243

Leinölperoxyde 73, 74, 76, 77, 78
Leistungsverlust des HOT-Brenners 37
Leuchtbakterien 33, 42
Leukosen 42, 218, 220
Leukozyten 42, 56, **115**, 122, 123, 239
Lichtbereich 49
Lichtekzem 53
Lichtquanten 33
Linksverschiebung der Leukozyten 56
Linolat 80
Lipasen 117
Lipidämie 96
Lipide 95
Lipidperoxidation 52, 71
Lipidperoxyde 29, 71, 218, 245, 247
Lipolyse 109
Lipoproteinfraktion 77
Lues 55
Luminol 102

M
Magensaftsekretion 108
Magenulkus 57, 64, 65
Makuladegeneration 200
Massenspektrometrie 110
Metallintoxikationen 64, 72, 233
Migräne 64, 151, **183**
Milzbrand 55
Mitogenetische Strahlung 52
Mobilisationseffekt auf die Fette **96**, 98
Modellversuche **98**, 128
Molekülbindungen 39, 40
Morbus Bechterew 64
Morbus Bürger **157**, 158
Morbus Parkinson 64
Morbus Raynaud 64, **147**
Morbus Sudeck/Sudecksches Syndrom 230, 234, 236
Morbus Winniwarter-Bürger 157
Mukopolysaccharidstoffwechsel 117
Multiple Sklerose 64, **156**, 230
Muskelarbeit 90
Muskelatrophien 53
Muskeldurchblutung 90
Muskelleistung 90
Muskelschmerz 91
Myocardinfarkt 64

N
Nahrungsmittelallergie 184
Narkosezwischenfälle 58
Natriumcitrat 25, 29, 239
Natriumpyruvat 90
Naturheilverfahren 21, 32
Nebennieren 184
Nephritis, chronische 181
Neuroleptanalgesie 110
Niederdrucklampe 36
Nierendurchblutung 90
Nierenerkrankungen 64, **181**
Nierensteine 133, 181, 182
Nierenversagen 65
Nikotinabusus 27, 109

O
Oberflächenvergrößerung des Blutes **106**, 239, 252, 253
Obsttage 177
Operationsvorbereitung 64, 90, 156
Optische Strahlung 32, 33
Orbitalbegriff 44
Orbitalverhältnisse 44
Organtuberkulose 65
Oszillierende Reaktionen 101
Oszillogramme 149, 239
Oxydationsbeschleuniger 76
Oxydationshemmstoffe 76, 79, 245
Oxydationskatalysatoren 74, 75
Oxydationsprodukte 105, 244
Oxygenisator im HOT-Gerät 28, 61
Oxyhämoglobin **43**, 51, 70, 254
Ozon 126, 129, 131, 240
Ozonid 70, 111, **125**, 131, 240
Ozonstrahler 127
Ozontherapie 24, 110, 111, **125**, 265
Ozonwirkung 126, 127

P
Palpation 138, **139**
Pantothensäure 114
Parasitäre Erkrankungen 65
Parkinson, Morbus 64, **156**
Parodontose 133, 178
Pentosephosphatweg 95
Periphere Durchblutungsstörungen 64, 96, **118**, 121, 135, **147**, 167, 240
Peroxydase 23, 58, **79**, 106, 129, 218, 240, 241, 262
Peroxydaseverlust/Granulozyten 29, **78**
Peroxyde 42, **69**, 106, 122, 241, 247
Peroxydgehalt 79
Peroxydzahl **69**, 122, 240, 247
Peroxydzerlegung 85
Phagozytose 42, 112
Phagozytoseaktivität 113, 115
Phagozytosebereitschaft 56, 113
Phagozytoseversuche 56, **113**, 115
Photochemie 35
Photochemische Reaktionen **33**, 125
Photochromie 49
Photokatalytische Reaktionen 35, 36
Photolyse 54, 262
Photomorphogenetische Wirkung 54
Photomultiplier 100, 102
Photonen 28, 29, 33, 248
Photonenabgabe 103
Photonenabsorptionsrate 35, 41, 252
Photonenaktivität 100, 102, **103**, 207
Photonenemittierung 100, 101, 103
Photonenenergie 28, **30**, 32, 42, 100
Photonenmenge 103
Photonenmessung 103
Photonenschluckakt **35**, 42, 45, 253, 261
Photon-obligatorische Reaktionen 35, 36
Photooxydation 33
Photosensibilisator 125
Plancksches Wirkungsquantum 33
Plastikbehälter 26, **47**, 61, 255
Plättchenaggregationsneigung 66

Plättchenfaktor 109
Popliteapuls 139
Porphyrie 65
Postoperative HOT 230
Präoperative HOT 64, 90, 156, **230**
Properdin **113,** 114
Properdinspiegel 114
Properdinsystem 55, 56, 113, 133
Prostacyclin 29, 56, 108, 262
Prostacyclinsynthese 109, 262
Prostaglandinbildung 102
Prostaglandine 58, 66, 90, 102, **107**—112, 240, 246, 248
Prostaglandineffekt 108, 109
Prostaglandinsynthese 102, 107, 247, 262
Prostaglandinwirkung 107
Prostata 107
Prostatakarzinom 223
Prurigo simplex 192
Psoralene 111
Psoriasis vulgaris 111, 187, **191**
Pustulose, eosinophile 234
Pyruvat 82, 89

Q
Quantenausbeute 35
Quarzglasbestrahlungsgabel 55, 61
Quarzglasbestrahlungsrohr 29, 35, 61
Quarzglasküvette 39, **41**
Quarzrohrgabelprinzip **55,** 61
Quecksilberhochdrucklampe 59
Quecksilberniederdruckdampfleuchten **36,** 37
Quecksilberniederdruck-Resonanzlinie 37
Quencher 44, **67,** 111
Quickwerte 90, 183, 239

R
Radikale 53, 218, 262
Rattenleberhomogenat im Modellversuch 58, 83, 84
Rauchen und HOT 27, 184
RBF 39, 40, 41, 251, 253, 261
Reaktionsabläufe, technisch 29, **39,** 43
Reaktionsdauer/Reaktionszeit 35, 40
Redoxpotentialveränderungen **88,** 89, 122, 240, 243
Regelsberger, Methode nach 24
Relationsbestrahlungsflächenfaktoren — RBF — 39, 40, 41, 251, 253, 261
Reparaturmechanismen 208
Resistenzsteigerung 56
Resonanzlinien 37
Respiratory burst 42
Retikulozytenzahl 129, 130, **131,** 240, 245, 255
Reziprozitätsgesetz 35
Rheogramme 149
Rheumatische Schmerzen 64, 200
Rhinitis, allergische 197
RHS 55, 114, 218
Ruheschmerz 110, 125, 150
Rutin 66

S
Salicylate 66, 102
Sauerstoffanreicherung 47, 59, 266
Sauerstoffdruck 43, **85,** 243, 249, 253

Sauerstoffgas 25, 29, 73, 240, 252
Sauerstoffgasaufnahme 24, **51,** 73, 126, 245, 253
Sauerstoffgaseinwirkung 69
Sauerstoffinhalation 23
Sauerstoffinsufflation 24, 25
Sauerstoffpartialdruck 85, 243, 244, 248, 262
Sauerstoffsättigung **43,** 122, 248, 250, 253, **254,** 266
Sauerstoffutilisation 23, **85**
Sauerstoffverbrauch 181
Sauerstoffversorgung 85, 121
Schalltrauma 64, 133, 182, 202
Schichtdicke des Blutfilms 36, 40, 42
Schluckakt von Photonen **35,** 42
Schmerzeintritt bei d. AVK 141, 142, 150
Schockulkus 65
Schutzmechanismen der Zelle 64, 79
Schwermetalle, Intoxikation 64, 72, **233**
Schwermetallspuren im Modellversuch 72
Septen der Blutblasen 42
Septikämie 56
Serumhepatitis 64, **205,** 206
Sicherheitsmaßnahmen bei der HOT 67
Singulettsauerstoff — $^1O_2$ — 28, **44, 107,** 125, 131, 240, 246, 252, 255, 262
Sonnenlicht 49, 50
Spektrale Bereiche 32
Spektrum des HOT-Brenners 25, **37,** 127
Spezialbrenner **25,** 29
Spin 44
Spitzensportler, Leistungssteigerung 92
Splenomegalie 56
Stadieneinteilung der AVK 141, 256, 260
Stadieneinteilung der HOT-Erfolgsgruppen 143, **163,** 256, 260
Staphylococcus 57
Stenosen 109, 136
Sterangerüst 101
Steranperoxyd 90, 110
Sterilisationsmaßnahmen 61
Sterilität und Kinderwunsch 64
Sternalpunktat 81
Stickstoffatmosphäre, Modellversuch 100
Stimulierung des RHS 114, 133, 218
Stoffwechselsteigerung 184, 267
Stokessche Regel 42, 112, 240
Strahlendosis 53
Strahlenkater 27, 64, 220
Strahlenschäden 115
Strahlentherapie 64, 218
Strahlentod 115
Strahlungsabgabe 61
Strahlungsaufnahme 40, 255
Strahlungsausbeute 37
Strahlungsenergie 40
Strahlungsfluß 127
Strahlungsintensität 37
Strahlungsleistung 37
Strahlungsquelle **30,** 35
Strahlungsverteilung 32
Streptokokkeninfektion 57
Sukzinatoxydation 120, 121
Sympathikus 67
System der Grundregulation nach Pischinger 45

T

Temperaturerhöhung 90, 217
Tetanus-Bazillen 55
Therapiefrequenz 66, 67
Therapieschema 67, 118
Therapieverfahren, biologische 22
Thermographie 167
Thrombocyclinbildung 109
Thrombophlebitis 64
Thrombose 64, 249
Thromboxan 108, 109
Thrombozyten 123
Thrombozytenaggregation 66, 108
Thrombozytenzahl 123
Tocopherole (Vit. E) 67, 247, 266
Transfusionsblut 64, 205
Triglyceride 109, 250
Triplettsystem 37
Triplett-Zustand 44
Tuberkulose 53
Tumorpatienten 214
Tumoremission 216
Tumorwachstum 115

U

Überdruckkammer 23
Ulcus cruris 116, 166
Ulcus ventriculi 57, 64, 65
Ultraviolettstrahlung **36,** 219
Umweltbewußtsein 21, 264
Unterschenkelamputationen **150,** 152, 263, 266
Utilisation von Sauerstoff **85,** 151, 240—245, 249
UVB 24, 43, 44, 47, 74, 85, 115, 239, 242, 248, 249, **251**—256, 259, 260, 261, 265

V

Vagus 107
Vasodilatator 110
Vegetativum 211, 235, 236
Verbrennungen 64, 187, 195, 233

Verbrühungen 64, 187, 195
Vergiftungen 65
Virushülle 208
Virus-Inaktivierung **55,** 123, 204, 205, 208
Virusinfektionen 57, 204, 208
Viruskörper 203
Viruspneumonien 57
Virusvermehrung 208
Viskosität 95, 117, 239, 242
Viskositätsüberprüfungen 117, 239
Viskositätsverhalten des Blutes 115, 117, 239
Vitamin E 57, 66, 67, 111, 247, 266

W

Wandstärke der Blutblasen 36, 42
Warburgscher Manometerversuch 51, 53, 72, **82,** 124, 243
Wasserstoffperoxyd 79, 111, 218, 219
Wehrlisches HOT-Gerät 60
Wellenlängenbereich 37, 38
Wellenlängenfrequenz 25, 31, 32
Wellenlängenspektrum 32, **37,** 38, 127
Wirkungsdauer der HOT 100, 245, 256
Wirkungsquantum 33
Wirkungsschema der HOT 66, 67, **246,** 247, 250

Z

Zahnwurzelgranulom 115, 133
Zellatmung 64, 89, 240, 267
Zellschäden 64, 65
Zellstoffwechsel 64, 267
Zellverbände 64, 65
Zellwände 113, 262
Zentralvenenthrombose 64, 200
Zinnoberpräparate 49
Zyanose 57
Zyklopentanring 107
Zymosan 102, 113
Zytochrom 51
Zytochromoxydaseaktivität 120, 121
Zytostatische Therapie 27, 64, 221, 224

Stichwortverzeichnis zu Teil II

A

Aktivierte Sauerstoff-Stufen 283, 298, 299, 305, 306, 308, 309
Alkane 284
Alkene 284, 304
Alkoxy-Radikal 284, 304
Allylisches Hydroperoxid 304
Allylverschiebung 303
Alpha-Tokopherol 295
angeregter Zustand (S_1) 276
Anthocyane 311
antibindende Orbitale 276, 291
Arachidonsäure 301
Ascorbinsäure 285, 290, 295, 296, 313
Autooxidationsreaktionen 303, 305, 307, 308

B

β-Carotin siehe Carotin
bindende Orbitale 276
Brönstedt-Säuren 295

C

Calciumüberladung 306
Calmodulin 206
Carboniumelektrolyse nach Kolbe 287
Carbonylgruppen 284, 290, 311
β-Carotin 300, 301, 312
Chalkogene 292
Charge-Transfer 302
Chinoide 290
Chinone 284, 285, 286, 287
Chlor-Radikal 288, 289
Coenzyme 305, 306, 307
Cycloaddition 301, 304
Cycloalkene 307
Cyclooxigenase 301
Cytochromoxidase 296
Cytochrom-p 450-System 296, 305
Castein (bzw. L-Cystein) 286, 308, 309

D

Dehydroaskorbat 296, 313
Dihydroliponsäure 309
Dimethylformamid 295
1,3-Dioxetan 304
Dioxigen-Monokation (Dioxigenyl) 283
9-10-Diphenylanthrazen 302
Disauerstoff: siehe molekularer Sauerstoff
Disauerstoff-Kation 299
Dismutase (SOD) 295, 308
Dismutation 295, 309

E

Einstein-Starksches Gesetz 280
Elektromagnetisches Wellenspektrum 272
Elektronenübergänge 276, 277
Endoperoxid 302, 304
enzymatische Scavenger 310
Enzymopathien 314, 315
Enzymopenien 314, 315

Epoxid 303, 304, 305
Ergosterin 304

F

FAD 306
Fenton-Reaktion 286, 297, 306
Flavenoide 284, 290, 311
Flavinenzyme 285
Fluor (F_2) 291
Fluoreszenz 279
Franck-Condon-Prinzip 275
„freie" Radikale 283
Friedelin 304

G

Glutathion-Peroxidase 308
Glyoxal 284
Grundzustand (S_0) 276
G-SH: siehe reduziertes Glutathion

H

Haber-Weiss-Reaktion 297, 306
Halogene 284
Hämatogene Oxidationstherapie nach Wehrli (HOT) 271, 280
HOMO = highest occupied molecular orbital 285, 287
homolytische Bindungsspaltung 283, 284
hydratisiertes Elektron 283, 287
Hydrochinone 287, 295
Hydroperoxi-Radikal 295
Hydroxyl-Radikal 283, 293, 294, 297, 299, 306, 312, 313
Hyperenergetische Radikale 314, 315
Hyperoxid 294, 295, 304
Hyper-Radikalie 314, 315
Hypoxämie 306

I

Interkombination siehe Spinumkehr
Ischämie 306

J

Jablonski-Diagramm 279

K

Katalase 296, 308, 312
Keten 304
Ketone 300
Kettenreaktionen 307

L

lichtelektrischer Effekt 273
Lipidhydro-Peroxide 298
Lipidperoxidation 281, 296, 305, 306, 308
Liponsäure 308, 309
Lipoxygenase 301
LUMO = lowest unoccupied molecular orbital 285, 287

M

Membran-ATPase 306
Menadion 286

Mesomerie 277
Metallothioneine 308
Methylradikal 283, 287, 289
molekularer Sauerstoff (O_2) 286, 291, 292, 293, 294, 299, 303, 313
Multiplizität 279, 292
Monooxigenasen 305

N
NAD 306, 312
NADP 306, 312
1,4-Naphthochinon 285
1,4-Naphthohydrochinon 285

O
O_2: siehe molekularer Sauerstoff
Oszillator 275
oxidativer Streß 290, 304
oxidiertes Glutathion (G-S-S-G) 312
Ozon (Trisauerstoff) 283
Ozonide 302
Ozonolyse 303

P
para-Benzochinon 284, 285, 311
paramagnetische Suszeptibilität 291
Peroxid 295, 296, 300, 303, 312
Peroxidasen 296, 308, 312
Peroxidation 303
Peroxogruppe 300
Peroxy-Radikal 283
Phenolat-Anion 284
Phenole 284, 295, 302
Phenyl-Radikal 283
Phosphoreszenz 279
Photoanregung: siehe Photosensibilisierung
Photochemische Prozesse 280
Photosensibilisierung 302
Plancksche Konstante 273
Polyene 278
Porphyrine 309

Q
Quecksilberdampflampe 281
Quercetin 284, 311

R
Radikal 290, 291, 306, 307, 311
radikalische Kettenreaktion, auch Kettenreaktion 307, 311
Radikalstraßen 314
Redoxsysteme 285, 293
Reduziertes Glutathion (G-SH) 285, 286, 296, 300, 308, 312
"respiratory burst" 306, 307

Rhodizonsäure 284, 311
Rubrene 302

S
Scavenge-Enzyme 308
Scavenger 284, 289, 296, 309, 310, 311
Semidehydroaskorbat 313
Semidehydroaskorbat-Reduktase 312, 313
Serotonin 306
SH-Gruppe 308
Singulettsauerstoff 283, 294, 298, 299, 300, 301, 302, 303, 312, 313
Singulettzustand 279, 292, 300
Spinordnung 279
Spinumkehr 300
spinverboten 302
Squalen 303
SSR-Carbonylgruppen 311
Stickstoff (N_2) 291
Superoxid-Anion-Radikal 283, 293, 294, 299, 303, 305, 306, 312, 313
Superoxid-Dismutase /Zn^{2+}/Cu^{2+}-SOD; Fe^{2+}-SOD) 295, 309, 312

T
tert. Butyl-Radikal 283
Thermolyse 301, 302
Thiol 302
Thromboxan-A_2 306
Tokochinone 284, 311
Tokopherole 295, 300, 311, 312, 313
Toxine 310
Transferasen 308
Trioxigen-Monokation (Trioxigenyl) 283
Triphenylradikal 283
Triplettzustand 279, 291, 292, 298, 302

U
Ubichinone 284, 311
Übergangsmetalle 307, 308

V
Vit. E: siehe Tokopherol
Vit. E (Vit. E-Radikal) 313

W
Wasserstoff-Peroxid 283, 293, 294, 296, 297, 298, 313
Wasserstoff-Radikal 283

X
Xenobiotika 310

Z
Zyklische Carbonylverbindungen (Diketone) 285